DISCUSSÃO DE CASOS CLÍNICOS E CIRÚRGICOS

UMA IMPORTANTE FERRAMENTA PARA A ATUAÇÃO DO ENFERMEIRO

2ª edição

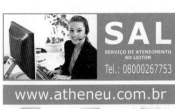

DISCUSSÃO DE CASOS CLÍNICOS E CIRÚRGICOS

UMA IMPORTANTE FERRAMENTA PARA A ATUAÇÃO DO ENFERMEIRO

2ª edição

Editoras

Ana Maria Calil Sallum
Wana Yeda Paranhos
Silvia Cristina Fürbringer e Silva

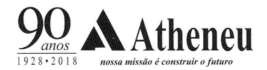

EDITORA ATHENEU

São Paulo	—	*Rua Jesuíno Pascoal, 30*
		Tel.: (11) 2858-8750
		Fax: (11) 2858-8766
		E-mail: atheneu@atheneu.com.br
Rio de Janeiro	—	*Rua Bambina, 74*
		Tel.: (21) 3094-1295
		Fax.: (21) 3094-1284
		E-mail: atheneu@atheneu.com.br
Belo Horizonte	—	*Rua Domingos Vieira, 319 – conj. 1.104*

PRODUÇÃO EDITORIAL: Texto & Arte Serviços Editoriais

CAPA: Equipe Atheneu

CIP-BRASIL. CATALOGAÇÃO NA PUBLICAÇÃO

SINDICATO NACIONAL DOS EDITORES DE LIVROS, RJ

D639
2.ed.

Discussão de casos clínicos e cirúrgicos : uma importante ferramenta para a atuação do enfermeiro / editoras Ana Maria Calil Sallum, Wana Yeda Paranhos, Silvia Cristina Fürbringer e Silva. - 2. ed. - Rio de Janeiro : Atheneu, 2019.

: il.
Inclui bibliografia
ISBN 978-85-388-0897-8

1. Enfermagem. 2. Enfermagem - Prática - Estudo de casos. I. Sallum, Ana Maria Calil. II. Paranhos, Wana Yeda. III. Silva, Silvia Cristina Fürbringer e.

18-53061	CDD: 610.73
	CDU: 616-083

Leandra Felix da Cruz - Bibliotecária - CRB-7/6135

09/10/2018   16/10/2018

SALLUM, A.M.C.; PARANHOS, W.Y.; SILVA, S.C.F.
Discussão de Casos Clínicos e Cirúrgicos: uma importante ferramenta para a atuação do enfermeiro – 2ª edição

© *Direitos reservados à EDITORA ATHENEU — São Paulo, Rio de Janeiro, 2019.*

EDITORAS

ANA MARIA CALIL SALLUM
Enfermeira formada pela Universidade Federal de São Paulo (Unifesp). Especialista em UTI pelo Hospital das Clínicas da Faculdade de Medicina da Universidade de São Paulo (HCFMUSP). Mestre e Doutora pela Escola de Enfermagem da USP (EEUSP). Pós-Doutora pela USP. Atuou como Instrutora do *Advanced Trauma Life Support* (ATLS) *for Nurses* no Brasil e no Grupo de Estudos em Neurotrauma da EEUSP. Atuou como Enfermeira-Assistencial no HCFMUSP e no Hospital Sírio-Libanês. Foi Consultora do Hospital Sírio-Libanês na área de Educação/Pesquisa em Enfermagem (2010-2014). Organizadora e Editora dos livros: *O enfermeiro e as situações de emergência* e *Atuação no trauma – uma abordagem para a enfermagem.* Organizadora do livro: *Modelo de Desenvolvimento de Profissionais no Cuidado em Saúde do Hospital Sírio-Libânes.*

WANA YEDA PARANHOS
Enfermeira formada pela Universidade Federal de São Paulo (Unifesp). Especialista em Estomaterapia. Mestre e Doutora pela Escola de Enfermagem da Universidade de São Paulo (EEUSP). Instrutora do *Pré-Hospital Trauma Life Support* (PHTLS) no Brasil. Instrutora do *Advanced Trauma Care for Nurses* (ATCN). Atuou como Enfermeira-Assistencial no Hospital das Clínicas da Faculdade de Medicina da Universidade de São Paulo (HCFMUSP) nas Unidades de Terapia Intensiva por 17 anos. Organizadora e Editora dos livros: *O enfermeiro e as situações de emergência* e *Atuação no trauma – uma abordagem para a enfermagem.* Coordenadora do Curso de Enfermagem da Universidade da Cidade de São Paulo (Unicid).

SILVIA CRISTINA FÜRBRINGER E SILVA
Enfermeira formada pela Escola de Enfermagem da Universidade de São Paulo (EEUSP). Especialista em Unidade de Terapia Intensiva (UTI) pela EEUSP. Mestre e Doutora pela EEUSP na área de Saúde do Adulto. Atuou como Enfermeira-Assistencial na UTI do Hospital Alemão Oswaldo Cruz por 14 anos. Foi Docente dos Cursos de Graduação em Enfermagem, Pós-Graduação (*lato e stricto sensu*) do Centro Universitário São Camilo nas áreas de Especialização em UTI e Mestrado Profissional em Enfermagem por 14 anos. Atualmente, é docente dos Cursos de Graduação em Enfermagem, Especialização em Enfermagem em UTI e Urgência e Emergência da Universidade São Judas Tadeu, Campus Unimonte, Santos-SP.

COLABORADORES

ADRIANO APARECIDO BEZERRA CHAVES
Enfermeiro. Mestre em Enfermagem. Professor da Universidade Cidade de São Paulo (Unicid).

ANA LUCIA DE MATTIA
Graduação em Enfermagem pela Escola de Enfermagem de Ribeirão Preto da Universidade de São Paulo (EERP/USP). Especialização em Administração Hospitalar pela Universidade de Ribeirão Preto (Unaerp). Especialização em Enfermagem em Centro Cirúrgico pela USP. Mestrado em Enfermagem Fundamental e Doutorado em Enfermagem pela USP. Atualmente, é Professora da Classe C (Adjunto IV), no Departamento de Enfermagem Básica, atuando na Graduação e Pós-Graduação, como Professora Permanente, Orientadora de Mestrado e Doutorado. Experiência profissional em Enfermagem Perioperatória, com ênfase em Assistência de Enfermagem em Sala de Operação e Recuperação Pós-Anestésica e Sistematização da Assistência de Enfermagem Perioperatória.

ANA MARIA CALIL SALLUM
Enfermeira formada pela Universidade Federal de São Paulo (Unifesp). Especialista em UTI pelo Hospital das Clínicas da Faculdade de Medicina da Universidade de São Paulo (HCFMUSP). Mestre e Doutora pela Escola de Enfermagem da USP (EEUSP). Pós-Doutora pela USP. Atuou como Instrutora do *Advanced Trauma Life Support* (ATLS) *for Nurses* no Brasil e no Grupo de Estudos em Neurotrauma da EEUSP. Atuou como Enfermeira-Assistencial no HCFMUSP e no Hospital Sírio-Libanês. Foi Consultora do Hospital Sírio-Libanês na área de Educação/Pesquisa em Enfermagem (2010-2014). Organizadora e Editora dos livros: *O enfermeiro e as situações de emergência* e *Atuação no trauma – uma abordagem para a enfermagem*. Organizadora do livro: *Modelo de Desenvolvimento de Profissionais no Cuidado em Saúde do Hospital Sírio-Libânes*.

ANA PAULA DIAS FRANÇA GUARESCHI
Enfermeira. Doutora em Ciências pela Escola de Enfermagem da Universidade de São Paulo (EEUSP). Mestre e Especialista em Enfermagem Pediátrica pela Universidade Federal de São Paulo (Unifesp). Especialista em Administração Hospitalar pela Universidade de Ribeirão Preto (Unaerp). Psicopedagogia pelo Centro Universitário São Camilo (CUSC). Educação a Distância pelo Serviço Nacional de Aprendizagem Comercial (Senac). Docente de Graduação e Pós-Graduação em Enfermagem pelo CUSC. Docente de Enfermagem da Faculdade São Judas Tadeu. Membro do Grupo de Pesquisa do Processo do Cuidar na Ótica da Enfermagem (GESPPECEn). Grupo do Estudo da Criança Doente (GECD).

BEATRIZ BAHIA DIOMEDE
Enfermeira. Especialista em Transplante de Medula Óssea e Onco-Hematologia. Pesquisadora Clínica da Indústria Farmacêutica Novartis.

CONSUELO GARCIA CORRÊA
Enfermeira Especialista em Cardiologia pela Escola de Enfermagem da Universidade de São Paulo (EEUSP) e Instituto do Coração do Hospital das Clínicas da Faculdade de Medicina da Universidade de São Paulo (InCor-HCFMUSP). Mestre em Fundamentos de Enfermagem pela EEUSP. Doutora em Enfermagem pela EEUSP.

CRISTIANE DE ALENCAR DOMINGUES
Enfermeira. Mestre em Enfermagem e Doutora em Ciências pelo Programa de Pós-Graduação em Enfermagem na Saúde do Adulto (Proesa) da Escola de Enfermagem da Universidade de São Paulo (EEUSP). Coordenadora do Curso de Bacharelado em Enfermagem e Professora do Curso de Medicina da Faculdade das Américas. Diretora do Programa *Advanced Trauma Care for Nurses* (ATCN) no Brasil e na América Latina. Diretora do Subcomitê de Enfermagem da Sociedade Panamericana de Trauma (SPT).

DAYSE MAIOLI GARCIA
Enfermeira com atuação em Cuidados com Pacientes com Dor. Mestre em Enfermagem em Saúde do Adulto pela Escola de Enfermagem Universidade de São Paulo (EEUSP).

ELIAS AISSAR SALLUM
Médico Doutor em Medicina pela Universidade de São Paulo (USP). Assistente da 3ª Clínica Cirúrgica da Faculdade de Medicina da Universidade de São Paulo (FMUSP). Intensivista há 30 anos.

ENEIDA TRAMONTINA VALENTE CERQUEIRA
Mestranda do Centro Universitário São Camilo (CUSC). Graduação em Enfermagem pelo CUSC. Professor-Assistente do Centro Universitário Monte Serrat. Professora Titular da Universidade Metropolitana de Santos e Coordenador da Pós-Graduação em Enfermagem do Centro Universitário Monte Serrat.

ESTELA FERRAZ BIANCHI
Enfermeira graduada pela Escola de Enfermagem da Universidade de São Paulo (EEUSP). Mestrado em Enfermagem pela EEUSP. Livre-Docente pela EEUSP. Professora Aposentada do Departamento Médico Cirúrgica pela EEUSP.

GENIVAL FERNANDES DE FREITAS
Enfermeiro e Advogado. Professor-Associado do Departamento de Orientação Profissional da Escola de Enfermagem da Universidade de São Paulo (EEUSP). Membro da Diretoria da Academia Brasileira de História da Enfermagem e da Federación Ibero Americana de Historia de la Enfermería (sede Espanha). Coordenador Acadêmico do Centro Histórico Cultural da Enfermagem Ibero Americana da EEUSP.

JULIANE NASCIMENTO
Enfermeira pela Universidade Federal de São Carlos (UFSCar). Especialista em Cardiologia pelo Programa de Residência da Universidade Federal de São Paulo (Unifesp). Atualmente, é Enfermeira da Unidade Avançada em Insuficiência Cardíaca do Hospital Sírio-Libanês.

MAIRY JUSSARA DE ALMEIDA POLTRONIERI
Enfermeira. Coordenadora dos Enfermeiros Especialistas e do Desenvolvimento de Enfermagem do Hospital Sírio-Libanês. Mestre em Saúde do Adulto pela Universidade de São Paulo (USP). Especialista em Nutrição Enteral e Parenteral pela Sociedade Brasileira de Nutrição Parenteral e Enteral (SBNPE). Especialista em Cuidados Intensivos pela USP.

MARCELI VITURI MARQUES
Enfermeira Graduada pelo Centro Universitário São Camilo (CUSC). Especialização em Administração Hospitalar pela Universidade de Ribeirão Preto (Unaerp). Especialização em Docência do Ensino Superior pela Universidade Cidade de São Paulo (Unicid). Mestre em Educação pela Unicid.

MARCOS ANTONIO DA EIRA FRIAS
Enfermeiro, Mestre e Doutor pela Escola de Enfermagem da Universidade de São Paulo (EEUSP). Especialista em Gerontologia pela Universidade Paulista (Unip). Especialista em Docência no Cenário do Ensino para Compreensão pela Universidade Cidade de São Paulo (Unicid). Licenciado em Enfermagem pela Pontifícia Universidade Católica (PUC-SP). Licenciado em Pedagogia pela Universidade de Guarulhos (UNG) com Habilitação em Administração Escolar. Curso de Graduação de Enfermagem pela Unicid.

MARIA INÊS SALATI
Enfermeira formada pela Universidade Federal de São Paulo (Unifesp). Farmacêutica formada pela Universidade Bandeirante (Uniban). Especialista em Nefrologia pela Unifesp e Associação Brasileira de Enfermagem em Nefrologia (Soben). Mestre em Bioética pelo Centro Universitário São Camilo (CUSC). Enfermeira Técnica Responsável da Clínica Nefrologia Santa Rita, São Paulo. Professora Convidada de Farmacologia na Especialização e MBA em Enfermagem em Emergência e UTI na Nobre Educação. Enfermeira Convidada do CUSC nas Especializações de Oncologia, Centro Cirúrgico e Emergência.

MARIANA BUCCI SANCHES
Enfermeira com atuação em Cuidados com Pacientes com Dor. Aperfeiçoamento em Cuidados com Pacientes com Dor. Aperfeiçoamento em Processos Educacionais em Saúde. Especialista em Enfermagem em Terapia Intensiva. Graduação em Enfermagem pela Faculdade de Medicina de São José do Rio Preto (FAMAERP) – Autarquia Estadual.

MÔNICA BIMBATTI NOGUEIRA CESAR
Graduada em Enfermagem pela Escola de Enfermagem da Universidade de São Paulo (EEUSP). Especialista em Enfermagem Obstétrica pela Universidade Federal de São Paulo (Unifesp). Mestre em Enfermagem pela Unifesp. Doutoranda em Enfermagem pela Unifesp. Membro do Grupo de Estudos de Enfermagem Obstétrica (CENFOBS – Unifesp). Professora-Assistente do Centro Universitário São Camilo (CUSC) no Curso de Graduação de Enfermagem e Pós-Graduação em Enfermagem Obstétrica Ginecológica da Faculdade Israelita de Ciências de Saúde – Albert Einstein (FEHIAE).

NATALIA RIBEIRO DOS ANJOS
Especialista em Cardiologia. Enfermeira do Setor de Hemodinâmica e Eletrofisiologia no Hospital São Paulo (HSP).

NATALIA JUSTINO DALA
Enfermeira Pós-Graduada em Terapia Intensiva e Enfermeira da Unidade Pós-Operatória de Cirurgia Cardíaca do Hospital São Paulo (HSP) – Hospital Universitário da Universidade Federal de São Paulo (HU-Unifesp).

PALOMA FERRER GOMEZ
Enfermeira pela Escola Paulista de Enfermagem/Universidade Federal de São Paulo (EPE/Unifesp) e Especialista em Cardiologia pelo Programa de Residência da Unifesp. Atualmente, é Enfermeira da Unidade Coronariana do Hospital Sírio-Libanês e Professora do Curso de Pós-Graduação de Enfermagem em Cardiologia da EPE/Unifesp.

PATRÍCIA FERA
Professora da Universidade Cidade de São Paulo (Unicid). Enfermeira Graduada pela Universidade Federal de São Paulo (Unifesp). Mestre em Enfermagem pela Unifesp. Doutora em Ciências pela Unifesp.

RAQUEL CANDIDO YLAMAS VASQUES
Doutora em Ciências pela Escola de Enfermagem da Universidade de São Paulo (EEUSP). Mestre e Especialista em Enfermagem Pediátrica pelo Instituto da Criança do Hospital das Clínicas da Faculdade de Medicina da USP (ICr-HCFMUSP) e Neonatologia pelo Centro Universitário São Camilo (CUSC). Graduação em Enfermagem pelo CUSC. Membro do Núcleo Interdisciplinar de Perdas e Luto (NIPPEL – EEUSP). Membro do Grupo de Pesquisa de Humanização e Saúde (GEPHUS) do CUSC.

REGINA MARIA YATSUE CONISHI
Mestre em Administração de Serviços de Enfermagem pela Escola de Enfermagem da Universidade de São Paulo (EEUSP). Especialista em Administração Hospitalar e de Serviços de Saúde pela Faculdade de Saúde Pública da Universidade de São Paulo (FSP-USP). Especialista em Gestão de Serviços de Saúde pela Fundação Dom Cabral/Instituto Sírio-Libanês de Ensino e Pesquisa (FDC/IEP-HSL). Gerente-Administrativa de Enfermagem do Hospital Sírio-Libanês.

RITA SIMONE LOPES MOREIRA
Enfermeira. Professora-Adjunta da Escola Paulista de Enfermagem/Universidade Federal de São Paulo (EPE/Unifesp). Coordenadora do Programa de Cardiologia da Residência Multiprofissional da Unifesp. Gestora do Núcleo de Pesquisa Clínica do Hospital São Paulo da Fundação de Apoio à Unifesp (HSP-FAP).

SAMARA RODRIGUES DE ALVARENGA
Enfermeira Especialista em Cardiologia pela Universidade Federal de São Paulo (Unifesp). Enfermeira da Terapia Intensiva da Unidade de Cardiologia do Hospital São Paulo (HSP).

SILVIA CRISTINA FÜRBRINGER E SILVA
Enfermeira formada pela Escola de Enfermagem da Universidade de São Paulo (EEUSP). Especialista em Unidade de Terapia Intensiva (UTI) pela EEUSP. Mestre e Doutora pela EEUSP na área de Saúde do Adulto. Atuou como Enfermeira-Assistencial na UTI do Hospital Alemão Oswaldo Cruz por 14 anos. Foi Docente dos Cursos de Graduação em Enfermagem, Pós-Graduação (*lato e stricto sensu*) do Centro Universitário São Camilo (CUSC) nas áreas de Especialização em UTI e Mestrado Profissional em Enfermagem por 14 anos. Atualmente, é docente dos Cursos de Graduação em Enfermagem, Especialização em Enfermagem em UTI e Urgência e Emergência da Universidade São Judas Tadeu, Campus Unimonte, Santos-SP.

SIMONE GRANADO ALONSO
Enfermeira. Especialização no Centro de Atenção Psicossocial (CAPS) Luís da Rocha Cerqueira. Mestre em Enfermagem Psiquiátrica pela Escola de Enfermagem da Universidade de São Paulo (EEUSP). Docente do Curso de Enfermagem da Universidade da Cidade de São Paulo (Unicid) de Saúde Mental e Psiquiátrica e Gestão.

TELMA ANTUNES
Doutora em Pneumologia pela Faculdade de Medicina da Universidade de São Paulo (FMUSP). Médica Pneumologista do Hospital Israelita Albert Einstein (HIAE).

THAIZ ANGELICA FRANZONI DA SILVA
Supervisora Pediátrica do Hospital Menino Jesus – Responsabilidade Social Sírio-Libanês. Especialista em Nutrição Enteral e Parenteral pela Sociedade Brasileira de Nutrição Parenteral e Enteral (SBNPE). Especialista em Terapia Intensiva.

VALÉRIA PASTRE ALENCAR
Doutora em Ciências da Saúde pela Disciplina de Urologia pela Faculdade de Medicina da Universidade de São Paulo (FMUSP). Docente do Curso de Graduação em Enfermagem pela Universidade Cidade de São Paulo (Unicid). Especialista em Saúde da Criança e Adolescente pelo Instituto Educacional São Paulo (INTESP). Graduada em Enfermagem pela Universidade Federal de São Paulo (Unifesp).

VINICIUS BATISTA SANTOS
Enfermeiro, Especialista em Cardiologia pela Universidade Federal de São Paulo (Unifesp). Mestre em Ciências da Saúde pela Escola Paulista de Enfermagem (EPE) da Unifesp. Coordenador das Unidades de Cardiologia do Hospital São Paulo.

WANA YEDA PARANHOS
Enfermeira formada pela Universidade Federal de São Paulo (Unifesp). Especialista em Estomaterapia. Mestre e Doutora pela Escola de Enfermagem da Universidade de São Paulo (EEUSP). Instrutora do *Pré-Hospital Trauma Life Support* (PHTLS) no Brasil. Instrutora do *Advanced Trauma Care for Nurses* (ATCN). Atuou como Enfermeira-Assistencial no Hospital das Clínicas da Faculdade de Medicina da Universidade de São Paulo (HCFMUSP) nas Unidades de Terapia Intensiva por 17 anos. Organizadora e Editora dos livros: *O enfermeiro e as situações de emergência* e *Atuação no trauma – uma abordagem para a enfermagem*. Coordenadora do Curso de Enfermagem da Universidade da Cidade de São Paulo (Unicid).

PREFÁCIO

A Enfermagem tem um pé nas Ciências Naturais e outro nas Ciências Sociais. Isso enriquece as perspectivas, permitindo um leque enorme de abrangência. Os casos podem se tornar grandes e complexos "causos".

O enfermeiro precisa, obviamente, deter perícia técnica. Se não domina tecnicamente sua profissão, não pode exercê-la. Mas isso é um meio; o fim último é saber o que fazer com essa técnica: tanto pode servir às expectativas dominantes como pode servir aos excluídos.

Torna-se, então, crucial inserir na formação inicial a habilidade de saber pensar, porque é ela que pode, ao longo da vida, manter acesa a chama da renovação profissional. É a sabedoria popular: "Quem não sabe pensar, acredita no que pensa; mas quem sabe pensar, questiona o que pensa."

Qualquer ser humano nasce "marcado" por três grandes subestruturas sociais: gênero, etnia e classe social. São estruturas que direcionam nosso olhar e nossa percepção. Porém, ninguém se atreve a negar que uma classificação feita ao humano jamais o abarca em todas as suas possibilidades. Criaturas somos, mas também criadores. De nossos sonhos, nossa vida, nossas escolhas.

Discutir casos clínicos e cirúrgicos é uma importante ferramenta para o enfermeiro. Fundamental para desenvolver seu raciocínio, direcionar suas ações, justificar sua prática. Tendemos, na nossa atual sociedade, a estudar os casos na perspectiva do paradigma cartesiano. E o paradigma cartesiano é apenas um entre outros, devendo, certamente, estes outros serem aprendidos com o mesmo grau de valor que aquele. O ser humano é bem mais complexo do que prevê o cartesianismo biomédico.

Além das questões especialmente práticas das condutas terapêuticas, convivemos com uma gama muito grande de normas e padrões de conduta, muitas vezes originários de crenças religiosas ou opções filosóficas.

Este livro é uma coletânea de vivências autênticas, aprendizagens do dia a dia de quem se ocupa, com encantamento, com a possibilidade de facilitar a vida de quem está precisando. Quem está atento é capaz de aprender com a experiência do outro. Partilhar os desafios e as comemorações.

As dificuldades com as generalizações de conduta começam quando pensamos que um mesmo ato pode ganhar nuances diferentes, demonstrar graus distintos de bem ou mal, conforme a circunstância em que ocorre.

A princípio, eu me surpreendi com o fato de pessoas com a mesma doença terem histórias tão diferentes. Depois, comovi-me profundamente com elas, com as pessoas e com o significado que elas haviam descoberto em seus problemas, com as forças insuspeitadas, com o alcance do amor, com a rica e humana tapeçaria iniciada pela doença que eu estava estudando e cuidando. Hoje, as histórias são muito mais interessantes para mim do que o processo da doença. Sinto-me mais rica como pessoa por causa delas.

Sabemos que o conhecimento comporta o erro e a ilusão; e quando falamos em "conhecimento pertinente", estamos atentos à sua contextualização, aos diferentes aspectos da condição humana (nas suas dimensões física, psíquica, cultural, social e histórica), à nossa identidade terrena e à necessidade de ensinar e aprender o caráter indivíduo/sociedade/espécie que todos somos. Isso nos remete a aspectos éticos e à compreensão antes da condenação, caminhando rumo à humanização das relações humanas.

Cada pessoa é uma história. Muitas histórias escritas por romancistas ou roteiristas de cinema, representadas por atores e atrizes, histórias que possuem começo e fim, não são reais. As histórias descritas neste livro são reais, não necessariamente descrevem o início ou o fim, mas descrevem um "meio", um trecho da vida real de alguém. Histórias verdadeiras levam tempo, possuem muitos meandros. A história sobre quem somos, não sobre o que fizemos ou fazemos.

Quando alguém conta uma história, outro pode dizer "não foi bem assim que aconteceu, foi de outro jeito". Hoje sei que as duas pessoas estão sendo verdadeiras, que nenhuma das duas histórias especificamente é a "verdadeira", a "correta", pois as histórias são as experiências de alguém sobre os acontecimentos de sua vida e não os acontecimentos em si. Podemos vivenciar um mesmo acontecimento de maneiras diferentes.

Se conseguirmos extrair dos fatos as histórias, perceberemos que os fatos nos trazem conhecimento e as histórias nos conduzem à sabedoria. As histórias devem nos despertar a "fome": a fome de conhecer, de aprender, de descobrir. Mas nada substitui a presença do profissional e uma leitura de realidade primeira, em que ele "prova" com seus sentidos, a história viva que ele está vivenciando. Isso é importante porque, quando nos atrevemos a não dispor de uma categoria inicial para classificar o que se nos apresenta, podemos sentir diretamente a experiência e reaprender em cada atendimento.

Nomes, crenças e pré-concepções podem emprestar um senso de ordem ao mundo; porém, muitas vezes à custa de não se poder sentir a vida plenamente. A ideia das autoras deste livro foi "emprestar histórias", para que possamos resgatar as nossas e construir outras.

A vida é repleta de incógnitas, prodígios e mistérios. Vale lembrar que ela precisa ser saboreada, celebrada, mais do que consertada.

As vidas passam e ficam suas histórias. Histórias de cuidado. Como enfermeira e ser humano, vivo em um mundo de histórias. As histórias mostram caminhos, direções, possibilidades. Porém, é nossa singularidade que nos dá valor e significado. Com as histórias, aprendemos o que nos faz semelhantes, o que nos liga uns aos outros, o que nos ajuda a transcender o isolamento que nos separa uns dos outros e de nós mesmos. Histórias nos lembram que as vidas são únicas e que somos mais do que máquinas.

Encontrar significado em uma tarefa familiar muitas vezes nos permite ir além e descobrir, na mais rotineira das tarefas, um profundo senso de alegria e até mesmo de gratidão. Acolher a vida a cada pessoa/cliente/paciente que estiver na nossa frente é, de fato, uma escolha. E como servimos à vida? Podemos saber o que é "melhor" para as pessoas ou sabemos apenas o que é melhor para o tratamento de suas doenças? É possível melhorar a saúde física de alguém e, no entanto, diminuir sua integridade/dignidade? Parece-me fundamental não esquecer essas perguntas e não ter um protocolo com as respostas.

Reconhecer a força vital dos seres humanos torna a Enfermagem mais próxima da jardinagem do que de outras profissões. Um jardineiro não conserta uma roseira. Uma roseira é um processo vivo e, como estudioso desse processo, o jardineiro aprende a nutri-la, hidratá-la, podá-la e cooperar com ela de maneiras que melhor lhe permitam maximizar a força vital que existe nela, inclusive na presença de doenças.

Talvez a sabedoria não resida na luta constante para trazer o sagrado para a vida cotidiana, mas no reconhecimento de que talvez não haja vida cotidiana, que a vida é comprometida e global e que, apesar das aparências, estamos sempre em terreno sagrado.

As coordenadoras e autoras deste livro merecem nossos cumprimentos e agradecimentos. Cumprimentos por terem percebido a lacuna no mercado editorial de um livro assim: que conte "casos" pontuando aspectos práticos relacionados ao cotidiano dos pacientes e dos profissionais da área de Enfermagem, refletindo, discutindo e questionando a melhor maneira de assistir, de cuidar, de preservar a vida em toda a sua grandeza. Agradecimentos, por partilharem seu saber e seu sonho de qualificarem essa nossa profissão, tão árdua e linda. Obrigada por isso, sempre.

Maria Júlia Paes da Silva
Professora Titular do Departamento de Enfermagem Médico-Cirúrgica da
Escola de Enfermagem da Universidade de São Paulo (EEUSP)
Diretora do Departamento de Enfermagem do Hospital Universitário da USP

APRESENTAÇÃO

As instituições de saúde brasileiras, com raras exceções, passam por grandes dificuldades com relação aos recursos humanos e materiais, alta demanda de serviços, pacientes por horas em filas, sem a certeza de atendimento, superlotação em unidades críticas, carência de profissionais nas regiões Norte e Nordeste, entre tantos outros problemas.

A saúde em nosso país continua não sendo uma prioridade, visto os alarmantes números de doenças infectocontagiosas existentes, assim como o descaso com a saúde pública e a contínua criação de novas escolas de Enfermagem e de Medicina que obedecem muito mais aos critérios financeiros e políticos vigentes do que propriamente à qualidade acadêmica. O acesso aos bons e rápidos serviços de saúde continua sendo um privilégio para poucos.

Ao mesmo tempo, a educação brasileira permanece em declínio, o que não só se evidencia pelos números dos exames nacionais, mas, principalmente, pela avaliação dos docentes a cada ano, após o ingresso de alunos nas instituições de ensino superior. Uma outra questão delicada refere-se às regras de ingresso aos cursos universitários, que passam por profundas e incertas modificações, as quais só mostrarão reflexos em médio e longo prazos.

Além disso, uma discussão frequente nos meios acadêmicos refere-se ao preparo ou à falta dele com relação à formação dos docentes, com especial interesse no preparo do docente-enfermeiro.

Quem seriam os novos docentes da Enfermagem? Qual é a formação para a docência dos atuais? O que é necessário para a formação de um bom docente – seus títulos acadêmicos? O número de suas publicações? Quais critérios estariam sendo adotados para a contratação dos docentes nas universidades públicas e privadas no cenário nacional? Como medir a competência do docente? Estaríamos realmente fornecendo as questões primordiais e prioritárias para a formação de nossos alunos? Estaríamos utilizando currículos atualizados e condizentes com o perfil de morbidade e mortalidade brasileiro? Enfim, os questionamentos são muitos e as respostas, diversas, normalmente de acordo com o interesse de cada instituição ou grupo dominante.

É nesse universo de questionamentos e muitas dúvidas e, após a resposta ao nosso primeiro livro, *O enfermeiro e as situações de emergência*, que mostrou que as necessidades dos atuais enfermeiros brasileiros são muito mais básicas do que poderíamos supor, que surgiu a ideia da construção de um livro que pretende apenas, e tão somente, pontuar aspectos práticos relacionados ao cotidiano de milhares de pacientes e de profissionais de saúde, procurando discutir, refletir, questionar a melhor forma de assistência e iniciar o processo de raciocínio frente aos problemas apresentados.

A diminuição dos estágios realizados por algumas escolas é um fator preocupante, em razão da íntima relação da prática assistencial na formação dos enfermeiros, assim como das experiências insubstituíveis advindas dessa vivência em sua formação.

Optou-se por uma abordagem realista ao considerar aspectos que permeiam a assistência e o cuidado, a prática na maioria dos hospitais e os pontos cruciais vivenciados em nosso dia a dia como docentes e enfermeiros.

De fato, pretende-se que o aluno, com apoio dos docentes de enfermagem, reconheça a trajetória de cada paciente e, ao fim de cada módulo, possa ter uma visão ampla dos fatores prevalentes de cada sistema.

Ao apresentar os diagnósticos de enfermagem, espera-se inserir uma possibilidade de pensamento e linguagem que auxilie a compreender os problemas prioritários, estabelecendo uma relação com os cuidados a serem prestados e uma posterior avaliação da assistência.

A divisão por sistemas teve o intuito de pontuar suas características comuns e próprias, com destaque para o papel do enfermeiro inserido na equipe multiprofissional.

Mais uma vez, contamos com o apoio de colaboradores-amigos ou amigos-colaboradores da mais alta competência e especialistas em suas áreas de atuação.

Como em nossos livros anteriores, foi oferecida total liberdade aos nossos pares na forma de abordagem dos problemas, uma vez que acreditamos ser interessante para o aluno de graduação conhecer formas distintas de encaminhar uma discussão e raciocínio clínico.

Ao iniciarmos nossa jornada na enfermagem, há mais de 20 anos, o espaço oferecido ao enfermeiro nas discussões de casos e na colaboração para a adoção de condutas era um fato raro, e hoje ainda está longe do que acreditamos ser o ideal. A meta seria a competência reconhecida pelo conhecimento científico, aliada à capacitação técnica e à vontade de fazer a diferença.

O desejo sincero de vermos nossos futuros alunos participando ativamente da avaliação e adoção de condutas junto aos pacientes nos mais diversos cenários de saúde, diferenciando-se dos demais profissionais, constituiu-se na mola propulsora para a elaboração deste livro.

Oxalá permita que esse sonho se torne realidade!

Um abraço a todos, uma boa leitura e reflexão.

Ana Maria Calil Sallum

AGRADECIMENTOS

A todos os professores que me ensinaram o valor do conhecimento científico e do orgulho de ser enfermeiro.
Obrigada!
Ana Maria Calil Sallum

À minha mãe, por tudo!
Wana Yeda Paranhos

À minha mãe, Marlene, e ao meu pai, Hugo, por toda a dedicação, amor, confiança e crédito para que eu me tornasse a profissional que sou hoje.
Silvia Cristina Fürbringer e Silva

SIGLAS

α1 – Alfa 1
α2 – Alfa 2
β1 – beta 1
β2 – beta 2
ABCDE
A = desobstrução das via aéreas + proteção da coluna cervical (*airway*)
B = respiração + ventilação (*breathing*)
C = circulação + controle da hemorragia (*circulation*)
D = avaliação neurológica (*disability ou neurologic status*)
E = expor o paciente (*exposure*)
AC – ausculta cardíaca
AD – átrio direito
AE – átrio esquerdo
AESP – atividade elétrica sem pulso
AINH – anti-inflamatório não hormonal
AO – abertura ocular
AP – antecedentes pessoais; ausculta pulmonar
APT – amnésia pós-traumática
ATB – antibioticoterapia ou antibiótico
AU – altura uterina
AVC – acidente vascular cerebral
AVCH – acidente vascular cerebral hemorrágico
AVCI – acidente vascular cerebral isquêmico
AVE – acidente vascular encefálico
AVEH – acidente vascular encefálico hemorrágico
AVEI – acidente vascular encefálico isquêmico
BA – bronquiolite aguda
BAV – bloqueio atrioventricular
BE – quantidade de base
BEG – bom estado geral
Bic – bicarbonato de sódio
bpm – batimentos por minuto

BRNF – bulhas rítmicas normofonéticas
CCIH – Comissão de Controle de Infecção Hospitalar
CID – coagulação intravascular disseminada
CFR – *continuous flow reviver*
CPAP – *continuous positive airway pressure*
CD – característica definidora
CDL – cateter de duplo lúmen
CIVD – coagulação intravascular disseminada
CO_2 – gás carbônico
Cofen – Conselho Federal de Enfermagem
CPM – conforme prescrição médica
CPME – corno posterior da medula espinhal
CVC – cateter venoso central
CVD – cateter vesical de demora
CVP – cateter venoso periférico
$CMRO_2$ – taxa metabólica cerebral de oxigênio (do inglês, *cerebral metabolic rate of oxygen*)
CTG – cardiotocografia
DC – débito cardíaco
DEA – desfibrilador externo automático
DHEG – doença hipertensiva específica da gestação
DM – *diabetes mellitus*
DPOC – doença pulmonar obstrutiva crônica
DPP – descolamento prematuro de placenta
DU – dinâmica uterina
DUM – data da última menstruação
DVE – derivação ventricular externa
EAP – edema agudo de pulmão
ECG – eletrocardiograma
ECGl – Escala de Coma de Glasgow
ECMO – oxigenação por membrana extracorpórea
ECT – eletroconvulsoterapia
EDA – endoscopia

EEG – eletroencefalograma
ELA – embolia por líquido amniótico
EMTN –Equipe Multiprofissional de Terapia Nutricional
ESV – extrassístole ventricular
$ETCO_2$ – medida do CO_2 expiratório final
EVA – escala visual analógica
FA – fibrilação atrial
FAV – fístula arteriovenosa
FC – frequência cardíaca
FCF – frequência cardíaca fetal
FE - fração de ejeção
FEV1 – volume expiratório forçado no primeiro segundo
FiO_2 – fração inspirada de oxigênio
FR – frequência respiratória
FSC – fluxo sanguíneo cerebral
FV – fibrilação ventricular
HAC – hiperadrenocorticismo
HAS – hipertensão arterial sistêmica
Hb – hemoglobina
HC – hematoma cerebral
HCT – hematócrito
HDA – hemorragia digestiva alta
HDB – hemorragia digestiva baixa
HIC – hematoma intracerebral ou hemorragia intracraniana; hipertensão intracraniana
HIP – hematoma intraparenquitematoso
HIV – vírus da imunodeficiência humana (Aids)
HSA – hemorragia subaracnóidea
Ht – hematócrito
HTD – hemotórax direito
HTE – hemotórax esquerdo
HTLV – vírus linfotrópico da célula T humana
IAM – infarto agudo do miocárdio
IBP – inibidor da bomba de próton
IC – insuficiência cardíaca
ICC – insuficiência cardíaca congestiva
IECA – inibidores da enzima conversora da angiotensina
IM – intramuscular
IMC – índice de massa corpórea
INR – razão normalizada internacional
IOT – intubação orotraqueal
IRA – insuficiência renal aguda
IRC – insuficiência renal crônica
IV – intravenosa

LAD – lesão axonal difusa
LBA – lavado broncoalveolar
LCCG – líquido claro com grumos
LCR – líquido cefalorraquidiano/líquor
LLA – leucemia linfoide aguda
LLC – leucemia linfoide crônica
LMA – leucemia mieloide aguda
LMC – leucemia mieloide crônica
MCE – massagem cardíaca externa
MCTC – marca-passo transcutâneo
MF – movimentos fetais
mmHg – milímetros de mercúrio
MMII – membros inferiores
MMSS – membros superiores
MPTC – marca-passo transcutâneo
MRM – melhor resposta motora
mrpm – movimentos respiratórios por minuto
MSE – membro superior esquerdo
MRV – melhor resposta verbal
MV – movimentos vesiculares ou murmúrio ventilatório
NAV – nodo atrioventricular
NMDA – N-metil D-aspartato
O_2 – oxigênio
PA – pressão arterial
$PaCO_2$ – pressão arterial de gás carbônico
PAD – pressão arterial diastólica
PAM – pressão arterial média
PAnI – pressão arterial não invasiva
PaO_2 – pressão arterial de oxigênio
PAS – pressão arterial sistêmica
PAS – pressão arterial sistólica
PAV – pneumonia associada à ventilação mecânica
pCO_2 – pressão parcial de gás carbônico
PCR – parada cardiorrespiratória; proteína C-reativa
PEEP – pressão expiratória final positiva
PIC – pressão intracraniana
pO_2 – pressão parcial de oxigênio
POI – pós-operatório imediato
PPC – pressão de perfusão cerebral
PVC – pressão venosa central
RA – ruídos aéreos
rpm – respirações por minuto
RCP – ressuscitação cardiopulmonar
REG – regular estado geral

RFM⁻ – reação fotomotora negativa

RFM⁺ – reação fotomotora positiva

RHA – ruídos hidroaéreos

RM – ressonância magnética

RPN – coeficiente de prioridade do risco (*risk priority number*)

RX – raios X

SAS – escala de agitação-sedação

$SatO_2$ – saturação de oxigênio

$SatpO_2$ – saturação parcial de oxigênio

SpO_2 – saturação de oxigênio de pulso

SC – subcutânea

SCA – síndrome coronariana aguda

SDRA – síndrome do desconforto respiratório agudo

SIMV – ventilação mandatória intermitente sincronizada

SNC – sistema nervoso central

SNE – sonda nasoenteral

SNG – sonda nasogástrica

SO – sala de operações

SRA– sala de recuperação anestésica

SSVV – sinais vitais

SVD – sonda vesical de demora

T – temperatura

TC – tomografia computadorizada

TCE – trauma craniencefálico

TCEC – trauma craniencefálico contuso

TCTH – transplante de células-tronco hematopoiéticas

TENS – estimulação elétrica nervosa transcutânea

TFG – taxa de filtração glomerular

TGO – transaminase glutâmico-oxalacética

TGP – transaminase glutâmico-pirúvica

TI – tecnologia da informação

TIPS –*transjugular intrahepatic portasystemic shunt*

TMO – transplante de medula óssea

TRALI – lesão pulmonar aguda associada à transfusão

TTPa – tempo de tromboplastina parcial ativada

USG – ultrassonografia

UTI – unidade de terapia intensiva

V – volume

VA – vias aéreas

VD – ventrículo direito

VE – ventrículo esquerdo

VLPP – *Valsalva leak point pressure*

VMC – ventilação mecânica contínua

VNI – ventilação não invasiva

vpm – ventilações por minuto

VSR – vírus sincicial respiratório

SUMÁRIO

MÓDULO I – CASOS DE NEUROLOGIA, 1
Responsável: Silvia Cristina Fürbringer e Silva

1. **Hipertensão intracraniana e pressão intracraniana, 3**
   Silvia Cristina Fürbringer e Silva

2. **Acidente vascular cerebral hemorrágico, 17**
   Silvia Cristina Fürbringer e Silva

3. **Acidente vascular cerebral isquêmico, 25**
   Silvia Cristina Fürbringer e Silva

4. **Lesão axonal difusa, 39**
   Silvia Cristina Fürbringer e Silva

5. **Coma e morte encefálica, 51**
   Silvia Cristina Fürbringer e Silva

MÓDULO II – CASOS DE CARDIOLOGIA, 63
Responsável: Ana Maria Calil Sallum

6. **Edema agudo de pulmão, 65**
   Ana Maria Calil Sallum
   Juliane Nascimento
   Paloma Ferrer Gomez
   Rita Simone Lopes Moreira

7. **Síndrome coronariana aguda, 73**
   Rita Simone Lopes Moreira
   Vinicius Batista Santos

8. **Parada cardiorrespiratória, 79**
   Rita Simone Lopes Moreira
   Natalia Justino Dala
   Vinicius Batista Santos

9. **Arritmia, 87**
Rita Simone Lopes Moreira
Natalia Ribeiro dos Anjos
Ana Maria Calil Sallum

10. **Choque cardiogênico, 97**
Vinicius Batista Santos
Samara Rodrigues de Alvarenga
Rita Simone Lopes Moreira

MÓDULO III – CASOS DE PNEUMOLOGIA, 105

Responsável: Ana Maria Calil Sallum

11. **Doença pulmonar obstrutiva crônica, 107**
Telma Antunes
Ana Maria Calil Sallum

12. **Síndrome do desconforto respiratório agudo, 117**
Telma Antunes
Ana Maria Calil Sallum

13. **Pneumonia, 125**
Telma Antunes
Ana Maria Calil Sallum

MÓDULO IV – CASOS DE HEMATOLOGIA, 133

Responsável: Ana Maria Calil Sallum

14. **Leucemia, 135**
Ana Maria Calil Sallum

15. **Anemia falciforme, 147**
Ana Maria Calil Sallum

16. **Hemofilia, 157**
Ana Maria Calil Sallum

17. **Utilização de hemocomponentes, 165**
Beatriz Bahia Diomede

Apêndice do módulo, 179

MÓDULO V – CASOS DE GASTROENTEROLOGIA, 181

Responsável: Ana Maria Calil Sallum

18. **Hemorragia digestiva alta, 183**
Elias Aissar Sallum
Ana Maria Calil Sallum

19. **Hemorragia digestiva baixa, 193**
Elias Aissar Sallum
Ana Maria Calil Sallum

20. Abdome agudo, 201
Elias Aissar Sallum
Ana Maria Calil Sallum

21. Pancreatite, 209
Elias Aissar Sallum
Ana Maria Calil Sallum

22. Hepatopatia grave, 219
Silvia Cristina Fürbringer e Silva

23. Terapia nutricional enteral, 229
Mairy Jussara de Almeida Poltronieri
Thaiz Angelica Franzoni da Silva

MÓDULO VI – CASO DE NEFROLOGIA/UROLOGIA, 241
Responsável: Ana Maria Calil Sallum

24. Insuficiência renal crônica – assistência de enfermagem ao paciente em hemodiálise, 243
Maria Inês Salati

MÓDULO VII – CASOS DE OBSTETRÍCIA, 255
Responsável: Silvia Cristina Fürbringer e Silva

25. Descolamento prematuro de placenta, 257
Mônica Bimbatti Nogueira Cesar

26. Hemorragia puerperal, 267
Mônica Bimbatti Nogueira Cesar

27. Síndromes hipertensivas gestacionais, 279
Mônica Bimbatti Nogueira Cesar

MÓDULO VIII – CASOS DE PEDIATRIA, 289
Responsável: Silvia Cristina Fürbringer e Silva

28. Assistência de enfermagem à criança com quadro convulsivo, 291
Ana Paula Dias França Guareschi
Raquel Candido Ylamas Vasques

29. infecção de via aérea inferior, 299
Raquel Candido Ylamas Vasques
Ana Paula Dias França Guareschi

MÓDULO IX – CASOS DE GERIATRIA, 305
Responsável: Wana Yeda Paranhos

30. *Delirium*, 307
Marcos Antonio da Eira Frias
Patrícia Fera

31. Incontinência urinária, 317
Valéria Pastre Alencar
Patrícia Fera
Marcos Antonio da Eira Frias

MÓDULO X – CASO DE PSIQUIATRIA, 323
Responsável: Wana Yeda Paranhos

32. Esquizofrenia, 325
Simone Granado Alonso

MÓDULO XI – CASO DE DISTÚRBIOS METABÓLICOS, 333
Responsável: Silvia Cristina Fürbringer e Silva

33. *Diabetes mellitus*, 335
Consuelo Garcia Corrêa
Eneida Tramontina Valente Cerqueira

MÓDULO XII – CASOS DE TRAUMA, 351
Responsáveis: Wana Yeda Paranhos
Silvia Cristina Fürbringer e Silva

34. Pré-hospitalar, 353
Wana Yeda Paranhos

35. Intra-hospitalar, 359
Cristiane de Alencar Domingues

36. Queimadura, 365
Wana Yeda Paranhos

37. Atropelamento, 373
Silvia Cristina Fürbringer e Silva

38. Acidente vascular encefálico por trauma, 381
Silvia Cristina Fürbringer e Silva

39. Principais diagnósticos de enfermagem em vítimas de trauma, 389
Ana Maria Calil Sallum

MÓDULO XIII – CASO DE INFECTOLOGIA, 401
Responsável: Wana Yeda Paranhos

40. Tuberculose, 403
Marceli Vituri Marques

MÓDULO XIV – CASOS DE ONCOLOGIA, 417
Responsável: Wana Yeda Paranhos

41. Câncer de pele, 419
Adriano Aparecido Bezerra Chaves

42. Câncer de pulmão, 425
Adriano Aparecido Bezerra Chaves

43. Leucemia, 433
Adriano Aparecido Bezerra Chaves

MÓDULO XV – CASOS DE CENTRO CIRÚRGICO, 443
Responsável: Ana Maria Calil Sallum

44. Pré-operatório: fratura de colo do fêmur com substituição total de quadril, 445
Ana Lucia de Mattia
Estela Ferraz Bianchi

45. Problema de sala de operações: trauma abdominal com ruptura de baço – laparotomia exploradora com esplenorrafia, 455
Ana Lucia de Mattia
Estela Ferraz Bianchi

46. Recuperação anestésica: problema de hipoventilação – toracotomia, 463
Ana Lucia de Mattia
Estela Ferraz Bianchi

MÓDULO XVI – TEMAS ÉTICO-LEGAIS, 471
Responsável: Ana Maria Calil Sallum

47. Amputação, 473
Genival Fernandes de Freitas
Ana Maria Calil Sallum

48. Transfusão de sangue, 479
Genival Fernandes de Freitas
Ana Maria Calil Sallum

49. Agressão, 483
Genival Fernandes de Freitas
Ana Maria Calil Sallum

50. Morte encefálica, 487
Genival Fernandes de Freitas
Ana Maria Calil Sallum

51. Aborto, 491
Genival Fernandes de Freitas
Ana Maria Calil Sallum

MÓDULO XVII – CASOS – MISCELÂNEA, 495
Responsáveis: Ana Maria Calil Sallum
Silvia Cristina Fürbringer e Silva

52. **Casos 1 a 15, 497**
Ana Maria Calil Sallum
Silvia Cristina Fürbringer e Silva

MÓDULO XVIII – QUESTÕES PARA DISCUSSÃO DISCENTE-DOCENTE, 505
Responsáveis: Ana Maria Calil Sallum
Silvia Cristina Fürbringer e Silva

53. **Questões interessantes para pesquisa e reflexão, 507**
Ana Maria Calil Sallum
Wana Yeda Paranhos
Silvia Cristina Fürbringer e Silva

MÓDULO XIX – EXAMES LABORATORIAIS/TAXAS DE NORMALIDADE, 511
Responsável: Silvia Cristina Fürbringer e Silva

54. **Exames laboratoriais mais comuns, 513**
Ana Maria Calil Sallum

MÓDULO XX – DOR E ANALGESIA, 517
Responsável: Ana Maria Calil Sallum

55. **Caso de dor aguda, 519**
Ana Maria Calil Sallum
Dayse Maioli Garcia

56. **Caso de dor crônica, 533**
Dayse Maioli Garcia
Ana Maria Calil Sallum

57. **Medicações analgésicas, 545**
Mariana Bucci Sanches

MÓDULO XXI – ADMINISTRAÇÃO, 565
Responsável: Ana Maria Calil Sallum

58. **Análise administrativa/gerencial: triplo desafio da gestão moderna, 567**
Regina Maria Yatsue Conishi

ÍNDICE REMISSIVO, 579

Casos de Neurologia

I

Silvia Cristina Fürbringer e Silva

Hipertensão intracraniana e pressão intracraniana

Silvia Cristina Fürbringer e Silva

HISTÓRIA

Paciente de 60 anos, alcoolista, chegou ao pronto-socorro trazido por familiares com história de rebaixamento de nível de consciência há alguns dias, com períodos de confusão e agitação psicomotora, sem história de queda ou outro tipo de trauma.

AO EXAME FÍSICO

ECGl = 10 (AO = 2; MRV = 4; MRM = 4), ventilação espontânea, FR = 28 rpm, $SatO_2$ = 89%, FC = 48 bpm, PA = 180 × 110 mmHg; higiene pessoal precária, sem lesões de pele ou hematomas evidentes. Solicitou-se TC de crânio, e o paciente foi mantido em observação.

AÇÕES PRIORITÁRIAS COM RELAÇÃO AOS ACHADOS

Nível de consciência rebaixado, além de alterações nos sinais vitais. É importante manter avaliações neurológicas frequentes e observar alteração dos sinais vitais.

HIPÓTESES DIAGNÓSTICAS CLÍNICAS E/OU CIRÚRGICAS

A clínica desse paciente é de hipertensão intracraniana (HIC), com história de alcoolismo, o que faz pensar em trauma craniencefálico (TCE) por queda; porém, não há sinais clínicos evidentes de queda. Pode-se pensar também em algum processo expansivo: tumor, hemorragia ou edema cerebral.

O encéfalo encontra-se dentro de uma caixa fechada: o crânio. Qualquer alteração de volume (sangramento, edema, tumor, entre outros) que altere a pressão em seu interior causará um desequilíbrio, com consequente HIC. São sinais gerais de HIC:

- Cefaleia: causada pela dilatação e tração das grandes artérias e veias, compressão e distensão de nervos cranianos ou compressão da dura-máter.
- Vômitos: causado por dilatação do postrema (localizado no assoalho do quarto ventrículo)
- Edema de papila: causado pela compressão do nervo ótico pelo líquor (LCR).
- Alterações do nível de consciência.
- Alterações da personalidade (frequentes em neoplasias cerebrais).
- Crises convulsivas: causadas por processos expansivos próximo ao córtex motor.

- Tonturas: frequentes em processos expansivos localizados no compartimento infratentorial (edema de labirinto).
- Reflexo de Cushing: hipertensão + bradicardia + alterações na frequência respiratória.
- Sinais e sintomas focais de HIC: os principais sinais e sintomas focais dos processos expansivos intracranianos são paresias ou paralisias, convulsões focais, ataxia, distúrbios cognitivos, alterações endócrinas e comprometimento dos nervos cranianos.

A TC de crânio foi fundamental para esclarecer a causa dessa HIC.

Na TC mostrada na Figura 1.1, observa-se sangramento em território de artéria comunicante anterior, causado por ruptura de um aneurisma, já com sinais de isquemia ao redor (local delimitado); percebem-se, ainda, sangue no tecido subaracnoide (setas) e edema do tecido encefálico.

Os aneurismas são abaulamentos das paredes vasculares, de forma e dimensões variáveis; geralmente têm a forma de pequenos sacos e podem ter desde o tamanho de uma cabeça de alfinete até o de uma ameixa.

As causas de formação dos aneurismas são:
- Fraqueza da parede vascular (camada muscular): falhas estruturais da parede do vaso resultam em sua dilatação (aneurisma) sob a ação da pressão arterial. Essas falhas ocorrem, geralmente, na bifurcação dos vasos (locais originários de ramificações durante a vida embrionária).
- Pode também ter origem nas alterações arterioscleróticas da parede vascular.
- Excepcionalmente, resulta de um processo inflamatório da parede vascular.

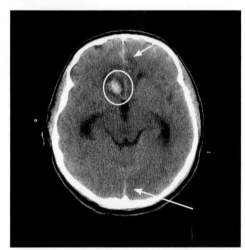

Figura 1.1 – Tomografia computadorizada.
Fonte: acervo do autor.

São encontrados em aproximadamente 2% dos indivíduos e localizam-se, geralmente, no círculo arterial de Willis. Às vezes, são encontrados nas grandes artérias do cérebro. A localização mais comum é na artéria comunicante anterior. Os aneurismas da artéria basilar são raros.

O aneurisma permanece assintomático, desde que não se rompa e não provoque, em razão de seu tamanho, irritação das estruturas cerebrais vizinhas, das meninges e dos nervos cranianos.

A ruptura é devida à fragilidade da parede aneurismática. Pode ocorrer em perfeito repouso, mas é mais comum ser desencadeada por atividades que acarretam aumento da pressão intracraniana (PIC).

A ruptura de um aneurisma pode ocasionar tanto a hemorragia subaracnóidea como a hemorragia intracerebral, com invasão do sistema ventricular, e pode ser responsável pela HIC.

A HIC é uma das principais complicações do paciente neurológico, e sua fisiopatologia será explicada a seguir.

O encéfalo representa aproximadamente 2% do peso corporal e consome 20% do débito cardíaco e 20% do oxigênio corporal. O fluxo sanguíneo cerebral (FSC) é de aproximadamente 750 mL/min (54 mL/100 g/min de tecido nervoso), o que significa que cerca de 15 a 20% do débito cardíaco é destinado a esse órgão. O consumo de oxigênio cerebral ($CMRO_2$) é de aproximadamente 3,3 mL/100 g/min de tecido nervoso, em média, o que corresponde à utilização de 18% do oxigênio (O_2) obtido pelos pulmões, dados que demonstram a intensa atividade metabólica do sistema nervoso central (SNC) e exprimem sua extrema vulnerabilidade em situações de falência circulatória e respiratória.

A caixa craniana, considerada um arcabouço fechado e inextensível, contém três componentes: (1) o parênquima, constituído pelas estruturas encefálicas, responsável por aproximadamente 80% do volume intracraniano; (2) o LCR encontrado nas cavidades ventriculares e no espaço subaracnóideo, que perfaz aproximadamente 10% do volume; e (3) o vascular, caracterizado pelo sangue circulante no encéfalo a cada momento e consiste, aproximadamente, nos 10% de volume restantes.

Portanto:

$$V \text{ intracraniano} = V \text{ encéfalo} + V \text{ sangue} + V \text{ LCR}$$

A PIC é a pressão resultante da presença desses três componentes dentro da caixa intracraniana. Pequenos aumentos em um dos componentes do volume cerebral são compensados por uma diminuição em outro componente, mantendo o volume intracraniano total constante, e a PIC, normal. Esse aumento transitório da PIC pode acontecer nas pessoas saudáveis durante atividades diárias normais, por exemplo, quando se tosse ou quando se faz um esforço físico, mas, em seguida, a PIC retorna ao valor normal.

Tomando-se a pressão liquórica intraventricular com o paciente em decúbito dorsal e a cabeça levemente elevada, admitem-se como PIC normal valores até 15 mmHg, e toleráveis, valores até 20 mmHg.

Essa compensação confere certo relaxamento ao sistema, denominado *complacência*. A complacência reflete o grau de compensação volumétrica disponível no sistema.

Há dois mecanismos de compensação para a PIC elevada:
1. Redução no volume do LCR.
2. Redução do volume sanguíneo cerebral (autorregulação).

Na autorregulação, ocorre vasodilatação, com diminuição da pressão de perfusão cerebral (PPC) e vasoconstrição com o aumento da PPC. Quando o mecanismo da autorregulação é perdido, instala-se um quadro extremamente grave de aumento da PIC e consequente deficiência da perfusão encefálica.

Quando os mecanismos de compensação estão saturados, a velocidade do aumento da PIC é grande e de difícil controle.

O aumento da PIC pode ocorrer em decorrência de dois tipos de lesão cerebral: primária ou secundária.

A lesão cerebral primária é resultante de um insulto que pode ser traumático ou não traumático.

A lesão cerebral secundária é consequência da lesão primária. O aumento da PIC altera o suprimento de sangue para o encéfalo e, portanto, o objetivo da assistência de enfermagem é o controle da PIC e, consequentemente, a redução do risco de lesão secundária.

A redução da lesão secundária consiste, basicamente, em manter a PPC em níveis aceitáveis. O valor numérico da PPC é obtido por meio da fórmula:

$$PPC = PAM - PIC$$

Em que:
- PPC: pressão de perfusão cerebral;
- PAM: pressão arterial média;
- PIC: pressão intracraniana.

Com o aumento da PIC, a diminuição da PAM ou ambos, ocorre uma redução da PPC, que pode provocar o comprometimento da irrigação cerebral.

O valor numérico da PPC é obtido somente se o paciente estiver com monitoração da PIC. Preconiza-se o valor da PPC normal entre 70 e 110 mmHg. Caso o paciente não esteja sendo monitorado, compete ao(à) enfermeiro(a) identificar sinais clínicos de HIC e quais procedimentos realizados com o paciente podem causar aumento da PIC. Assim, o conhecimento dos procedimentos que aumentam a PIC e a manutenção de avaliações neurológicas frequentes ao paciente são fundamentais.

Na TC mostrada na Figura 1.2, observa-se aumento do volume dos ventrículos laterais (hidrocefalia), com presença de sangue em seu interior.

Conclui-se que o problema de base do paciente foi uma hemorragia subaracnóidea (HSA) com invasão do sistema ventricular, por ruptura de aneurisma. O espaço subaracnóideo deve estar preenchido apenas por LCR, e a presença de sangue em seu interior pode facilitar a formação de coágulos sanguíneos que impedem a circulação do LCR entre os ventrículos, causando, então, o aumento do volume dos ventrículos e hidrocefalia, aumentando a PIC.

Realizou-se *Doppler* transcraniano, o qual mostrou que o paciente estava apresentando um vasoespasmo. O vasoespasmo é uma complicação muito frequente e de alta morbimortalidade nos pacientes com HSA. O sangue no tecido subaracnóideo libera radicais livres e tromboxane (produto da coagulação sanguínea) que causa uma reação de espasmo vascular, diminuindo ainda mais o fluxo de sangue para o encéfalo, além da HIC que ele já vem apresentando em razão do aumento dos ventrículos. Nesse momento, torna-se impossível a cirurgia para clipagem do aneurisma, que seria o tratamento definitivo. Há de se esperar o paciente melhorar o vasoespasmo e mostrar estabilidade hemodinâmica para o tratamento cirúrgico.

O paciente foi levado ao centro cirúrgico para colocação de cateter para derivação ventricular externa (DVE) e mensuração da pressão intracraniana, em uma tentativa de controlar a HIC conforme Figura 1.3. A Figura 1.3 mostra o aumento dos ventrículos, a presença de sangue em seu interior e a ponta do cateter da DVE localizado no ventrículo lateral.

O paciente retornou do centro cirúrgico para a UTI intubado, sob ventilação mecânica e sedação contínua. ECGl = 3 e Ramsay = 6; DVE sendo mantida aberta, pois quando se tentou fechá-

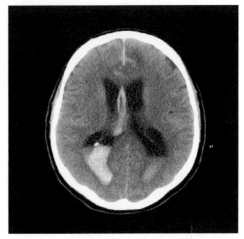

Figura 1.2 – TC de crânio mostrando hidrocefalia.
Fonte: acervo do autor.

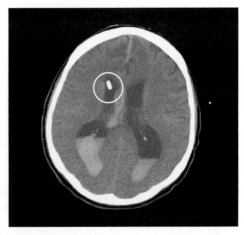

Figura 1.3 – TC de crânio mostrando ponta da DVE.
Fonte: acervo do autor.

-la, a PIC mantinha um valor acima de 15 mmHg. Mantido com sonda vesical de demora (SVD) e sonda nasoenteral (SNE) para dieta.

Após 15 dias de internação na UTI, com monitoração e manutenção da PIC nos parâmetros normais, com estabilização clínica e neurológica do paciente, realizou-se novo *Doppler* de carótidas, mostrando regressão do vasoespasmo, e o paciente foi, então, levado ao centro cirúrgico para tratamento definitivo, ou seja, clipagem do aneurisma.

A maioria dos aneurismas cerebrais são saculares. Na cirurgia de clipagem de aneurisma, é colocado um clipe cirúrgico no colo do aneurisma, evitando sua ruptura ou ressangramento, se já estiver roto (Figura 1.4).

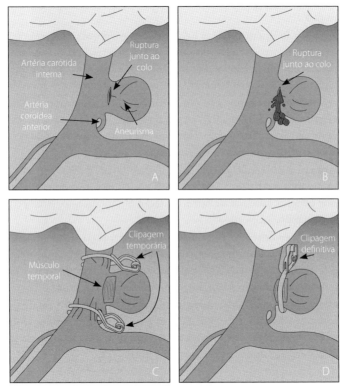

Figura 1.4 – Clipagem de aneurisma cerebral.
Fonte: adaptada de www.scielo.br/img/fbpe/anp/v60n3a/11147f1.gif.

DIAGNÓSTICOS DE ENFERMAGEM

- **Capacidade adaptativa intracraniana diminuída:** os mecanismos da dinâmica dos fluidos intracranianos, que normalmente compensam os aumentos de volume intracraniano, estão comprometidos, resultando em repetidos aumentos desproporcionais na pressão intracraniana, em resposta a uma variedade de estímulos nocivos e não nocivos. **Características definidoras:** rebaixamento do nível de consciência, PIC acima de 15 mmHg quando DVE mantida fechada, presença da tríade de Cushing (hipertensão, bradicardia e alteração da frequência respiratória), hidrocefalia, presença de sangue no interior dos ventrículos. **Fatores relacionados:** lesão cerebral (HSA).

- **Risco para integridade de pele prejudicada:** vulnerabilidade a alteração na epiderme e/ou derme, que pode comprometer a saúde. **Fatores de risco:** imobilidade no leito, circulação prejudicada, nutrição inadequada (emagrecimento).

- **Risco para infecção:** vulnerabilidade a invasão e multiplicação de organismos patogênicos, podendo comprometer a saúde. **Fatores de risco:** alteração na integridade da pele (cateteres venosos e arteriais), procedimentos invasivos (SVD, intubação orotraqueal (IOT), drenagem ventricular externa, cirurgia).

- **Mobilidade no leito prejudicada:** limitação para movimentar-se de maneira independente de uma posição para outra no leito. **Característica definidora:** capacidade prejudicada de reposicionar-se na cama (necessidade de ter o decúbito mudado por terceiros a cada duas horas, por não conseguir fazê-lo sozinho). **Fatores relacionados:** agente farmacológico (sedação contínua, mantendo Ramsay 6).

- **Nutrição desequilibrada (menor que as necessidades corporais):** ingestão insuficiente de nutrientes para satisfazer as necessidades metabólicas. **Características definidoras:** perda de peso, apesar de estar recebendo dieta enteral. **Fatores relacionados:** sedação contínua, o que pode diminuir o peristaltismo e, consequentemente, a absorção de nutrientes.

- **Padrão respiratório ineficaz:** inspiração e/ou expiração que não proporcionam ventilação adequada. **Característica definidora:** padrão respiratório anormal (ausência de ventilação espontânea, necessidade de ventilação mecânica). **Fator relacionado:** dano neurológico (uso de sedação contínua, que inibe o centro nervoso da respiração).

- **Risco de disfunção neurovascular periférica:** vulnerabilidade a distúrbio na circulação, na sensibilidade ou no movimento de uma extremidade, podendo comprometer a saúde. **Fatores de risco:** imobilidade no leito, ausência de movimentação espontânea no leito, secundária à sedação contínua por longo tempo.

- **Comunicação verbal prejudicada:** capacidade diminuída, retardada ou ausente para receber, processar, transmitir e/ou utilizar um sistema de símbolos. **Características definidoras:** não fala (diminuição do nível de consciência, IOT, pela necessidade de ventilação mecânica). **Fatores relacionados:** regime de tratamento (sedação contínua), barreiras físicas (IOT).

- **Processos familiares interrompidos:** mudança nos relacionamentos e/ou no funcionamento da família. **Características definidoras:** mudanças na participação na resolução de problemas e na tomada de decisões (diminuição do nível de consciência, internação hospitalar). **Fatores relacionados:** troca dos papéis na família, internação hospitalar.

TRATAMENTO MEDICAMENTOSO OU CIRÚRGICO

- Manter monitoração hemodinâmica, neurológica e respiratória.
- Manter DVE monitorada, observando os valores da PIC.
- Manter decúbito elevado, entre 15 e 30°, e alinhamento corporal, facilitando o retorno venoso, o que favorece a diminuição da PIC.
- Sedação contínua: a redução do metabolismo cerebral é necessária para diminuir o consumo de O_2 e, consequentemente, a liberação de CO_2, que é um potente vasodilatador e aumenta o afluxo de sangue para o encéfalo, aumentando a PIC.
- Hipotermia: utilizada para neuroproteção, também visando à diminuição do metabolismo. Para ser efetiva, o paciente deverá estar sedado (Ramsay = 6), monitorado hemodinamicamente (para controle de arritmias) e com controle confiável de temperatura. Normalmente, utiliza-se colchão térmico com termômetro anal.

Módulo I – Casos de Neurologia

- Ventilação mecânica: manter normoventilação. Atentar aos resultados dos exames gasimétricos.
- Nimodipina: bloqueador de canal de cálcio, promove uma vasodilatação dos vasos cerebrais, evitando/melhorando o vasoespasmo.
- Manitol: solução osmótica utilizada para diminuir a PIC, promovendo aumento da diurese e diminuição do edema cerebral.
- Drogas vasoativas: utilizadas em casos de instabilidade hemodinâmica. Deve-se evitar a hipotensão, uma vez que a manutenção da PPC também depende de uma PA em níveis aceitáveis.
- Correção da doença de base: clipagem do aneurisma de artéria comunicante anterior assim que o vasoespasmo for resolvido.

FÁRMACOS A SEREM UTILIZADOS

- **Nimodipina:** bloqueador do canal de cálcio, atua como vasodilatador cerebral, utilizada após HSA para evitar ou mesmo diminuir os efeitos do vasoespasmo, complicação frequente após HSA.
- **Manitol:** diurético osmótico, age como diurético, elevando a osmolaridade do filtrado glomerular e impedindo a reabsorção de água; aumenta a excreção de sódio e cloreto. Utilizado para diminuir o edema cerebral.
- **Midazolan:** hipnótico sedativo, aumenta a atividade do neurotransmissor inibitório ácido gama-aminobutírico (GABA). Deprime o SNC.
- **Fentanil:** analgésico narcótico, opiáceo, derivado sintético do ópio; liga-se a receptores opioides no cérebro, na medula e na musculatura intestinal, inibindo o trajeto do impulso.
- O midazolan e o fentanil frequentemente são utilizados em associação, porque o midazolan induz ao sono e o fentanil atua mais como analgésico. De acordo com o paciente, essa associação acontece em soros separados, correndo o volume de cada um deles, dependendo da necessidade do paciente. O fentanil deve ser utilizado com cuidado no paciente neurológico, pois pode provocar hipotensão, o que é extremamente danoso ao paciente com HIC.
- **Propofol:** anestésico de curta duração (alquifenol). É o sedativo de eleição para o paciente neurológico reduzir sua demanda metabólica cerebral e proteção neuronal, porque, como sua ação é curta, quando desligado, é possível fazer uma avaliação neurológica adequada do paciente.
- **Pentobarbital sódico:** bastante utilizado (graças ao baixo custo se comparado ao propofol) para manter o coma barbitúrico, que reduz a atividade elétrica e a demanda metabólica, reduzindo o consumo de O_2 e protegendo os neurônios. Porém, o pentobarbital fica armazenado no tecido subcutâneo e, mesmo depois de desligado, o paciente levará bastante tempo para acordar (de 24 a 48 horas), pois a medicação que está no tecido subcutâneo continua sendo liberada mesmo depois da droga desligada.
- **Drogas vasoativas:** as mais utilizadas são:
  - Dopamina: é uma catecolamina que tem efeito dose-dependente e pode atuar diretamente nos receptores beta 1 do coração, aumentando a força de contração (efeito inotrópico positivo) ou podendo estimular os receptores alfa 1 e 2, aumentando a vasocontrição no músculo liso e, consequentemente, a pressão arterial.
  - Noradrenalina: é uma catecolamina que estimula de modo potente e direto os receptores alfa e beta adrenérgicos.
- **Fenitoína:** anticonvulsivante, age no córtex motor, inibindo a propagação da atividade epiléptica.
- **Dexametasona:** anti-inflamatório esteroide, corticosteroide, utilizado nos pacientes com HIC para diminuir o edema cerebral.

ANÁLISE LABORATORIAL E EXAMES MAIS COMUNS

- Gasometria arterial.
- TC de crânio de controle.
- ECG.
- Perfil bioquímico: sódio, potássio, ureia, creatinina.
- RX de tórax.

DESTAQUES PARA A ATUAÇÃO DO(A) ENFERMEIRO(A)

O paciente com HIC deve ter os cuidados de enfermagem fracionados, ou seja, os cuidados prestados ao paciente, principalmente os que sabidamente causam aumento da PIC (mudanças de decúbito, aspiração traqueal, banho etc.), devem ser realizados com um intervalo entre um e outro, para que a PIC não permaneça elevada por muito tempo e possa retornar ao valor normal.

OUTRAS CAUSAS DE AUMENTO DA PIC

- **Edema cerebral:** pode ser localizado ou generalizado. O edema cerebral pode provocar perda da autorregulação, acarretando um aumento do fluxo sanguíneo para o cérebro. A barreira hematoencefálica é alterada como resultado e ocorre extravasamento de plasma para o tecido extracelular.
- **Alterações pressóricas:** é fundamental a manutenção de uma pressão arterial estável, de acordo com o padrão pressórico basal do paciente neurológico, pois uma hipertensão gera um fluxo maior de sangue para o cérebro, com consequente aumento do volume intracerebral e, portanto, aumento da PIC, ao passo que a hipotensão pode acarretar uma deficiência de oxigenação ao tecido cerebral, em decorrência da redução do fluxo sanguíneo, e pode causar hipóxia e aumento dos níveis de $PaCO_2$. As duas situações são deletérias para o paciente e devem ser evitadas.
- **Níveis de $PaCO_2$:** como já foi comentado, o aumento do nível de CO_2 no tecido cerebral causa vasodilatação e contribui para o edema cerebral; a diminuição dos níveis de CO_2 (hiperventilação) provoca vasoconstricção, com consequente redução do fluxo sanguíneo cerebral. Portanto, o(a) enfermeiro(a) deve estar alerta quanto às questões de oxigenação e ventilação do paciente: obstrução das vias aéreas, aspiração de secreção (que pode causar aumento da $PaCO_2$) e hiperventilação (que gera diminuição da $PaCO_2$). A hiperventilação, que há alguns anos foi amplamente utilizada nos pacientes com HIC, mostrou ser prejudicial quando utilizada ininterruptamente por dias, ou por favorecer a isquemia quando a vasoconstrição é intensa ou por causar um efeito rebote, com aumento incontrolável da PIC quando a hiperventilação é retirada. Preconiza-se, atualmente, a normoventilação, com aumento da FiO_2 para 100% antes das aspirações traqueais e a hiperventilação por períodos curtos, quando ocorre aumento da PIC, até que esta reduza.
- **Posicionamento do paciente no leito:** o paciente deve estar alinhado no leito. As posições prona, Trendelemburg, assim como flexão extrema das pernas, rotação, hiperextensão ou flexão do pescoço, devem ser evitadas, por diminuir o fluxo sanguíneo cerebral, e portanto, causam aumento da PIC.
- **Metabolismo aumentado:** hipertermia e convulsões, que aumentam o metabolismo e o CO_2 do tecido cerebral, devem ser evitadas, a fim de manter a PIC em valores aceitáveis.
- **Controle de estressores:** dor, excesso de ruídos e de luz próximo ao paciente podem ser causas de aumento da PIC. Normalmente, o tratamento do paciente com HIC inclui sedação contínua. O paciente superficialmente sedado pode apresentar aumento da PIC com alguns desses estímulos; portanto, a observação do paciente e a manutenção de uma sedação eficiente são importantes para a estabilização do paciente.

Módulo I – Casos de Neurologia

- **Outros:** podem ser causas de aumento da PIC e, portanto, devem ser evitadas ou ter seu uso restringido: uso de colar cervical ou cadarço da traqueostomia muito apertados, pressão intratorácica muito aumentada, ventilação com pressão positiva, alta pressão expiratória final positiva (PEEP), manobras de Valsalva. A tosse e a presença de vômito devem ser medicadas (aumento da sedação e antieméticos, conforme critério médico). A aspiração traqueal não deve ser realizada de rotina, mas deve ser avaliada e realizada quando realmente houver necessidade.

São, então, intervenções de enfermagem a esse paciente:

- Manutenção da PPC do paciente em níveis aceitáveis, sempre lembrando que PPC = PAM – PIC (PPC normal entre 70 e 110 mmHg).
- Controle rigoroso dos sinais vitais:
  - Manter PA normal em relação ao basal do paciente; atentar a alterações pressóricas repentinas. A hipotensão, em especial, deve ser controlada, principalmente se o paciente recebe sedação.
  - Manter normotermia: $\Uparrow T \Rightarrow \Uparrow$ metabolismo $\Rightarrow \Uparrow PaCO_2 \Rightarrow$ piora a HIC (vasodilatação) $\Rightarrow \Downarrow$ resistência vascular cerebral $\Rightarrow \Uparrow$ FSC independentemente de quanto está a $PaCO_2$.
  - Controle da pressão venosa central (PVC) $\Rightarrow$ volemia.
  - Frequência cardíaca $\Rightarrow$ maior atenção para bradicardia.
- Realizar avaliações neurológicas frequentes, que podem estar prejudicadas pelo uso de sedação; então, deve-se verificar o diâmetro pupilar – se houver aumento da PIC com compressão, haverá dilatação da pupila ipsolateral.

A escala mais largamente utilizada para avaliação sequencial do paciente é a Escala de Coma de Glasgow (ECGl). A avaliação é realizada a partir de três parâmetros: abertura ocular, melhor resposta verbal e melhor resposta motora, sendo seu escore total a soma dos escores em cada um desses parâmetros. Assim, o menor escore é 3 e o maior é 15. É uma escala muito utilizada, por ser de fácil e rápida aplicação, além de classificar os traumas: trauma leve (13 a 15 pontos); trauma moderado (9 a 12 pontos); e os escores menores que 8 são considerados traumas graves, além de, por definição, o paciente com ECGl menor que 8 ser considerado em coma.

A Escala de Coma de Glasgow é mostrada na Tabela 1.1.

Tabela 1.1 – Escala de Coma de Glasgow

Abertura ocular	Melhor resposta verbal	Melhor resposta motora
Espontânea (4)	Orientado (5)	Obedece comandos verbais (6)
Estímulos verbais (3)	Confuso (4)	Localiza estímulos (5)
Estímulos dolorosos (2)	Palavras inapropriadas (3)	Retirada inespecífica (4)
Ausente (1)	Sons ininteligíveis (2)	Padrão flexor (3)
	Ausente (1)	Padrão extensor (2)
		Ausente (1)

Fonte: adaptada de Matamoros e Manreza, 2011.[1]

- Manter o paciente em decúbito elevado, entre 15 e 30°, para melhorar o retorno venoso e diminuir a PIC.
- Manter as vias aéreas permeáveis: a aspiração traqueal deve ser rápida, em menos de dez segundos (de preferência, em duas pessoas), observando alterações da PIC; não deve ser realizada em horários fixos, mas, sim, quando o paciente estiver com secreção; é indicado o aumento da FiO_2 para 100% antes da aspiração, retornando à FiO_2 anterior ao término do procedimento; o aumento da sedação, nesse momento, também pode ser indicado, a fim de evitar que o paciente tussa.
- Capnógrafo: atualmente, a maioria das equipes opta pela normocapnia ($PaCO_2$ entre 30 e 34 mmHg); com $PaCO_2$ abaixo de 25 mmHg, há falência do mecanismo, a qual provoca vasodilatação.
- Manter normoventilação: a hiperventilação pode ser realizada quando houver aumento da PIC e mantida até que a PIC normalize, de acordo com a conduta da equipe de neurologia.
- Intercalar procedimentos que causem aumento da PIC: mudanças de decúbito, aspiração traqueal, banho; se possível, evitar procedimentos desnecessários que aumentem a PIC, como manobras de Valsalva; manter o paciente alinhado no leito, controlar sedação e dor.
- A mudança de decúbito é necessária e deve ser realizada quando o paciente estiver com a PIC mais estável, sempre mantendo alinhamento no leito; mesmo assim, o uso de colchões especiais (de ar, perfilados) é indicado para esses pacientes.
- Manter meias elásticas no paciente, já, que via de regra, é alguém que poderá ficar muito tempo acamado, de modo que a prevenção de trombose venosa profunda se faz necessária.
- Manter o curativo da PIC sempre seco, observando presença de secreções no local de inserção.
- Observar os valores da PIC e saber identificar ondas patológicas (Figura 1.5), reportando alterações, para a conduta terapêutica adequada:

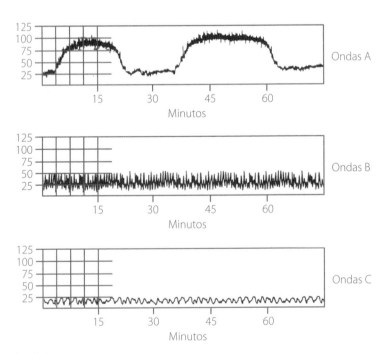

Figura 1.5 – Ondas da PIC.
Fonte: adaptada de Stewart-Amidei, 1998.[2]

Módulo I – Casos de Neurologia

- Ondas A ou em platô: são ondas que aumentam de maneira brusca e persistem por 5 a 20 minutos em um nível superior a 50 mmHg, antes de caírem abruptamente. Estão relacionadas ao aumento do fluxo sanguíneo cerebral e a uma consequente diminuição da PPC.
- Ondas B: são oscilações rítmicas a intervalos de 0,5 a 2 minutos, de amplitude de 10 a 50 mmHg, e evidenciam redução da complacência cerebral.
- Ondas C: são ondas de amplitude pequena, com frequência de 4 a 8 por minuto. Seu valor clínico é discutível, mas parecem estar associadas a alterações vasomotoras.

- ▪ Marcar no registro da PIC os momentos em que foram realizados procedimentos que provocaram seu aumento, para deixar claro que o aumento da PIC foi provocado, e não espontâneo (p. ex., banho, aspiração traqueal etc.).
- ▪ Outra consideração importante é que, mesmo que o paciente não esteja com a PIC monitorada, ele pode estar tendo algum grau de hipertensão intracraniana, de modo que os cuidados a ele prestados devem seguir os mesmos critérios do paciente monitorado, até que seja descartada completamente a hipótese de HIC (p. ex., manutenção do alinhamento corporal no leito, fracionamento dos cuidados, etc.).
- ▪ Manter o carrinho de emergência próximo e checado.
- ▪ Manter um biombo ou similar, assegurando a privacidade do paciente, bem como atendimento e proteção aos demais pacientes que porventura estejam no mesmo quarto.
- ▪ Manter o paciente em leito de fácil visualização, de preferência em um leito em que seja possível visualização direta.

Uma das escalas de sedação utilizadas na prática clínica é a Escala de Ramsey, que avalia o grau de sedação de pacientes em uso de fármacos sedativos. Seus valores vão de 0 a 6, em que 1 é o paciente totalmente acordado, e 6, o paciente profundamente sedado. É de fácil e rápida aplicação, como mostrado na Tabela 1.2.

Tabela 1.2 – Escala de Sedação de Ramsay	
Escore	Reação do paciente
1	Ansioso, agitado ou inquieto
2	Tranquilo, cooperativo, orientado
3	Tranquilo, mas responde a comandos verbais
4	Sedado, porém, responde a leve toque da glabela ou estímulo sonoro auditivo e volta a dormir
5	Sedado, responde com dificuldade a estímulo auditivo alto ou toque da glabela ou estímulo sonoro auditivo
6	Sedado, não responde aos mesmos estímulos dos itens 4 e 5

Fonte: adaptada de Conselho Federal de Enfermagem, 2012.[3]

O(a) enfermeiro(a) deverá documentar todos as avaliações neurológicas e seus achados, as manobras e procedimentos realizados, o horário, os resultados e condutas tomadas pela equipe.

RESULTADO

O reconhecimento precoce da HIC e as medidas intervencionistas adotadas poderão definir o prognóstico do paciente, uma vez que os danos cerebrais poderão ser irreversíveis.

A evolução do paciente também estará relacionada à qualidade da assistência de enfermagem, visando sempre a prevenção de complicações e seu reconhecimento precoce.

COMENTÁRIOS

A ruptura de um aneurisma cerebral e a hemorragia subsequente provocam alterações no nível de consciência do paciente.

No caso, o paciente era alcoólatra, e é possível que até a família tenha subestimado seus sintomas, entendendo a diminuição do nível de consciência como uma reação ao álcool, de modo que, ao levar o paciente ao hospital, ele já tinha inclusive o vasoespasmo, que é uma complicação da ruptura de aneurisma e que costuma aparecer em torno do sétimo dia após o sangramento.

Os profissionais de saúde muitas vezes também subestimam a clínica do paciente que chega ao hospital com hálito alcoólico, e esperam passar o efeito do álcool ou administram glicose antes de tomar condutas e realizar exames. Essa é uma conduta que deve ser revista, uma vez que há um estudo que demonstra que o paciente alcoolizado tem a diminuição de apenas 1 ponto na ECGl.[4] Então, muitas vezes, o paciente acaba sendo mal avaliado, quando as condutas deveriam ser tomadas mais rapidamente, evitando o agravamento do quadro.

QUESTÕES PARA DISCUSSÃO DOCENTES/DISCENTES

- Discutir a fisiopatologia da HIC e a importância dos cuidados de enfermagem em suas prevenção e detecção.
- Refletir sobre a importância de o(a) enfermeiro(a) estar treinado(a) para realizar as avaliações neurológicas.
- Refletir sobre a importância de o(a) enfermeiro(a) associar os exames de imagem com a clínica apresentada pelo paciente quando ele foi avaliado.
- Refletir sobre os principais diagnósticos de enfermagem e traçar um plano de cuidados imediatos e mediatos para esse paciente.
- Refletir sobre o papel do(a) enfermeiro(a) no contexto da emergência clínica e de suas possibilidades de ação.
- Fazer fichas das principais medicações utilizadas nessa situação.
- Refletir e discutir sobre as possíveis consequências para esse paciente, no caso de estar de plantão um(a) enfermeiro(a) que não conheça a fisiopatologia da HIC e não consiga preveni-las ou reconhecê-las.

REFERÊNCIAS

1. Matamoros MR, Manreza LA. Noções sobre a monitorização da pressão intracraniana. In: Stávale MA (ed.). Bases da terapia intensiva neurológica. 2. ed. São Paulo: Santos; 2011. p.321-32.
2. Stewart-Amidei C. Neurologic monitoring in the ICU. Crit Care Nurs Q. 1998;21(3):47-60.
3. Conselho Federal de Enfermagem. Proficiência, 14 set. 2012. Disponível em: http://proficiencia.cofen.gov.br/site/index.php?option=com_content&view=article&id=522:escala-de-glasgow-e-escala-de-ramsay&catid=39:blog&Itemid=65. Acessado em: 20 de julho de 2017.
4. Stuke L, Diaz-Arrastia R, Gentilello LM, Shafi S. Effect of alcohol on Glasgow Coma Scale in head-injured patients. Ann Surg. 2007;245:651-5.

BIBLIOGRAFIA CONSULTADA

Cabrera HTN, Stávale M. Fisiopatologia básica da hipertensão intracraniana. In: Stávale M. Bases da terapia intensiva neurológica. 2.ed. São Paulo: Santos; 2011. p.33-51.

Capone NA, Silva E. Monitorização neurológica intensiva. In: Knobel E (ed.). Terapia intensiva – neurologia. São Paulo: Atheneu; 2002. p.39-57.

Cross S. Stroke care: a nursing perspective. Nursing Standard. 2008;22(23):47-56.

Diccini S, Koizumi MS, Lima APRSX. Hipertensão intracraniana. In: Diccini S. Enfermagem em neurologia e neurocirurgia. São Paulo: Atheneu; 2017. p.89-104.

Diccini S, Resque AP, Ribeiro RM. Monitorização neurológica. In: Diccini S. Enfermagem em neurologia e neurocirurgia. São Paulo: Atheneu; 2017. p.105-22.

Diccini S, Romano MC, Siqueira EMP. Intervenções de enfermagem no paciente submetido a tratamento neurocirúrgico. In: Diccini S. Enfermagem em neurologia e neurocirurgia. São Paulo: Atheneu; 2017. p.145-62.

Diccini S, Silva SCF, Koizumi MS, Ribeiro RM. Intervenções de enfermagem na hipertensão intracraniana e na monitorização neurológica. In: Diccini S. Enfermagem em neurologia e neurocirurgia. São Paulo: Atheneu; 2017. p.123-33.

Hafsteinsdóttir TB, Grypdonck MHF. NDT Competence of nurses caring for patients with stroke. J Neurosci Nurs. 2004;36(5):289-94.

Herrmann LL, Zabramski JM. Nonaneurismal subarachnoid hemorrhage: a review of clinical course and outcome in two hemorrhage patterns. J Neurosci Nurs. 2007;39(3):135-142.

Hickey JV, Olson DM. Intracranial hypertension: theory and management of increased intracranial pressure. In: Hickey JV (ed.). The clinical practice of neurological and neurosurgical nursing. 6.ed. Philadelphia: Wolters Kluwer/Lippincott Williams & Wilkins; 2009. p.270-307.

North America Nursing Diagnosis Association (NANDA). Diagnóstico de enfermagem da NANDA: definições e classificação 2015-2017. 10.ed. Porto Alegre: Artmed; 2015.

Presciutti M. Nursing priorities in caring for patients with intracerebral hemorrhage. J Neurosci Nurs. 2006;38(4):296-9.

Stávale M. Hemodinâmica encefálica na hipertensão intracraniana. In: Stávale M. Bases da Terapia Intensiva Neurológica. 2.ed. São Paulo: Santos; 2011. p.65-78.

Thompson HJ, Kirkness CJ, Mitchell PA, Webb DJ. Fever management practices of neuroscience nurses: national and regional perspectives. J Neurosci Nurs. 2007;39(3):151-62.

Uchino K, Pary J, Grotta J. Acidente vascular encefálico. Rio de Janeiro: Revinter; 2008.

Acidente vascular cerebral hemorrágico

Silvia Cristina Fürbringer e Silva

HISTÓRIA

Paciente de 50 anos, sexo feminino, foi trazida por familiares e atendida no pronto-socorro com história de rebaixamento de nível de consciência, após referir forte cefaleia. Fumante e hipertensa severa, fazendo uso de medicação cujo nome os familiares não souberam referir.

EXAME FÍSICO

Pupilas isocóricas fotorreagentes, ECGl = 7 (2 + 3 + 2), afebril, hipocorada (+/4+), hidratada, FC = 54 bpm, PA = 220 × 140 mmHg, FR = 29 rpm, SatO$_2$ = 90%; apresentando movimentos ventilatórios bilateralmente, com roncos difusos à ausculta; abdome = peristáltico, plano, sem fácies de dor à palpação, sem massas e/ou visceromegalias; MMSS e MMII: sem edemas, pulsos presentes; foi intubada e colocada em ventilação mecânica e encaminhada à tomografia computadorizada (TC) de crânio de urgência.

AÇÕES PRIORITÁRIAS COM RELAÇÃO AOS ACHADOS

Diminuição importante do nível de consciência, com ECGl = 7, hipertensão arterial, bradicardia e taquipneia (sinais clínicos de hipertensão intracraniana), mas ainda com pupilas isocóricas.

HIPÓTESES DIAGNÓSTICAS CLÍNICAS E/OU CIRÚRGICAS

Processo expansivo que está aumentando a pressão intracraniana (PIC): hemorragia intracerebral? Ruptura de aneurisma craniano? Tumor?

São sinais clínicos de lesão cerebral: nível de consciência alterado, confusão, anormalidades pupilares, reflexo de vômito alterado ou ausente, início súbito de déficits neurológicos, alterações nos sinais vitais, incluindo padrão respiratório alterado, hipertensão, bradi ou taquicardia, hipertermia ou hipotermia, disfunção sensorial, cefaleia, vertigem, convulsões.

A TC de crânio (Figura 2.1) mostrou hemorragia intracraniana com invasão do sistema ventricular, desvio de linha média e edema cerebral.

As hemorragias intracranianas espontâneas, de origem não traumática, perfazem apenas 20% dos acidentes vasculares encefálicos (AVE). A maioria dos AVE são decorrentes de isquemia.

O que os AVE hemorrágico (AVEH) e os AVE isquêmicos (AVEI) têm em comum são o início de distúrbios cerebrais, mas os mecanismos fisiopatológicos são completamente diferentes.

Podemos classificar AVEH espontâneos em:
- Hemorragia intracerebral: hemorragia no interior dos tecidos cerebrais, de origem não traumática e caráter mais ou menos compressivo.
- Hemorragia subaracnóidea (HSA): quando há presença de sangue no líquor (LCR).

A causa mais frequente da hemorragia intracraniana espontânea é a ruptura de vasos com alterações arterioscleróticas em pacientes hipertensos. A HSA espontânea é, geralmente, decorrente da ruptura de um aneurisma congênito.

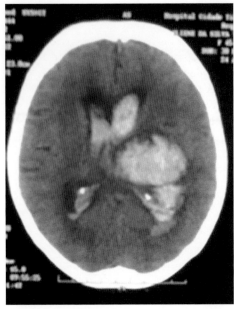

Figura 2.1 – TC de crânio.
Fonte: acervo do autor.

Os principais locais de rupturas são os ramos da artéria cerebral média, em razão das lesões microscópicas da parede arterial (microaneurismas), resultantes da presença de alterações arterioscleróticas.

Na Figura 2.2, são mostradas as localizações mais frequentes dos aneurismas cerebrais.

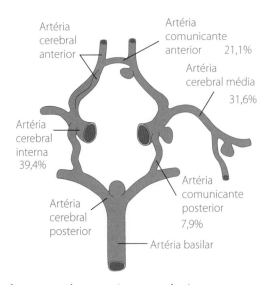

Figura 2.2 – Localizações frequentes dos aneurismas cerebrais.

Módulo I – Casos de Neurologia

Em virtude da localização, a hemorragia intracerebral quase sempre acarreta alterações neurológicas maciças. A ruptura é devida à fragilidade da parede aneurismática. Pode ocorrer em perfeito repouso, porém, é mais comum ser desencadeada por atividades que acarretam aumento da PIC.

A ruptura de um aneurisma pode provocar tanto HSA como hemorragia intracerebral, com invasão do sistema ventricular, como foi o caso da paciente em questão.

A paciente foi encaminhada ao centro cirúrgico para colocação de derivação ventricular externa (DVE) e drenagem do hematoma, em uma tentativa de reduzir a HIC. A fisiopatologia da HIC está bem definida no caso de HIC.

Após a cirurgia, a paciente foi encaminhada à UTI, onde permaneceu com sedação constante, com propofol endovenoso, monitoração da PIC e DVE, intubação orotraqueal (IOT) com ventilação mecânica em modo SIMV – ventilação mandatória intermitente sincronizada, FR = 14 rpm, FiO_2 = 40%, PEEP = 5 cmH_2O, $SatO_2$ = 97%; sonda vesical de demora (SVD) e sonda nasoenteral (SNE) para dieta.

DIAGNÓSTICOS DE ENFERMAGEM

- **Capacidade adaptativa intracraniana diminuída:** os mecanismos da dinâmica dos fluidos intracranianos, que normalmente compensam os aumentos de volume intracraniano, estão comprometidos, resultando em repetidos aumentos desproporcionais na pressão intracraniana, em resposta a uma variedade de estímulos nocivos e não nocivos. **Características definidoras:** rebaixamento do nível de consciência, tomografia mostrando sangramento, com invasão do sistema ventricular, desvio da linha média, presença da tríade de Cushing (hipertensão, bradicardia e alteração da frequência respiratória). **Fatores relacionados:** HSA, edema.

- **Risco para integridade de pele prejudicada:** vulnerabilidade a alteração na epiderme e/ou derme, podendo comprometer a saúde. **Fatores de risco:** imobilidade no leito, circulação prejudicada, estado nutricional desequilibrado (emagrecimento).

- **Risco para infecção:** vulnerabilidade a invasão e multiplicação de organismos patogênicos, podendo comprometer a saúde. **Fatores de risco:** alteração na integridade da pele (cateteres venosos e arteriais), procedimentos invasivos (SVD, IOT, drenagem ventricular externa, cirurgia).

- **Mobilidade no leito prejudicada:** limitação de movimento de maneira independente de uma posição para outra no leito. **Característica definidora:** capacidade prejudicada de reposicionar-se na cama (necessidade de ter o decúbito mudado por terceiros a cada 2 horas, por não conseguir fazê-lo sozinha). **Fatores relacionados:** agente farmacológico (sedação contínua).

- **Nutrição desequilibrada (menor que as necessidades corporais):** ingestão insuficiente de nutrientes para satisfazer as necessidades metabólicas. **Características definidoras:** perda de peso e massa muscular, apesar de estar recebendo dieta enteral. **Fatores relacionados:** sedação contínua, o que pode diminuir o peristaltismo e, consequentemente, a absorção de nutrientes.

- **Padrão respiratório ineficaz:** inspiração e/ou expiração que não proporcionam ventilação adequada. **Característica definidora:** padrão respiratório anormal (ausência de ventilação espontânea, necessidade de ventilação mecânica). **Fator relacionado:** dano neurológico (uso de sedação contínua, que inibe o centro nervoso da respiração).

- **Risco de disfunção neurovascular periférica:** vulnerabilidade a distúrbio na circulação, na sensibilidade ou no movimento de uma extremidade, podendo comprometer a saúde. **Fatores de risco:** imobilidade no leito, ausência de movimentação espontânea no leito, secundária à sedação contínua por longo tempo.

- **Comunicação verbal prejudicada:** capacidade diminuída, retardada ou ausente para receber, processar, transmitir e/ou utilizar um sistema de símbolos. **Características definidoras:** não fala (diminuição do nível de consciência, IOT, pela necessidade de ventilação mecânica). **Fatores relacionados:** regime de tratamento (sedação contínua), barreiras físicas (IOT).

- **Processos familiares interrompidos:** mudança nos relacionamentos e/ou no funcionamento da família. **Características definidoras:** mudanças na participação na resolução de problemas e na tomada de decisões (diminuição do nível de consciência, internação hospitalar). **Fatores relacionados:** troca dos papéis na família, internação hospitalar.
- **Enfrentamento individual ineficaz:** incapacidade de desenvolver uma avaliação válida dos estressores, escolha inadequada das respostas praticadas e/ou incapacidade de utilizar os recursos disponíveis. **Características definidoras:** incapacidade de satisfazer necessidades básicas, mudança nos padrões habituais de comunicação, resolução de problemas inadequada, rebaixamento do nível de consciência. **Fatores relacionados:** nível inadequado de percepção de controle, sedação contínua.

TRATAMENTO MEDICAMENTOSO OU CIRÚRGICO

- Manter monitoração hemodinâmica, neurológica e respiratória.
- Observar sinais clínicos de aumento da PIC.
- Manter decúbito elevado, entre 15 e 30°, e alinhamento corporal, facilitando o retorno venoso, o que favorece a diminuição da PIC.
- Sedação contínua: a redução do metabolismo cerebral é necessária para diminuir o consumo de O_2 e, consequentemente, a liberação de CO_2, que é um potente vasodilatador e aumenta o afluxo de sangue para o encéfalo, aumentando a PIC.
- Ventilação mecânica: manter normoventilação.
- Nimodipina: bloqueador de canal de cálcio, promove uma vasodilatação dos vasos cerebrais, evitando/melhorando o vasoespasmo.
- Manitol: solução osmótica, utilizada para diminuir a PIC, promovendo aumento da diurese e diminuição do edema cerebral.
- Drogas vasoativas: utilizadas em casos de instabilidade hemodinâmica. Deve-se evitar a hipotensão, uma vez que a manutenção da pressão de perfusão cerebral (PPC) também depende de uma PA em níveis aceitáveis.
- Correção da doença de base: clipagem do aneurisma, assim que possível.

FÁRMACOS A SEREM UTILIZADOS

- **Nimodipina:** bloqueador do canal de cálcio, atua como vasodilatador cerebral, utilizada após HSA para evitar ou mesmo diminuir os efeitos do vasoespasmo, complicação frequente após HSA.
- **Manitol:** diurético osmótico, age como diurético, elevando a osmolaridade do filtrado glomerular e impedindo a reabsorção de água; aumenta a excreção de sódio e cloreto. Utilizado para diminuir o edema cerebral.
- **Midazolan:** hipnótico sedativo, aumenta a atividade do neurotransmissor inibitório ácido gama--aminobutírico (GABA). Deprime o sistema nervoso central.
- **Fentanil:** analgésico narcótico, opiáceo, derivado sintético do ópio; liga-se a receptores opioides no cérebro, na medula e na musculatura intestinal, inibindo o trajeto do impulso.

O midazolan e o fentanil frequentemente são utilizados em associação, porque o midazolan induz ao sono e o fentanil atua mais como analgésico. De acordo com a paciente, essa associação acontece em soros separados, correndo o volume de cada um deles, dependendo da necessidade da paciente. O fentanil deve ser utilizado com cuidado no paciente neurológico, pois pode provocar hipotensão, o que é extremamente danoso ao paciente com HIC.

- **Propofol:** anestésico de curta duração (alquifenol). É o sedativo de eleição para o paciente neurológico reduzir sua demanda metabólica cerebral e proteção neuronal, porque, como sua ação é curta, quando desligado, é possível fazer uma avaliação neurológica adequada da paciente.
- **Pentobarbital sódico:** bastante utilizado (graças ao baixo custo se comparado ao propofol) para manter o coma barbitúrico, que reduz a atividade elétrica e a demanda metabólica, reduzindo o consumo de O_2 e protegendo os neurônios. Porém, o pentobarbital fica armazenado no tecido subcutâneo e, mesmo depois de desligado, a paciente levará bastante tempo para acordar (de 24 a 48 horas), pois a medicação que está no tecido subcutâneo continua sendo liberada mesmo depois da droga desligada.
- **Drogas vasoativas:** as mais utilizadas são:
  - Dopamina: é uma catecolamina que tem efeito dose-dependente e pode atuar diretamente nos receptores beta 1 do coração, aumentando a força de contração (efeito inotrópico positivo) ou podendo estimular os receptores alfa 1 e 2, aumentando a vasocontrição no músculo liso e, consequentemente, a pressão arterial.
  - Noradrenalina: é uma catecolamina que estimula de modo potente e direto os receptores alfa e beta adrenérgicos.
- **Fenitoína:** anticonvulsivante, age no córtex motor, inibindo a propagação da atividade epiléptica.
- **Dexametasona** – anti-inflamatório esteroide, corticosteroide, utilizado nos pacientes com HIC para diminuir o edema cerebral.

ANÁLISE LABORATORIAL E EXAMES MAIS COMUNS

- Gasometria arterial.
- TC de crânio de controle.
- ECG.
- Perfil bioquímico: sódio, potássio, ureia, creatinina.
- RX de tórax.

DESTAQUES PARA A ATUAÇÃO DO(A) ENFERMEIRO(A)

- Fracionar os cuidados prestados à paciente, principalmente os que sabidamente causam aumento da PIC (mudanças de decúbito, aspiração traqueal, banho, evitar manobras de Valsalva; manter a paciente alinhada no leito; controlar sedação e dor etc.). Esses cuidados devem ser realizados com intervalo entre um e outro, para que a PIC não permaneça elevada por muito tempo e possa retornar ao valor normal.
- Controle rigoroso dos sinais vitais:
  - Manter PA normal em relação ao basal da paciente; atentar a alterações pressóricas repentinas. A hipotensão, em especial, deve ser controlada, principalmente se a paciente recebe sedação.
  - Manter normotermia: $\Uparrow T \Rightarrow \Uparrow$ metabolismo $\Rightarrow \Uparrow PaCO_2 \Rightarrow$ piora a HIC (vasodilatação) $\Rightarrow \Uparrow$ resistência vascular cerebral $\Rightarrow \Uparrow$ FSC independentemente de quanto está a $PaCO_2$.
  - Controle de PVC $\Rightarrow$ volemia.
  - Frequência cardíaca $\Rightarrow$ maior atenção para bradicardia.
- Realizar avaliações neurológicas frequentes, que podem estar prejudicadas pelo uso de sedação, então, deve-se verificar o diâmetro pupilar – se houver aumento da PIC com compressão, haverá dilatação da pupila ipsolateral.

A escala mais largamente utilizada é a Escala de Coma de Glasgow (ECGl), que já foi comentada no Capítulo 1.

A ECGl é mostrada na Tabela 2.1.

Tabela 2.1 – Escala de Coma de Glasgow

Abertura ocular	Melhor resposta verbal	Melhor resposta motora
Espontânea (4)	Orientado (5)	Obedece comandos verbais (6)
Estímulos verbais (3)	Confuso (4)	Localiza estímulos (5)
Estímulos dolorosos (2)	Palavras inapropriadas (3)	Retirada inespecífica (4)
Ausente (1)	Sons ininteligíveis (2)	Padrão flexor (3)
	Ausente (1)	Padrão extensor (2)
		Ausente (1)

Fonte: adaptada de Matamoros e Manreza, 2011.[1]

■ Manter a paciente em decúbito elevado, entre 15 e 30°, para melhorar o retorno venoso e diminuir a PIC.

■ Manter as vias aéreas permeáveis: a aspiração traqueal deve ser rápida, em menos de dez segundos (de preferência, em duas pessoas), observando alterações da PIC; não deve ser realizado em horários fixos, mas, sim, quando a paciente estiver com secreção; é indicado o aumento da FiO_2 para 100% antes da aspiração, retornando à FiO_2 anterior ao término do procedimento; o aumento da sedação, nesse momento, também pode ser indicado, a fim de evitar que a paciente tussa.

■ Capnógrafo: atualmente, a maioria das equipes opta pela normocapnia ($PaCO_2$ entre 30 e 34 mmHg); com $PaCO_2$ abaixo de 25 mmHg, há falência do mecanismo, a qual provoca vasodilatação.

■ Manter normoventilação: a hiperventilação pode ser realizada quando houver aumento da PIC e mantida até que a PIC normalize, de acordo com a conduta da equipe de neurologia.

■ Manter acesso venoso calibroso (central ou periférico) pérvio.

■ Realizar mudanças de decúbito a cada 2 horas, sempre mantendo alinhamento no leito; fazer uso de colchões especiais (de ar, perfilado), se possível, lembrando que o uso destes não substitui a mudança de decúbito.

■ Manter meias elásticas na paciente, para prevenção de trombose venosa profunda.

■ Manter o carrinho de emergência próximo e checado,

■ Manter um biombo ou similar, assegurando a privacidade da paciente, bem como atendimento e proteção aos demais pacientes que porventura estejam no mesmo quarto.

RESULTADO | Os resultados estarão relacionados com a própria evolução da paciente. A enfermagem deverá manter os cuidados descritos anteriormente, evitando sempre uma lesão secundária, para que, se houver possibilidade de estabilização do quadro, seja possível o tratamento definitivo (cirúrgico).

COMENTÁRIOS	O paciente neurológico é aquele que pode ter um aumento da PIC, mas se esta não estiver monitorada, não temos como avaliar esse aumento numericamente. Porém, se o(a) enfermeiro(a) tem a noção de que a complicação esperada no paciente neurológico é a HIC, ele(a) deverá estar muito atento(a) às avaliações neurológicas e aos sinais clínicos de HIC, bem como aos cuidados que evitam o aumento da PIC, mantendo, assim, a qualidade de sua assistência.

QUESTÕES PARA DISCUSSÃO DOCENTES/ DISCENTES

- Discutir a fisiopatologia da HIC e a importância dos cuidados de enfermagem em suas prevenção e detecção.
- Refletir sobre a importância de o(a) enfermeiro(a) estar treinado(a) para realizar as avaliações neurológicas.
- Refletir sobre a importância de o(a) enfermeiro(a) associar os exames de imagem com a clínica apresentada pela paciente quando ela foi avaliada.
- Refletir sobre os principais diagnósticos de enfermagem e traçar um plano de cuidados imediatos e mediatos para essa paciente.
- Refletir sobre o papel do(a) enfermeiro(a) no contexto da emergência clínica e de suas possibilidades de ação.
- Fazer fichas das principais medicações utilizadas nessa situação.
- Refletir e discutir sobre as possíveis consequências para essa paciente, no caso de estar de plantão um(a) enfermeiro(a) que não conheça a fisiopatologia da HIC e não consiga preveni-las ou reconhecê-las.

REFERÊNCIAS

1. Matamoros MR, Manreza LA. Noções sobre a monitoração da pressão intracraniana. In: Stávale MA (ed.). Bases da terapia intensiva neurológica. 2. ed. São Paulo: Santos; 2011. p.321-32.

BIBLIOGRAFIA CONSULTADA

Capone NA, Silva E. Monitorização neurológica intensiva. In: Knobel E (ed.). Terapia intensiva – neurologia. São Paulo: Atheneu; 2002. p.39-57.

Cross S. Stroke care: a nursing perspective. Nursing Standard. 2008;22(23):47-56.

Diccini S, Koizumi MS, Lima APRSX. Hipertensão intracraniana. In: Diccini S. Enfermagem em neurologia e neurocirurgia. São Paulo: Atheneu; 2017. p.89-104.

Diccini S, Resque AP, Ribeiro RM. Monitorização neurológica. In: Diccini S. Enfermagem em neurologia e neurocirurgia. São Paulo: Atheneu; 2017. p.105-22.

Diccini S, Romano MC, Siqueira EMP. Intervenções de enfermagem no paciente submetido a tratamento neurocirúrgico. In: Diccini S. Enfermagem em neurologia e neurocirurgia. São Paulo: Atheneu; 2017. p.145-62.

Diccini S, Silva SCF, Koizumi MS, Ribeiro RM. Intervenções de enfermagem na hipertensão intracraniana e na monitoração neurológica. In: Diccini S. Enfermagem em neurologia e neurocirurgia. São Paulo: Atheneu; 2017. p.123-33.

Hafsteinsdóttir TB, Grypdonck MHF. NDT Competence of nurses caring for patients with stroke. J Neurosci Nurs. 2004;36(5):289-94.

Herrmann LL, Zabramski JM. Nonaneurismal subarachnoid hemorrhage: a review of clinical course and outcome in two hemorrhage patterns. J Neurosci Nurs. 2007;39(3):135-42.

Hickey JV, Olson DM. Intracranial hypertension: theory and management of increased intracranial pressure. In: Hickey JV (ed.). The clinical practice of neurological and neurosurgical nursing. 6.ed. Philadelphia: Wolters Kluwer/Lippincott Williams & Wilkins; 2009. p. 270-307.

North America Nursing Diagnosis Association (NANDA). Diagnóstico de enfermagem da NANDA: definições e classificações 2015-2017. 10.ed. Porto Alegre: Artmed; 2015.

Presciutti M. Nursing priorities in caring for patients with intracerebral hemorrhage. J Neurosci Nurs. 2006;38(4):296-9.

Stewart-Amidei C. Neurologic monitoring in the ICU. Crit Care Nurs Q. 1998;21(3):47-60.

Stuke L, Diaz-Arrastia R, Gentilello LM, Shafi S. Effect of alcohol on Glasgow Coma Scale in head-injured patients. Ann Surg. 2007;245:651-5.

Thompson HJ, Kirkness CJ, Mitchell PA, Webb DJ. Fever management practices of neuroscience nurses: national and regional perspectives. J Neurosci Nurs. 2007;39(3):151-62.

Uchino K, Pary J, Grotta J. Acidente vascular encefálico. Rio de Janeiro: Revinter; 2008.

Acidente vascular cerebral isquêmico

Silvia Cristina Fürbringer e Silva

HISTÓRIA

Paciente de 80 anos, com história de acidente vascular cerebral isquêmico (AVCI) à direita há um mês e meio, com tempo do início dos sintomas até a chegada ao hospital em torno de 2 horas, recebeu trombolítico com boa resposta e, após a recuperação, recebeu alta. Os familiares referem que utilizava apenas uma bengala para auxiliar na locomoção. Há dois dias foi admitido proveniente do pronto-socorro com história de hemiparesia direita, dificuldade para falar, confuso e agitado.

EXAME FÍSICO

Agitado, confuso, pupilas isocóricas fotorreagentes, ECGl = 13 (3 + 4 + 5); anictérico, acianótico, afebril, hipocorado (+/4+), desidratado; FC = 74 bpm, arrítmico; PA = 115 × 75 mmHg; tórax: cicatriz antiga de cirurgia cardíaca (revascularização do miocárdio há 15 anos); ao RX de tórax, pequena cardiomegalia; a família refere que faz uso de amiodarona por uma fibrilação atrial (FA) crônica; movimentos ventilatórios bilaterais, com roncos difusos; FR = 18 ipm, $SatO_2$ = 94%; abdome: peristáltico, plano, sem fácies de dor à palpação, sem massas e/ou visceromegalias; MMII: sem edemas, pulsos presentes; MMSS: sem edemas, pulsos presentes.

EXAMES LABORATORIAS

HCT = 39%; Hb = 12 mg/dL; glicose = 120 mg/dL; Na^+ = 140 mEq/L; K^+ = 3,9 mEq/L; encaminhado a tomografia computadorizada (TC) de crânio.

AÇÕES PRIORITÁRIAS COM RELAÇÃO AOS ACHADOS

História de AVCI anterior, cardiopata, com FA crônica, déficits neurológicos diferentes do episódio isquêmico anterior, TC inicial mostrando apenas o infarto antigo; porém, a clínica mostra que novo episódio isquêmico à esquerda é esperado, em função de déficits motores à direita.

HIPÓTESES DIAGNÓSTICAS

Para esse paciente, o acidente vascular isquêmico é realmente a hipótese diagnóstica mais coerente, levando em conta seu histórico e os fatores de risco.

A primeira TC de crânio veio com a imagem da Figura 3.1, mostrando apenas a isquemia antiga à direita.

Deve-se considerar que a isquemia aparece na TC após 24 a 48 horas depois, de modo que sempre se deve considerar a clínica do paciente.

Após dois dias da primeira TC, foi realizada nova TC (Figura 3.2), que mostrou, além da isquemia antiga à direita, uma nova imagem isquêmica em hemisfério esquerdo.

Em outro corte da TC de crânio, fica evidente as duas áreas de isquemia, a antiga do lado direito (círculo amarelo) e a nova área isquêmica à esquerda (círculo vermelho) (Figura 3.3). Não se evidencia um grande efeito de massa por edema, provavelmente em função da idade do paciente, e proporcional redução do tamanho do encéfalo, visto que os giros e circunvoluções estão bem evidentes.

A isquemia cerebral devida à estenose e a oclusão da artéria responsável pela irrigação de determinada região do cérebro resultam em irrigação insuficiente da artéria e, eventualmente, em interrupção do abastecimento de sangue dessa região, provocando um distúrbio localizado das funções cerebrais.

A isquemia ocorre no território de artérias cerebrais ocluídas por êmbolos (FA, infarto agudo do miocárdio recente, valvulopatias, coágulos sanguíneos, fragmentos de placas ateromatosas, vegetações, lipídeos, ar), por processos trombóticos de origem aterosclerótica (lesões ateromatosas) ou, ainda, em áreas vasculares pós-estenóticas, em virtude da queda da pressão de perfusão cerebral –

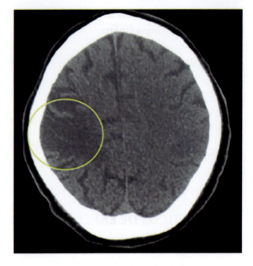

Figura 3.1 – TC de crânio inicial.
Fonte: acervo do autor.

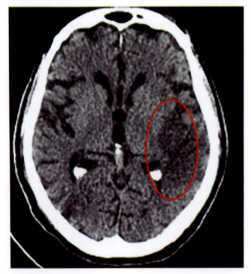

Figura 3.2 – TC de crânio dois dias após a primeira.
Fonte: acervo do autor.

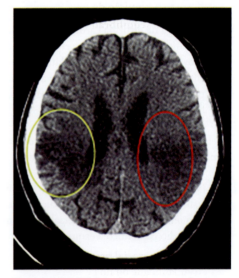

Figura 3.3 – TC de crânio mostrando as duas áreas de isquemia.
Fonte: acervo do autor.

PPC (crise hemodinâmica: $\Downarrow$ PA; $\Downarrow$ DC). Assim: $\Downarrow$ fluxo sanguíneo cerebral $\Rightarrow$ privação de O_2 $\Rightarrow$ necrose de neurônios (infarto) $\Rightarrow$ edema cerebral, $\Uparrow$ pressão intracraniana (PIC), herniação e morte.

A aterosclerose é responsável por alterações degenerativas das paredes vasculares somente nos grandes vasos arteriais do pescoço: artérias carótidas e vertebrais na maioria dos casos de AVCI.

A estenose ou oclusão de artérias que se dirigem ao cérebro ou que se localizam em seu interior provocam distúrbios ora passageiros, ora permanentes, de acordo com a área cerebral afetada. As dimensões do infarto cerebral dependem, em grande parte, da existência e da capacidade funcional da circulação colateral.

O paciente apresentou piora no nível de consciência, ECGl = 8 (AO = 2; MRV = 2; MRM = 4), sendo necessário a intubação orotraqueal (IOT), passar cateter central em veia jugular direita (VJD) e puncionar artéria radial para manutenção de pressão arterial invasiva (PAI), passar sonda vesical de demora (SVD) e sonda nasoenteral para dieta (SNE).

DIAGNÓSTICOS DE ENFERMAGEM

- **Capacidade adaptativa intracraniana diminuída:** os mecanismos da dinâmica dos fluidos intracranianos, que normalmente compensam os aumentos de volume intracraniano, estão comprometidos, resultando em repetidos aumentos desproporcionais na pressão intracraniana, em resposta a uma variedade de estímulos nocivos e não nocivos. **Características definidoras:** alteração do nível de consciência, agitação e confusão. **Fatores relacionados:** isquemia cerebral.

- **Risco para integridade de pele prejudicada:** vulnerabilidade a alteração na epiderme e/ou derme, que pode comprometer a saúde. **Fatores de risco:** imobilidade no leito, circulação prejudicada, nutrição inadequada (emagrecimento).

- **Risco para infecção:** vulnerabilidade a invasão e multiplicação de organismos patogênicos, podendo comprometer a saúde. **Fatores de risco:** alteração na integridade da pele (cateteres venosos e arteriais), procedimentos invasivos (SVD, IOT).

- **Mobilidade no leito prejudicada:** limitação para movimentar-se de maneira independente de uma posição para outra no leito. **Característica definidora:** necessidade de ter o decúbito mudado por terceiros a cada 2 horas, por não conseguir fazê-lo sozinho. **Fatores relacionados:** sedação contínua, diminuição do nível de consciência.

- **Nutrição desequilibrada (menos do que as necessidades corporais):** ingestão insuficiente de nutrientes para satisfazer as necessidades metabólicas. **Características definidoras:** perda de peso, apesar de estar recebendo dieta enteral. **Fatores relacionados:** sedação contínua, o que pode diminuir o peristaltismo e, consequentemente, a absorção de nutrientes.

- **Confusão aguda:** início abrupto de distúrbios reversíveis de consciência, atenção, cognição e percepção, que ocorrem durante um breve período. **Características definidoras:** rebaixamento do nível de consciência, agitação psicomotora, inquietação aumentada. **Fatores relacionados:** AVCI.

- **Padrão respiratório ineficaz:** inspiração e/ou expiração que não proporcionam ventilação adequada. **Característica definidora:** ausência de ventilação espontânea, necessidade de ventilação mecânica. **Fator relacionado:** depressão do sistema nervoso central (SNC).

- **Risco de disfunção neurovascular periférica:** vulnerabilidade a distúrbio na circulação, na sensibilidade ou no movimento de uma extremidade, podendo comprometer a saúde. **Fatores de risco:** imobilidade no leito, ausência de movimentação espontânea no leito, secundária à depressão do SNC.

- **Percepção sensorial perturbada (visual, auditiva, cinestésica, gustativa, tátil e olfativa):** mudança na quantidade ou no padrão dos estímulos que estão sendo recebidos, acompanhada de resposta diminuída ou prejudicada a tais estímulos. **Características definidoras:** diminuição do nível de consciência, mudança na resposta usual aos estímulos. **Fatores relacionados:** depressão do SNC.

- **Comunicação verbal prejudicada:** capacidade diminuída, retardada ou ausente para receber, processar, transmitir e utilizar um sistema de símbolos. **Características definidoras:** diminuição do nível de consciência, IOT, pela necessidade de ventilação mecânica. **Fatores relacionados:** alteração do SNC, barreiras físicas (IOT).
- **Déficit de autocuidado para banho/higiene:** capacidade prejudicada de realizar ou completar as atividades de banho/higiene por si mesmo. **Características definidoras:** incapacidade de levantar do leito, rebaixamento do nível de consciência. **Fatores relacionados:** prejuízo cognitivo e perceptivo.
- **Enfrentamento individual ineficaz:** incapacidade de desenvolver uma avaliação válida dos estressores, escolha inadequada das respostas praticadas e/ou incapacidade de utilizar os recursos disponíveis. **Características definidoras:** incapacidade de satisfazer necessidades básicas, mudança nos padrões habituais de comunicação, resolução de problemas inadequada, rebaixamento do nível de consciência. **Fatores relacionados:** nível inadequado de percepção de controle, depressão do SNC.
- **Processos familiares interrompidos:** mudança nos relacionamentos e/ou no funcionamento da família. **Características definidoras:** mudanças na participação na resolução de problemas e na tomada de decisões, diminuição do nível de consciência, internação hospitalar. **Fatores relacionados:** troca dos papéis na família, internação hospitalar.

TRATAMENTO MEDICAMENTOSO OU CIRÚRGICO

- Manter monitoração hemodinâmica, neurológica e respiratória.
- Manter decúbito elevado e alinhamento corporal.
- Oxigenoterapia: indica-se o uso de O_2 quando $SatO_2 < 90\%$; IOT e ventilação mecânica estão indicadas quando a ECGl do paciente é < 9.
- Drogas vasoativas: em casos de instabilidade hemodinâmica. É importante evitar a hipotensão nesses pacientes, uma vez que esta pode provocar uma queda da PPC, mesmo que o valor da PIC esteja normal, piorando muito o prognóstico do paciente.
- Correção/estabilização da doença de base: cardiopatia, FA crônica. Avaliação do déficit neurológico do paciente com AVCI: a escala mais largamente utilizada é a *National Institute of Health Stroke Scale* (NIHSS). A escala NIHSS é um instrumento de uso sistemático que permite uma avaliação quantitativa dos déficits neurológicos relacionados ao AVC. Essa escala foi inicialmente desenhada como instrumento de investigação, para medir o estado neurológico inicial nos ensaios clínicos da fase aguda do AVC. Atualmente, a escala é utilizada para avaliar o AVC agudo, para prever seu tamanho e sua gravidade, na determinação do tratamento mais apropriado e na previsão do prognóstico, tanto em curto como em longo prazo, nos doentes com AVC. Adicionalmente, a escala serve para monitorar o estado do paciente, sendo útil no planejamento dos cuidados, e possibilita uma linguagem comum para troca de informações entre os profissionais de saúde.

  A NIHSS é uma escala com 15 itens de exame neurológico para avaliação do efeito do AVC agudo no nível de consciência, linguagem, motricidade, atendimento a comandos, perda de campo visual, movimentos oculares, força muscular, ataxia, disartria e perda sensitiva. Um observador treinado classifica a capacidade do doente para responder às questões e obedecer aos comandos. A avaliação completa requer cerca de dez minutos.

  Os pacientes com déficits neurológicos importantes apresentam-se com NIHSS > 22 e têm pior prognóstico, além de maior risco de sangramento.

  A NIHSS é apresentada na Tabela 3.1.

Módulo I – Casos de Neurologia

Tabela 3.1 – Escala NIHSS

Avaliação	Pontuação
1a. Nível de consciência	0 = alerta 1 = não alerta, mas acorda diante de pequenos estímulos, com resposta adequada 2 = não alerta, responde somente a estímulos repetidos ou dolorosos para realizar movimentos não estereotipados 3 = responde somente com reflexo motor ou autonômico, ou totalmente irresponsivo, flácido ou arreflexo
1b. Nível de consciência – orientação	0 = responde corretamente a duas perguntas 1 = responde a uma questão corretamente 2 = não responde a nenhuma questão corretamente
1c. Nível de consciência – resposta a comandos	0 = realiza dois comandos 1 = realiza um comando 2 = não realiza nenhum comando
2. Olhar conjugado	0 = normal 1 = paralisia parcial 2 = desvio do olhar conjugado ou paralisia total, não modificada com manobra oculocefálica
3. Campo visual	0 = normal 1 = hemianopsia parcial 2 = hemianopsia completa 3 = hemianopsia bilateral (cegueira cortical ou por outra causa)
4. Paralisia facial	0 = normal 1 = leve (assimetria no sorrir, apagamento do sulco nasolabial) 2 = parcial (paralisia total ou quase total da porção inferior da face) 3 = completa (de um ou dos dois lados)
5. Resposta motora (MMSS)	0 = sem queda a 45° (90°) por 10 segundos 1 = queda (não total) antes de completar 10 segundos 2 = queda (até a cama) antes de 10 segundos, com dificuldade de vencer a gravidade 3 = discreto movimento, mas sem vencer a gravidade 4 = sem movimento NT = amputação/fusão articular, descrever: 5a. MSE 5b. MSD
6. Resposta motora (MMII)	0 = sem queda a 30° por 5 segundos 1 = queda (não total) antes de completar 5 segundos 2 = queda (até a cama) antes de 5 segundos, com dificuldade de vencer a gravidade 3 = discreto movimento, mas sem vencer a gravidade 4 = sem movimento NT = amputação/fusão articular, descrever: 6a. MIE 6b. MID
7. Ataxia apendicular	0 = ausente 1 = presente em um membro 2 = presente em dois membros

(continua)

Tabela 3.1 – Escala NIHSS (continuação)

Avaliação	Pontuação
8. Sensibilidade	0 = normal 1 = leve a moderado déficit de sensibilidade do lado afetado, mas o paciente tem consciência de estar sendo tocado 2 = severo ou total déficit da sensibilidade (face/MMSS/MMII)
9. Linguagem	0 = normal 1 = afasia leve a moderada, perda da fluência ou facilidade da compreensão, sem limitação significante nas palavras expressas. Redução na fala ou compreensão. 2 = afasia severa; toda comunicação é por meio de expressões fragmentadas;/grande necessidade de inferir, adivinhar e questionar por parte do examinador 3 = mutismo, afasia global
10. Disartria	0 = ausente 1 = leve a moderada (paciente pode ser compreendido com certa dificuldade) 2 = severa/mutismo/anartria NT = intubado ou outra barreira (explicar)
11. Extinção/inatenção	0 = normal 1 = visual, tátil, auditiva, espacial ou extinção aos estímulos simultâneos sensoriais, em uma das modalidades sensoriais 2 = hemi-inatenção severa ou em mais de uma modalidade

Fonte: adaptada de http://www.nihstrokescale.org/Portuguese/2_NIHSS-portugu%C3%AAs-site.pdf.[1]

■ Trombólise: com a confirmação de um AVCI, inicia-se uma batalha contra o tempo, já que "tempo é cérebro". Para isso, é importante um histórico de enfermagem criterioso, com o horário do início dos sintomas, uma vez que a "janela terapêutica" para o tratamento do AVCI, ou seja, um momento ótimo de intervenção, minimiza os danos ao SNC.

- de 3 a 4 horas e meia do início dos sintomas: trombolítico IV;
- até 6 horas do início dos sintomas: trombolítico intra-arterial (IA);
- até 8 horas do início dos sintomas: trombólise mecânica (aspiração mecânica do coágulo).

É importante que o hospital que recebe e realiza o tratamento trombolítico conte com uma equipe treinada e serviço de hemodinâmica para a realização do trombolítico IA e da trombólise mecânica. As angioplastias com colocação de *stent*, também utilizadas para restaurar o fluxo de sangue, já são realidade nos grandes centros especializados.

As terapias endovasculares são um grande passo para o tratamento das isquemias, no entanto, requerem, além de treinamento e agilidade das equipes de assistência pré e intra-hospitalar de urgência, centros de hemodinâmica adequadamente montados e com pessoal treinado para a realização desses procedimentos, o que infelizmente acontece em poucos centros hospitalares.

FÁRMACOS A SEREM UTILIZADOS

■ **Trombolíticos:** o uso do ativador do plasminogênio tissular (rt-PA) intravenoso tem sido o principal tratamento específico recomendado para a fase aguda do AVC isquêmico (nível de evidência I). A estreptoquinase intravenosa também foi utilizada inicialmente; porém, sua utilização foi proscrita, em razão de estudos que mostraram altos índices de hemorragia e mortalidade por hemorragia (nível de evidência I). São critérios de inclusão:

Módulo I – Casos de Neurologia

- idade acima de 18 anos;
- diagnóstico clínico de acidente vascular encefálico isquêmico como causa de um déficit neu-rológico mensurável;
- determinação inequívoca do início dos sintomas entre 3 e 4 horas e meia.

São contraindicações absolutas:
- déficits neurológicos mínimos ou em rápida melhora;
- história de hemorragia intracraniana;
- sintomas sugestivos de hemorragia subaracnóidea;
- qualquer evidência de sangramento na TC realizada antes do tratamento;
- neoplasia intracraniana, malformação arteriovenosa (MAV) ou aneurisma não tratado;
- presença de alterações isquêmicas precoces identificadas pela TC realizada antes do tratamento;
- acidente vascular encefálico, cirurgia intracraniana ou traumatismo craniano grave nos últi-mos três meses;
- cirurgia de grande porte nos últimos 14 dias;
- pressão arterial sistólica maior que 185 mmHg;
- pressão arterial diastólica maior que 110 mmHg;
- necessidade de tratamento anti-hipertensivo agressivo para manter a pressão arterial abaixo desses níveis;
- hemorragia gastrointestinal ou do trato urinário nos 21 dias anteriores ao evento isquêmico;
- punção arterial em sítio não compressível ou punção lombar;
- uso de heparina nas últimas 48 horas e tempo de tromboplastina parcial ativada (TTPa) elevado;
- contagem de plaquetas inferior a 100.000;
- INR > 1,7 ou diástase hemorrágica conhecida.

São contraindicações relativas:
- convulsões no início da isquemia;
- glicemia menor que 50 mg/dL ou maior que 400 mg/dL;
- doença ocular hemorrágica e outras condições que possam causar comprometimento visual diante de eventual sangramento;
- infarto do miocárdio nos últimos seis meses;
- suspeita de embolia séptica ou diagnóstico estabelecido de endocardite infecciosa.

Alguns fatores que aumentam o risco de sangramento no SNC e cuja indicação para o uso do rt-PA deve constituir uma decisão individualizada são:
- NIHSS > 22 (por estar associado a maior risco de hemorragia);
- idade > 80 anos;
- abuso de álcool ou de drogas;
- hiperglicemia.

No caso do paciente em questão, a hipótese de uso do trombolítico ou outra terapia endovascular foi afastada em função da idade do paciente e de este ter sido encaminhado ao serviço hospitalar com bem mais que quatro horas e meia do início dos sintomas, o que, nos dois casos, aumenta o risco de transformação da isquemia em hemorragia.

- ■ **Drogas vasoativas:** são utilizadas para manter uma PA estável, mantendo, assim, a PPC (lem-brando sempre que PPC = PAM – PIC). As drogas mais utilizadas nesses casos são a noradre-nalina e a dopamina.
- ■ **Antiarrítmicos:** são utilizados na tentativa de manter um débito cardíaco suficiente para manter a PPC. A droga mais utilizada nesses pacientes é a amiodarona IV.

Discussão de Casos Clínicos e Cirúrgicos

■ **Diuréticos:** utilizam-se diuréticos de alça, como a furosemida, na dose de 40 a 80 mg. Tem efeito imediato por aumentar a capacitância venosa diminuindo a pré-carga antes de induzir diurese. O pico de diurese ocorre 30-40 minutos da administração da droga.

ANÁLISE LABORATORIAL E EXAMES MAIS COMUNS

■ Gasometria arterial.
■ Hemograma: cuidado com leucocitose associada a quadros infecciosos.
■ ECG.
■ Perfil bioquímico: sódio, potássio, ureia, creatinina – cuidado especial com função renal e hipocalemia –, arritmia.
■ Ecocardiograma.
■ RX de tórax.
■ TC de crânio.

DESTAQUES PARA A ATUAÇÃO DO(A) ENFERMEIRO(A)

Avaliação do nível de consciência: como já comentado nos capítulos anteriores, a escala mais largamente utilizada para avaliação sequencial do paciente é a Escala de Coma de Glasgow (ECGl) (Tabela 3.2).

Tabela 3.2 – Escala de Coma de Glasgow		
Abertura ocular	**Melhor resposta verbal**	**Melhor resposta motora**
Espontânea (4)	Orientado (5)	Obedece comandos verbais (6)
Estímulos verbais (3)	Confuso (4)	Localiza estímulos (5)
Estímulos dolorosos (2)	Palavras inapropriadas (3)	Retirada inespecífica (4)
Ausente (1)	Sons ininteligíveis (2)	Padrão flexor (3)
	Ausente (1)	Padrão extensor (2)
		Ausente (1)

Fonte: adaptada de Matamoros e Manreza, 2011.[2]

As pupilas devem ter o mesmo diâmetro e ser reagentes à luz. As alterações pupilares no paciente sedado, principalmente quando ocorrem em apenas um lado, podem indicar um aumento de PIC, com herniação subsequente, tratando-se de uma urgência cirúrgica para descompressão.

São cuidados que o(a) enfermeiro(a) deve ter com o paciente que recebeu rt-PA:

■ Obtenção de dois acessos venosos periféricos calibrosos.
■ O paciente deverá estar monitorado em uma unidade de AVC ou UTI pelo período mínimo de 24 horas, para detecção de quaisquer mudanças no quadro neurológico, sinais vitais ou evidências de sangramento.
■ Controle rigoroso da pressão arterial (PA) (a hipertensão pode resultar em sangramento, e a hipotensão, em redução de perfusão cerebral). Recomenda-se:
  - medir a PA a cada 15 minutos nas primeiras 2 horas;
  - medir a PA a cada 30 minutos nas próximas 6 horas;
  - medir a PA a cada 60 minutos até completar 24 horas.

Módulo I – Casos de Neurologia

- Avaliação neurológica rigorosa por meio da NIHSS a cada seis horas e sempre que necessário. O aumento do escore de até quatro pontos é sinal de alerta e sugere reavaliação tomográfica.
- Não utilizar antitrombóticos (antiagregantes plaquetários, heparina ou anticoagulante oral) nas próximas 24 horas após o uso do trombolítico.
- Não realizar procedimentos invasivos:
  - cateterização venosa central ou punção arterial nas próximas 24 horas;
  - sondagem vesical até pelo menos 30 minutos do término da infusão do rt-PA;
  - sondagem nasoenteral nas primeiras 24 horas após a infusão do rt-PA.
- As complicações hemorrágicas pelo uso de trombolítico frequentemente ocorrem nas primeiras 24 horas da terapia. O(a) enfermeiro(a) deverá atentar a deterioração neurológica, náuseas, vômitos, cefaleia e hipertensão aguda e reportar imediatamente quaisquer alterações à equipe médica, para que as medidas necessárias sejam prontamente realizadas.

São cuidados para o paciente que recebeu tratamento endovascular:
- Após a retirada do introdutor, deve ser realizada a compressão da região inguinal por volta de 30 minutos, curativo compressivo e monitoração de sangramento e da perfusão periférica dos membros inferiores.
- O aumento da circunferência da coxa do membro do qual foi retirado o introdutor pode indicar a presença de sangramento interno.
- O paciente deve permanecer em repouso absoluto de 6 a 12 horas, e a avaliação neurológica deve ser realizada pelo menos uma vez a cada plantão.

São causas prováveis de deterioração neurológica na fase aguda do AVC isquêmico às quais o(a) enfermeiro(a) deve estar atento(a):
- Aumento da área de infarto, com piora da perfusão.
- Queda da pressão de perfusão.
- Infarto recorrente, sobretudo nos pacientes com fibrilação atrial.
- Edema cerebral e efeito de massa.
- Transformação hemorrágica.
- Distúrbio metabólico (diminuição da saturação de O_2, redução do débito cardíaco, aumento da glicemia, hiponatremia, febre, drogas sedativas etc.).
- Convulsão ou estado pós-comicial.
- Deterioração clínica, sem causa definida.
- Paciente não cooperativo (agitado, agressivo).

CONTROLE DE GLICEMIA

Há relativo consenso de que a glicemia > 120 mg/dL é deletéria na fase aguda do AVC, independentemente da idade do paciente ou da extensão e do tipo do AVC (se isquêmico ou hemorrágico). A monitoração da glicemia a cada seis horas nos pacientes com AVC agudo nas primeiras 48 a 72 horas é uma medida que pode melhorar o prognóstico desses pacientes.

CONTROLE DOS SINAIS VITAIS

A monitoração dos sinais vitais é de suma importância para a manutenção da perfusão cerebral e a detecção de sua descompensação.
- **Monitoração cardíaca:** verificação de arritmias que possam afetar o débito cardíaco e, consequentemente, a diminuição da perfusão cerebral.

- **Manutenção da pressão arterial nos limites normais do paciente:** este é outro cuidado fundamental do(a) enfermeiro(a), uma vez que a PPC está diretamente relacionada à pressão arterial e aos valores da PIC (PPC = PAM − PIC), e a manutenção da PAM nos valores da normalidade para o paciente assegura uma perfusão cerebral adequada. Esse cuidado é muito importante, principalmente se o paciente não estiver com a PIC monitorada, evitando-se uma diminuição na PPC.
- **Temperatura:** a manutenção da normotermia no paciente neurológico é adequada, já que há evidências de que o aumento da temperatura exacerba a lesão neurológica na vigência de isquemia cerebral. A hipotermia moderada tem sido empregada como abordagem terapêutica para diminuir o edema cerebral e o efeito de massa causado pelo infarto cerebral; porém, é uma conduta que deve ser tomada em serviços especializados e com pessoal treinado.
- **Hipertensão, bradicardia e alterações da frequência respiratória:** são sinais clássicos de hipertensão intracraniana e devem ser identificados o mais rapidamente possível, para que as condutas adequadas sejam instituídas.

SATURAÇÃO DE OXIGÊNIO

Faz parte da monitoração do paciente a oximetria de pulso, para verificação de hipoxemia. O ideal é manter o paciente com uma $SatO_2$ acima de 95%.

ASPIRAÇÃO TRAQUEAL

Deve ser realizada sempre que houver necessidade, após avaliação do paciente. A técnica deve ser rápida – cada aspiração não deve durar mais que 10 a 15 segundos, considerando tratar-se de procedimento que aumenta a PIC. Quando se aspira o paciente, não se aspira apenas secreção, mas também O_2, aumentando o nível de CO_2 nos tecidos, que é um potente vasodilatador e, consequentemente, causará aumento do afluxo de sangue para o encéfalo, com aumento da PIC.

POSICIONAMENTO E ALINHAMENTO NO LEITO

Manter o decúbito elevado entre 15 e 30° facilita a drenagem venosa, reduzindo a hipertensão intracraniana. O alinhamento mentoesternal no leito é importante para evitar compressão de grandes vasos, o que também causa aumento da pressão intracraniana. A mudança de decúbito, desde que se mantenha o alinhamento corporal, é benéfica para evitar lesões de pele por pressão, assim como a utilização de colchões especiais que promovam uma proteção extra à pele do paciente, de acordo com a disponibilidade da instituição. A mudança de decúbito em si, se assim o estado do paciente permitir, já é um fator benéfico.

HIGIENE ORAL E CORPORAL

É comum a vítima de AVC ficar acamada por longos períodos. A higiene corporal deve ser realizada de acordo com o que o estado do paciente permitir, tentando tirá-lo do leito o quanto antes, até porque mostrar ao paciente que ele é capaz de mais do que ele imagina é extremamente positivo para sua recuperação. A importância da higiene oral, muitas vezes, é subestimada pela equipe de enfermagem, principalmente no paciente com IOT; porém, estudos mostram grande incidência de pneumonia associada à falta ou inadequação da higiene oral.

CUIDADOS GERAIS

Via de regra, o paciente crítico internado em UTI após um AVCI é aquele paciente de longa permanência, que permanece grande tempo acamado, com muitos acessos invasivos. Então, os cuidados de enfermagem devem ser aqueles que envolvem o paciente acamado e o controle de infecções, além dos já citados:

Módulo I – Casos de Neurologia

- Cuidados com curativos de acessos venosos centrais ou periféricos.
- Cuidados com acessos arteriais para monitoração de pressão.
- Cuidados com SVD.
- Intercalar procedimentos que sabidamente aumentam a PIC: mudanças de decúbito, aspiração traqueal, manobras de Valsalva, entre outros.
- Cuidados com a integridade da pele, evitando úlceras de decúbito.
- Monitoração das eliminações intestinais, mantendo-as o mais próximo possível do fisiológico do paciente.
- Controle de crises convulsivas.
- Retirar o paciente da cama tão logo seja possível.
- Monitorar e valorizar as queixas de dor do paciente.
- Muito cuidado com o que se fala próximo do paciente inconsciente ou sedado: nunca se pode ter certeza de quão perceptivo ele está, e a manutenção de um ambiente harmonioso e seguro para o paciente facilitará muito sua recuperação.

RESULTADOS	Os resultados estarão relacionados ao tempo para o atendimento, a um rápido diagnóstico, à qualidade do atendimento e da assistência prestada, à idade e às doenças associadas.
COMENTÁRIOS	A história do paciente e seu exame físico evidenciam o diagnóstico. O(a) enfermeiro(a) intensivista ou emergencista deve ter conhecimento e treinamento para um atendimento rápido e específico a esse paciente. O desenvolvimento do raciocínio clínico e o conhecimento da fisiopatologia são essenciais para a evolução do paciente. Mais uma vez, a competência é a somatória de conhecimento científico, capacitação técnica e vontade.
QUESTÕES PARA DISCUSSÃO DOCENTES/ DISCENTES	■ Diferenciar as principais causas etiológicas relacionadas ao AVCI, bem como o processo fisiopatológico. ■ Discutir a epidemiologia das doenças cardiovasculares em nosso meio e no mundo, como principais fatores de risco para os AVCs. ■ Evidenciar a importância do raciocínio clínico do(a) enfermeiro(a) para o diagnóstico e o cuidado de enfermagem a este paciente. ■ Refletir sobre os principais diagnósticos de enfermagem e traçar um plano de cuidados imediatos e mediatos para esse paciente. ■ Refletir sobre os aspectos emocionais desse paciente após esse evento. ■ Refletir sobre o papel do(a) enfermeiro(a) no contexto da emergência clínica e de suas possibilidades de ação, incluindo saber ler e interpretar os exames de imagem. ■ Fazer fichas das principais medicações utilizadas nessa situação. ■ Estudar os aspectos relacionados aos dados laboratoriais mais comuns: hipoxemia, hipercapnia e bioquímica.

REFERÊNCIAS

1. NIHSS. Disponível em: http://www.nihstrokescale.org/Portuguese/2_NIHSS-portugu%C3%AAs-site.pdf; acessado em: 14 set. 2018.
2. Matamoros MR, Manreza LA. Noções sobre a monitorização da pressão intracraniana. In: Stávale MA (ed.). Bases da terapia intensiva neurológica. 2. ed. São Paulo: Santos; 2011. p.321-32.

BIBLIOGRAFIA CONSULTADA

Bichuetti DB. Acidente vascular cerebral isquêmico In: Diccini S. Enfermagem em neurologia e neurocirurgia. São Paulo: Atheneu; 2017. p.245-51.

Bisaillon S, Kelloway L, LeBlanc K, Pageau N, Woloshyn N. Best practices in stroke care. The Canadian Nurse. 2005;101(8):25-9.

Brasil. Ministério da Saúde. Rede Interagencial de Informações para a Saúde. Indicadores e Dados Básicos – Brasil – 2006. Brasília, DF: MS, 2007. Disponível em: http://tabnet.datasus.gov.br/cgi/idb2006/matriz.htm; acessado em 03 de julho de 2017.

Capone NA, Silva E. Monitorização neurológica intensiva. In: Knobel E (ed.). Terapia intensiva – neurologia. São Paulo: Atheneu; 2002. p.39-57.

Cross S. Stroke care: a nursing perspective. Nursing Standard. 2008;22(23):47-56.

Diccini S, Koizumi MS, Lima APRSX. Hipertensão intracraniana. In: Diccini S. Enfermagem em neurologia e neurocirurgia. São Paulo: Atheneu; 2017. p.89-104.

Diccini S, Resque AP, Ribeiro RM. Monitorização neurológica. In: Diccini S. Enfermagem em neurologia e neurocirurgia. São Paulo: Atheneu; 2017. p.105-22.

Diccini S, Silva SCF, Koizumi MS, Ribeiro RM. Intervenções de enfermagem na hipertensão intracraniana e na monitorização neurológica. In: Diccini S. Enfermagem em neurologia e neurocirurgia. São Paulo: Atheneu; 2017. p.123-33.

Diccini S, Silveira DAP. Acidente vascular cerebral isquêmico e hemorrágico. In: Sallum AMC, Paranhos WY (Eds.). O enfermeiro e as situações de emergência. 2.ed. São Paulo: Atheneu; 2010. p.417-30.

Diccini S. Exame neurológico. In: Sallum AMC, Paranhos WY (Eds.). O enfermeiro e as situações de emergência. 2.ed. São Paulo: Atheneu; 2010. p.391-415.

Gagliardi RJ, Raffin CN, Fábio SRC, Bacellar A, Longo AL, Massaro AR et al. Primeiro consenso brasileiro de tratamento da fase aguda do acidente vascular cerebral. Arq Neuropsiuiatr. 2001;59(4):972-80.

Hafsteinsdóttir TB, Grypdonck MHF. NDT Competence of nurses caring for patients with stroke. J Neurosci Nurs. 2004;36(5):289-94.

Harper JP. Emergency nurses' knowledge of evidence-based ischemic stroke care: a pilot study. J Emerg Nurs. 2007;33:202-7.

Hickey JV, Olson DM. Intracranial hypertension: theory and management of increased intracranial pressure. In: Hickey JV (ed.). The clinical practice of neurological and neurosurgical nursing. 6.ed. Philadelphia: Wolters Kluwer/Lippincott Williams & Wilkins; 2009. p. 270-307.

Hinkle JL, Guanci MM. Acute ischemic stroke review. J Neurosci Nurs. 2007;39(5):285-93.

Jones SP, Leathley MJ, McAdam JJ, Watkins CL. Physiological monitoring in acute stroke: a literature review. Journal of Advanced Nursing. 2007;60(6):577-94.

Katzan IL, Dawson NV, Thomas CL, Votruba ME, Cebul RD. The cost of pneumonia after acute stroke. Neurology. 2007;68:1938-43.

Leopoldino JFS, Fukujima MM, Silva GS, Prado GF. Time of presentation of stroke patients in São Paulo Hospital. Arq Neuropsiquiatr. 2003;61(2-A):186-7.

Mehdiratta M, Woolfenden AR, Chapman KM, Johnston DC, Schulzer M, Beckman J et al. Reduction in IV t-PA door to needle times using an acute stroke triage pathway. Can. J. Neurol. Sci. 2006; 33:214-6.

North America Nursing Diagnosis Association (NANDA). Diagnóstico de enfermagem da NANDA: definições e classificação 2015-2017. 10.ed. Porto Alegre: Artmed; 2015.

Pires SL, Gagliardi RJ, Gorzoni ML. Estudo das freqüências dos principais fatores de risco para acidente vascular cerebral em idosos. Arq Neuropsiquiatr. 2004;62(3-B):844-51.

Presciutti M. Nursing priorities in caring for patients with intracerebral hemorrhage. J Neurosci Nurs. 2006;38(4):296-9.

Raffin CN, Fernandes JG, Evaristo EF, Siqueira Neto JI, Friedrich M, Puglia P et al. Revascularização clínica e intervencionista no acidente vascular cerebral isquêmico agudo. Arq Neuropsiquiatr. 2006;64(2-A):324-48.

Raffin CN, Gagliardi RJ, Massaro AR, Fernandes JG, Bacellar AL, Fábio SRC et al. Primeiro consenso brasileiro para trombólise no acidente vascular cerebral isquêmico agudo. Arq Neuropsiquiatr. 2002;60(3-A):675-80.

Richardson J, Murray D, House CK, Lowenkopf T. Successful implementation of The National Institutes of Health Stroke Scale on a Stroke/Neurovascular Unit. J Neurosci Nurs. 2006;38(4):309-14.

Silva SCF. Intervenções de enfermagem no acidente vascular cerebral isquêmico. In: Diccini S. Enfermagem em neurologia e neurocirurgia. São Paulo: Atheneu; 2017. p.253-9.

Somes J, Bergman DL. ABCDs of acute stroke intervention. J Emerg Nurs. 2007;33:228-34.

Thompson HJ, Kirkness CJ, Mitchell PA, Webb DJ. Fever management practices of neuroscience nurses: national and regional perspectives. J Neurosci Nurs. 2007;39(3):151-62.

Uchino K, Pary J, Grotta J. Acidente vascular encefálico. Rio de Janeiro: Revinter; 2008.

Vilabor RA, Paranhos WY Emergências neurológicas: coma, convulsão e hipertensão intracraniana In: Calil AM, Paranhos WY (Eds.). O enfermeiro e as situações de emergência. São Paulo: Atheneu; 2007. p.401-32.

Vilalta A, Poca MA, Sahuquillo J, Monforte R. Métodos globales de monitorización de la hemodinâmica cerebral en el paciente neurocrítico: fundamentos, controvérsias y actualizaciones em lãs técnicas de oximetría yugular. Neurocirurgia. 2005;16(4):301-22.

Lesão axonal difusa

Silvia Cristina Fürbringer e Silva

HISTÓRIA E EXAME FÍSICO

Paciente de 30 anos, vítima de acidente automobilístico (colisão auto × auto), foi trazido pelo resgate inconsciente, com ECGl = 7 na cena (AO = 2, MRV = 2, MRM = 3). Foi intubado e mantido em ventilação mecânica durante o transporte. Não recebeu qualquer tipo de sedação. Chegou ao pronto-socorro mantendo ECGl = 8, PA = 180 × 120 mmHg, FC = 50 bpm, FR = 24 (com FiO_2 = 40%, em pressão suporte de 16, PEEP = 5, $SatO_2$ = 95%). Pupilas isocóricas. FAST negativo, com colar cervical, em prancha rígida, encaminhado para TC de crânio.

AÇÕES PRIORITÁRIAS COM RELAÇÃO AOS ACHADOS

Paciente jovem, mantendo ECGl = 7, ou seja, trauma grave; intubado sob ventilação mecânica, a passagem de uma sonda orogástrica é essencial para evitar vômito e broncoaspiração. A sondagem orogástrica é realizada nos pacientes com trauma craniencefálico (TCE) quando ainda não está descartada a possibilidade de fraturas de base de crânio que possam ser responsáveis por um falso trajeto da sonda para o encéfalo se passada sonda nasogástrica. Apresenta-se bradicárdico, hipertenso e com a FR alta, o que é sinal clínico de hipertensão intracraniana (HIC), como discutido no Capítulo 1, sobre HIC. Avaliações neurológicas frequentes são necessárias, e assim que descartada lesão raquimedular e possível retirada da prancha rígida, o paciente deve ser mantido em decúbito elevado até 30°, com alinhamento corporal.

HIPÓTESES DIAGNÓSTICAS CLÍNICAS E/OU CIRÚRGICAS

TCE com provável hipertensão intracraniana pela avaliação clínica e ECGl = 7 persistente sugerem um efeito de massa, com possível hematoma intracraniano, hemorragia subaracnóidea ou lesão axonal difusa.

A lesão axonal difusa (LAD) envolve a lesão disseminada dos axônios nos hemisférios cerebrais, corpo caloso e tronco cerebral, podendo ser observada no trauma craniano brando, moderado ou grave, resultando na edemaciação e na desconexão dos axônios. Os sinais clínicos demonstrados pelo paciente envolvem períodos de lucidez e coma imediato, postura em decorticação e descerebração, além de edema cerebral global.

Normalmente, a LAD é causada pela ação de um movimento da cabeça em aceleração-desaceleração, também conhecido como efeito chicote, em que a cabeça é jogada para a frente e imediatamente para trás. Esse movimento faz que haja desconexão dos axônios e perda imediata da consciência.

O diagnóstico é obtido com base nos sinais clínicos e complementado com um imageamento por tomografia computadorizada e ressonância magnética.

Foi encaminhado para TC de crânio, que mostrou um edema difuso, pequenos pontos de sangramento no interior dos tecidos (circulados), característico de LAD, e uma hemorragia subaracnóidea (HSA) traumática (setas), conforme imagens tomográficas mostradas na Figura 4.1.

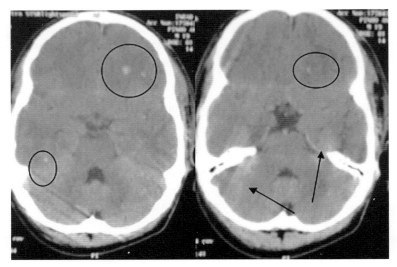

Figuras 4.1 – TC de crânio mostrando LAD e HSA traumática.
Fonte: acervo do autor.

O paciente foi mantido na UTI, sedado, Ramsay 6, intubado, com ventilação mecânica, e houve necessidade de uma derivação ventricular externa, para drenagem do líquor, de aspecto sanguinolento. Passou-se sonda enteral para dieta.

DIAGNÓSTICOS DE ENFERMAGEM

- **Capacidade adaptativa intracraniana diminuída:** os mecanismos da dinâmica dos fluidos intracranianos, que normalmente compensam os aumentos de volume intracraniano, estão comprometidos, resultando em repetidos aumentos desproporcionais na PIC, em resposta a uma variedade de estímulos nocivos e não nocivos. **Características definidoras:** rebaixamento do nível de consciência, PIC aumentada evidenciada na imagem tomográfica com grande *swelling*. **Fatores relacionados:** edema difuso causado pela LAD.
- **Risco para integridade de pele prejudicada:** vulnerabilidade a alteração na epiderme e/ou derme, podendo comprometer a saúde. **Fatores de risco:** imobilidade no leito, circulação prejudicada, estado nutricional desequilibrado (emagrecimento).
- **Risco de infecção:** vulnerabilidade a invasão e multiplicação de organismos patogênicos, podendo comprometer a saúde. **Fatores de risco:** alteração na integridade da pele (cateteres venosos e arteriais), procedimentos invasivos (SVD, intubação orotraqueal – IOT, drenagem ventricular externa, cirurgia).

Módulo I – Casos de Neurologia

- **Mobilidade no leito prejudicada:** limitação de movimento de maneira independente de uma posição para outra no leito. **Característica definidora**: capacidade prejudicada de reposicionar-se na cama (necessidade de ter o decúbito mudado por terceiros a cada duas horas, por não conseguir fazê-lo sozinho). **Fator relacionado**: sedação contínua.
- **Nutrição desequilibrada (menor que as necessidades corporais):** ingestão insuficiente de nutrientes para satisfazer as necessidades metabólicas. **Características definidoras:** perda de peso e massa muscular, apesar de estar recebendo dieta enteral. **Fatores relacionados:** sedação contínua, o que pode diminuir o peristaltismo e, consequentemente, a absorção de nutrientes.
- **Proteção ineficaz:** diminuição da capacidade de proteger-se de ameaças internas ou externas, como doenças ou lesões. **Características definidoras**: imobilidade. **Fatores relacionados**: sedação.
- **Confusão aguda:** início abrupto de distúrbios reversíveis de consciência, atenção, cognição e percepção, que ocorrem durante um breve período. **Características definidoras:** rebaixamento do nível de consciência, agitação psicomotora, inquietação aumentada. **Fatores relacionados:** aumento da PIC, sedação contínua por longo tempo.
- **Padrão respiratório ineficaz:** inspiração e/ou expiração que não proporcionam ventilação adequada. **Características definidoras:** ausência de ventilação espontânea, necessidade de ventilação mecânica. **Fator relacionado:** uso de sedação contínua, que inibe o centro nervoso da respiração.
- **Risco de disfunção neurovascular periférica:** vulnerabilidade a distúrbio na circulação, na sensibilidade ou no movimento de uma extremidade, podendo comprometer a saúde. **Fatores de risco:** imobilidade no leito, ausência de movimentação espontânea no leito, secundária à sedação contínua por longo tempo.
- **Comunicação verbal prejudicada:** capacidade diminuída, retardada ou ausente para receber, processar, transmitir e utilizar um sistema de símbolos. **Características definidoras:** diminuição do nível de consciência, IOT, pela necessidade de ventilação mecânica. **Fatores relacionados:** alteração do sistema nervoso central (SNC), barreiras físicas (IOT).
- **Déficit de autocuidado para banho/ higiene:** capacidade prejudicada de realizar ou completar as atividades de banho/higiene por si mesmo. **Características definidoras:** incapacidade de levantar do leito, rebaixamento do nível de consciência. **Fatores relacionados:** prejuízo cognitivo e perceptivo, sedação contínua.
- **Enfrentamento individual ineficaz:** incapacidade de desenvolver uma avaliação válida dos estressores, escolha inadequada das respostas praticadas e/ou incapacidade de utilizar os recursos disponíveis. **Características definidoras:** incapacidade de satisfazer necessidades básicas, mudança nos padrões habituais de comunicação, resolução de problemas inadequada, rebaixamento do nível de consciência. **Fatores relacionados:** nível inadequado de percepção de controle, sedação contínua.
- **Processos familiares interrompidos:** mudança nos relacionamentos e/ou no funcionamento da família. **Características definidoras:** mudanças na participação na resolução de problemas e na tomada de decisões, diminuição do nível de consciência, internação hospitalar. **Fatores relacionados:** troca dos papéis na família, internação hospitalar.

TRATAMENTO MEDICAMENTOSO OU CIRÚRGICO

- Manter monitoração hemodinâmica, neurológica e respiratória.
- Manter decúbito elevado, entre 15 e 30°, e alinhamento corporal, facilitando o retorno venoso, o que favorece a diminuição da PIC.
- Sedação contínua: a redução do metabolismo cerebral é necessário para diminuir o consumo de O_2 e, consequentemente, a liberação de CO_2, que é um potente vasodilatador e aumenta o afluxo de sangue para o encéfalo, aumentando a PIC.
- Ventilação mecânica: manter normoventilação.

- Nimodipina: bloqueador de canal de cálcio, promove uma vasodilatação dos vasos cerebrais, evitando/melhorando o vasoespasmo.
- Manitol: solução osmótica utilizada para diminuir a PIC, promovendo aumento da diurese e diminuição do edema cerebral.
- Drogas vasoativas: utilizadas em casos de instabilidade hemodinâmica. Deve-se evitar a hipotensão, uma vez que a manutenção da pressão de perfusão cerebral (PPC) também depende de uma PA em níveis aceitáveis.
- Correção da doença de base: diminuição do edema e melhora da HSA.

FÁRMACOS A SEREM UTILIZADOS

- **Manitol:** diurético osmótico, age como diurético, elevando a osmolaridade do filtrado glomerular e impedindo a reabsorção de água; aumenta a excreção de sódio e cloreto. Utilizado para diminuir o edema cerebral.
- **Nimodipina:** bloqueador do canal de cálcio, atua como vasodilatador cerebral, utilizada após HSA para evitar ou mesmo diminuir os efeitos do vasoespasmo, complicação frequente após HSA.
- **Midazolan:** hipnótico sedativo, aumenta a atividade do neurotransmissor inibitório ácido gama--aminobutírico (GABA). Deprime o SNC.
- **Fentanil:** analgésico narcótico, opiáceo, derivado sintético do ópio; liga-se a receptores opioides no cérebro, na medula e na musculatura intestinal, inibindo o trajeto do impulso.
- O midazolan e o fentanil frequentemente são utilizados em associação, porque o midazolan induz ao sono e o fentanil atua mais como analgésico. De acordo com o paciente, essa associação acontece em soros separados, correndo o volume de cada um deles, dependendo da necessidade do paciente.
- **Propofol:** anestésico de curta duração (alquifenol). É o sedativo de eleição para o paciente neurológico reduzir sua demanda metabólica cerebral e proteção neuronal, porque como sua ação é curta, quando desligado, é possível fazer uma avaliação neurológica adequada do paciente.
- **Pentobarbital sódico:** bastante utilizado (graças ao baixo custo se comparado ao propofol) para manter o coma barbitúrico, que reduz a atividade elétrica e a demanda metabólica, reduzindo o consumo de O_2 e protegendo os neurônios. Porém, o pentobarbital fica armazenado no tecido subcutâneo e, mesmo depois de desligado, o paciente levará bastante tempo para acordar (de 24 a 48 horas), pois a medicação que está no tecido subcutâneo continua sendo liberada mesmo depois da droga desligada.
- **Drogas vasoativas:** as mais utilizadas são:
  - Dopamina: é uma catecolamina que tem efeito dose-dependente e pode atuar diretamente nos receptores beta 1 do coração, aumentando a força de contração (efeito inotrópico positivo) ou podendo estimular os receptores alfa 1 e 2, aumentando a vasocontrição no músculo liso e, consequentemente, a pressão arterial.
  - Noradrenalina: é uma catecolamina que estimula de modo potente e direto os receptores alfa e beta adrenérgicos.
- **Fenitoína:** anticonvulsivante, age no córtex motor, inibindo a propagação da atividade epiléptica.
- **Dexametasona:** anti-inflamatório esteroide, corticosteroide, utilizado nos pacientes com HIC para diminuir o edema cerebral.

ANÁLISE LABORATORIAL E EXAMES MAIS COMUNS

- Gasometria arterial.
- TC de crânio de controle.
- ECG.

Módulo I – Casos de Neurologia

- Hemograma: atenção ao aumento de leucócitos.
- Perfil bioquímico: sódio, potássio, ureia, creatinina.
- RX de tórax.

DESTAQUES PARA A ATUAÇÃO DO ENFERMEIRO

O paciente com HIC deve ter os cuidados de enfermagem fracionados, ou seja, os cuidados prestados ao paciente, principalmente os que sabidamente causam aumento da PIC (mudanças de decúbito, aspiração traqueal, banho etc.), devem ser realizados com um intervalo entre um e outro, para que a PIC não permaneça elevada por muito tempo e possa retornar ao valor normal. Evitar procedimentos que aumentem a PIC: manobras de Valsalva; manter o paciente alinhado no leito; controlar sedação e dor.

- Controle rigoroso dos sinais vitais: verificar sinais clínicos de HIC.
- Realizar avaliações neurológicas frequentes, que podem estar prejudicadas pelo uso de sedação; então, deve-se verificar o diâmetro pupilar – se houver aumento da PIC com compressão do III par craniano, haverá dilatação da pupila ipsolateral.

Como já comentado nos capítulos anteriores, a escala mais largamente utilizada para avaliação sequencial do paciente é a Escala de Coma de Glasgow (Tabela 4.1).

Tabela 4.1 – Escala de Coma de Glasgow

Abertura ocular	Melhor resposta verbal	Melhor resposta motora
Espontânea (4)	Orientado (5)	Obedece comandos verbais (6)
Estímulos verbais (3)	Confuso (4)	Localiza estímulos (5)
Estímulos dolorosos (2)	Palavras inapropriadas (3)	Retirada inespecífica (4)
Ausente (1)	Sons ininteligíveis (2)	Padrão flexor (3)
	Ausente (1)	Padrão extensor (2)
		Ausente (1)

Fonte: adaptada de Matamoros e Manreza, 2011.[1]

- Manter o paciente em decúbito elevado, entre 15 e 30°, para melhorar o retorno venoso e diminuir a PIC.
- Manter as vias aéreas permeáveis: a aspiração traqueal deve ser rápida, em menos de dez segundos (de preferência, em duas pessoas), observando alterações da PIC; não deve ser realizada em horários fixos, mas, sim, quando o paciente estiver com secreção; é indicado o aumento da FiO_2 para 100% antes da aspiração, retornando à FiO_2 anterior ao término do procedimento; o aumento da sedação, nesse momento, também pode ser indicado, a fim de evitar que o paciente tussa.
- Capnógrafo: atualmente, a maioria das equipes opta pela normocapnia ($PaCO_2$ entre 30 e 34 mmHg); com $PaCO_2$ abaixo de 25 mmHg, há falência do mecanismo, a qual provoca vasodilatação.
- Manter normoventilação: a hiperventilação pode ser realizada quando houver aumento da PIC e mantida até que a PIC normalize, de acordo com a conduta da equipe da neurologia.
- A mudança de decúbito é necessária e deve ser realizada quando o paciente estiver com a PIC mais estável, sempre mantendo alinhamento no leito; mesmo assim, o uso de colchões especiais (de ar, perfilados) é indicado para esses pacientes.

Discussão de Casos Clínicos e Cirúrgicos

- Manter meias elásticas no paciente, já que, via de regra, é alguém que poderá ficar muito tempo acamado, de modo que a prevenção de trombose venosa profunda se faz necessária.
- Manter o carrinho de emergência próximo e checado.
- Manter um biombo ou similar, assegurando a privacidade do paciente, bem como atendimento e proteção aos demais pacientes que porventura estejam no mesmo quarto.
- Manter o paciente em leito de fácil visualização, de preferência em um leito em que seja possível visualização direta.

RESULTADOS

Espera-se que, com todo o planejamento de cuidados a esse paciente, seja possível um resultado bom, que o paciente possa retornar a suas atividades do dia a dia normalmente, com o mínimo de déficits motores ou cognitivos.

COMENTÁRIOS

Espera-se que o paciente que faça uma LAD demore a acordar, pois se trata de uma lesão que normalmente tem uma evolução lenta. A presença da HSA só piora um pouco o quadro, porém, o paciente é jovem, e todos os esforços devem ser feitos para que sua recuperação seja completa.

O trauma craniencefálico contuso (TCEC) é frequentemente seguido pela amnésia pós-traumática (APT), definida como um estado transitório de confusão e desorientação, caracterizado por amnésia anterógrada e distúrbios de comportamento, entre eles, insônia, agitação psicomotora, fadiga, confabulação e, ocasionalmente, sérios sintomas afetivos e psicóticos. O término da amnésia pós-traumática é caracterizado pelo retorno simultâneo da orientação e da memória contínua.

Em geral, após o TCEC ocorre perda completa da memória dos fatos ocorridos momentos antes do evento traumático. Essa alteração, que tem sido atribuída à memória retrógrada, pode estar, no entanto, relacionada às memórias declarativas de longa duração, que exigem um intervalo de tempo para serem consolidadas e são lábeis e suscetíveis a interferências nas primeiras horas de aquisição. Um traumatismo craniano, após a aquisição da memória de um acontecimento, pode anular completamente sua gravação, fazendo que o indivíduo perca aquela que acabou de adquirir.

A APT vem sendo estudada há mais de 80 anos, quando, em 1932, Ritchie Russel apresentou pela primeira vez a teoria da APT como um indicador de gravidade da lesão craniana.

A APT é considerada um indicador de gravidade do trauma craniano fechado e um importante elemento para prever resultados funcionais; quanto mais longo o período de amnésia pós-traumática, pior o resultado funcional esperado.

É também utilizada, em países desenvolvidos, como indicador da viabilidade da reabilitação dos pacientes que apresentaram esse tipo de lesão. Das medidas comportamentais que têm sido estudadas, a APT tem repetidamente se mos-

Módulo I – Casos de Neurologia

trado o melhor indicador isolado para prever problemas nas funções cognitivas ou funcionais. Esta é melhor, em muitos casos, que a duração e a profundidade do coma.

Além disso, aprender e recordar são fenômenos interdependentes que resumem a capacidade do cérebro de adquirir ou não novas informações. Isso torna a APT um indicador útil na recuperação das atividades cognitivas da vítima de TCEC.

É importante conhecer a duração da APT após um TCEC, por várias razões: (1) porque é um valioso indicador de gravidade do dano encefálico; (2) é o melhor meio de prever a recuperação; (3) é uma maneira de monitorar a recuperação após lesões encefálicas; (4) essa informação pode ser utilizada na tomada de decisão sobre a alta do paciente e encaminhamento para serviços de reabilitação; e (5) permite responder a questões teóricas sobre a natureza da APT. Assim, conhecer a duração da APT e suas implicações depois do TCEC é de considerável importância clínica, pois permite oferecer informações adicionais para família, vítimas e, também, auxilia no planejamento e na avaliação dos programas de reabilitação, além de oferecer indícios da fisiopatologia da APT.

O(a) enfermeiro(a), então, deve saber avaliar adequadamente o estado neurológico do paciente, pois a agitação e a confusão fazem parte do término da APT, sendo de suma importância que a equipe de enfermagem tenha essa informação, de modo a não rotular o paciente como "o chato", visto que ele está doente e se recuperando de uma lesão séria.

A escala mais utilizado para avaliar a APT é a Escala de Orientação e Amnésia de Galveston, traduzida e validada para a língua portuguesa, sendo apresentada no anexo[2] deste capítulo.

QUESTÕES PARA DISCUSSÃO DOCENTES/ DISCENTES

- Discutir o processo fisiopatológico da contusão cerebral e da HIC.
- Discutir os cuidados de enfermagem relacionados à fisiopatologia da HIC.
- Refletir sobre os principais diagnósticos de enfermagem e traçar um plano de cuidados imediatos e mediatos para esse paciente.
- Refletir sobre os aspectos emocionais desse paciente e seus familiares após esse evento.
- Refletir sobre o papel do(a) enfermeiro(a) no contexto da emergência clínica e de suas possibilidades de ação quanto ao atendimento e ao prognóstico para esse paciente.
- Fazer fichas das principais medicações utilizadas nessa situação.
- Estudar os aspectos relacionados aos dados laboratoriais e de imagem.
- Conhecer um pouco mais sobre a APT.

Discussão de Casos Clínicos e Cirúrgicos

4

ANEXO²

NOME:_____

DATA DO TESTE:_____

IDADE:_____ SEXO:_____ DIA DA SEMANA: S T Q Q S S D

DATA DE NASCIMENTO: _____ HORA:_____

DIAGNÓSTICO: _____

_____

DATA DA LESÃO: _____

(datas com dia, mês e ano)

TESTE DE AMNÉSIA E ORIENTAÇÃO DE GALVESTON	
QUESTÕES	**PONTOS DE ERRO**
1. Qual o seu nome? (2*)	
Qual a data do seu nascimento? (4*)	
Onde você vive? (4*)	
2. Onde você está agora? (5*) cidade	
(5*) hospital (não é necessário dar o nome)	
3. Qual a data que você foi admitido neste hospital? (5*)	
Como você chegou aqui? (5*)	
4. Qual foi a primeira coisa que você lembra depois do acidente? (5*)	
Você pode descrever com detalhes (p. ex., data, hora, pessoas) da primeira coisa que você lembra depois do acidente? (5*)	
5. Você pode descrever a última coisa que você lembra antes do acidente? (5*)	
Você pode descrever com detalhes (data, hora, companhia) da última coisa que lembra antes do acidente? (5*)	
6. Que horas são agora? (1 ponto para cada ½ hora de erro da hora correta, num máximo de 5)**	
7. Qual é o dia da semana hoje? (1 ponto para cada dia que se desvia do dia correto)**	
8. Que dia do mês é hoje? (1 ponto para cada dia de erro, no máximo 5)**	
9. Em que mês estamos? (5 pontos para cada mês que se desvia do correto, num máximo de 15)**	
10. Em que ano estamos? (10 pontos para cada ano que se desvia do correto, num máximo de 30)**	
TOTAL DE PONTOS DE ERRO	
ESCORE TOTAL (100 – TOTAL DE PONTOS DE ERRO)	

* Pontos de erro a serem atribuídos.
** Pontuação máxima alcançada que deve ser considerada.

Módulo I – Casos de Neurologia

INSTRUÇÕES PARA PONTUAR O TESTE DE AMNÉSIA E ORIENTAÇÃO DE GALVESTON

(a numeração antes de cada instrução refere-se ao número da questão do teste)

1. Assinale 2 pontos de erro se o paciente errar seu primeiro e último nome; 4 pontos se o paciente errar sua data de nascimento; 4 pontos são marcados se o paciente errar a cidade onde mora (não é necessário citar seu endereço completo). Um máximo de 10 pontos de erro podem ser computados e marcados nas colunas situadas à direita do formulário do teste.
2. Se o paciente é incapaz de afirmar em que cidade está no momento da entrevista, 5 pontos são computados; 5 pontos adicionais são computados se o paciente não constata que está no hospital, embora não seja necessário mencionar o nome do hospital.
3. 5 pontos são computados se o paciente é incapaz de lembrar a data de admissão no hospital; 5 pontos adicionais são marcados se o paciente não sabe descrever acuradamente como foi transportado para o hospital.
4. 5 pontos de erro são dados quando o paciente é incapaz de lembrar o primeiro evento após o acidente (p. ex., acordando no quarto do hospital); os pacientes que não podem lembrar um evento após a lesão terão 5 pontos de erro adicionais marcados, por falharem em perceber detalhes de tal evento. Aqueles pacientes que descrevem um evento confiável ou ao menos um evento plausível após o trauma, mas são incapazes de dar detalhes, terão mais 5 pontos de erro nesta questão.
5. O critério para pontuar as respostas são similares àquele utilizado na questão 4; 5 pontos de erro são computados por uma lembrança vaga de um evento anterior ao trauma (p. ex., uma breve lembrança de estar dirigindo um carro antes do acidente), ao passo que 5 pontos adicionais são computados para completa falha de lembrança de qualquer evento retrógrado.
6. Compute 1 ponto de erro para cada meia hora que a resposta do paciente se desvia da hora correta, até um máximo de 5 pontos.
7. Assinale 1 ponto de erro para cada dia que a resposta do paciente se afasta do dia correto da semana.
8. Compute 1 ponto de erro para cada dia do mês que a resposta do paciente se desvia da data correta, até um máximo de 5 pontos.
9. 5 pontos de erro são computados para cada mês que a resposta do paciente se distancia do mês correto, até um máximo de 15 pontos.
10. 10 pontos de erro são marcados para cada ano que a resposta do paciente se afasta do ano correto, até um máximo de 30 pontos de erro.

CONTAGEM DOS PONTOS DO TESTE DE GALVESTON

- Some o total de pontos de erro computados para os dez itens no canto inferior direito da folha de teste.
- A pontuação total do teste é o total de pontos de erro subtraídos de 100 (TAOG = 100 − total de pontos de erro).

REFERÊNCIAS

1. Matamoros MR, Manreza LA. Noções sobre a monitorização da pressão intracraniana. In: Stávale MA (ed.). Bases da terapia intensiva neurológica. 2. ed. São Paulo: Santos; 2011. p.321-32.
2. Silva SCF, Sousa RMC. Galveston Orientation and Amnesia test: applicability and relation with The Glasgow Coma Scale. Rev Latino-Am Enfermagem. 2007;15(4):651-7.

BIBLIOGRAFIA CONSULTADA

Ahmed S, Bierley R, Sheikh JI, Date ES. Post-traumatic amnesia after closed head injury: a review of the literature and some suggestions for further research. Brain Inj. 2000;14(9):765-80.

Baird A, Papadopoulou K, Greenwood R, Cipolotti L. Memory functions after resolution of post-traumatic amnesia. Bran Inj. 2005;19(10):811-7.

Cabrera HTN, Stávale M. Fisiopatologia básica da hipertensão intracraniana. In: Stávale M. Bases da terapia intensiva neurológica. 2.ed. São Paulo: Santos; 2011. p.33-51.

Capone NA, Silva E. Monitorização neurológica intensiva. In: Knobel E (ed.). Terapia intensiva – neurologia. São Paulo: Atheneu; 2002. p.39-57.

Cross S. Stroke care: a nursing perspective. Nursing Standard. 2008;22(23):47-56.

De Guise E, Leblanc J, Feys M, Thomas H, Gosselin N. Effect of an integrated reality orientation programme in acute care on post-traumatic amnesia in patients with traumatic brain injury. Brain Inj. 2005;19(4):263-9.

De Guise E, Leblanc J, Feyz M, Lamoureux J. Prediction of the level of cognitive functional independence in acute care following traumatic brain. Brain Injury. 2005;19(13):1087-93.

Diccini S, Koizumi MS, Lima APRSX. Hipertensão intracraniana. In: Diccini S. Enfermagem em neurologia e neurocirurgia. São Paulo: Atheneu; 2017. p.89-104.

Diccini S, Resque AP, Ribeiro RM. Monitorização neurológica. In: Diccini S. Enfermagem em neurologia e neurocirurgia. São Paulo: Atheneu; 2017. p. 105-22.

Diccini S, Romano MC, Siqueira EMP. Intervenções de enfermagem no paciente submetido a tratamento neurocirúrgico. In: Diccini S. Enfermagem em neurologia e neurocirurgia. São Paulo: Atheneu; 2017. p.145-62.

Diccini S, Silva SCF, Koizumi MS, Ribeiro RM. Intervenções de enfermagem na hipertensão intracraniana e na monitorização neurológica. In: Diccini S. Enfermagem em neurologia e neurocirurgia. São Paulo: Atheneu; 2017. p.123-33.

Ellemberg JH, Levin HS, Saydjari C. Post-traumatic amnesia as a predictor of outcome after severe closed head injury. Arch Neurol. 1996;53:782-91.

Hafsteinsdóttir TB, Grypdonck MHF. NDT Competence of nurses caring for patients with stroke. J Neurosci Nurs. 2004;36(5):289-94.

Herrmann LL, Zabramski JM. Nonaneurismal subarachnoid hemorrhage: a review of clinical course and outcome in two hemorrhage patterns. J Neurosci Nurs. 2007;39(3):135-42.

Hickey JV, Olson DM. Intracranial hypertension: theory and management of increased intracranial pressure. In: Hickey JV (ed.). The clinical practice of neurological and neurosurgical nursing. 6.ed. Philadelphia: Wolters Kluwer/Lippincott Williams & Wilkins; 2009. p.270-307.

Nakase-Thompson R, Sherer M, Yablon SA, Nick TG, Trzepacz PT. Acute confusion following traumatic brain injury. Brain Inj. 2004; 18(2):131-42.

North America Nursing Diagnosis Association (NANDA). Diagnóstico de enfermagem da NANDA: definições e classificação 2015-2017. 10.ed. Porto Alegre: Artmed; 2015.

Pittella JEH, Gusmão SNS. The conformation of the brain plays an important role in the distribution of diffuse axonal injury in fatal road traffic accident. Arq Neuropsiquiatr. 2004;62(2-B):406-13.

Presciutti M. Nursing priorities in caring for patients with intracerebral hemorrhage. J Neurosci Nurs. 2006;38(4):296-9.

Silva SCF. Amnésia pós-traumática: fatores relacionados e qualidade de vida pós-trauma [tese]. São Paulo: Escola de Enfermagem, Universidade de São Paulo, São Paulo; 2008.

Silva SCF. Galveston Orientation and Amnesia Test: validação, aplicabilidade e relação com a Escala de Coma de Glasgow [dissertação]. São Paulo: Escola de Enfermagem, Universidade de São Paulo, São Paulo; 2002.

Stávale M. Hemodinâmica encefálica na hipertensão intracraniana. In: Stávale M. Bases da Terapia Intensiva Neurológica. 2.ed. São Paulo: Santos; 2011. p.65-78.

Stewart-Amidei C. Neurologic monitoring in the ICU. Crit Care Nurs Q. 1998;21(3):47-60.

Thompson HJ, Kirkness CJ, Mitchell PA, Webb DJ. Fever management practices of neuroscience nurses: national and regional perspectives. J Neurosci Nurs. 2007;39(3):151-62.

Uchino K, Pary J, Grotta J. Acidente vascular encefálico. Rio de Janeiro: Revinter; 2008.

Coma e morte encefálica

Silvia Cristina Fürbringer e Silva

HISTÓRIA

Paciente de 29 anos, foi encontrada por familiares inconsciente em sua residência e levada imediatamente ao pronto-socorro. Os familiares não sabem referir há quanto tempo a paciente está inconsciente, mas também informaram que desconheciam qualquer problema em sua saúde, não fazia uso de nenhuma medicação contínua nem era usuária de drogas, apenas tomava analgésico esporadicamente quando tinha cefaleia.

EXAME FÍSICO

No exame inicial, ECGl = 4 (AO = 1, MRV = 1, MRM = 2), pupilas médio-fixas, sem reação fotomotora (RFM), T = 36,7°C, PA = 60 × 40 mmHg, FC = 60 bpm, foi intubada, colhidos exames laboratoriais, glicemia capilar = 90 mg/dL, sem sinais de agressão ou lesões corporais; encaminhada para tomografia computadorizada (TC) de crânio de urgência.

AÇÕES PRIORITÁRIAS COM RELAÇÃO AOS ACHADOS

Paciente jovem, sem história de problemas de saúde anteriores, inconsciente, com ECGl = 4, pupilas médio-fixas, sem RFM. A prioridade são a manutenção das funções vitais (A, B, C e D do atendimento de urgência) e avaliações neurológicas frequentes.

HIPÓTESES DIAGNÓSTICAS CLÍNICAS E/OU CIRÚRGICAS

Afastadas as hipóteses de hipoglicemia, agressão e de coma por uso de drogas, em paciente jovem, é bastante comum o sangramento intracerebral espontâneo por ruptura de aneurisma congênito.

Realizada a TC de crânio (Figura 5.1), que revelou grande hematoma intracerebral, com invasão

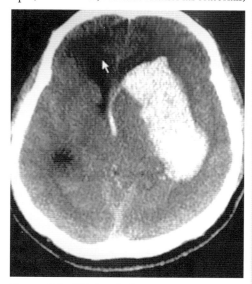

Figura 5.1 – TC de crânio.
Fonte: acervo do autor.

do sistema ventricular, edema importante, com desvio de linha média e já uma área grande de isquemia em região frontal devida à compressão, como mostra a TC compatível com ruptura de aneurisma congênito. A fisiopatologia do aneurisma já foi discutida no Capítulo 2, sobre AVCH.

A paciente foi encaminhada à UTI, onde evoluiu para ECGl 3, com suspeita de morte encefálica. Chamou-se a Organização para Procura de Órgãos (OPO) para avaliação da paciente e acompanhamento dos exames diagnósticos de morte encefálica.

O Conselho Federal de Medicina (CFM), na Resolução n. 1.480, de 8 de agosto de 1997, define os critérios para a caracterização de morte encefálica.[1] Essa resolução é necessária uma vez que a Lei n. 9.434, de 4 de fevereiro de 1997, que dispõe sobre a retirada de órgãos, tecidos e partes do corpo humano para fins de transplante e tratamento, determina, em seu art. 3°, que compete ao Conselho Federal de Medicina definir os critérios para diagnóstico de morte encefálica, a fim de que não haja nenhum tipo de dúvidas e que a ocorrência da morte seja indiscutível para que seja realizada a retirada de órgãos, se este for o caso.[2]

Em 1959, Mollaret e Goullon descreveram o *coma dépassée* como a situação em que se encontra um cérebro morto em um corpo vivo. Desde então, muitos autores têm tentado definir e diagnosticar a morte encefálica. O trabalho mais reconhecido é o da Ad Hoc Committee of the Harvard Medical School, de 1968, que define o coma irreversível e traz a ideia de que a "perda irreversível da função do encéfalo" pudesse ser detectada clinicamente (diagnosticada) em antecipação à parada cardíaca.

A morte encefálica é definida como lesão irreversível das estruturas vitais do encéfalo necessárias para manter a consciência e a vida vegetativa, sendo necessário conhecer a causa da lesão cerebral, seja ela uma lesão estrutural ou metabólica.

De acordo com o Conselho Federal de Medicina, a morte encefálica deverá ser consequente a um processo irreversível e de causa conhecida, e os parâmetros clínicos a serem observados para constatação de morte encefálica são: coma aperceptivo com ausência de atividade motora supraespinal, ausência de reflexos de tronco encefálico e apneia.[1]

É necessário realizar duas avaliações clínicas, constatadas e registradas por dois médicos não participantes das equipes de transplantes, além de exames complementares do paciente com suspeita de morte encefálica, sendo que uma avaliação poderá ser realizada por um(a) médico(a) intensivista, e a outra, preferencialmente, por um neurologista. Os dados clínicos e complementares observados quando da caracterização da morte encefálica deverão ser registrados no termo de declaração de morte encefálica (Anexo).[1]

Ainda de acordo com o CFM, os intervalos mínimos entre as duas avaliações clínicas necessárias para a caracterização da morte encefálica serão definidos por faixa etária:[1]

- de 7 dias a 2 meses incompletos: 48 horas;
- de 2 meses a 1 ano incompleto: 24 horas;
- de 1 ano a 2 anos incompletos: 12 horas;
- acima de 2 anos: 6 horas.

Os exames complementares a serem observados para constatação de morte encefálica deverão demonstrar, de maneira inequívoca: ausência de atividade elétrica cerebral, ausência de atividade metabólica cerebral ou ausência de perfusão sanguínea cerebral.

Os exames complementares comprobatórios de morte encefálica mais confiáveis e aceitos atualmente são os que demonstram a total ausência de perfusão sanguínea encefálica. Como técnicas disponíveis, têm-se a angiografia cerebral completa, angiografia cerebral radioisotópica, *Doppler* transcraniano, tomografia computadorizada com contraste ou com xenônio, SPECT, entre outros. Também se podem utilizar como exames subsidiários o eletroencefalograma e o estudo dos potenciais evocados, que deverão revelar a ausência de atividade elétrica cerebral e o *pet-scan*, que revela a ausência de atividade metabólica.

Módulo I – Casos de Neurologia

Os exames complementares também serão utilizados por faixa etária, conforme especificado a seguir:

- **Acima de 2 anos:** um dos exames complementares supracitados.
- **De 1 a 2 anos incompletos:** um dos exames complementares supracitados. Quando se opta por eletroencefalograma, serão necessários dois exames com intervalo de 12 horas entre um e outro.
- **De 2 meses a 1 anos incompleto:** dois eletroencefalogramas com intervalo de 24 horas entre um e outro.
- **De 7 dias a 2 meses incompletos:** dois eletroencefalogramas com intervalo de 48 horas entre um e outro.

Para o diagnóstico da morte encefálica, interessam exclusivamente a arreatividade supraespinal, as pupilas paralíticas, a ausência de reflexo corneopalpebral e a ausência de reflexos oculovestibulares.

A presença de sinais de reatividade infraespinal (atividade reflexa medular), tais como reflexos osteotendinosos, cutâneo abdominal, cutâneo plantar em flexão ou extensão, cremastérico superficial ou profundo, ereção peniana reflexa, arrepio, reflexos flexores de retirada dos membros inferiores ou superiores e reflexo tônico cervical, não invalidam o diagnóstico de morte encefálica.

Na prova da apneia, a ausência de respiração com um pCO_2 acima de 55 mmHg na gasometria arterial confirma o diagnóstico de morte encefálica, e é um teste utilizado em todos os protocolos de morte encefálica existentes no mundo.

A prova da apneia é realizada de acordo com o seguinte protocolo:

1. Ventilar o paciente com FiO_2 a 100% por dez minutos.
2. Desconectar o ventilador.
3. Instalar cateter traqueal de oxigênio com fluxo de 6 L por minuto dentro da cânula traqueal.
4. Observar se aparecem movimentos respiratórios por 8 a 10 minutos ou até quando a pCO_2 chegar a 55 mmHg.

No paciente em coma, o nível de estímulo para desencadear a respiração é alto, sendo necessária uma pCO_2 de até 55 mmHg, fenômeno que pode determinar um tempo de vários minutos entre a desconexão do respirador e o aparecimento dos movimentos respiratórios, caso a região ponto-bulbar ainda esteja íntegra. Considera-se o teste de apneia positivo para morte encefálica se $pCO_2 \geq 55$ mmHg; se $pCO_2 < 55$ mmHg considera-se o teste inconclusivo e deverá ser repetido em outro momento.

Para segurança dessa prova, deve-se monitorar a frequência cardíaca, a pressão arterial e a oxigenação sanguínea.

A hipotensão arterial é uma complicação relativamente comum durante o teste de apneia e, caso a pressão sistólica caia para níveis iguais ou inferiores a 70 mmHg, deve-se reconectar o paciente ao ventilador mecânico. Tal situação pode ser evitada com hiperoxigenação prévia e/ou uso de drogas vasoativas.

Para a realização do teste, é importante que o paciente esteja sem sedação há várias horas, uma vez que existem situações clínicas que podem gerar dificuldades na constatação da morte encefálica, como pupilas paralíticas associadas a doenças prévias, drogas anticolinérgicas e bloqueadores neuromusculares.

A ausência de reflexos oculocefálicos pode estar associada a agentes ototóxicos, depressores vestibulares e doenças prévias. A arreatividade motora pode estar associada ao uso de drogas depressoras do sistema nervoso central, bloqueadores neuromusculares e síndrome de *locked-in*. Nessas situações, os exames subsidiários são de grande importância.

DIAGNÓSTICOS DE ENFERMAGEM

- **Risco de infecção:** vulnerabilidade a invasão e multiplicação de organismos patogênicos, podendo comprometer a saúde. **Fator relacionado:** defesas primárias inadequadas.
- **Risco de dignidade humana comprometida:** vulnerabilidade a perda percebida de respeito e honra, que pode comprometer a saúde. **Fator relacionado:** exposição do corpo, tratamento desumano.
- **Processos familiares interrompidos:** mudança nos relacionamentos e/ou no funcionamento da família. **Característica definidora:** mudanças em padrões e rituais, ausência de oportunidade de despedida ou resolução de assuntos pendentes. **Fator relacionado:** morte encefálica, mudança do estado de saúde de um membro da família.
- **Padrão respiratório ineficaz:** inspiração e/ou expiração que não proporcionam ventilação adequada. **Característica definidora:** apneia, necessidade de ventilação mecânica. **Fator relacionado:** morte encefálica.
- **Risco de integridade da pele prejudicada:** vulnerabilidade a alteração na epiderme e/ou derme, podendo comprometer a saúde. **Fatores relacionados:** hipotermia, circulação prejudicada.
- **Hipotermia:** temperatura corporal abaixo dos parâmetros normais. **Características definidoras:** palidez, pele fria, vasoconstrição periférica, preenchimento capilar lento. **Fator relacionado:** perda da regulação térmica pelo hipotálamo.

TRATAMENTO MEDICAMENTOSO OU CIRÚRGICO

A hipotensão arterial é a alteração fisiopatológica mais frequente da morte encefálica. A vasodilatação produz grande aumento da capacitância do sistema vascular, produzindo hipovolemia relativa. A hipovolemia absoluta é consequência das perdas sanguíneas pelo trauma, da reanimação inadequada do doador, do uso de tratamento osmótico para hipertensão intracraniana, da *diabetes insipidus*, além da diurese osmótica causada pela hiperglicemia e dos efeitos da hipotermia sobre a diurese. Assim, o tratamento do paciente em morte encefálica consiste na manutenção das funções fisiológicas normais, já que ele passa a ser um possível doador de órgãos. Assim, o principal tratamento a esse potencial doador será:

- Monitoração hemodinâmica e respiratória.
- Realizar balanço hídrico, com especial atenção à diurese e à função renal.
- Decúbito elevado, mantendo alinhamento corporal.
- Ventilação mecânica, mantendo saturação de O_2 acima de 90%.
- Drogas vasoativas, em casos de instabilidade hemodinâmica, mantendo PA média > 65 mmHg ou PA sistólica > 90 mmHg, a fim de manter viabilidade dos órgãos para transplante.
- Manter normotermia. Se necessário, fazer uso de mantas térmicas. Prevenir hipotermia.

FÁRMACOS A SEREM UTILIZADOS

Os cuidados gerais iniciam-se com a revisão das medicações prescritas. Uma vez que a morte encefálica está diagnosticada, as medicações utilizadas no tratamento do quadro neurológico não são mais necessárias. Os anticonvulsivantes, analgésicos, antitérmicos e diuréticos osmóticos devem ser suspensos. Os antibióticos em uso costumam ser mantidos.

- **Drogas vasoativas:** catecolaminas vasopressoras (noradrenalina, adrenalina ou dopamina) são frequentemente utilizadas para manutenção da PA em níveis adequados para perfusão dos órgãos. Há consenso de que a manutenção da PA média > 65 mmHg e a PA sistólica > 90 mmHg são o ideal para a viabilidade de doação dos órgãos do paciente em morte encefálica. Vasopressina pode ser utilizada sempre que houver indicação de vasopressores, e então as catecolaminas

Módulo I – Casos de Neurologia

são diminuídas e desligadas gradativamente, com a estabilização da pressão com a vasopressina. O uso de inotrópicos, como a dobutamina, poderá ocorrer em casos de deterioração miocárdica e hipotensão refratária.

- **Infusão de volume:** a ressuscitação volêmica agressiva é essencial para manutenção do doador, sempre com avaliação da função cardíaca, para evitar sobrecarga hídrica e prejuízo dos órgãos a serem doados (p. ex., pulmão).

ANÁLISE LABORATORIAL E EXAMES MAIS COMUNS

- Exames laboratoriais: hemograma, plaquetas, ureia, creatinina, sódio, potássio, cloro, magnésio, cálcio, fósforo, troponina e provas de coagulação. Anormalidades nos níveis de sódio, potássio, magnésio, cálcio e fósforo são, normalmente, resultados de grandes perdas urinárias. Esses íons desempenham muitos papéis na fisiologia celular, portanto, as alterações das concentrações séricas devem ser vigorosamente tratadas, e suas dosagens devem ser feitas regularmente, de acordo com os protocolos estabelecidos.
- A tipagem sanguínea deve ser prioritária.
- No hemograma, deve-se ter especial atenção à leucocitose, que pode estar associada a quadros infecciosos, os quais podem impedir a doação de órgãos. A anemia e a coagulopatia são bastante comuns nos doadores. Perdas sanguíneas persistentes podem piorar a coagulação, mas há consenso de que o hematócrito do possível doador seja mantido em torno de 30%.
- Gasometria arterial: desordens ácido-básicas podem ser potencialmente graves nos doadores e comprometer a função de órgãos. A alcalose respiratória geralmente é consequente da hiperventilação e do tratamento diurético utilizado na tentativa de reduzir a pressão intracraniana, podendo causar vasoconstrição coronariana. A acidose metabólica é causada por hipoperfusão tecidual e provoca piora da contração cardíaca e redução da resposta endotelial às catecolaminas, causando mais vasodilatação e hipotensão. O objetivo deve ser a manutenção do pH entre 7,35 e 7,45. O uso de bicarbonato de sódio é questionável, pois pode ser deletério, agravando ainda mais a hipernatremia.
- Ecocardiograma: lesão subendocárdica é muito frequente. Ao exame ecocardiográfico, até 43% dos corações de doadores com morte encefálica revelam algum grau de disfunção. Pode ocorrer diminuição da fração de ejeção e várias anormalidades de movimento da parede miocárdica; porém, não podem ser consideradas irreversíveis nem tampouco predizer mal prognóstico para o transplante cardíaco. Os pacientes que já receberam volume adequadamente, nos quais os índices de perfusão permanecem inadequados e a fração de ejeção é menor que 45%, devem ser avaliados quanto à colocação de cateter de artéria pulmonar (cateter de Swan-Ganz) para guiar o manuseio hemodinâmico.
- Testes imunológicos capazes de detectar quaisquer doenças que impeçam a doação de órgãos. São contraindicações absolutas à doação de órgãos: infecção pelos vírus HIV e HTLV; infecções virais sistêmicas, como sarampo, adenovírus e parvovírus; encefalite herpética; tuberculose pulmonar; doenças relacionadas a príons e neoplásicas. Sorologias positivas para hepatite B e C são contraindicações relativas para o uso de órgãos de doadores cadavéricos. A presença de HBsAg+ representa a presença de DNA viral no sangue e infecção. Nessa situação, a hepatite B será transmitida ao receptor e, portanto, a utilização desses órgãos está contraindicada. Já com o aumento da vacinação para hepatite B, há alta prevalência de anti-HBs+, o que não contraindica a doação. Hepatite C não é mais uma containdicação para a doação. A transmissão viral certamente ocorre com o transplante de órgãos sólidos, mas os resultados pós-transplante parecem ser aceitáveis.
- ECG: diagnosticar e tratar arritmias, uma vez que várias alterações eletrocardiográficas podem ser vistas: depressão ou elevação do segmento ST, ondas T invertidas, alargamento dos complexos QRS e prolongamento do intervalo QT.

Discussão de Casos Clínicos e Cirúrgicos

- RX de tórax.
- Idade: a idade do doador é menos importante que o estado do órgão a ser doado; no entanto, é raro utilizar órgãos de pessoas com mais de 70 anos de idade.

DESTAQUES PARA A ATUAÇÃO DO(A) ENFERMEIRO(A)

A prioridade da atuação do(a) enfermeiro(a) no cuidado ao potencial doador de órgãos é garantir o melhor suporte fisiológico possível para potencializar o sucesso dos órgãos transplantados. Os cuidados de enfermagem mais relevantes são:

- Para qualquer paciente potencial doador, a primeira atenção da equipe multidisciplinar deve estar voltada à adequada abordagem quanto à morte encefálica e à doação de órgãos. Abordagens equivocadas e precipitadas poderão causar um trauma irreversível a essa família, além de dificultar ou impedir o processo de doação. No entanto, cumpre ressaltar que a variável tempo é fundamental para o início dos procedimentos.
- Manutenção de cabeceira do leito elevada até 30°, mantendo alinhamento corporal.
- Realizar mudanças de decúbito a cada 2 horas.
- Aspiração de secreções pulmonares sempre que necessário.
- Realizar higiene da cavidade oral e troca do cadarço da cânula traqueal, diminuindo a incidência de infecção pulmonar.
- Cuidados com os cateteres centrais e arteriais.
- Pressão arterial, frequência cardíaca, temperatura e oximetria de pulso devem ser mensuradas continuamente. A pressão arterial média deve ser mantida em torno de 70 mmHg, assegurando a perfusão tissular.
- As medidas da pressão venosa central (PVC), do débito, da densidade urinária e da glicemia capilar devem ser realizadas a cada hora.
- O uso de cobertores, mantas térmicas e de fluidos aquecidos ajuda a prevenir a diminuição da temperatura.
- Dietas por via enteral devem ser mantidas. Existem evidências de que oferecer nutrientes a órgãos específicos pode melhorar a função dos enxertos nos receptores. Isso tem maior relevância quando se trata de fígado e intestino.
- Manter o carrinho de emergência próximo e checado.
- Manter um biombo ou similar, assegurando a privacidade do paciente, bem como atendimento e proteção aos demais pacientes que porventura estejam no mesmo quarto.
- O paciente em morte encefálica deve receber os mesmos cuidados dos demais pacientes acamados, principalmente com relação ao respeito em seu tratamento, seja ele um potencial doador ou não. Muitas vezes, os cuidados gerais e de higiene são relegados, principalmente se não for um doador de órgãos, mas jamais podemos nos esquecer do respeito ao ser humano que ele ainda é.

| **RESULTADOS** | O paciente em morte encefálica normalmente é um indivíduo jovem, frequentemente sem comorbidades, e deve ser visto sempre como um potencial doador de órgãos. Para que isso seja viável, toda a equipe do hospital deve estar atenta, pois é importante que o diagnóstico de morte encefálica seja feito rapidamente e com competência e que os serviços de captação sejam acionados. |

Módulo I – Casos de Neurologia

COMENTÁRIOS

Há alguns anos, muito se falava sobre as famílias doarem ou não os órgãos de seus parentes queridos. Na maioria das vezes, as famílias são pegas desprevenidas, porque o potencial doador geralmente é jovem e vítima de trauma. O fato de seu familiar estar grave em um hospital já é um fardo pesado. Quando os profissionais informam sobre uma possível morte encefálica e sobre a possibilidade de doação dos órgãos, é um novo choque, porque toda a esperança de recuperação de seu ente querido cai por terra.

Por outro lado, muitas vezes a equipe percebe tardiamente a possibilidade de morte encefálica e, então, a viabilidade dos órgãos para doação é questionada.

Ao mesmo tempo que a população vem sendo mais bem informada sobre a morte encefálica e a doação de órgãos como uma alternativa para salvar outras vidas, esta tem sido mais aceita pelas pessoas, e as equipes de saúde também devem estar preparadas para diagnosticar um possível doador e dar andamento a um processo burocrático que nem sempre é ágil. Muito já foi falado sobre isso na mídia, porém, em média, apenas 10% dos potenciais doadores chegam ao processo final da doação; a maior parte das perdas ainda ocorrem em decorrência da lentidão no diagnóstico e da falta de cuidados adequados na manutenção dos sinais vitais do provável doador, inviabilizando a utilização dos órgãos.

Muitos pesquisadores questionam os testes diagnósticos para morte encefálica, que nem sempre são aplicados da maneira correta ou no momento correto.

Fato é que o assunto ainda gera muitas dúvidas e discussões, tanto na população em geral quanto entre os profissionais da saúde que lidam com esse tema em seu dia a dia. Há de se ter um consenso melhor firmado sobre o assunto, evitando tais polêmicas, de modo que todo o processo transcorra de maneira mais natural e segura.

QUESTÕES PARA DISCUSSÃO DOCENTES/ DISCENTES

- Saber conceituar morte encefálica e conhecer os métodos diagnósticos.
- Discutir a ética nos processos de doação de órgãos.
- Discutir e, se possível, em estágio, realizar o exame físico do paciente em morte encefálica.
- Refletir sobre os principais diagnósticos de enfermagem e traçar um plano de cuidados imediatos e mediatos para esse paciente.
- Refletir sobre os aspectos emocionais dos familiares do paciente e o que o(a) enfermeiro(a) pode fazer para confortá-los.
- Refletir sobre o papel do(a) enfermeiro(a) no contexto da emergência clínica e sobre suas possibilidades de ação.

ANEXO
TERMO DE DECLARAÇÃO DE MORTE ENCEFÁLICA
(RES. CFM N. 1480, DE 08/08/97)

NOME:				
PAI:				
MÃE:				
IDADE:	ANOS:	MESES:	DIAS:	DATA NASC.:
SEXO: M( ) F( )		RAÇA: A( ) B( ) N( )		Registro Hospitalar

A. CAUSA DO COMA
A.1 – Causa do coma
A.2 – Causas do coma devem ser excluídas durante o exame
a) Hipotermia ( ) SIM ( ) NÃO
b) Uso de drogas depressoras do sistema nervoso central ( ) SIM ( ) NÃO
Se a resposta for sim a qualquer um dos itens, interrompe-se o protocolo

B. EXAME NEUROLÓGICO
Atenção: verificar o intervalo mínimo exigível entre as avaliações clínicas, constantes da tabela abaixo

IDADE	INTERVALO
7 dias a 2 meses incompletos	48 horas
2 meses a 1 ano incompleto	24 horas
1 ano a 2 anos incompletos	12 horas
Acima de 2 anos	6 horas

(Ao efetuar o exame, assinar uma das duas opções SIM/NÃO, obrigatoriamente, para todos os itens abaixo)
Elementos do exame neurológico
Resultados

	1º exame	2º exame
Coma aperceptivo	( ) SIM ( ) NÃO	( ) SIM ( ) NÃO
Pupilas fixas e arreativas	( ) SIM ( ) NÃO	( ) SIM ( ) NÃO
Ausência de reflexo córneo-palpebral	( ) SIM ( ) NÃO	( ) SIM ( ) NÃO
Ausência de reflexo oculocefálicos	( ) SIM ( ) NÃO	( ) SIM ( ) NÃO
Ausência de respostas às provas calóricas	( ) SIM ( ) NÃO	( ) SIM ( ) NÃO
Ausência de reflexo de tosse	( ) SIM ( ) NÃO	( ) SIM ( ) NÃO
Apneia	( ) SIM ( ) NÃO	( ) SIM ( ) NÃO

C. ASSINATURAS DOS EXAMES CLÍNICOS
Os exames devem ser realizados por profissionais diferentes, que não poderão ser integrantes da equipe de remoção e transplante

1 – PRIMEIRO EXAME	
DATA:____/____/____	HORA:____:_____
NOME DO MÉDICO	
CRM:	
END:	FONE:

Módulo I – Casos de Neurologia

ASSINATURA:	
2 – SEGUNDO EXAME	
DATA:_____/_____/_____	HORA:_____:_____
NOME DO MÉDICO	
CRM:	
END:	FONE:
ASSINATURA:	

D. EXAME COMPLEMENTAR

Indicar o exame realizado e anexar laudo com identificação do médico responsável

1 – Angiografia cerebral

2 – Cintilografia radiosópica

3 – Doppler transcraniano

4 – Monitoração da pressão intracraniana

5 – Tomografia computadorizada com xenônio

6 – Tomografia por emissão de fóton único

7 – EEG

8 – Tomografia por emissão de pósitrons

9 – Extração cerebral de oxigênio

10 – Outros (citar)

E. OBSERVAÇÕES

1. Interessa para o diagnóstico de morte encefálica exclusivamente a arreatividade supraespinal. Consequentemente, não afasta este diagnóstico a presença de sinais de reatividade infraespinal (atividade reflexa medular), tais como reflexos osteotendinosos ("reflexos profundos"), cutâneo-abdominais, cutâneos-plantar em flexão ou extensão, cremastérico superficial ou profundo, ereção peniana reflexa, arrepio, reflexos flexores de retirada dos membros inferiores ou superiores, reflexo tônico cervical

2. Prova calórica
2.1 Certificar-se de que não há obstrução do canal auditivo por cerume ou qualquer outra condição que dificulte ou impeça a correta realização do exame
2.2 Usar 50 mL de líquido (soro fisiológico, água etc.) próximo de 0 °C, em cada ouvido
2.3. Manter a cabeça elevada em 30° durante a prova
2.4. Contatar a ausência de movimentos oculares

3. Teste de apneia
No doente em coma, o nível sensorial de estímulo para desencadear a respiração é alto, necessitando-se da pCO_2 até 55 mmHg, fenômeno que pode determinar um tempo de vários minutos entre a desconexão do respirador e o aparecimento dos movimentos respiratórios, caso a região pontobulbar ainda esteja íntegra. A prova da apneia é realizada de acordo com o seguinte protocolo:
3.1. Ventilar o paciente com O_2 de 100% por 10 minutos
3.2. Desconectar o ventilador
3.3. Instalar catéter traqueal de oxigênio com fluxo de 6 L por minuto
3.3. Observar se aparecem movimentos respiratórios por 10 minutos ou até quando o pCO_2 atingir 55 mmHg

4. Exame complementar. Este exame clínico deve estar acompanhado de um exame complementar que demonstre inequivocadamente a ausência da circulação sanguínea intracraniana ou atividade elétrica cerebral, ou atividade metabólica cerebral. Observar o disposto abaixo (itens 5 e 6) com relação ao tipo de exame e faixa etária

Discussão de Casos Clínicos e Cirúrgicos

5. Em pacientes com 2 anos ou mais – um exame complementar entre os abaixo mencionados:
5.1 Atividade circulatória cerebral: angiografia, cintilografia radiosópica, Doppler transcraniano, monitoração da pressão intracraniana, tomografia computadorizada com xenônio, SPECT
5.2. Atividade elétrica: eletroencefalograma
5.3. Atividade metabólica: PET, extração cerebral de oxigênio

6. Para pacientes abaixo de 2 anos:
6.1. De 2 meses a 1 ano incompletos: o tipo de exame é facultativo. No caso de eletroencefalograma são necessários dois registros com intervalo mínimo de 12 horas
6.2. De 2 meses a 1 ano incompletos: dois eletroencefalogramas com intervalo de 24 horas
6.3. De 7 dias a 2 meses de idade (incompletos): dois eletroencefalogramas com intervalo de 48 horas

7. Uma vez constatada a morte encefálica, uma cópia deste termo de declaração deve ser enviada ao órgão controlador estadual (Lei n. 9.434/97, art. 13)

Fonte: Conselho Federal de Medicina (1997).

Módulo I – Casos de Neurologia

REFERÊNCIAS

1. Conselho Federal de Medicina. Resolução CFM n. 1.480/1997. Disponível em: http://www.portalmedico.org.br/resolucoes/cfm/1997/1480_1997.htm; acessado em 10 de abril de 2009.
2. Brasil. Presidência da República. Casa Civil. Subchefia para Assuntos Jurídicos. Lei n. 9.434, de 4 de fevereiro de 1997. Disponível em: http://www.planalto.gov.br/ccivil_03/Leis/L9434.htm; acessado em 12 de junho de 2018.

BIBLIOGRAFIA CONSULTADA

Capone NA, Silva E. Monitorização neurológica intensiva. In: Knobel E (ed.). Terapia intensiva – neurologia. São Paulo: Atheneu; 2002. p.39-57.

Coimbra CG. Morte encefálica. Disponível em: http://www.unifesp.br/dneuro/brdeath.html; acessado em 10 de abril de 2009.

Cross S. Stroke care: a nursing perspective. Nursing Standard. 2008;22(23):47-56.

D'Império F. Morte encefálica, cuidados ao doador de órgãos e transplante de pulmão. Revista Brasileira de Terapia Intensiva. 2007;19(1):74-84.

Diccini S, Resque AP, Ribeiro RM. Monitorização neurológica. In: Diccini S. Enfermagem em neurologia e neurocirurgia. São Paulo: Atheneu; 2017. p.105-22.

Diccini S, Silva SCF, Koizumi MS, Ribeiro RM. Intervenções de enfermagem na hipertensão intracraniana e na monitorização neurológica. In: Diccini S. Enfermagem em neurologia e neurocirurgia. São Paulo: Atheneu; 2017. p.123-33.

Garcia VD. A política de transplantes no Brasil. Revista da AMRIGS. 2006;50(4):313-20.

Glezer M. Morte encefálica. Einstein. 2004;2(1):52-4.

Hafsteinsdóttir TB, Grypdonck MHF. NDT Competence of nurses caring for patients with stroke. J Neurosci Nurs. 2004;36(5):289-94.

Hickey JV, Olson DM. Intracranial hypertension: theory and management of increased intracranial pressure. In: Hickey JV (ed.). The clinical practice of neurological and neurosurgical nursing. 6.ed. Philadelphia: Wolters Kluwer/Lippincott Williams & Wilkins; 2009. p. 270-307.

Hospital de Clínicas Unicamp. Centro de Captação de Órgãos. Termo de declaração de morte encefálica. Disponível em http://www.hc.unicamp.br/servicos/cco/protocolo_new.htm; acessado em 10 de abril de 2009.

Matamoros MR, Manreza LA. Noções sobre a monitorização da pressão intracraniana. In: Stávale MA (ed.). Bases da terapia intensiva neurológica. 2. ed. São Paulo: Santos; 2011. p.321-32.

North America Nursing Diagnosis Association (NANDA). Diagnóstico de enfermagem da NANDA: definições e classificação 2015-2017. 10.ed. Porto Alegre: Artmed; 2015.

Presciutti M. Nursing priorities in caring for patients with intracerebral hemorrhage. J Neurosci Nurs. 2006;38(4):296-9.

Rech TH, Rodrigues Filho EM. Manuseio do potencial doador de múltiplos órgãos. Revista Brasileira de Terapia Intensiva. 2007;19(2):197-204.

Ribeiro CD, Schramm FR. Atenção médica, transplante de órgão e tecidos e políticas de focalização. Cad. Saúde Pública. 2006; 22(9):1945-53.

Stewart-Amidei C. Neurologic monitoring in the ICU. Crit Care Nurs Q. 1998;21(3):47-60.

Stuke L, Diaz-Arrastia R, Gentilello LM, Shafi S. Effect of alcohol on Glasgow Coma Scale in head-injured patients. Ann Surg. 2007;245:651-5.

Thompson HJ, Kirkness CJ, Mitchell PA, Webb DJ. Fever management practices of neuroscience nurses: national and regional perspectives. J Neurosci Nurs. 2007;39(3):151-62.

Uchino K, Pary J, Grotta J. Acidente vascular encefálico. Rio de Janeiro: Revinter; 2008.

Westphal GA, Garcia VD, Souza RL, Franka CA, Vieira KD, Birckholz VR et al. Diretrizes para avaliação e validação do potencial doador de órgãos em morte encefálica. Rev Bras Ter Intensiva. 2016;28(3):220-55.

Casos de Cardiologia II

Ana Maria Calil Sallum

Edema agudo de pulmão

Ana Maria Calil Sallum
Juliane Nascimento
Paloma Ferrer Gomez
Rita Simone Lopes Moreira

HISTÓRIA

Um paciente de 62 anos, em terceiro dia de internação, encontra-se na enfermaria de um hospital geral governamental. Em sua história, há antecedentes de hipertensão arterial sistêmica (HAS) e um infarto agudo do miocárdio (IAM) prévio que acarretaram disfunção ventricular esquerda há sete anos. O motivo de sua internação foi pneumonia lobar direita. Às 6h50, inicia-se quadro de taquipneia, intensa sudorese, ansiedade, agitação, cianose, desconforto respiratório, tosse com secreção, agitação e ortopneia.

EXAME FÍSICO

O paciente encontrava-se pálido, apresentando sudorese fria, agitado, consciente e com discurso pouco coerente. Taquipneico (FR = 32 mrpm). Dispneico, com uso de musculatura acessória e retração subdiafragmática. À ausculta pulmonar: sibilos, estertores finos até ápices pulmonares, secreção avermelhada (escarros hemópticos). Refere precordialgia, taquicardia, FC = 130 bpm, ausculta cardíaca, ritmo de galope (B3), extremidades frias e cianóticas.

AÇÕES PRIORITÁRIAS COM RELAÇÃO AOS ACHADOS

Desconforto respiratório, extremidades frias e cianóticas e discurso pouco coerente, resultante da hipoxemia.

BUSCA DO MECANISMO DETERMINANTE

Os achados da propedêutica pulmonar demonstram acúmulo de líquido nos interstícios pulmonares, resultando em desequilíbrio entre a ventilação/perfusão pulmonar. Todas as ações devem ser convertidas para que a congestão pulmonar regrida e as funções respiratória e cardíaca retornem o mais rápido possível ao normal. Correção do mecanismo determinante.

HIPÓTESES DIAGNÓSTICAS

São possibilidades diagnósticas:
- Edema agudo de pulmão (EAP).
- Insuficiência cardíaca congestiva (ICC).
- IAM.

O EAP é uma emergência clínica que pode resultar de causas diversas, no entanto, as alterações fisiopatológicas decorrem do acúmulo de fluídos nos espaços alveolares e intersticiais dos pulmões (quando a pressão capilar pulmonar excede as forças que mantêm o líquido no espaço vascular), caracterizado por um quadro de insuficiência respiratória de rápido início e evolução que resulta em complacência pulmonar diminuída, trabalho respiratório aumentado e relação ventilação-perfusão anormal e hipóxia.

As principais causas são: insuficiência ventricular esquerda, obstrução da valva mitral, arritmias cardíacas, hipervolemia em pacientes com disfunção contrátil ou por relaxamento ventricular, insuficiência cardíaca descompensada, infarto agudo do miocárdio, emergência hipertensiva, infecções pulmonares, afogamento, anafilaxia e aspiração pulmonar.

Cumpre ressaltar que as causas de base cardíaca respondem a aproximadamente 85 a 90% de todos os casos. Os mecanismos fisiopatológicos podem decorrer não apenas de disfunção miocárdica, mas também do aumento da pressão capilar hidrostática, da diminuição da pressão coloidosmótica do plasma, da alteração da permeabilidade capilar e do comprometimento da drenagem linfática. Os vasos linfáticos, responsáveis pela drenagem de líquidos e proteínas em excesso no interstício pulmonar, têm capacidade de drenar em média 20 mL/hora, podendo chegar a 200 mL/hora em situações extremas. O aumento da pressão na rede capilar pulmonar associada a alterações da permeabilidade da membrana capilar permite a passagem de plasma e de algumas hemácias, o que causa o aspecto rosáceo da expectoração espumosa.

DIAGNÓSTICOS DE ENFERMAGEM MAIS COMUNS PARA ESSES PACIENTES

Considerando os sinais e sintomas do paciente, os exames complementares e laboratoriais, e a partir da discussão baseada nas necessidades afetadas e nos sinais e sintomas levantados com base no histórico, o(a) enfermeiro(a) deve avaliar as respostas do indivíduo diante do processo saúde/doença, utilizando o julgamento clínico, e formular os diagnósticos de enfermagem (DE), conforme a classificação NANDA 2015-2017.[1]

- **Volume excessivo de líquidos:** retenção aumentada de líquidos isotônicos. **Características definidoras:** agitação, ansiedade, alterações da pressão arterial, congestão pulmonar, dispneia, mudanças na pressão arterial, mudanças no padrão respiratório, ruídos respiratórios adventícios. **Fator relacionado:** mecanismo regulador comprometido.
- **Troca de gases prejudicada:** excesso ou déficit na oxigenação e/ou na eliminação de dióxido de carbono na membrana alveolocapilar.
- **Características definidoras:** agitação, batimento de asa de nariz, cor da pele anormal, cianose, dispneia, taquicardia, hipóxia, inquietação e padrão respiratório anormal. **Fator relacionado:** desequilíbrio na ventilação-perfusão e mudanças da membrana alveolocapilar.
- **Padrão respiratório ineficaz:** inspiração e/ou expiração que não proporcionam ventilação adequada. **Características definidoras:** alteração na profundidade respiratória, dispneia, taquipneia, uso de musculatura acessória para respirar, ortopneia. **Fatores relacionados:** ansiedade e fadiga da musculatura respiratória.
- **Conforto prejudicado:** percepção de falta de conforto, alívio e transcendência nas dimensões física, psicoespiritual, ambiental, cultural e/ou social. **Características definidoras:** desconforto com a situação, inquietação. **Fator relacionado:** sintomas relativos à doença.
- **Débito cardíaco diminuído:** quantidade insuficiente de sangue bombeado pelo coração para atender às demandas metabólicas corporais. **Características definidoras:** frequência/ritmo cardíaco alterado, pré-carga alterada, pós-carga alterada, contratilidade alterada.
- **Risco de débito cardíaco diminuído:** vulnerabilidade a suprimento inadequado de sangue bombeado pelo coração para atender às demandas metabólicas do organismo, capaz de comprometer

Módulo II – Casos de Cardiologia

a saúde. **Fatores relacionados:** contratilidade alterada, frequência cardíaca alterada, pós-carga alterada, pré-carga alterada, ritmo cardíaco alterado, volume sistólico alterado.

Obviamente, outros diagnósticos poderão estar presentes ou aparecerão com a evolução do quadro clínico.

MEDIDAS FARMACOLÓGICAS E NÃO FARMACOLÓGICAS

FARMACOLÓGICAS

- **Diuréticos:** deve-se optar pelos diuréticos de alça, sendo a furosemida a primeira escolha, na dose de 2 mg/kg. A droga, por sua vez, apresenta efeito imediato, por aumentar a capacitância venosa, diminuindo a pré-carga antes de induzir diurese. Além disso, sabe-se que o pico de diurese ocorre 30 a 40 minutos após sua administração.
- **Sulfato de morfina:** opiáceo capaz de diminuir a sensação de desconforto respiratório, graças à redução de pré-carga reflexos pulmonares responsáveis pela dispneia. Atua também na diminuição da ansiedade causada em situações de emergência. Deve-se utilizar a dose de 2 mg, em intervalos de 1 a 2 minutos, até que os sintomas apresentem melhora. Em caso de intoxicação pelo opiáceo, o Naloxone® é a droga de escolha para sua reversão, na dose de 0,4 mg, em intervalos de 3 minutos.
- **Vasodilatadores:** atuam efetivamente na diminuição do retorno venoso e, consequentemente, da pré-carga. O nitrato via sublingual pode ser utilizado enquanto ainda não se obteve o acesso venoso, mas, tão logo este seja estabelecido, deve-se optar pela infusão da nitroglicerina (Tridil®) IV, exceto em pacientes que apresentem hipotensão e/ou disfunção ventricular direita.

  O nitroprussiato sódico (Nipride®) poderá ser utilizado nos casos de emergência hipertensiva, insuficiência aórtica ou mitral aguda e em pacientes cuja resposta com a nitroglicerina foi insatisfatória.

  O uso de vasodilatadores deve ser mantido até a estabilização dos níveis pressóricos, a diminuição dos sintomas referidos ou a resolução do EAP.
- **Drogas vasoativas:** o uso de drogas inotrópicas está indicado nos casos de deterioração miocárdica e hipotensão refratária.

  Drogas vasopressoras, como a noradrenalina, devem ser utilizadas em casos de EAP que evoluem para estado de choque cardiogênico, em que se observa a presença de hipotensão severa em resposta ao mecanismo de choque.

NÃO FARMACOLÓGICAS

- **Suporte de oxigênio:** deve-se garantir a oferta de O_2, uma vez que, durante a situação de emergência caracterizada pelo EAP, a troca de gases através dos alvéolos está prejudicada.
- **Ventilação não invasiva:** a intervenção não invasiva (VNI) é capaz de contribuir para a melhora do estado de EAP, uma vez que utiliza pressão positiva, aumentando a complacência alveolar e a troca de gases. Em casos de insucesso na medida, a intubação endotraqueal deve ser a escolha.
- **Sedestação:** embora seja pouco utilizada, a sedestação à beira do leito pode colaborar para a diminuição de retorno venoso, uma vez que o paciente se mantém com os membros inferiores voltados para baixo.

SITUAÇÕES ESPECIAIS

- **Síndrome coronariana aguda:** em pacientes nos quais o IAM com supradesnivelamento do segmento ST é comprovado, as terapias antitrombótica e/ou percutânea devem ser realizadas em conjunto com o tratamento do EAP.

- **Taquiarritmias:** deve-se optar pela cardioversão elétrica sincronizada em casos de pacientes com instabilidade hemodinâmica. A terapia elétrica deve ser realizada em conjunto as medidas de manejo do EAP.
- **Bradiarritmias:** em casos de bradiarritmias com instabilidade hemodinâmica, a terapia de estimulação é indicada, também em conjunto com as medidas para a reversão do EAP.

> **Importante:** é prioritário tratar a causa de base que levou ao EAP associada às medidas suprapropostas.

EXAMES MAIS COMUNS

O manejo do paciente acometido pelo EAP deve incluir exames objetivos, rápidos e de fácil acesso na sala de emergência para o diagnóstico diferenciado.

O eletrocardiograma deve ser realizado tão logo seja possível, na admissão, a fim de determinar a presença de síndrome coronariana aguda (SCA), taqui ou bradiarritmias.

Na radiografia de tórax, o sinal mais precoce de congestão venocapilar pulmonar é a redistribuição do fluxo sanguíneo em direção ao ápice pulmonar. O edema alveolar surge nas apresentações tardias e pode ser observado na região peri-hilar.

O ecogardiograma transtorácico também é um exame de escolha para a delimitação da área cardíaca, comprometimento pulmonar, funcionamento das valvas e seus folhetos, além da avaliação pericárdica para a visualização ou não de derrame.

Com relação aos exames laboratoriais, a gasometria arterial é capaz de retratar a evolução satisfatória ou não do manejo do EAP, uma vez que demonstra a troca de gases. Os marcadores de necrose miocárdica, por sua vez, são capazes de contribuir para o diagnóstico diferencial do EAP causado por SCA. Além deles, o hemograma completo também pode colaborar para a determinação da causa do EAP, que pode estar associado a quadros infecciosos.

Assim, os exames mais solicitados são:
- Gasometria arterial.
- Hemograma: cuidado com leucocitose associada a quadros infecciosos.
- Marcadores de necrose miocárdica, fração sequencial de MB de CKMB, mioglobina.
- ECG.
- Perfil bioquímico: sódio, potássio, ureia, creatinina; cuidado especial com a função renal e hipocalemia/arritmia.
- Ecocardiograma.
- RX de tórax.

DESTAQUES PARA A ATUAÇÃO DO(A) ENFERMEIRO(A)

Esse cenário mostra uma situação de acontecimento súbito, com grande comprometimento das funções vitais do paciente, a qual pode ser caracterizada como uma situação de emergência e de cuidados críticos. Para tal, o(a) enfermeiro(a) deve ter a capacidade de tomada de decisão, permanecendo ao lado do paciente e no comando das ações da equipe de enfermagem. Isso poderá resultar em ações antes mesmo da chegada da equipe médica ou de um(a) único(a) médico(a), quando se tratar de uma enfermaria. Portanto, ações prioritárias devem ser realizadas, pois sua avaliação permite pensar que essa situação gera uma grande instabilidade ao paciente.

São atitudes fundamentais na atuação do(a) enfermeiro(a):
- Monitorar o paciente com todos os recursos possíveis.
- Manter decúbito elevado, no mínimo 45°, e, se possível, sentar o paciente, preferencialmente com as pernas pendentes.

Módulo II – Casos de Cardiologia

■ Fornecer oxigênio segundo protocolo da unidade ou segundo orientação médica.

■ Providenciar venopunção, caso o paciente não tenha uma.

■ Manter o carrinho de emergência por perto.

■ Solicitar a um auxiliar ou técnico de enfermagem os fármacos utilizados no EAP, bem como o material necessário para uma possível intubação, cardioversão etc.

■ Conversar com o paciente, na tentativa de mantê-lo o mais tranquilo possível.

Quanto aos diagnósticos de enfermagem relacionados com a função respiratória:

■ Avaliar o nível de consciência: a diminuição na oferta de oxigênio poderá causar sonolência/torpor/rebaixamento do nível de consciência e até coma.

■ Avaliar o padrão respiratório (frequência, expansibilidade, uso da musculatura acessória, profundidade, dor à inspiração, presença de secreção, ausculta pulmonar, manutenção de decúbito elevado).

■ Avaliar parâmetros hemodinâmicos: pressão arterial, pulso e ritmo cardíaco e manter o paciente monitorado.

■ Avaliar a coloração e a temperatura da pele: presença de cianose, coloração, temperatura, sudorese, turgor.

■ Avaliar a dor: intensidade, localização, fatores atenuantes, fatores agravantes, alterações neurovegetativas, qualidade sensitiva, duração e frequência.

É importante ressaltar que a dor não aliviada causa diminuição da oferta de oxigênio aos músculos e, nesse caso em especial, a hipóxia pode ser nociva ao músculo cardíaco e relacionada ao aparecimento de arritmias.

Com relação ao aspecto emocional:

■ Manter a privacidade;

■ Proporcionar conforto e segurança;

■ Fornecer informações de acordo com a capacidade de compreensão e a adequação de conteúdo e forma à capacidade cognitiva do paciente.

O(a) enfermeiro(a) deve documentar todos os procedimentos realizados, bem como o horário do início das manobras até o seu desfecho.

RESULTADOS	Os resultados estão relacionados, principalmente, a cinco fatores: 1. Fator determinante do EAP. 2. Tempo para o atendimento. 3. Qualidade do atendimento e da assistência prestada. 4. Idade. 5. Doenças prévias associadas.
COMENTÁRIOS	A história do paciente e seu exame físico evidenciam o diagnóstico médico de EAP. Desse modo, as medidas apresentadas no item "Destaques para a atuação do(a) enfermeiro(a)" podem precocemente contribuir para a evolução positiva do quadro clínico e a reversão da congestão pulmonar.

COMENTÁRIOS

Outro aspecto que merece destaque refere-se à importância das explicações cabíveis ao paciente, no intuito de acalmá-lo, pois ele tem a sensação de morte iminente por afogamento.

Um erro grave, infelizmente presenciado pelas autoras deste capítulo inúmeras vezes, refere-se à infusão de excesso de líquidos, em uma situação clínica na qual se espera o contrário.

O edema agudo de pulmão talvez seja a emergência clínica que proporcione mais satisfação à equipe de saúde, pois a resposta do paciente costuma ser rápida – obviamente, quando o quadro clínico é favorável.

Quando ações rápidas não são adotadas, o paciente pode evoluir para óbito em poucos minutos ou ter seu prognóstico comprometido.

As atuações rápidas e precisas do(a) enfermeiro(a) são de fundamental importância para um desfecho positivo para os pacientes com esse diagnóstico médico.

QUESTÕES PARA DISCUSSÃO DOCENTES/ DISCENTES

- Diferenciar as principais causas etiológicas relacionadas ao EAP, bem como o processo fisiopatológico.
- Discutir a epidemiologia das doenças cardiovasculares em nosso meio e no mundo.
- Discutir, se possível em estágio, e realizar o exame físico cardíaco e pulmonar, verificar as radiografias de pacientes com afecções cardíacas e pulmonares.
- Refletir sobre os principais diagnósticos de enfermagem e traçar um plano de cuidados imediatos e mediatos para esse paciente.
- Discutir com o professor sobre por que o decúbito colocado (sentado com as pernas pendentes) já proporciona uma melhora.
- Refletir sobre os aspectos emocionais do paciente após o evento.
- Refletir sobre o papel do(a) enfermeiro(a) no contexto da emergência clínica e de suas possibilidades de ação.
- Elaborar fichas das principais medicações utilizadas nessa situação.
- Estudar os aspectos relacionados aos dados laboratoriais mais comuns: hipoxemia, hipercapnia, leucocitose, bioquímica e enzimas cardíacas.
- Refletir e discutir sobre as possíveis consequências para o paciente, no caso de estar de plantão um(a) enfermeiro(a) que não conheça as etapas do atendimento do EAP e que não mantenha o material de emergência checado.
- Discutir sobre quais outros diagnósticos de enfermagem devem ser pontuados.

REFERÊNCIAS

1. North America Nursing Diagnosis Association (NANDA). Diagnóstico de enfermagem da NANDA: definições e classificação 2015-2017. 10.ed. Porto Alegre: Artmed; 2015.

BIBLIOGRAFIA CONSULTADA

Bagnatori RS, Bento AM, Moreira RSL, Lourenzen R, Stefanini E, Santos VB. Síndromes coronarianas. In: Quilici AP, Bento AM, Ferreira FG, Cardoso LF, Moreira RSL, Silva SC. Enfermagem em cardiologia. 2.ed. São Paulo: Atheneu; 2014. p.305-24.

Baird A. Acute pulmonary edema: management in general practice. Aust Fam Physician. 2010;39:910-4.

Breno AA, Falcão E. Cardiologia intervencionista em emergências cardiovasculares. In: Martins HS, Damasceno MCT, Awada SB (orgs.). Pronto-socorro: condutas do Hospital das Clínicas da Faculdade de Medicina da USP. Barueri: Manole; 2006. p.339-42.

Costa MPF, Guimarães HP. Edema agudo de pulmão. In: Calil AM, Paranhos WY. O enfermeiro e as situações de emergência. São Paulo: Atheneu; 2007. p.443-53.

Carpenito LJ. Planos de cuidados de enfermagem e documentação: diagnósticos de enfermagem e problemas colaborativos. 4.ed. Porto Alegre: Artmed; 2006.

Doenges ME, Moorhouse MF, Geissler AC. Planos de cuidado de enfermagem: orientações para o cuidado individualizado do paciente. 5.ed. Rio de Janeiro: Guanabara Koogan; 2003.

Moreira RSL, Lima GMP, Santos VB. Exame físico no paciente crítico: o que valorizar. In: Calil AM, Paranhos WY. O enfermeiro e as situações de emergência. São Paulo: Atheneu; 2007. p.333-51.

Stefanini E, Trajano J. Abordagem clínica da congestão pulmonar aguda no cardiopata. Rev Soc Cardiol. 2016;26(1):39-45.

Síndrome coronariana aguda

Rita Simone Lopes Moreira
Vinicius Batista Santos

HISTÓRICO

Paciente do sexo masculino, com 73 kg, previamente hipertenso e dislipidêmico, deu entrada na sala de emergência com queixa de dor torácica há quatro horas em aperto retroesternal com irradiação para membro superior esquerdo e mandíbula, acompanhado de náuseas e sudorese.

Refere também que há uma semana tem apresentado dor com as mesmas características, a qual foi avaliada como de moderada intensidade, com resolução espontânea e duração inferior a 20 minutos.

Nesse momento, realizaram-se monitoração multiparamétrica não invasiva, instalação de cateter de oxigênio a 2 L/minuto e punção de acesso venoso periférico com cateter sob agulha em região da fossa antecubital.

EXAME FÍSICO

No momento da admissão, apresentava-se orientado no tempo e no espaço, sem déficit motor ou qualquer alteração de sensibilidade, taquipneico (FR = 25 ipm), com expansibilidade torácica preservada e murmúrios vesiculares presentes com estertores bolhosos em bases pulmonares com $SatO_2$ = 89%; taquicárdico (FC = 100 bpm) em ritmo sinusal no monitor, hipertenso com PAS = 190 e PAD = 110 mmHg, sem estase jugular com *ictus cordis* visível no quinto espaço intercostal esquerdo na linha hemiclavicular, sem levantamento sistólico com BRNF a 2T sem sopros audíveis com pulsos periféricos presentes e simétricos; abdome plano, flácido, RHA presentes e sem visceromegalias.

Após a realização do exame físico, realizaram-se eletrocardiograma de 12 derivações e coleta de exames laboratoriais, que demonstraram:

- CPK: 250 UI/L.
- CK-MB: 50 UI/L.
- Troponina: 1,7 ng/mL.

Os demais exames (hemograma, substâncias eletrolíticas e não eletrolíticas e coagulograma) apresentaram-se dentro dos valores de normalidade.

A Figura 7.1 mostra o resultado do eletrocardiograma.

7
Discussão de Casos Clínicos e Cirúrgicos

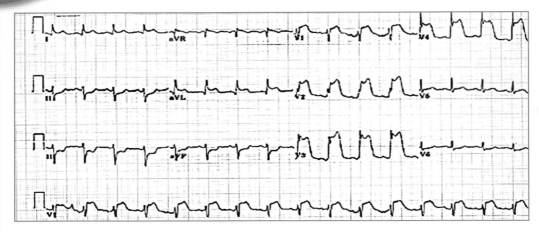

Figura 7.1 – Resultado do eletrocardiograma.
Fonte: acervo do autor.

AÇÕES PRIORITÁRIAS COM RELAÇÃO AOS ACHADOS
- Verificação dos sinais e sintomas que determinam a queixa do paciente:
    - dor torácica retroesternal em aperto com irradiação para membro superior esquerdo há quatro horas, acompanhada de náuseas e vômito;
    - sinal de início de disfunção ventricular, com apresentação de ausculta respiratória com estertores em bases;
    - alterações eletrocardiográficas com supradesnivelamento do segmento ST em parede anterior e lateral, demonstrando oclusão total de alguma artéria coronária;
    - aumento dos níveis dos marcadores de necrose miocárdica.
- **Correção do mecanismo determinante:** todas as ações de enfermagem devem ser direcionadas à manutenção dos parâmetros vitais, com especial cuidado com as avaliações respiratórias e cardiovasculares, na busca de sinais de disfunção ventricular esquerda aguda, alívio da dor, repouso no leito e avaliação do sangramento gengival.

HIPÓTESES DE DIAGNÓSTICO MÉDICO

Síndrome coronariana aguda (SCA) com supradesnivelamento do segmento ST.
Após a avaliação inicial e realização do eletrocardiograma, prescreveram-se:
- Cateter de oxigênio a 2 L/minuto, para aumentar a oferta de oxigênio.
- Nitroglicerina intravenosa, como vasodilatador coronariano e redutora da pressão arterial, aumentando a oferta de oxigênio pelo miocárdio.
- Ácido acetilsalicílico, 300 mg e clopidogrel 300 mg, como antiagregante plaquetário.
- Heparina de baixo peso molecular (enoxaparina 1 mg/kg SC), como anticoagulante.
- Betabloqueador (tartarato de metroprolol IV) 5 mg, para redução da frequência cardíaca e do consumo de oxigênio pelo miocárdio.
- Solução decimal de morfina, para diminuição da dor precordial.

Durante a administração da terapêutica, o serviço de cardiologia invasiva e intervencionista foi avisado para a realização da cineangiocoronariografia e angioplastia primária, e o paciente foi encaminhado para a realização do procedimento, em que se constatou oclusão total da artéria descen-

Módulo II – Casos de Cardiologia

dente anterior, sendo realizada angioplastia com *stent* da artéria responsável pelo evento agudo, com sucesso angiográfico total.

Após o procedimento, o paciente foi encaminhado à UTI coronariana de maca, com monitoração multiparamétrica invasiva acompanhada pelo(a) enfermeiro(a) e pelo(a) médico(a), sem alterações no exame clínico inicial descrito.

FISIOPATOLOGIA E TRATAMENTO

A fisiopatologia das SCA está relacionada à ruptura da placa aterosclerótica, cuja ruptura é responsável pela trombose aguda, pois há exposição do sangue aos fatores pró-coagulantes existentes abaixo do endotélio vascular, ocasionando a formação de uma cascata de reações enzimáticas que resultam na produção local de trombina, na formação de fibrina e na ativação e agregação plaquetária.

Os mecanismos envolvidos após a ruptura da placa podem provocar oclusão total da artéria coronária, a qual, por sua vez, resulta em supradesnivelamento do segmento ST no eletrocardiograma ou em oclusão parcial, podendo não trazer alterações eletrocardiográficas, inversão da onda T ou infradesnivelamento do segmento ST.

É importante ressaltar que o atendimento a pacientes com dor torácica na sala de emergência é tempo-dependente, sendo imprescindível a abordagem inicial rápida ao paciente, a qual inclui monitoração multiparamétrica, punção venosa e instalação de cateter de oxigênio, seguidas de coleta de dados e exame físico dirigido ao problema de base do paciente.

De acordo com os protocolos da American Heart Association, após a primeira abordagem, recomendam-se a realização do eletrocardiograma de 12 derivações, a coleta dos marcadores de necrose miocárdica e a terapêutica inicial, que, basicamente, visa a reduzir o consumo e a aumentar a oferta de oxigênio pelo miocárdio.

Com a realização do eletrocardiograma, é possível identificar as alterações eletrocardiográficas existentes e implementar a terapêutica, ou seja, para pacientes que apresentam supradesnivelamento do segmento ST, é necessário, em caráter emergencial, o restabelecimento do fluxo sanguíneo coronário, seja com reperfusão química (trombolíticos) ou mecânica (angioplastia coronariana).

TRATAMENTO MEDICAMENTOSO – CLÍNICO

1. Dieta hipossódica.
2. Antiagregantes plaquetários: ácido acetilsalicílico (ataque de 300 mg, seguidos de 100 mg diário) e clopidogrel (ataque de 300 mg, seguidos de dose diária de 75 mg).
3. Antitrombínicos: heparina de baixo peso molecular ou não fracionada.
4. Betabloqueadores.
5. Vasodilatadores coronarianos e sistêmicos.
6. Estatinas (atorvastatina 40 mg, 1 vez ao dia).

FÁRMACOS A SEREM UTILIZADOS

- **Ácido acetilsalicílico (Aspirina®):** atua no impedimento da agregação plaquetária (tromboxano A2), reduzindo a progressão do evento trombótico.
- **Clopidogrel:** atua na redução da ativação plaquetária pela via do difosfato de adenosina, reduzindo a progressão do evento trombótico.
- **Betabloqueadores:** resultam na diminuição do consumo de oxigênio pelo miocárdio, graças à redução da frequência cardíaca. Uso obrigatório em todas as SCA.
- **Antitrombínicos:** atuam impedindo a conversão dos fatores de coagulação e, consequentemente, a formação de fibrina. Pode-se utilizar a heparina de baixo peso molecular por via subcutânea ou a heparina não fracionada por via intravenosa.

- **Vasodilatadores coronarianos:** seus efeitos hemodinâmicos mais significativos incluem a redução da pré-carga, da tensão na parede ventricular, da pós-carga e do consumo de O_2, além da vasodilatação das artérias epicárdicas, redistribuindo o fluxo coronariano e aumentando a oferta de O_2 para o miocárdio.
- **Estatinas:** são inibidores da HMG-CoA-redutase que reduzem o nível plasmático de LDLc e colesterol total, e que tem como efeito aditivo a proteção do endotélio vascular.

ANÁLISE LABORATORIAL E EXAMES MAIS COMUNS

- **Hemograma completo:** atenção especial à queda dos níveis hematimétricos, que pode indicar sangramentos.
- **Bioquímica:** sódio, potássio, cálcio, magnésio, ureia, creatinina, ácido úrico, glicemia.
- **Marcadores de necrose miocárdica:** utilizados na avaliação sequencial do comportamento da lesão miocárdica.
- **Coagulograma:** indicado principalmente para pacientes com uso de heparina não fracionada, para controle do tempo de tromboplastina parcial ativada.
- **ECG de 12 derivações:** avaliação diária na procura da evolução de sinais isquêmicos miocárdicos.
- **RX de tórax:** utilizado na avaliação de sinais de congestão, que podem indicar disfunção ventricular.
- **Ecocardiograma transtorácico:** indicado para avaliar a fração de ejeção, o déficit segmentar do miocárdio e a área cardíaca.

DESTAQUE PARA A ATUAÇÃO DO(A) ENFERMEIRO(A)

Por se tratar de uma condição clínica que apresenta alta taxa de mortalidade, o(a) enfermeiro(a) deve sistematizar os cuidados visando à estabilização e à avaliação clínica do paciente, à prevenção de complicações decorrentes da própria doença e da terapêutica implementada e à orientação precoce quanto à importância da modificação do estilo de vida.

DIAGNÓSTICOS E INTERVENÇÕES DE ENFERMAGEM

RISCO DE INFECÇÃO

- Atentar aos cuidados gerais com acessos venosos periféricos.
- Atentar aos cuidados gerais com relação à prevenção de infecção.
- Minimizar procedimentos invasivos.

RISCO DE VOLUME DE LÍQUIDO EXCESSIVO

- Observar alterações no padrão respiratório.
- Comunicar se $SatO_2 < 92\%$.
- Realizar ausculta pulmonar e observar presença de crepitações à ausculta, descrevendo em bases, até terço médio ou ápice de campos pulmonares.
- Realizar balanço hídrico rigoroso.

DOR AGUDA

- Promover controle da dor.
- Utilizar a escala analógica visual ou outro instrumento objetivo, para avaliar a intensidade da dor.
- Conversar com a equipe médica sobre o tratamento analgésico proposto.

Módulo II – Casos de Cardiologia

RISCO DE PERFUSÃO TISSULAR CARDÍACA INEFICAZ
RISCO PARA INTOLERÂNCIA A ATIVIDADE

- Restringir esforços por pelo menos 12 horas depois da obstrução coronariana.
- Realizar cuidados higiênicos no leito até 24 horas da reperfusão coronariana e solicitar refeições facilmente digeríveis e emolientes fecais, conforme prescrição.
- Monitorar a evolução da dor precordial e/ou dos equivalentes isquêmicos.
- Monitorar o paciente, registrando os valores dos sinais vitais a cada 2 horas.
- Observar:
  - alterações no nível de consciência;
  - alterações nos sinais vitais: hipotensão, hipertermia, taquicardia, bradicardia e presença de arritmias ventriculares;
  - controle de débito urinário;
  - alterações na coloração e temperatura cutânea.
- Monitorar ao exame físico: presença de sopros e terceira bulha.

RISCO DE SANGRAMENTOS

- Evitar punções IM ou IV desnecessárias.
- Observar presença de palidez cutânea e de mucosas, hematúria, melena, hematêmese ou possíveis sangramentos.
- Ao identificar sangramentos ou hematomas, fazer pressão e colocar curativo compressivo no local.
- Monitorar exames de coagulação.
- Propiciar higiene oral com escova de dente com cerdas macias.

ANSIEDADE

- Orientar o paciente e seus familiares sobre o atual estado de saúde, com ênfase na queixa relacionada à ansiedade e nos procedimentos que serão realizados.

RISCO DE PERFUSÃO TISSULAR RENAL INEFICAZ

- Promover controle hídrico.
- Fazer avaliações diárias de substâncias nitrogenadas.

RISCO DE PERFUSÃO TISSULAR PERIFÉRICA INEFICAZ

- Manter membro cateterizado e hiperextendido por 4 a 6 horas após a retirada do introdutor arterial.
- Observar pulso e perfusão do membro e hematoma no local da punção.
- Promover avaliação hematimétrica.

> **RESULTADO** | A abordagem e o tratamento para os pacientes com síndrome coronariana estão altamente relacionados com a atuação da equipe multidisciplinar. Portanto, é necessário que a atuação da enfermagem esteja centrada no atendimento emergencial, na prevenção de complicações e na educação do paciente e de seus familiares.

RESULTADO	As principais complicações desse quadro e que podem torná-lo fatal são: disfunção ventricular aguda, defeitos mecânicos do coração (comunicação intraventricular ou interatrial, ruptura de parede livre do ventrículo esquerdo), arritmias ventriculares ou choque cardiogênico.
COMENTÁRIOS	A alta incidência das doenças isquêmicas coronarianas e seu elevado potencial de morbimortalidade na população adulta geram uma alta necessidade de instrumentalização da equipe de enfermagem, para que ocorra maior agilidade no atendimento desses pacientes.
QUESTÕES PARA DISCUSSÃO DOCENTES/ DISCENTES	■ Discorrer sobre a abordagem inicial em pacientes com dor torácica na sala de emergência. ■ Qual a função das drogas administradas na sala de emergência para os pacientes com dor torácica? ■ Quais as principais complicações das síndromes coronárias agudas? ■ Traçar um plano de ações a serem realizadas para os pacientes admitidos por IAM com supradesnivelamento do segmento ST. ■ Elaborar um plano de orientação aos pacientes e familiares com relação à prevenção de eventos cardiovasculares.

BIBLIOGRAFIA CONSULTADA

Quilici AP, Bento AM, Ferreira FG, Cardoso LF, Moreira RSLM, Silva SC. Enfermagem em cardiologia. 2.ed. São Paulo: Atheneu; 2014.

Braunwald E, Zipes DP, Libby P. Tratado de medicina cardiovascular. 9.ed. São Paulo: Elsevier; 2013.

Piegas LS, Timerman A, Feitosa GS, Nicolau JC, Mattos LAP, Andrade MD et al. V Diretriz da Sociedade Brasileira de Cardiologia sobre Tratamento do Infarto Agudo do Miocárdio com Supradesnível do Segmento ST. Arq Bras Cardiol. 2015;105(2):1-105.

North America Nursing Diagnosis Association (NANDA). Diagnóstico de enfermagem da NANDA: definições e classificação 2015-2017. 10.ed. Porto Alegre: Artmed; 2015.

Nicolau JC, Timerman A, Marin-Neto JA, Piegas LS, Barbosa CJDG, Franci A; Sociedade Brasileira de Cardiologia. Diretrizes da Sociedade Brasileira de Cardiologia sobre Angina Instável e Infarto Agudo do Miocárdio sem supradesnível do Segmento ST. Arq Bras Cardiol. 2014;102(3Supl.1):1-61.

Bulechek GM, Buthcer HK, Dochterman JM, Wagner CM. Classificação das intervenções de enfermagem. 6.ed. Rio de Janeiro: Elsevier; 2016.

Parada cardiorrespiratória

Rita Simone Lopes Moreira
Natalia Justino Dala
Vinicius Batista Santos

HISTÓRIA

Paciente de 45 anos, sexo masculino, encontra-se internado na Unidade de Clínica Médica, com diagnóstico médico de pneumonia na base esquerda. Apresenta dispositivo ventilatório, cateter nasal com 3 L de O_2/minuto. O paciente recebe antibioticoterapia por acesso venoso em membro superior direito.

Ao adentrar o quarto para a medicação, o enfermeiro encontra o paciente "desacordado", sem responder aos chamados (gritos e sacudidas) e, simultaneamente, verifica se há elevação do tórax e checa o pulso carotídeo. Imediatamente, o enfermeiro pede ajuda, solicitando um carrinho de emergência e um desfibrilador. Em seguida, caso não se sinta o pulso palpável, coloca-se a tábua sob o paciente e iniciam-se as compressões torácicas em um ciclo de ressuscitação cardiopulmonar de 30 compressões para cada duas ventilações. O carrinho de emergência é levado para o enfermeiro, porém, o médico não se encontra na unidade.

Enquanto são feitas as compressões e as ventilações, outra pessoa deve aplicar as pás do desfibrilador externo automático (DEA) no tórax do paciente. Assim que as pás são aplicadas, devem-se cessar as compressões e iniciar a leitura do ritmo.

AÇÕES PRIORITÁRIAS COM RELAÇÃO AOS ACHADOS

Entendendo que a morte súbita é uma cessação abrupta e inesperada de todas as funções vitais, com ou sem sintomas prévios, acredita-se que isso possa ter ocorrido com o paciente do caso descrito.

Sabe-se que as taxas de sobrevivência a uma parada cardiorrespiratória (PCR) dependem do atendimento, de sua eficácia e do tempo de início das manobras. Três sinais comprovam que a vítima está em uma situação de PCR: ausência de consciência, ausência de respiração e ausência de pulso.

Portanto, o reconhecimento, a ressuscitação cardiopulmonar (RCP) e a desfibrilação precoces junto ao suporte avançado de vida podem mudar o panorama de resposta da vítima. Tais procedimentos são chamados pela American Heart Association de *cadeia da sobrevivência*.[1]

A RCP precoce pode duplicar ou triplicar as chances de sobrevivência da vítima. Ela deve ser mantida durante todo o atendimento até que o desfibrilador chegue e mesmo após o uso do DEA e durante o atendimento de suporte avançado.

Toda ênfase das diretrizes de 2015 foi dada às compressões adequadas e ao mínimo possível de interrupção.[1]

SUPORTE BÁSICO DE VIDA OU CAB

O suporte básico de vida (SBV) consiste em fases e manobras que devem ser realizadas e que estão relacionadas em CAB. Essa mudança ocorreu na tentativa de minimizar o tempo de avaliação e o início das compressões torácicas o mais precocemente possível.

Porém, a avaliação da responsividade mantém-se como primeiro passo do reconhecimento da PCR, seguido de avaliação da respiração somente com a busca da elevação do tórax. Assim, não há mais necessidade de utilizar a manobra "ver, ouvir e sentir". As recomendações para compressões torácicas fortes e rápidas mantêm-se como uma recomendação forte nas diretrizes de 2015.[1]

ALERTA, AVALIAÇÃO DA RESPIRAÇÃO E CIRCULAÇÃO SIMULTANEAMENTE

Inicialmente, é preciso avaliar a responsividade da vítima (*alerta*). Deve-se chegar perto do paciente, chamá-lo, tocá-lo e, ao mesmo tempo, verificar se há movimentos respiratórios, somente com a avaliação de elevação do tórax e de circulação por profissionais de saúde.

CIRCULAÇÃO (CHECAR PULSO E CARÓTIDA)

A checagem do pulso deve durar de 5 a 10 segundos. Recomenda-se que seja realizada em pulso central – pulso carotídeo (Figura 8.1). Na dúvida sobre a existência ou não de pulso, as compressões torácicas devem ser iniciadas imediatamente.

AJUDA

Caso esteja fora de uma unidade hospitalar, deve-se pedir ajuda, isto é, chamar um serviço de resgate (ligar para 192 ou 193 e solicitar um desfibrilador); dentro da unidade, deve-se solicitar um carrinho de emergência e um desfibrilador.

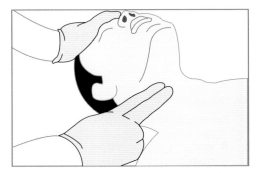

Figura 8.1 – Checagem do pulso em pulso central – pulso carotídeo.

COMPRESSÃO TORÁCICA

Desde 2015, as Diretrizes da American Heart Association recomendam a realização de 30 compressões, seguidas de duas ventilações. Essa relação de compressão-ventilação é chamada de ciclo de RCP. Essa recomendação deve ser realizada nas vítimas de PCR, por um ou dois socorristas.[1]

No adulto, o local indicado é entre os mamilos, no centro do tórax. Assim que houver a localização, o enfermeiro deve ficar em uma posição mais alta que a vítima, ou seja, se a vítima estiver no chão, ele deve ficar ajoelhado, se ela estiver no leito, o enfermeiro deve subir em uma escada. Nesse momento, deve-se colocar a palma da mão na posição correta (metade inferior do tórax), entrelaçar as mãos, manter os braços esticados, formando um ângulo de 90° com a vítima, dispensar o peso do corpo o suficiente para deprimir o tórax de 4 a 5 cm nos adultos, permitindo que tórax abaixe e levante. É importante ressaltar que a vítima esteja sobre uma superfície rígida e que nos ambientes extra e intra-hospitalar são utilizadas as pranchas e tábuas sob o tórax da vítima.

A frequência indicada para as compressões nas últimas diretrizes é de no mínimo 100 e no máximo 120 compressões por minuto, recomenda-se observação da depressão e da elevação tórax, e a profundidade deve ser mantida em 5 cm, sem ultrapassar 6 cm.

A minimização da interrupção das compressões tem como objetivo promover o enchimento das câmaras cardíacas, na tentativa de otimizar as perfusões cerebral e coronariana. O fluxo gerado pelas compressões torácicas (Figura 8.2) é de aproximadamente 25% do débito cardíaco normal.

É importante lembrar que os ciclos de RCP devem ser feitos durante todo o atendimento, sendo que a relação compressão/ventilação deve ser 30:2, com 18 a 23 segundos cada ciclo. Em vítimas já

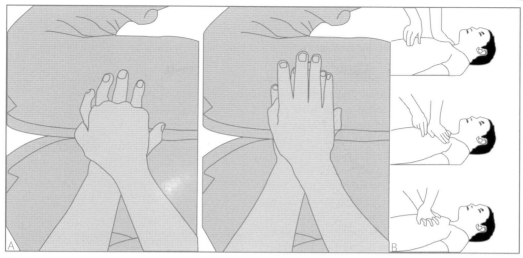

Figura 8.2 – Compressões torácicas.

com via aérea definitiva, essa relação deixa de ser sincronizada e deve ser realizada com FC = 100 a 120 compressões por minuto, com uma ventilação a cada 6 segundos.

A abertura das vias aéreas deve ser realizada com a manobra de hiperextensão da cabeça (elevação da mandíbula e inclinação da cabeça para trás). Essa manobra permite a liberação da língua e da epiglote, pois cerca de 90% das PCR apresentam obstrução das vias aéreas causada pela queda da língua. Está indicada caso não haja sinais de traumatismo craniano ou cervical. Caso haja tais condições, deve-se realizar manobra de tração da mandíbula.

HIPEREXTENSÃO DA CABEÇA

Deve-se colocar, com firmeza, a mão espalmada na região da testa. Com os dedos indicador e médio, estender a cabeça para trás (Figura 8.3).

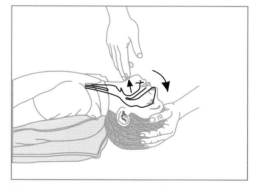

Figura 8.3 – Hiperextensão da cabeça.

TRAÇÃO DA MANDÍBULA

Devem-se colocar as mãos em cada lado da cabeça, elevando a mandíbula com os dedos que estão sobre ela. Com os dois dedos que estão ao lado da boca, fazer a abertura da cavidade bucal (Figura 8.4).

Para a avaliação da respiração (ver, ouvir e sentir), é preciso aproximar-se do rosto da vítima, olhando para o tórax, a fim de observar a elevação, ouvir e sentir algum movimento respiratório. Essa avaliação deve durar de 5 a 10 segundos (Figura 8.5).

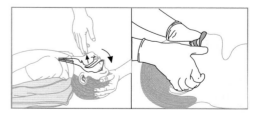

Figura 8.4 – (A) Abertura das vias aéreas. Inclinação da cabeça e elevação da mandíbula. (B) Na suspeita de trauma cervical: elevação da mandíbula.

BOA VENTILAÇÃO (BOCA-BARREIRA, BOLSA-VÁLVULA-MÁSCARA)

Não havendo respiração ou havendo respiração agônica, deve-se proceder à ventilação com dispositivos com barreira de proteção. Caso estejam no ambiente hospitalar, utilizar preferencialmente a bolsa-válvula-máscara (Ambu®), adaptada a uma fonte de oxigênio, sempre que possível. Cada ventilação deve ter duração de pelo menos um segundo, e deve-se observar a elevação do tórax.

DESFIBRILAÇÃO

A desfibrilação precoce é o terceiro elo da cadeia de sobrevivência. O estabelecimento imediato dessa terapia é muito importante para a sobrevivência das vítimas. Entre os ritmos cardíacos observados nas paradas cardiorrespiratórias, a fibrilação ventricular e a taquicardia ventricular sem pulso são os mais frequentes.

Os índices de sobrevivência para as vítimas de PCR caem entre 7 e 10% por minuto se não for realizada a RCP, quando analisado o tempo colapso-desfibrilação. A primeira fase da PCR é chamada "fase elétrica", de modo que a fibrilação ventricular terá ondas amplas, o que chamamos de "fibrilação grosseira", a qual propiciará a melhor resposta ao choque.

A partir do quinto minuto, a fibrilação vai se tornar mais fina. Assim, haverá uma redução do substrato energético do miocárdio. Esse momento é denominado "fase circulatória", e a fibrilação é chamada de "fibrilação fina". Sendo assim, se a parada cardíaca não for testemunhada e tiver ocorrido há mais de cinco minutos, indicam-se dois minutos de RCP ou cinco ciclos, antes da busca do ritmo e da desfibrilação.

Retornando à RCP nesse caso, deve-se aumentar o substrato energético, o que, portanto, vai melhorar a resposta ao choque.

Conforme a legislação brasileira,[2] o uso de DEA (Figura 8.6) deve ser feito por todos os profissionais de saúde treinados. Já o desfibrilador convencional (Figura 8.7) deve ser utilizado pelo médico.

Para que a desfibrilação seja bem-sucedida, são necessárias a utilização do gel condutor e pressão de aproximadamente 12 kg nas pás. O posiciona-

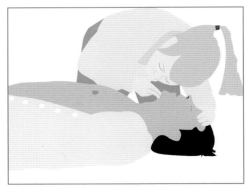

Figura 8.5 – Ver, ouvir e sentir.

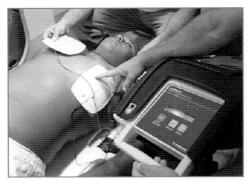

Figura 8.6 – Desfibriladores automáticos externos.
Fonte: acervo do autor.

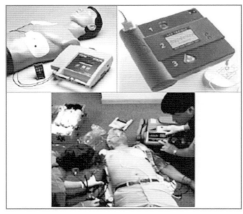

Figura 8.7 – Desfibrilador convencional.
Fonte: acervo do autor.

mento correto das pás também influencia na melhor resposta ao choque. As localizações indicadas são a região infraclavicular à direita e o ápice do coração.

A fim de reforçar o estudo, vamos rever o atendimento do suporte básico de vida:

- Alerta, avaliar a respiração, checar o pulso:
  - ajuda;
  - compressão torácica;
  - ciclo de RCP: 30 compressões e 2 ventilações (cada ciclo com 18 a 23 segundos);
  - abrir a via aérea;
- Boa respiração:
  - bolsa-válvula-máscara (duas ventilações de cada por pelo menos um segundo, observando a elevação do tórax – ventilação de resgate);
- Desfibrilar precocemente.

Nesse momento, o ritmo já deve ter sido identificado. Os ritmos de PCR são:
- Fibrilação ventricular (Figura 8.8).

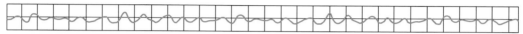

Figura 8.8 – Ritmo de fibrilação ventricular.

- Taquicardia ventricular (Figura 8.9).

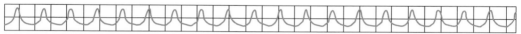

Figura 8.9 – Ritmo de taquicardia ventricular.

- Atividade elétrica sem pulso (Figura 8.10).

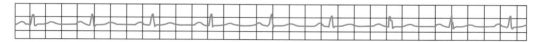

Figura 8.10 – Atividade elétrica sem pulso.

- Assistolia (Figura 8.11).

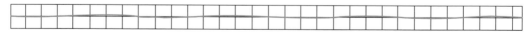

Figura 8.11 – Assistolia.

A segunda fase do atendimento da PCR é denominada suporte avançado ou ABCD secundário:
A. Aéreas com obtenção de uma via aérea definitiva: intubação orotraqueal. Trata-se de um procedimento médico no qual o enfermeiro deve preparar e auxiliar na intubação.

A preparação do material, o teste do funcionamento do laringoscópio e o teste do *cuff* da cânula devem ser realizados pelo enfermeiro ou outro profissional que esteja destinado a atender a parte respiratória.
B. Boa ventilação com oferta de 100% através de dispositivo bolsa-válvula-máscara e após a confirmação do posicionamento do tubo.

A confirmação correta do posicionamento do tubo é feita por meio da ausculta inicial do epigástrio, seguida da base esquerda, da base direita e dos ápices esquerdo e direito, respectivamente.

Devem ser auscultados os murmúrios vesiculares e/ou ruídos adventícios. Essa medida é chamada de checagem primária.

Após o estabelecimento da via aérea definitiva, o atendimento da RCP deve ser assincrônico, com FC = 100 bpm e uma ventilação a cada 8 a 10 segundos.

C. Acesso venoso, ou seja, monitoração cardíaca por meio de eletrodos e administração de drogas.

Recomenda-se que a punção venosa para o atendimento (PCR) seja feita na fossa antecubital, pois esse é um acesso calibroso.

Todas as drogas que serão infundidas em *bolus* devem ser seguidas de 20 mL de *flush* e da elevação do membro. A intenção dessa técnica é que o tempo da chegada da droga à circulação central seja diminuído.

Nas diretrizes de 2005, recomendou-se utilizar a via intraóssea, caso não haja acesso venoso.[1]

A monitoração cardíaca deve ser realizada por meio dos eletrodos, preferencialmente com três derivações. O monitor-desfibrilador deve permitir a monitoração, bem como a possibilidade de terapêutica elétrica, caso seja indicada. Geralmente, esses equipamentos são de três cabos, o que facilita a instalação: branco à direita; fumaça (preto) sobre fogo (vermelho). O preto e o vermelho devem ser posicionados à esquerda.

A administração das drogas, assim que o acesso venoso estiver disponível, é iniciada com adrenalina (epinefrina), a qual faz parte do grupo de vasopressores e é recomendada para todos os ritmos de PCR. A dose indicada é de 1 mg, devendo ser repetida a cada 3 a 5 minutos.

Outras drogas são recomendadas durante o atendimento da PCR, como os antiarrítmicos, nas paradas por ritmos chocáveis (fibrilação ventricular e taquicardia ventricular). A amiodarona é a droga indicada inicialmente, caso haja o acesso venoso; a dose recomendada é de 300 mg em *bolus*, podendo ser considerada uma segunda dose de 150 mg, também em *bolus*, cinco minutos após a primeira dose. Durante todo o atendimento dessa modalidade de PCR, com ritmos chocáveis, devem-se intercalar um vasopressor (epinefrina) e um antiarrítmico.

A desfibrilação é mantida e vem seguida da checagem do ritmo a cada dois minutos. Logo após o choque, deve-se iniciar imediatamente a RCP.

Nas modalidades atividade elétrica sem pulso (AESP) e assistólica, a droga inicial também é o vasopressor, a epinefrina em 1 mg a cada três minutos. Deve-se considerar o uso da atropina na AESP, com baixa frequência, e também durante a assistolia, utilizando 1 mg com dose máxima de 3 mg. Nessas duas formas de PCR, não há utilização da desfibrilação.

D. O diagnóstico diferencial deve sempre buscar a identificação e o tratamento das causas (Tabela 8.1) que possam ser tratadas e revertidas.

A manutenção da RCP deve ser contínua durante todo o atendimento, e a avaliação do ritmo e do pulso deve ser realizada a cada dois minutos.

Tabela 8.1 – Causas do evento	
5 Hs	**5 Ts**
Hipóxia	Trombose de coronária
Hipovolemia	Tromboembolismo pulmonar
Hidrogênio (acidose)	Tóxicos
Hipotermia	Tamponamento cardíaco
Hipo e hipercalemia	Tensão no tórax (pneumotórax)

Módulo II – Casos de Cardiologia

DIAGNÓSTICOS DE ENFERMAGEM

> Os diagnósticos de enfermagem apresentados pelos pacientes em PCR podem ser obtidos durante a PCR e após a ressuscitação.

- **Débito cardíaco diminuído:** quantidade insuficiente de sangue bombeado pelo coração para atender às demandas metabólicas corporais. **Características definidoras:** alteração da frequência cardíaca e ausência de circulação. **Fatores relacionados:** alteração de contratilidade, de pré e pós-carga e de volume de ejeção. **Meta:** realizar medidas que possam restabelecer o débito cardíaco, reduzindo as manifestações.
- **Risco de perfusão tissular cerebral , renal, cardiopulmonar e periférica ineficaz:** diminuição da oxigenação, resultando na incapacidade de nutrir os tecidos em nível capilar. **Características definidoras:** renal (oligúria), cardiopulmonar/periférico (ausência de circulação, pele fria e extremidades cianóticas). **Fatores relacionados:** transporte prejudicado de oxigênio por disfunção cardíaca. **Meta:** melhorar e reduzir as manifestações de perfusão tissular ineficaz.
- **Troca de gases prejudicada:** excesso ou déficit na oxigenação e/ou na eliminação de dióxido de carbono na membrana alveolocapilar. **Características definidoras:** cor da pele e pH anormais e hipercapnia. **Fatores relacionados:** desequilíbrio na ventilação e na perfusão. **Meta:** restabelecer as condições normais de ventilação.
- **Ventilação espontânea prejudicada:** reservas de energia diminuídas, resultando na incapacidade de o indivíduo manter a respiração adequada para a sustentação da vida. **Características definidoras:** pO_2 e $SatO_2$ diminuídas e volume corrente reduzido. **Fatores relacionados:** fatores metabólicos. **Meta:** restabelecer a possibilidade de ventilação espontânea.

INTERVENÇÕES DE ENFERMAGEM

O(a) enfermeiro(a) deve intervir de acordo com a necessidade prevista em cada caso.

Em caso de débito cardíaco diminuído, deve-se:
- Controlar as arritmias cardíacas.
- Observar os sinais e sintomas de débito cardíaco diminuído.
- Monitorar os sinais vitais.
- Promover o controle hídrico.
- Promover o controle hidroeletrolítico.

Em caso de perfusão tissular ineficaz renal, cardiopulmonar e periférica, deve-se promover:
- O controle acidobásico.
- O controle hídrico.
- O controle hidroeletrolítico.
- O controle de sensibilidade periférica.
- Os cuidados circulatórios arteriais e venosos.
- A monitoração respiratória.
- O controle de arritmias.
- O controle da nutrição.

Em caso de troca de gases prejudicada, deve-se promover:
- A monitoração de gases sanguíneos.
- A monitoração respiratória.

Em caso de ventilação espontânea prejudicada, deve-se promover:
- a monitoração respiratória;
- a monitoração de gases sanguíneos.

COMENTÁRIOS	Atualmente, estudos têm mostrado que cerca de 40% das mortes súbitas ocorrem no ambiente intra-hospitalar e que os profissionais de enfermagem são os primeiros a detectar as vítimas. Tanto o nível de sobrevida quanto as taxas de alta hospitalar podem ser elevados se o atendimento for realizado de maneira organizada e sistematizada. A rapidez no atendimento é fator determinante de bons resultados e prognóstico. É necessário que o(a) enfermeiro(a) tenha papel de destaque no atendimento, pois é ele(a) quem coordena o atendimento nas intervenções de enfermagem. O conhecimento de forma equivalente entre os participantes do atendimento melhora não apenas o atendimento, mas também as respostas esperadas.
QUESTÕES PARA DISCUSSÃO DOCENTES/ DISCENTES	■ Organizar um algoritmo com base nas referências recomendadas para sintetizar a sequência do atendimento da PCR. ■ Discutir com o professor a ação da epinefrina e da atropina no atendimento da PCR. ■ Relacionar as ações práticas decorrentes das intervenções de enfermagem para os pacientes nos cuidados pós-ressuscitação. ■ Distribuir em cinco elementos os participantes no atendimento da PCR e relacionar suas funções.

REFERÊNCIAS

1. American Heart Association. Destaques da American Heart Association 2015: atualização da diretrizes de RCP a ACE. Dallas: AHA, 2015. Disponível em: https://eccguidelines.heart.org/wp-content/uploads/2015/10/2015-AHA-Guidelines-Highlights-Portuguese.pdf; acessado em 14 de junho de 2018.
2. Cofen. Parecer Normativo n. 002/2017 Utilização pela Enfermagem do DEA – Desfibrilador Externo Automático. Disponível em: http://www.cofen.gov.br/parecer-normativo-no-0022017_48727.html; acessado em 14 de junho de 2018.

BIBLIOGRAFIA CONSULTADA

Barbosa V, Gomes E, Vaz S, Azevedo G, Fernandes G, Ferreira A et al. Falha na ativação da equipe de emergência intra-hospitalar: causas e consequências. Rev Bras Ter Intensiva. 2016;28(4):420-6.

Carpenito-Moyet LJ. Manual de diagnósticos de enfermagem. 13. ed. Porto Alegre: Artmed; 2011.

Magalhães CC, Colombo FMC, Nobre F, Ferreira JFM, Ferreira FA, Serrano Jr. CV. Tratado de cardiologia SOCESP. Barueri: Manole; 2015.

North America Nursing Diagnosis Association (NANDA). Diagnóstico de enfermagem da NANDA: definições e classificação 2015-2017. 10.ed. Porto Alegre: Artmed; 2015.Carpenito-Moyet LJ. Manual de diagnósticos de enfermagem. 13.ed. Porto Alegre: Artmed; 2011.

Quilici AP, Bento AM, Ferreira FG, Cardoso LF, Bagnatori RS, Moreira RSL et al. Enfermagem em cardiologia. São Paulo: Atheneu; 2015.

Rang HP, Dale MM, Ritter JM. Farmacologia. 6.ed. Rio de Janeiro: Elsevier; 2007.

Arritmia

Rita Simone Lopes Moreira
Natalia Ribeiro dos Anjos
Ana Maria Calil Sallum

HISTÓRIA

Paciente de 72 anos, sexo feminino, do ambulatório de cardiologia de um hospital federal na cidade de São Paulo há 3 anos, coronariopata há 15 anos e tem história de infarto agudo do miocárdio (IAM) prévio. No entanto, faz 9 meses que não comparece ao serviço. Deu entrada no pronto-socorro do hospital trazida por vizinhos por causa de um desmaio, o que resultou em um hematoma periorbitário e importante torpor. Ao acordar, referiu à equipe de saúde que nos últimos 2 meses tem apresentado cansaço para atividades domésticas ou para caminhar e, principalmente, tem sentido tonturas, fraqueza, dor "ardida" na região torácica e que teve a sensação de escurecimento da visão por duas vezes.

Mora sozinha e é viúva. Encontra o filho a cada duas semanas, mas não gosta de conversar sobre doença com ele e a nora. Afirma que muitas vezes se esquece de tomar um ou outro remédio e que troca medicamentos com sua vizinha, que também é cardiopata.

Alguns fatores observados devem ser levados em consideração:

Antecedentes pessoais: apresenta coronariopatia há 15 anos (IAM), hipertensão arterial sistêmica (HAS) há 20 anos e *diabetes mellitus* tipo II há 8 anos; foi tabagista durante 20 anos (consumia cerca de 20 cigarros diários). Suspendeu o consumo de tabaco após o episódio de IAM.

Medicações em uso: enalapril (10 mg/dia); metformina (850 mg, 2 vezes/dia); ansitec (5 mg/dia); ranitidina (150 mg, 2 vezes/dia).

Antecedentes familiares: o pai e o irmão faleceram em razão de doença cardíaca. A paciente não sabe precisar a causa-base. Sempre foi dona de casa.

EXAME FÍSICO

Ao exame físico, a paciente apresentou-se consciente, orientada, sonolenta, taquidispneica (FR = 24 mrpm), hipotensa (90 × 70 mmHg) e com FC = 38 bpm. Constatou-se estase jugular 2+ a 30°, ausência de sopro carotídeo, com MV presentes com estertores finos em bases pulmonares, pulsos periféricos palpáveis e simétricos, com diminuição de perfusão periférica, abdome globoso, edema 2++ em MMII e pele fria.

DADOS ANTROPOMÉTRICOS

- Altura: 1,56 m.
- Peso: 84 kg.

EXAMES REALIZADOS

- Laboratório:
  - Hb: 12,0   HT: 40%   plaquetas: 130.000
  - Na: 145   K: 3,2   U: 119   Cr: 1,5
  - glicemia: 168   CK: 81   MB: 14   Mg: 1,8
  - colesterol total: 315 mg/dL; LDL 176; HDL 50;
  - triglicérides: 380;
  - leucócitos: 7.000;
  - ECG: dissociação entre batimentos atriais e batimentos ventriculares, sendo que os batimentos atriais são de maior frequência e não conduzem os batimentos ventriculares;
  - ecocardiograma: aumento de AD e VD, diâmetro sistólico e diastólico final de VD aumentado; FE = 53%.

A conduta médica para esse caso baseou-se em sedação e aplicação de marca-passo transcutâneo (MPTC).

Após a colocação do MPTC, a paciente permaneceu sedada, com FC = 75 bpm de marca-passo, PA = 120 × 80 mmHg. Apresentou melhora da perfusão periférica. Foi encaminhada à tomografia computadorizada (TC) de crânio, pela qual não se constatou imagem hemorrágica.

Foi transferida para a hemodinâmica para passagem de marca-passo transvenoso.

AÇÕES PRIORITÁRIAS COM RELAÇÃO AOS ACHADOS

É preciso verificar os sinais e sintomas que determinam a instabilidade hemodinâmica, levando em conta que as arritmias são a maior causa de morte súbita.

Sempre que o profissional de enfermagem se depara com um paciente em situação de arritmia, sendo bradiarritmia ou taquiarritmia, é necessário avaliar se esse tipo de arritmia está produzindo sinais e sintomas (alteração do nível de consciência, dor torácica isquêmica, insuficiência cardíaca grave, hipotensão) que caracterizam instabilidade hemodinâmica. Nesse caso, a paciente apresentou diminuição da força física, fadiga para as atividades cotidianas, tonturas, fraqueza, dor "ardida" na região torácica e sensação de escurecimento da visão por duas vezes, além de todos os sinais da entrada da paciente no hospital, orientada, sonolenta, taquidispneica (FR = 24 mrpm), hipotensa (90 × 70 mmHg) e com FC = 38 bpm, estase jugular 2+ a 30°, estertores finos em bases pulmonares, pulsos periféricos palpáveis e simétricos com diminuição de perfusão periférica, abdome globoso, edema 2++ em MMII, pele fria, os quais constituem sinais importantes de instabilidade hemodinâmica.

Nessa situação, são mandatórias três ações por parte da enfermagem: monitoração, acesso venoso e verificação do dispositivo ventilatório a ser utilizado.

CORREÇÃO DOS FATORES QUE PODEM PROVOCAR DESCOMPENSAÇÃO

Todas as ações de enfermagem devem estar voltadas ao controle e à manutenção dos parâmetros vitais e ao atendimento da emergência.

A correção dessa situação emergencial evita outra situação mais grave, isto é, a parada cardiorrespiratória. A colocação dos eletrodos para a verificação do ritmo e o preparo dos eletrodos do MPTC para utilização são imprescindíveis.

Módulo II – Casos de Cardiologia

Após a correção da situação emergencial, é preciso verificar atitudes ou ações do paciente que possam ter provocado a descompensação, não aderência ao tratamento e piora no quadro cardiológico. Deve-se, ainda, analisar, a partir dos dados levantados, a evolução de doenças crônicas.

Na unidade de tratamento, após a estabilização do quadro e próximo à alta hospitalar, deve-se dar atenção especial ao conhecimento da doença e à aderência ao tratamento, uma vez que a insuficiência cardíaca e o *diabetes mellitus* têm características predominantes de cronicidade.

ATUAÇÃO NO ATENDIMENTO DE EMERGÊNCIA

Cumpre ressaltar que é privativo do(a) enfermeiro(a) atuar prestando assistência/cuidados aos pacientes graves e críticos, conforme a lei do exercício profissional.

HIPÓTESES DIAGNÓSTICAS

São possibilidades diagnósticas: bloqueio atrioventricular, estenose de carótida e bloqueio atrioventricular de terceiro grau (hipótese clínica).

FISIOPATOLOGIA

São denominados bradiarritmias os distúrbios do ritmo cardíaco caracterizados por redução da frequência, de modo permanente ou reversível, conforme a etiologia do processo. Dependendo da região anatômica na qual ocorra a disfunção do sistema excitocondutor do coração, é possível verificar episódios de bradicardia associados a sintomas de baixo fluxo cerebral, como síncopes, pré-síncopes ou tonturas, insuficiência cardíaca congestiva (ICC) e até mesmo morte súbita do paciente.

Por convenção, a bradicardia ocorre quando a FC é inferior a 60 bpm. No entanto, essa definição é inadequada, pois não representa limites para a correlação clínica ou hemodinâmica.

Nas situações de instabilidade hemodinâmica, o tratamento mais eficiente para a bradicardia é o implante de MPTC provisório, dependendo dos processos que resultaram nessa situação. Nos distúrbios reversíveis, em emergências ou nos transtornos irreversíveis, pode-se utilizar o implante de marca-passo permanente, também chamado de definitivo.

A identificação de causas reversíveis é muito importante em situações de emergência ou urgência. Deve-se investigar o uso de medicamentos, como no caso de intoxicação por digitálicos, betabloqueadores, bloqueadores de canal de cálcio (verapamil/diltiazem), antiarrítmicos (amiodarona/propafenona) e antidepressivos tricíclicos, a presença de distúrbios eletrolíticos e acidobásicos, reflexo vagal ou aumento do tônus parassimpático.

Os distúrbios irreversíveis são decorrentes de algumas doenças que podem acometer diretamente o sistema de condução, como o bloqueio atrioventricular congênito, a doença de Chagas, o IAM e a doença do nó sinusal.

O bloqueio atrioventricular (BAV) avançado é a principal causa de implante de marca-passo, tanto pela gravidade de suas repercussões clínicas quanto por sua elevada incidência entre as bradiarritmias. Ele pode ser intermitente, quando se manifesta de modo paroxístico, ou permanente, quando está sempre presente. Pode, portanto, apresentar-se de maneira aguda ou crônica.

A classificação mais utilizada para os bloqueios atrioventriculares é a eletrocardiográfica, conforme apresentado a seguir.

- **BAV de primeiro grau:** as causas mais comuns do BAV de primeiro grau são aumento do tônus vagal do nodo atrioventricular (NAV), doença de Chagas, IAM de parede inferior, miocardites e ação de drogas. Não requer tratamento específico; porém, é necessário critério especial na utilização de drogas que possam agravar o grau do bloqueio. Quando associado a bloqueio de ramo, deve haver um acompanhamento ambulatorial mais cuidadoso. Contudo, não requer tratamento para indivíduos assintomáticos.

- **BAV de segundo grau tipo I (fenômeno de Wenckebach):** a característica desse traçado consiste no intervalo P-R que se alarga até bloquear o complexo QRS. As causas mais comuns são aumento do tônus vagal do NAV, doença de Chagas, IAM de parede inferior, miocardites e ação de drogas. Geralmente, não requer tratamento específico. Entretanto, devem ser suspensas as drogas relacionadas a sua origem. O implante de marca-passo provisório está indicado se ocorrerem sintomas de baixo fluxo cerebral, frequência ventricular < 40 bpm, insuficiência cardíaca ou arritmia ventricular grave.

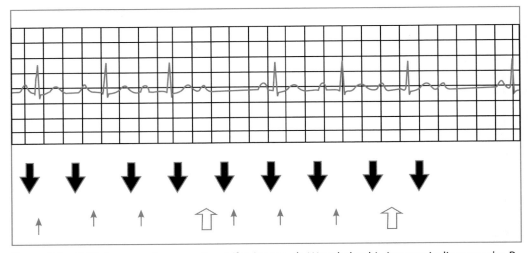

Figura 9.1 – BAV de segundo grau – tipo I (fenômeno de Wenckebach). As setas indicam ondas P e intervalo P-R anormal e ausência de complexos QRS.

- **BAV de segundo grau tipo II:** caracteriza-se por bloqueio súbito e inesperado da onda P (do nó sinusal, atravessando o átrio), ao passo que os intervalos P-R dos batimentos cardíacos conduzidos permanecem constantes.

Geralmente, evolui para BAV de terceiro grau com foco de suplência ventricular, de frequência baixa e instável. Portanto, indicam-se implante de marca-passo provisório e posterior marca-passo definitivo, mesmo em pacientes assintomáticos.

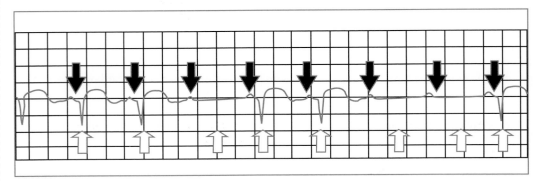

Figura 9.2 – BAV de segundo grau – tipo II (p2). Estão indicadas as ondas P, intervalo P-R normal e os complexos QRS presentes e ausentes.

■ **BAV de terceiro grau ou total:** há completa ausência de condução atrioventricular. Os átrios e ventrículos são comandados por marca-passos independentes. A frequência atrial é sempre superior à ventricular. Há indicação de marca-passo definitivo na vigência de baixo fluxo cerebral, insuficiência cardíaca, arritmia ventricular grave e/ou quando não há reversão do quadro após a suspensão de fármacos que agem sobre o cronotropismo, correção de eletrólitos, isquemia etc.

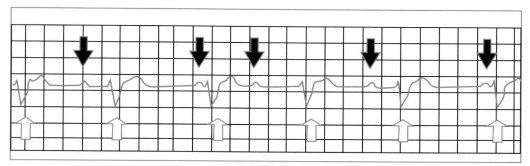

Figura 9.3 – BAV de terceiro grau ou total.

CONDUTA

Deve-se fazer a prova de atropina 0,5 a 1,0 mg. Normalmente, é o fármaco utilizado quando há sinais e sintomas graves secundários à bradicardia.

TRATAMENTO

MPTC são recomendados para o tratamento das bradicardias sintomáticas, ou seja, aquelas que causam instabilidade hemodinâmica com presença de pulso.

O tratamento pode durar no máximo quatro horas com o MPTC, em que, após a suspensão das drogas, o marca-passo sinusal reassume sua função de conduzir os impulsos.

COLOCAÇÃO DE MARCA-PASSO PROVISÓRIO

A colocação de marca-passo provisório pode ser realizada na sala de pronto-socorro. No entanto, deve ser colocado preferencialmente no laboratório de hemodinâmica, sob visão radioscópica, sempre que possível.

FÁRMACOS A SEREM UTILIZADOS

Deve-se fazer a prova de atropina IV: amina terciária utilizada no tratamento da bradicardia sinusal, que bloqueia a acetilcolina em receptores presentes no músculo cardíaco.

ANÁLISE LABORATORIAIS E COMPLEMENTARES MAIS COMUNS NOS PACIENTES

A análise da glicemia permite avaliar as taxas totais de glicose circulante, bem como aferir, indiretamente, a sobrecarga para outros órgãos, como o rim, por exemplo. Deve-se traçar um perfil retrospectivo do paciente que contemple seus hábitos alimentares, a possibilidade de sedentarismo, a adesão ao tratamento, a necessidade de reavaliação medicamentosa etc.

A análise bioquímica em pacientes cardiopatas é fundamental. A prova de função renal pela creatinina e pela ureia podem demonstrar baixa perfusão renal, por diminuição do débito cardíaco e sobrecarga renal pelo *diabetes mellitus* descompensado. Na e K em concentrações séricas anormais podem dar origem a manifestações extremamente comprometedoras, como arritmias, que são deflagradas com mais facilidade, uma vez que esses indivíduos já apresentam o sistema de condução elétrico afetado.

Além disso, outros achados devem ser observados:

- Hemograma e leucograma: a paciente apresentou duas doenças crônicas, que, dependendo de sua evolução, podem resultar em manifestação consuptiva, gerando anemia e aumentando a possibilidade de infecção.

- RX de tórax: deve ser avaliado para verificar o grau de comprometimento pulmonar, pois se trata de paciente cardiopata e com IAM prévio. O(a) enfermeiro(a) deve lançar mão dessa avaliação, complementando os achados propedêuticos, como ausculta pulmonar com estertores finos.

- ECG: apresenta, de maneira rápida, uma visão do sistema de condução do impulso cardíaco, bem como a relação da passagem do impulso desde a saída do nó sinusal até o ventrículo, o que, em muitos casos, mostra alterações importantes para a definição diagnóstica.

- Ecocardiograma: tem como principal função fornecer a estimativa da fração de ejeção (FE). O padrão de normalidade é de FE = 55%.

DIAGNÓSTICOS DE ENFERMAGEM MAIS COMUNS

Considerando os sinais e sintomas do paciente, os exames complementares e laboratoriais, além de sua condição emocional, o enfermeiro deve avaliar as respostas do indivíduo mediante o processo saúde/doença. Utilizando o raciocínio clínico, poderá identificar os diagnósticos de enfermagem referentes ao caso citado.

- **Débito cardíaco diminuído:** quantidade de sangue bombeado pelo coração insuficiente para atender às demandas metabólicas corporais por presença de bradicardia. **Fatores relacionados:** insuficiência cardíaca, alterações no ECG, distensão de veia jugular, pele fria e pegajosa, dispneia, agitação e ansiedade. **Meta:** controlar as manifestações de baixo fluxo, manter a estabilidade hemodinâmica e promover uma boa qualidade de vida.

- **Intolerância a atividade:** energia fisiológica ou psicológica insuficiente para suportar ou complementar as atividades requeridas ou desejadas por alterações eletrocardiográficas. **Fatores relacionados:** arritmias, desconforto aos esforços, relato verbal de fadiga. **Meta:** o indivíduo deve progredir para aumentar sua tolerância a atividades, identificando fatores de melhora e piora e redução da intolerância.

- **Risco para controle ineficaz do regime terapêutico:** trata-se do risco para padrão, regulação e integração à vida diária de um programa de tratamento de doenças e suas sequelas, que é insatisfatório para alcançar objetivos específicos de saúde por complexidade do regime terapêutico, doença crônica. **Meta:** comportamento de adesão e participação nas decisões sobre cuidados de saúde.

- **Risco para infecção:** consiste no risco aumentado de o paciente ser invadido por organismos patogênicos por hospitalização, procedimentos invasivos e presença de dispositivo implantável. **Meta:** comportamento de adesão e controle rigoroso de precaução nas condutas invasivas.

- **Conhecimento deficiente:** ausência ou deficiência de informação cognitiva relacionada a um tópico específico por seguimento inadequado de informações. **Meta:** reforçar a importância da adesão ao tratamento/retornos e uso de medicamentos.

- **Dor aguda:** experiências sensorial e emocional desagradáveis que surgem de uma lesão tissular real, potencial ou descrita em termos de tal dano. Apresenta início súbito ou lento, tem intensidade leve a intensa, término antecipado ou previsível e duração de menos de seis meses, por relato verbal de dor. Deve-se atentar à importância de relacionar a queixa com as doenças prévias, sobretudo porque a dor não aliviada diminui a oferta de oxigênio ao miocárdio. **Meta:** controle da dor.

Módulo II – Casos de Cardiologia

DESTAQUE PARA A ATUAÇÃO DO(A) ENFERMEIRO(A)

Tendo em vista tratar-se de uma situação clínica emergencial e potencialmente grave, – pois essa arritmia gera instabilidade hemodinâmica –, o(a) enfermeiro(a) deve atentar a alterações hemodinâmicas e respiratórias, realizando avaliação constante da dor e emergências/urgências relacionadas às arritmias.

É fundamental a documentação de todas as ações de enfermagem realizadas (evolução/anotação), bem como das eventuais intercorrências.

INTERVENÇÕES DE ENFERMAGEM

Em situações de emergência, o(a) enfermeiro(a) deve estar apto(a) a:

- Realizar a avaliação primária, com destaque para a verificação e correção imediata do ritmo e a instalação de oxigênio (conforme indicação médica ou protocolo da unidade).
- Monitorar o paciente com todos os recursos possíveis (oxímetro/monitor cardíaco etc.).
- Providenciar acesso venoso e controle rigoroso de sinais vitais.
- Realizar exame físico dirigido ao problema em questão.
- Manter material de ressuscitação e fármacos próximo ao paciente.
- Documentar todo o processo.

Com relação ao problema/base, observar:

- Débito cardíaco diminuído:
  - controle das arritmias cardíacas;
  - observação dos sinais de baixo fluxo;
  - observação de sinais e sintomas de débito cardíaco diminuído;
  - monitoração de sinais vitais;
  - controle de peso – paciente obesa;
  - controle hidroeletrolítico – K diminuído.
- Intolerância a atividade:
  - determinação das limitações físicas;
  - auxílio nas atividades, estabelecendo limites e incentivando o autocuidado, quando possível;
  - monitoração das causas de fadiga.
- Risco para controle ineficaz do regime terapêutico:
  - reforço frequente da adesão do paciente ao tratamento, com ações educativas individuais;
  - esclarecimento de dúvidas;
  - reforço da importância de acompanhamento frequente no caso de doenças crônicas.
- Risco para infecção:
  - critério na manutenção e/ou retirada de materiais invasivos;
  - controle de temperatura;
  - avaliação de sinais flogísticos;
  - orientação ao paciente quanto à importância do autocuidado.
- Conhecimento deficiente:
  - reforço frequente da adesão da paciente ao tratamento, com ações educativas individuais;
  - esclarecimento de dúvidas;
  - reforço da importância de acompanhamento frequente no caso de doenças crônicas;
  - sugestão quanto à participação em grupos terapêuticos.

Discussão de Casos Clínicos e Cirúrgicos

- Dor aguda:
  - avaliar a presença de dor (intensidade, localização, fatores agravantes e atenuantes etc.);
  - avaliar a eficácia ou não dos fármacos administrados e comunicar ao(à) médico(a);
  - incentivar a paciente a relatar suas queixas, sem se esquecer dos efeitos nocivos da dor para o organismo;
  - avaliar o local da inserção do marca-passo;
  - estimular a deambulação, quando possível.

Principais condutas em relação aos dispositivos cardíacos:
1. Garantir o repouso no leito após o procedimento.
2. Controlar rigorosamente os parâmetros vitais.
3. Monitorar o paciente.
4. Observar no local da inserção a presença de sangramento e/ou hematomas.
5. Avaliar e controlar a dor.
6. Avaliar a programação do dispositivo (frequência cardíaca), pois é relativa a cada paciente.
7. Proporcionar conforto.
8. Orientar quanto à importância dos retornos, do uso medicamentoso, da proteção contra as fontes de interferência, da avaliação periódica do dispositivo, da avaliação da pele no local da inserção e do uso do cartão de identificação do MP.
9. Orientar quanto ao retorno às atividades normais de vida cotidiana, respeitando a individualidade e recuperação do paciente.
10. Prevenir quanto ao deslocamento do dispositivo e dos cuidados gerais.

COMENTÁRIOS

No caso tratado, a paciente era idosa, cardíaca e diabética, doenças de alta morbidade e mortalidade em nosso meio. Atentou-se às práticas educativas de prevenção da progressão das doenças, à importância dos retornos ao ambulatório e à adesão ao tratamento.

Na ocasião da alta, um plano de cuidados foi direcionado à paciente, com checagem das principais informações oferecidas.

QUESTÕES PARA DISCUSSÃO DOCENTES/ DISCENTES

- O que significam onda P, complexo QRS e onda T no eletrocardiograma?
- Quais os sinais e sintomas que caracterizam instabilidade hemodinâmica?
- Por que a hipocalemia pode levar ao aparecimento de arritmias no indivíduo?
- Ler os níveis normais dos exames laboratoriais relacionados ao caso dessa paciente.
- Qual a diferença de oferta de oxigênio entre os dispositivos ventilatórios disponíveis (cateter de oxigênio, máscara de Venturi e máscara com reservatório de oxigênio)?
- Elaborar uma ficha sobre a dopamina, destacando suas ações de acordo com a dose/minuto.

- Pesquisar sobre os diagnósticos de enfermagem "desobediência" e "distúrbio da imagem corporal". Em seguida, discutir com colegas a respeito da inclusão ou não de tais diagnósticos.
- Estabelecer um plano de cuidados para essa paciente na ocasião da alta hospitalar.
- O que é morte súbita?
- Como deve ser a participação do(a) enfermeiro(a) na organização de uma sala de emergência (recursos humanos e materiais)?

BIBLIOGRAFIA CONSULTADA

Braunwald E, Zipes DP, Libby P. Tratado de medicina cardiovascular. 9.ed. Rio de Janeiro: Elsevier, 2013.

Brignole M, Auricchio A, Baron-Esquivias G, Bordachar P, Boriani G, Breithardt OA et al. 2013 ESC Guidelines on cardiac pacing and cardiac resynchronization therapy: the Task Force on cardiac pacing and resynchronization therapy of the European Society of Cardiology (ESC). Developed in collaboration with the European Heart Rhythm Association (EHRA). Eur Heart J. 2013 Aug;34(29):2281-329.

North America Nursing Diagnosis Association (NANDA). Diagnóstico de enfermagem da NANDA: definições e classificação 2015-2017. 10.ed. Porto Alegre: Artmed; 2015.

Bulechek GM, Buthcer HK, Dochterman JM, Wagner CM. Classificação das intervenções de enfermagem. 6.ed. Rio de Janeiro: Elsevier; 2016.Epstein AE, DiMarco JP, Ellenbogen Ka, Estes NA 3rd, Freedman RA et al; American College of Cardiology Foundation; American Heart Association Task Force on Practice Guidelines; Heart Rhythm Society. 2012 ACCF/AHA/HRS focused update incorporated into the ACCF/AHA/HRS 2008 guidelines for device-based therapy of cardiac rhythm abnormalities: a report of the American College of Cardiology Foundation/American Heart Association Task Force on Practice Guidelines and the Heart Rhythm Society. J Am Coll Cardiol. 2013 Jan 22;61(3):e6-75.

Quilici AP, Bento AM, Ferreira FG, Cardoso LF, Moreira RSLM, Silva SC. Enfermagem em cardiologia. 2.ed. São Paulo: Atheneu; 2014.

Choque cardiogênico

Vinicius Batista Santos
Samara Rodrigues de Alvarenga
Rita Simone Lopes Moreira

HISTÓRIA

Paciente de 56 anos, sexo feminino, apresenta antecedentes de hipertensão e *diabetes mellitus* tipo II e encontra-se acordada. Há cerca de três horas, deu entrada na sala de emergência referindo dor precordial em aperto, com irradiação para a região dorsal, acompanhada de náusea e vômito.

A paciente afirma ter apresentado o mesmo sintoma há um ano, ocasião em que foram realizados cateterismo cardíaco e angioplastia com *stent*. Entretanto, após o evento, não seguiu acompanhamento médico.

Realizaram-se monitoração multiparamétrica não invasiva, instalação de cateter de oxigênio a 2 L/minuto e punção de acesso venoso periférico com cateter sob agulha em região da fossa antecubital.

Durante a abordagem inicial, a paciente apresentou mudanças significativas, que evoluíram com rebaixamento do nível de consciência (ECGl = 7), dispneia com expansibilidade torácica diminuída, com MV presentes com estertores até ápice pulmonar, hipotensão com PAS = 70 mmHg e PAD = 40 mmHg, taquicardia com FC = 135 bpm em ritmo sinusal, com presença de terceira bulha na ausculta cardíaca, e má perfusão periférica.

Foi realizada coleta de exames laboratoriais, que demonstraram aumento significativo dos marcadores de necrose miocárdica, porém, sem outras alterações laboratoriais.

- CPK: 327 UI/L.
- CK-MB: 590 UI/L.
- Troponina: 1,9 ng/mL.

AÇÕES PRIORITÁRIAS COM RELAÇÃO AOS ACHADOS

É preciso verificar os sinais e sintomas que determinam a queixa da paciente, como:

- Dor precordial retroesternal há três horas em aperto, com irradiação para a região dorsal, acompanhada de náusea e vômito.
- Sinais de disfunção ventricular aguda, com ausculta com estertores até o ápice, hipotensão, má perfusão periférica e ritmo de galope.
- Alterações eletrocardiográficas, com supradesnivelamento do segmento ST em parede anterior, demonstrando oclusão total de alguma artéria coronária.
- Aumento dos níveis dos marcadores de necrose miocárdica.

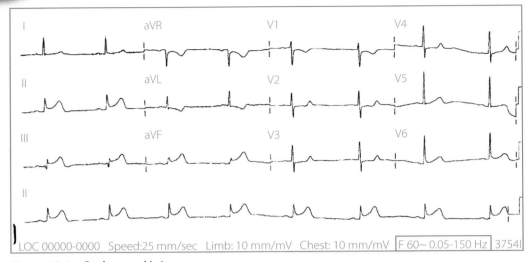

Figura 10.1 – Ondas patológicas.
Fonte: adaptada de Stewart-Amidei (1998).[1]

CORREÇÃO DO MECANISMO DETERMINANTE

Todas as ações de enfermagem devem ser direcionadas à manutenção dos parâmetros vitais, dedicando especial cuidado com as avaliações respiratória e cardiovascular, na tentativa de estabilizar precocemente o perfil hemodinâmico, proporcionar alívio da dor, repouso no leito e otimização de condutas para reperfusão coronária.

HIPÓTESES DIAGNÓSTICAS

SÍNDROME CORONARIANA AGUDA COM SUPRADESNIVELAMENTO DO SEGMENTO ST

Após avaliação inicial e realização do eletrocardiograma, realizaram-se:
- Sedação com 15 mg de midazolam e 0,15 mg de fentanil.
- Intubação orotraqueal, com cânula 7,5 pelo rebaixamento do nível de consciência.
- Passagem de sonda orogástrica, para administração de drogas e cateter vesical de demora para controle hídrico rigoroso.
- Administração de ácido acetilsalicílico 300 mg como antiagregante plaquetário.
- Clopidogrel 300 mg como antiagregante plaquetário.
- Início de infusão de droga vasopressora do tipo noradrenalina em Bic a 0,3 mcg/kg/minuto, para aumento da pressão arterial, com o objetivo de manter perfusão sistêmica.
- Avaliação dos achados para indicação de drogas inotrópicas.
- Furosemida 80 mg IV em *bolus*.

Durante a terapêutica descrita, contatou-se o serviço de cardiologia invasiva e intervencionista para a realização da cineangiocoronariografia e angioplastia primária. A paciente foi encaminhada para o setor descrito para a realização do procedimento, a partir do qual se constatou oclusão total da artéria descendente anterior. Realizou-se angioplastia com *stent* da artéria responsável pelo evento agudo com sucesso angiográfico total, passagem do cateter de balão intra-aórtico e infusão de cloridrato de dobutamina a 7 mcg/kg/minuto.

Após o procedimento, a paciente foi encaminhada à UTI coronariana. Ela foi transportada em uma maca com monitoração multiparamétrica invasiva, acompanhada pelo enfermeiro e pelo médi-

Módulo II – Casos de Cardiologia

co. Estava sob efeito de sedativo, intubada com cânula 7,5 em A/C, com FiO_2 a 100% e MV presentes com estertores até terço médio, hemodinamicamente instável em uso de noradrenalina a 0,4 mcg/kg/minuto e dobutamina a 7 mcg/kg/minuto com balão intra-aórtico 1:1 em região femoral ciclado pelo eletrocardiograma com PAS em torno de 90 mmHg e PAD = 60 mmHg com regular perfusão periférica com cateter vesical de demora com débito de 200 mL em uma hora após estímulo de quatro ampolas de furosemida IV.

FISIOPATOLOGIA E TRATAMENTO

O choque cardiogênico é uma condição clínica caracterizada por inadequada perfusão tecidual em decorrência de uma grave disfunção cardíaca. O coração torna-se incapaz de atender às demandas metabólicas dos tecidos periféricos, em razão de uma diminuição do débito cardíaco, com evidência de hipóxia tecidual na presença de volume intravascular adequado.

Clinicamente, os pacientes apresentam critérios de hipotensão e evidência de má perfusão tecidual: oligúria, cianose, extremidades frias e alterações do sensório, além de algumas alterações hemodinâmicas, como diferença arteriovenosa de oxigênio elevada: $C(a-v)O_2 > 5,5$ mL/dL; índice cardíaco diminuído: IC < 2,2 L/minuto/m²; e pressão capilar pulmonar elevada: > 15 mmHg.

O tratamento do choque cardiogênico é fundamentado na correção do problema de base e em medidas farmacológicas que visam a aumentar o inotropismo cardíaco. Entre as principais medidas estão:

- Ventilação e oxigenação.
- Adequação da volemia, guiando-se por sinais clínicos, como perfusão periférica, débito urinário, pressão venosa central e, se necessário, monitoração com cateter de artéria pulmonar.
- Detecção e tratamento de taquiarritmias e de bradiarritmias.
- Identificação e correção de distúrbios do equilíbrio hidroeletrolítico e acidobásico.

Quando a terapêutica farmacológica é insuficiente para restabelecer de maneira satisfatória a perfusão sistêmica, pode-se lançar mão, em condições de falência ventricular, da assistência circulatória mecânica com bomba de balão intra-aórtico, visando a aumentar o débito cardíaco e a perfusão sistêmica por meio do sistema de contrapulsação.

DIAGNÓSTICO DE ENFERMAGEM

- **Débito cardíaco diminuído**: caracterizado por mudança de eletrocardiograma, fração de ejeção diminuída, variações na pressão sanguínea, frequência cardíaca aumentada, dispneia; relacionado a volume de ejeção alterado, pré-carga alterada, pós-carga alterada e contratilidade alterada.
- **Volume de líquido excessivo**: caracterizado por mudança no padrão respiratório, mudança no estado mental, som cardíaco B3 relacionado com mecanismos reguladores comprometidos.
- **Déficit no autocuidado**: caracterizado por incapacidade para higiene e alimentação; relacionado a uso de drogas analgésicas/sedativas.
- **Risco para infecção:** fator de risco para procedimentos invasivos.
- **Risco para perfusão tissular periférica ineficaz:** fator de risco para presença de cateteres arteriais.
- **Risco para perfusão renal ineficaz:** fator de risco para uso de contrastes iodados.
- **Risco para sangramentos:** fator de risco para uso de anticoagulantes e antiagregantes plaquetários.
- **Risco de queda:** fator de risco em razão do uso de medicações, mobilidade reduzida e doença aguda.
- **Ventilação espontânea prejudicada:** fator de risco para saturação de oxigênio diminuída, e fatores metabólicos.

> Foram pontuados os diagnósticos de enfermagem prevalentes.

TRATAMENTO MEDICAMENTOSO – CLÍNICO

- Dieta por sonda nasoenteral.
- Antiagregantes plaquetários: ácido acetilsalicílico (ataque de 300 mg, seguidos de 100 mg diário) e clopidogrel (ataque de 300 mg, seguidos de dose diária de 75 mg).
- Antitrombínicos: heparina de baixo peso molecular ou não fracionada.
- Dobutamina.
- Norepinefrina.
- Estatinas.

FÁRMACOS

- **Ácido acetilsalicílico (Aspirina®):** impede a agregação plaquetária (tromboxano A2), reduzindo a progressão do evento trombótico.
- **Clopidogrel:** reduz a ativação plaquetária pela via do difosfato de adenosina, diminuindo a progressão do evento trombótico.
- **Antitrombínicos:** impedem a conversão dos fatores de coagulação e, consequentemente, a formação de fibrina. Pode-se utilizar a heparina de baixo peso molecular por via subcutânea ou a heparina não fracionada por via intravenosa.
- **Dobutamina:** droga sintética cuja ação ocorre em receptores beta-adrenérgicos, principalmente beta-1, promovendo aumento do débito cardíaco e do volume sistólico.
- **Norepinefrina:** droga sintética, simpaticomimética, cujo efeito predominantemente alfa-adrenérgico aumenta a resistência vascular sistêmica.
- **Estatinas:** inibidores da HMG-CoA-redutase, que reduzem ao nível plasmático de LDLc e colesterol total. Têm como efeito aditivo a proteção do endotélio vascular.

ANÁLISE LABORATORIAL E EXAMES

- **Hemograma completo:** atenção especial à queda dos níveis hematimétricos, que podem indicar sangramentos e avaliação periódica do nível de leucócitos.
- **Bioquímica:** sódio, potássio, cálcio, magnésio, ureia, creatinina, ácido úrico e glicemia.
- **Gasometria arterial:** seriada para avaliar o comportamento do equilíbrio acidobásico.
- **Marcadores de necrose miocárdica:** para avaliação sequencial do comportamento da lesão miocárdica.
- **Coagulograma:** indicado principalmente a pacientes com uso de heparina não fracionada, para controle do tempo de tromboplastina parcial ativada.
- **ECG de 12 derivações:** avaliação diária, na procura da evolução de sinais isquêmicos miocárdicos.
- **RX de tórax:** para avaliação de sinais de congestão, que podem indicar disfunção ventricular.
- **Ecocardiograma transtorácico:** para avaliar a fração de ejeção e o déficit segmentar do miocárdio, além de possibilitar o exame global da área cardíaca.

DESTAQUE PARA A ATUAÇÃO DO(A) ENFERMEIRO(A)

Por se tratar de uma condição clínica que apresenta alta taxa de mortalidade, o(a) enfermeiro(a) deve organizar os cuidados visando à estabilização e avaliação clínica da paciente e à prevenção de complicações decorrentes da própria doença e do estado atual da paciente. Tais cuidados consistem

Módulo II – Casos de Cardiologia

em controle nutricional, controle da função renal, higiene, conforto e prevenção de infecção e do risco para úlcera por pressão.

INTERVENÇÕES DE ENFERMAGEM

- Risco para infecção:
  - proteção contra infecção;
  - controle de infecção;
  - cuidados com sítio de punção.
- Risco para integridade da pele prejudicada:
  - cuidados com repouso no leito: manter conforto no leito – cabeceira a 30°;
  - prevenção de lesão por pressão: proteger proeminências ósseas com coxins, realizar mudança de decúbito sem prejudicar local do procedimento, utilizar colchão piramidal em pacientes obesos e emagrecidos;
  - cuidados com a pele: certificar-se de alergias a produtos tópicos e adesivos antes de qualquer procedimento;
  - manter o adesivo para curativo limpo e seco.
- Débito cardíaco diminuído:
  - controle do choque cardiogênico: manter monitor multiparamétrico, controle rigoroso de pressão arterial e frequência cardíaca;
  - cuidados cardíacos fase aguda: avaliar dor precordial, avaliar resultados de enzimas cardíacas, realizar ausculta pulmonar e cardíaca, instalar oxigenoterapia, monitorar a eficácia da oxigenoterapia;
  - administração de medicamentos: administrar medicamentos para aliviar/prevenir dor, monitorar a eficácia da medicação;
  - monitoração de sinais vitais: controlar sinais vitais a cada 30 ou 60 minutos na fase aguda;
  - controle de líquido: realizar balanço hídrico;
  - controle de arritmias;
  - cuidados circulatórios: aparelho de suporte circulatório mecânico (balão intra-aórtico – manter console de balão intra-aórtico sempre com a bateria carregada), certificar-se de volume do gás hélio, preparar soluções heparinizadas para instalação do balão.
- Mobilidade no leito prejudicada:
  - cuidados com repouso no leito:
  - manter decúbito até 30°;
  - promover conforto com auxílio de coxins;
  - proteger proeminências ósseas.
- Perfusão tissular cardíaca alterada:
  - controle de arritmias;
  - controle de choque cardiogênico;
  - cuidados cardíacos: fase aguda;
  - cuidados circulatórios: insuficiência arterial;
  - monitoração de sinais vitais (as atividades de enfermagem relacionadas a essas intervenções estão descritas no diagnóstico de enfermagem: débito cardíaco diminuído).
- Risco para perfusão tissular renal alterada:
  - controle da eliminação urinária: realizar balanço hídrico;
  - controle de líquidos: avaliar e controlar ingestão hídrica;
  - monitoração de índice de marcadores renais: controlar níveis de ureia e creatinina.

10 — Discussão de Casos Clínicos e Cirúrgicos

- Risco para perfusão tissular periférica alterada:
  - controle da sensibilidade periférica: avaliar presença de parestesia em membro cateterizado, manter membro cateterizado hiperestendido;
  - controle do choque;
  - monitoração hemodinâmica invasiva.
- Volume de líquido excessivo:
  - controle de eletrólitos;
  - monitoração de sinais vitais;
  - monitoração de líquidos;
  - monitoração hemodinâmica invasiva.
- Risco para sangramentos:
  - precauções contra sangramentos;
  - precaução contra infecção;
  - prevenção de úlceras de pressão.
- Déficit no autocuidado:
  - monitoração nutricional;
  - assistência para higiene e conforto.

RESULTADOS

A atenção por parte da equipe de enfermagem é uma condição essencial para o melhor prognóstico dos pacientes que desenvolvem disfunção ventricular aguda após infarto agudo do miocárdio, pois problemas como desequilíbrios hidroeletrolíticos, acidose metabólica, disfunção renal e alto risco de infecção auxiliam no aumento da mortalidade desses pacientes.

COMENTÁRIOS

O atendimento aos pacientes que apresentam disfunção ventricular aguda após síndrome coronariana requer atenção especial por parte da equipe multiprofissional, pois a mortalidade continua alta, mesmo com todos os adventos terapêuticos e intervencionistas. Portanto, torna-se necessário que a equipe de enfermagem atue de maneira sistematizada, visando ao cuidado de problemas reais ou de risco que porventura o paciente venha a apresentar.

QUESTÕES PARA DISCUSSÃO DOCENTES/DISCENTES

- Discorrer sobre a fisiopatologia do choque cardiogênico, bem como suas manifestações clínicas.
- Qual o tratamento recomendado em caso de choque cardiogênico?
- Traçar um plano de ações a serem realizadas para os pacientes admitidos por choque cardiogênico na UTI.
- Montar uma tabela que diferencie as manifestações hemodinâmicas entre o choque cardiogênico e o choque séptico.

Módulo II – Casos de Cardiologia

> **QUESTÃO EM DESTAQUE** | Identificar aspectos comuns e particulares com relação ao paciente portador de afecção cardíaca.

REFERÊNCIAS

1. Stewart-Amidei C. Neurologic monitoring in the ICU. Crit Care Nurs Q. 1998;21(3):47-60.

BIBLIOGRAFIA CONSULTADA

Braunwald E, Zipes DP, Libby P. Tratado de medicina cardiovascular. 6.ed. São Paulo: Roca; 2003.

Bulechek GM, Buthcer HK, Dochterman JM, Wagner CM. Classificação das intervenções de enfermagem. 6.ed. Rio de Janeiro: Elsevier; 2016.

Caldeira D, Pereira H, Costa J, Vaz-Carneiro A. Cochrane corner: intra-aortic balloon pump in patients with cardiogenic shock following myocardial infarction. Rev Port Cardiol. 2016 Apr;35(4):229-31.

Hollenberg SM, Kavinsky CJ. Cardiogenic shock. Ann Inter Med. 1999;131(1):47-52.

North America Nursing Diagnosis Association (NANDA). Diagnóstico de enfermagem da NANDA: definições e classificação 2015-2017. 10.ed. Porto Alegre: Artmed; 2015.

Quilici, Bento AM, Ferreira FG, Cardoso LF, Moreira RSLM, Silva SC. Enfermagem em cardiologia. 2.ed. São Paulo: Atheneu; 2014.

Thomaz PG, Moura Junior LA, Muramoto G, Assad RS. Intra-aortic balloon pump in cardiogenic shock: state of the art. Rev. Col. Bras. Cir. 2017;44(1):102-6.

Unverzagt S, Buerke M, Waha A, Haerting J, Pietzner D, Seyfarth M et al. Intra-aortic balloon pump counterpulsation (IABP) for myocardial infarction complicated by cardiogenic shock. Cochrane Database Syst Rev. 2015 Mar 27;(3):CD007398.

Woods SL, Froelicher ESS, Motzer SU. Enfermagem em cardiologia. 4.ed. Barueri: Manole; 2005.

Casos de Pneumologia

III

Ana Maria Calil Sallum

Doença pulmonar obstrutiva crônica

Telma Antunes
Ana Maria Calil Sallum

HISTÓRIA

Paciente de 68 anos, sexo masculino, com história de dispneia progressiva, tosse produtiva com expectoração branca e sibilos, há cinco dias. Já havia procurado pronto atendimento anteriormente, recebeu inalação e teve alta. Refere ter o diagnóstico de bronquite, em uso prévio de budesonida e formoterol, o qual interrompeu por conta própria. Queixa-se de muito cansaço aos médios esforços.

Antecedentes pessoais: tabagista (dois maços/dia por 52 anos), hipertensão arterial sistêmica (HAS), infarto agudo do miocárdio (IAM) prévio, em uso de 100 mg/dia de ácido acetilsalicílico (AAS), 75 mg/dia de captopril, 6,25 mg/dia de carvedilol e 600 mg/dia de aminofilina.

EXAME FÍSICO

O paciente encontra-se em estado geral regular, emagrecido, desidratado, dispneico, fazendo uso de musculatura acessória, desconfortável em decúbito inferior a 45° e com respiração superficial. PA = 160 × 100 mmHg; FC = 116 bpm; FR = 24 ipm; T: 36,8°C; SatpO$_2$: 90%. Os pulmões apresentam sibilos difusos e roncos, e a expiração é prolongada. O coração apresenta bulhas rítmicas, normofonéticas, sem sopros e taquicardíacas. Não há alterações no abdome. Hb = 15,2 g/dL; Ht = 42%; leucócitos = 7.400/mm³.

Os RX de tórax mostram sinais de hiperinsuflação pulmonar, sem focos de consolidação.

O paciente recebeu inalação com ipratrópio e fenoterol, com oxigênio, depois da qual foi evoluindo com torpor. Foi colhida gasometria arterial com cateter de O$_2$, constatando-se:

- pH = 7,26.
- pO$_2$ = 160.
- pCO$_2$ = 74.
- Bic = 38.
- SatO$_2$ = 99%.

AÇÕES PRIORITÁRIAS COM RELAÇÃO AOS ACHADOS

- **Busca do mecanismo determinante:** infecção como desencadeante da descompensação respiratória.
- **Correção do mecanismo determinante:** suplementação de oxigênio, broncodilatação e suporte ventilatório.

HIPÓTESES DIAGNÓSTICAS

- Doença pulmonar obstrutiva crônica (DPOC) descompensada.
- Hipercapnia com narcose.
- Pneumonia.

DPOC DESCOMPENSADA

O quadro de exacerbação da DPOC caracteriza-se por piora da dispneia, aumento da secreção ou mudança de seu aspecto. As exacerbações acontecem 1 a 2 vezes ao ano, tornando-se mais frequentes com o avançar da doença. Outros sintomas frequentes incluem redução da capacidade de exercício e queixas inespecíficas, como fadiga, insônia/sonolência (Tabela 11.1).

As infecções bacterianas ou virais são responsáveis pela maior parte das exacerbações, sendo *Haemophilus influenzae*, *Moraxella catarrhalis* e *Streptococcus pneumoniae* as bactérias mais prevalentes. Com relação aos vírus, os agentes mais isolados são Rhinovirus, Parainfluenza, Influenza e vírus sincicial respiratório.

A radiografia de tórax e o eletrocardiograma deverão ser realizados para identificar diagnósticos diferenciais que possam mimetizar uma exacerbação (aspiração de conteúdo gástrico, embolia pulmonar, IAM, arritmias cardíacas).

Os quadros de exacerbação são, em geral, acompanhados de hipoxemia, hipercapnia ou ambos. A gravidade da exacerbação vai depender da capacidade pulmonar basal, sendo que em pacientes com doença avançada o único sintoma pode ser alteração do nível de consciência (Figura 11.1).

Tabela 11.1 – Exemplo de DPOC exacerbada

História prévia	Sinais e sintomas
FEV_1 < 50%	Uso de musculatura acessória
Duração e intensidade dos sintomas	Movimento paradoxal da caixa torácica
Exacerbações frequentes	Cianose central
Uso prévio de medicações	Edema periférico
Comorbidades	Instabilidade hemodinâmica
	Sinais de insuficiência cardíaca direita
	Torpor/sonolência

Pacientes com doença avançada, sem resposta adequada à terapêutica instituída ou com desenvolvimento de complicações deverão permanecer internados.

As indicações de transferência de um paciente para a UTI são:

- Dispneia grave que não responda à terapêutica inicial.
- Alteração no nível de consciência (confusão, letargia, coma).

Módulo III – Casos de Pneumologia

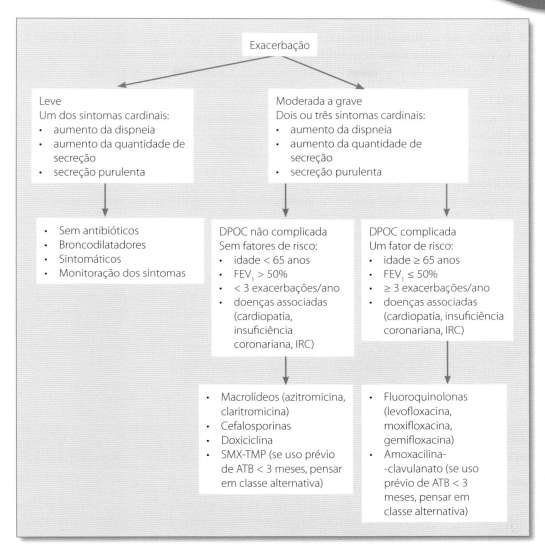

Figura 11.1 – Abordagem dos pacientes com exacerbação.

ATB: antibiótico; DPOC: doença pulmonar obstrutiva crônica; FEV1: volume expiratório forçado no primeiro segundo; IRC: doença renal crônica; SMX-TMP: sulfametoxazol + trimetoprima.

- Persistência ou piora da hipoxemia ($pO_2 < 40$ mmHg) e/ou hipercapnia ($pCO_2 > 60$ mmHg) e/ou acidose respiratória (pH < 7,25), apesar do suporte de O_2 e da ventilação não invasiva.
- Necessidade de ventilação mecânica.
- Instabilidade hemodinâmica.

DIAGNÓSTICOS DE ENFERMAGEM

- **Padrão respiratório ineficaz:** inspiração e/ou expiração que não proporcionam ventilação adequada, em razão de alterações na profundidade respiratória, dispneia, fase de expiração prolongada, ortopneia, uso de musculatura acessória. **Fatores relacionados:** fadiga da musculatura respiratória.

Discussão de Casos Clínicos e Cirúrgicos

- **Perfusão tissular ineficaz (cardiopulmonar):** diminuição na oxigenação, resultando na incapacidade de nutrir os tecidos no nível capilar por dispneia, uso da musculatura acessória, gases sanguíneos arteriais anormais. **Fatores relacionados:** problemas de troca.
- **Risco para infecção:** risco aumentado de invasão por agentes patogênicos, por defesas primárias inadequadas, por diminuição de ação ciliar e doença crônica.
- **Troca de gases prejudicada:** excesso ou déficit na oxigenação e/ou na eliminação de dióxido de carbono na membrana alveolocapilar. **Fatores relacionados:** gases sanguíneos arteriais anormais, pH arterial anormal, respiração anormal, taquicardia e hipercarbia.
- **Fadiga:** sensação opressiva e sustentada de exaustão e de capacidade diminuída para realizar trabalho físico e mental no nível habitual por cansaço, incapacidade de manter o nível habitual de atividade física. **Fatores relacionados:** estados de doença e condição física debilitada.
- **Nutrição desequilibrada (inferior às necessidades corporais):** ingestão insuficiente de nutrientes para suprir as necessidades metabólicas.
- **Risco de intolerância à atividade:** risco de ter energia fisiológica insuficiente para suportar ou completar as atividades diárias requeridas ou desejadas, em função da presença de problemas respiratórios, cansaço e incapacidade de manter o nível habitual de atividade física. **Fatores relacionados:** estados de doença e condição física debilitada.
- **Déficit no autocuidado para atividades diárias:** capacidade prejudicada de desempenhar ou completar atividades como alimentação, banho etc., por causa de cansaço, desconforto, fraqueza e fadiga.
- **Conhecimento deficiente:** ausência ou deficiência de informação cognitiva relacionada a um tópico específico. Presença de doença crônica, a qual sofre considerável piora causada pelo tabagismo (consumo de 40 cigarros/dia).

PROBLEMAS INTERDEPENDENTES
- Doenças crônicas.
- Risco para infecção.
- Idade.

TRATAMENTO MEDICAMENTOSO E SUPORTE VENTILATÓRO

A base do tratamento medicamentoso da exacerbação da DPOC consiste no uso de corticosteroides e broncodilatadores. Antibióticos são indicados em casos de exacerbação moderada a grave, sempre nos casos que exigem internação e suporte ventilatório.

Suplementação de oxigênio deverá se instituída para manter uma saturação acima de 90%, com cuidados relativos ao risco de retenção de CO_2. Gasometria arterial após 30 a 60 minutos do início da terapêutica deve ser avaliada, com atenção a $PaCO_2$. Máscaras de Venturi são mais precisas que cateteres para quantificar o fluxo de oxigênio fornecido.

O suporte ventilatório está indicado a pacientes com acidose (pH < 7,36) e hipercapnia (pCO_2 > 45 mmHg), com FR > 24/minuto. A ventilação não invasiva melhora a acidose respiratória, eleva o pH, diminui a dispneia e o trabalho respiratório e reduz a necessidade de intubação e a mortalidade. Deve ser considerada parte essencial do arsenal terapêutico de primeira linha na insuficiência respiratória com retenção de CO_2 (hipercápnica).

Entretanto, o uso de ventilação não invasiva (VNI) é contraindicado em pacientes mais graves (instabilidade hemodinâmica, parada respiratória, rebaixamento do nível de consciência), com risco de broncoaspiração e hipersecreção. Também é contraindicado em portadores de alterações faciais com adaptação inadequada às máscaras, obesidade mórbida e cirurgia gástrica ou esofágica recente, além de pacientes não colaborativos.

Módulo III – Casos de Pneumologia

VENTILAÇÃO NÃO INVASIVA (VNI)

Após vários anos sem atualizações, a British Thoracic Society (BTS) lançou, em 2016, as diretrizes de VNI em insuficiência respiratória hipercápnica.[2]

Algumas definições importantes devem ser salientadas para a boa prática da VNI.

MODOS DE VNI

- Ventiladores a pressão são a escolha para VNI:
  - pressão de suporte e pressão controlada são efetivas;
  - apenas ventiladores específicos para VNI devem ser utilizados.

INTERFACE

- Máscara facial total é a interface de escolha:
  - escolher a máscara adequada ao tamanho e ao formato do rosto do paciente;
  - os circuitos da VNI devem permitir exalação a partir de uma válvula exalatória ou uma saída exalatória na própria máscara.

INDICAÇÕES E CONTRAINDICAÇÕES DA VNI

- A presença de fatores adversos que aumentem o risco de falência de VNI demanda a necessidade de internação em unidade de terapia intensiva (UTI):
  - fatores adversos não devem, por si só, protelar a tentativa de VNI;
  - a presença de contraindicações relativas demanda maior supervisão e reavaliação precoce para continuar a VNI ou mudança para intubação orotraqueal e ventilação invasiva.

MONITORAÇÃO DURANTE A VNI

- Oximetria contínua.
- pCO_2 e pH devem ser monitorados de modo intermitente.
- Monitoração cardíaca se FC > 120 bpm ou presença de arritmias.

SUPLEMENTAÇÃO DE OXIGÊNIO DURANTE A VNI

- Suplementação de oxigênio deverá ser feita para manter $SatO_2$ entre 88 e 92% em todos os pacientes com insuficiência respiratória hipercápnica tratados com VNI.
- O oxigênio deve ser fornecido em uma entrada o mais próximo possível do paciente:
  - atenção ao oxigênio em alto fluxo, que pode aumentar o vazamento da máscara e provocar assincronia;
  - se houver necessidade de fluxo maior que 4 L/minuto para manter $SatO_2$ > 88%, recomenda-se o uso de ventilador com O_2 acoplado.

UMIDIFICAÇÃO

- Umidificação não é recomendada de modo rotineiro.

BRONCODILADORES

- Drogas via nebulização deverão ser administradas no intervalo da VNI.
- Em caso de dependência da ventilação, poderão ser administradas as medicações inseridas no ramo inspiratório do sistema.

SEDAÇÃO DURANTE A VNI

- Sedação somente deverá ser realizada sob monitoração intensa para controle dos sintomas em pacientes muito agitados ou ansiosos. Morfina (2,5-5 mg) geralmente é eficaz nesses casos.

- Infusão venosa de sedativos/ansiolíticos somente deverá ser realizada em ambiente de terapia intensiva.

COMPLICAÇÕES DA VNI
- Evitar máscaras excessivamente apertadas.
- Se história prévia de pneumotórax, considerar monitoração em UTI e uso de baixas pressões inspiratórias.

VENTILAÇÃO MECÂNICA INVASIVA

O prognóstico de pacientes que necessitam de intubação e ventilação mecânica por exacerbação é ruim, principalmente por causa do risco de barotrauma e desenvolvimento de pneumonia, com mortalidade de até 50%. Porém, esse prognóstico depende da gravidade da doença de base e da reversibilidade da causa da intubação. Entretanto, a mortalidade da exacerbação aguda da DPOC é inferior à de portadores da doença intubados por outras causas.

INDICAÇÕES DE VENTILAÇÃO MECÂNICA INVASIVA
- Contraindicações para VNI (descritas anteriormente).
- Dispneia intensa, com uso de musculatura acessória e movimento abdominal paradoxal.
- Acidose ou hipercapnia grave (pH < 7,25 ou pCO_2 > 60 mmHg).
- Hipoxemia refratária.
- Alteração do nível de consciência.
- Complicações cardiovasculares (hipotensão, choque, arritmias).
- Doenças associadas (sepse, embolia pulmonar, derrame pleural).

O desmame dos pacientes submetidos a ventilação invasiva pode ser lento e difícil. O principal determinante de sucesso é o balanço entre a carga do esforço respiratório e a capacidade da musculatura respiratória de lidar com esse esforço. O melhor método de desmame (teste do tubo T ou pressão de suporte) ainda é objeto de debate. A VNI instalada precocemente após a extubação é associada à redução no risco de falência respiratória e redução da mortalidade em 90 dias em pacientes hipercápnicos.

FÁRMACOS A SEREM UTILIZADOS
- Broncodilatadores beta-2 agonistas de ação rápida (fenoterol, salbutamol) permanecem a base do tratamento da exacerbação da DPOC, e a combinação com anticolinérgicos (ipratrópio) é recomendada se não houver melhora com o beta-2 isolado.
- Metilxantinas são a terapêutica de segunda linha, utilizadas apenas quando há falha de resposta aos broncodilatadores inalatórios. Os possíveis benefícios de seu uso com melhora da função pulmonar são inconsistentes.
- Corticosteroides reduzem o tempo de doença, melhoram a função pulmonar (FEV1) e a hipoxemia. Devem ser utilizados como primeira linha, junto com os broncodilatadores, em pacientes com FEV1 basal < 50%. O *Global Initiative for Chronic Obstructive Lung Disease* (GOLD COPD) de 2016 recomenda o uso de 30-40 mg de prednisona por cinco dias ou 60-120 mg de metilprednisolona.[3] Doses mais elevadas de corticosteroides são associadas a efeitos colaterais mais intensos, como hiperglicemia e miopatia.

Uma vez que se discute que os vírus são os responsáveis por grande parte das exacerbações da DPOC, o uso de antibióticos vem sendo discutido. Entretanto, em pacientes que necessitem de suporte ventilatório invasivo ou não invasivo, a ausência de antibióticos foi associada a maior mortalidade e maior risco

Módulo III – Casos de Pneumologia

de desenvolvimento de pneumonia nosocomial. Portanto, antibióticos devem ser iniciados em casos de exacerbação de moderada a grave e em pacientes que relatem presença de expectoração mucopurulenta.

ANÁLISE LABORATORIAL E EXAMES MAIS COMUNS

- Oximetria de pulso.
- Nas exacerbações moderadas a graves:
  - gasometria arterial: atenção ao pCO_2 e à acidose;
  - RX de tórax: avaliar infiltrados pulmonares, pneumotórax, derrame pleural e sinais de congestão pulmonar;
  - cultura de secreção traqueal;
  - ECG;
  - bioquímica;
  - a avaliação da função pulmonar não é recomendada como rotina na exacerbação, em função da dificuldade técnica, resultando em interpretação inadequada.

DESTAQUE PARA A ATUAÇÃO DO(A) ENFERMEIRO(A)

- **Padrão respiratório ineficaz**: avaliar padrão respiratório (frequência, tempo, profundidade), uso de musculatura acessória, presença de cianose, dispneia, tosse, aparência de secreções, sons respiratórios (roncos/sibilos estertores etc.), coloração da pele, dificuldade em realizar atividades, posição no leito.
- **Perfusão tissular ineficaz:** avaliar frequência cardíaca, dilatação de veias do pescoço, palidez, padrão respiratório (frequência, tempo, profundidade), uso de musculatura acessória, presença de cianose, dispneia, tosse, aparência de secreções, sons respiratórios (roncos/sibilos estertores), coloração da pele, dificuldade em realizar atividades e posição no leito e estimular a expectoração.
- **Troca de gases prejudicada:** avaliar padrão respiratório, uso de musculatura acessória, presença de cianose, dispneia, tosse, aparência de secreções, sons respiratórios (roncos/sibilos estertores etc.), coloração da pele, dificuldade em realizar atividades, posição no leito.
- **Risco para infecção:** febre, tosse, coloração do escarro, avaliar ingesta hídrica e alimentar, presença de drenos/cateteres e sondas (quando em uso), tempo de permanência, necessidade de manutenção ou troca do dispositivo, acompanhar resultados laboratoriais.
- **Fadiga/intolerância a atividades:** avaliar a capacidade de desenvolver atividades, presença de dispneia, taquipneia, aumento de FC, cianose, dificuldade para falar, a necessidade de repouso absoluto ou relativo no leito, manter decúbito elevado, promover conforto e avaliar sono/repouso.
- **Nutrição desequilibrada:** observar a presença de náuseas/vômitos, avaliar a ingesta hídrica e alimentar. Pesar o paciente e avaliar turgor cutâneo e presença de edemas. Caso o paciente não consiga se alimentar sozinho ou apresente déficit no autocuidado, providenciar ajuda.
- **Déficit no autocuidado para atividades diárias:** avaliar a capacidade de realizar atividades, presença de desconforto respiratório, cianose, fraqueza.
- **Conhecimento deficiente:** identificar as falhas de conhecimento ou desconhecimento sobre a patologia em curso, as medicações etc. e fornecer informações (adequação de linguagem, conteúdo e capacidade cognitiva). Contraindicar, de maneira taxativa, o tabagismo e a ingestão regular de álcool.

> Em pacientes crônicos, outros diagnósticos relacionados aos aspectos emocionais, à segurança, à sexualidade e à integração social poderão ocorrer em maior ou menor grau. Caberá à equipe de saúde detectá-los precocemente, intervir ou encaminhar o paciente. Cumpre ressaltar que é de total competência e privativo do(a) enfermeiro(a) o cuidado com o paciente grave/crítico.

RESULTADOS

O risco de morte por exacerbação da DPOC é relacionado ao desenvolvimento de acidose respiratória, presença de comorbidades e necessidade de suporte ventilatório.

A ventilação não invasiva mudou o prognóstico das exacerbações da DPOC, reduzindo a necessidade de intubação orotraqueal e ventilação mecânica. Como consequência, há diminuição da mortalidade. A VNI reduz a carga dos músculos respiratórios, resultando em diminuição do trabalho respiratório e menor risco de fadiga.

O sucesso da terapêutica deverá ser avaliado por redução da sensação de dispneia, redução do uso de musculatura acessória, melhora da acidose e da hipercapnia e correção da hipoxemia.

COMENTÁRIOS

As exacerbações afetam a qualidade de vida e o prognóstico dos portadores de DPOC. O número e a gravidade das exacerbações aumentam com a progressão da doença. Além disso, exacerbações repetidas podem piorar a evolução da doença.

Durante um quadro agudo que exija hospitalização, pode haver perda de cerca de 30% da função pulmonar basal, e essa capacidade pulmonar começa a melhorar a partir da quarta semana após o evento; porém, essa melhora pode demorar até 26 semanas, desde que não haja uma segunda exacerbação.

Os pacientes que não respondem ao tratamento da exacerbação devem ser investigados em busca de doenças associadas. Pneumonia, insuficiência cardíaca congestiva, arritmias, pneumotórax, derrame pleural e embolia pulmonar são as patologias mais frequentes.

QUESTÕES PARA DISCUSSÃO DOCENTES/ DISCENTES

- Justificar a solicitação dos exames para esse paciente.
- Relacionar os parâmetros de normalidade para esse paciente.
- Justificar os valores encontrados na gasometria arterial.
- Quais as principais alterações a serem observadas em um paciente DPOC descompensada?
- Traçar um plano de ação para o atendimento inicial de um paciente em exacerbação com indicação de internação em unidade de terapia intensiva.
- Avaliar as variáveis de resposta ao tratamento instituído.
- Pontuar outros diagnósticos de enfermagem em pacientes com DPOC.
- Quais os critérios para a intubação de um paciente?
- Quais os critérios para a retirada da intubação e como deverá ser esse processo?
- Quais os cuidados prioritários do(a) enfermeiro(a) e sua equipe durante e após o processo de retirada da ventilação mecânica?

REFERÊNCIAS

1. Stewart-Amidei C. Neurologic monitoring in the ICU. Crit Care Nurs Q. 1998;21(3):47-60.
2. Davidson AC, Banham S, Elliott M, Kennedy D, Gelder C, Glossop A et al. BTS/ICS guideline for the ventilatory management of acute hypercapnic respiratory failure in adults. Thorax. 2016 Apr;71 Suppl 2:ii1-35.
3. Global Initiative for Chronic Obstructive Lung Disease. Pocket guide to COPD diagnosis, management, and prevention: a guide for health care professionals, updated 2016. Disponível em: http://www.paramounthealthcare.com/documents/clinical-practice-guidelines/2016-GOLD-Pocket-Guide.pdf; acessado em 16 de junho de 2018.

BIBLIOGRAFIA CONSULTADA

Costa D, Toledo A, Silva AB, Sampaio LM. Influence of noninvasive ventilation by BiPAP on exercise tolerance and respiratory muscle strength in chronic obstructive pulmonary disease patients (COPD). Rev Lat Am Enferm. 2006 May-Jun;14(3):378-82.

Ferrer M, Sellares J, Valencia M, Carrillo A, Gonzalez G, Badia JR et al. Non-invasive ventilation after extubation in hypercapnic patients with chronic respiratory disorders: randomised controlled trial. Lancet. 2009 Sep 26;374(9695):1082-8.

Hill NS, Brennan J, Garpestad E, Nava S. Noninvasive ventilation in acute respiratory failure. Crit Care Med. 2007 Oct;35(10):2402-7.

Nava S, Ambrosino N, Clini E, Prato M, Orlando G, Vitacca M et al. Noninvasive mechanical ventilation in the weaning of patients with respiratory failure due to chronic obstructive pulmonary disease. A randomized, controlled trial. Ann Intern Med. 1998 May 1;128(9):721-8.

Niewoehner DE. The impact of severe exacerbations on quality of life and the clinical course of chronic obstructive pulmonary disease. Am J Med. 2006 Oct;119(10 Suppl 1):38-45.

Regueiro EM, Lorenzo VA, Parizotto AP, Negrini F, Sampaio LM. Análise da demanda metabólica e ventilatória durante a execução de atividades de vida diária em indivíduos com doença pulmonar obstrutiva crônica. Rev Latino-Am Enferm. 2006;14(1):41-7.

Sethi S, Murphy TF. Infection in the pathogenesis and course of chronic obstructive pulmonary disease. N Engl J Med. 2008;359(22):2355-65.

Silva CI, Takaya CL. Técnicas de assistência ventilatória. In: Calil AM, Paranhos WY (Orgs.). O enfermeiro e as situações de emergência. São Paulo: Atheneu; 2007. p.257-68.

Síndrome do desconforto respiratório agudo

Telma Antunes
Ana Maria Calil Sallum

HISTÓRIA

Paciente de 38 anos, sexo feminino, com história de quadro gripal há uma semana, há três dias com tosse produtiva, febre de até 39°C e dispneia progressiva nas últimas 24 horas.

Antecedentes pessoais: sem antecedentes mórbidos. Não tabagista e não etilista.

EXAME FÍSICO

A paciente encontra-se em estado geral regular, consciente, descorada+, desidratada+, taquidispneica e com discreta cianose nas extremidades. Refere cansaço ao falar e, no momento, sudorese fria. PA = 90 × 50 mmHg; FC = 122 bpm; FR = 28 ipm; T: 38,9°C; SatpO$_2$: 92%. Os pulmões apresentam estertoração crepitante e subcrepitante bilateral, com predomínio em base direita; a paciente está em uso de musculatura acessória. O coração apresenta bulhas rítmicas, normofonéticas, sem sopros e taquicardíacas. O abdome apresenta-se flácido e indolor. Dados antropométricos: altura: 1,68 m; peso: 51 kg (IMC = 18 kg/m^2); Hb = 11,2 g/dL; Ht = 26%; leucócitos = 16.000/mm^3; plaquetas: 350.000 mm^3; PCR = 62 mg/L.

Os RX de tórax mostram focos difusos de consolidação alveolar, com predomínio à direita.

Foi colhida gasometria arterial, constatando-se:

- pH = 7,31.
- pO$_2$ = 45.
- pCO$_2$ = 28.
- Bic = 18.
- BE = −4,5.
- SatO$_2$ = 86% (ar ambiente).

A paciente evoluiu rapidamente para franca insuficiência respiratória, sendo intubada e submetida a ventilação mecânica. Foi sedada com midazolam e fentanil e mantida com FiO$_2$ = 100%, PEEP = 10, Vcorrente = 400 mL e FR = 12 ipm. Nessas condições, a gasometria arterial constatou:

- pH = 7,34.
- pO$_2$ = 180.
- pCO$_2$ = 36.

Discussão de Casos Clínicos e Cirúrgicos

- Bic = 19.
- BE = −5,0.
- $SatO_2$ = 100%.

A paciente evoluiu com instabilidade hemodinâmica, recebendo expansão volêmica e noradrenalina.

AÇÕES PRIORITÁRIAS COM RELAÇÃO AOS ACHADOS

- **Busca do mecanismo determinante:** infecção grave e inflamação pulmonar e sistêmica.
- **Correção do mecanismo determinante**: antibioticoterapia, suporte ventilatório e desidratação.

HIPÓTESES DIAGNÓSTICAS

- Pneumonia (Ver Capítulo 13).

SÍNDROME DO DESCONFORTO RESPIRATÓRIO AGUDO (SDRA)

A SDRA é a apresentação clínica de uma lesão pulmonar aguda que, do ponto de vista anatomopatológico, caracteriza-se por um dano alveolar difuso e, do ponto de vista fisiopatológico, pelo desenvolvimento de edema pulmonar não cardiogênico devido ao aumento da permeabilidade da membrana alveolocapilar pulmonar. Esse edema pulmonar resulta em aumento do peso pulmonar e perda das áreas aeradas do pulmão.

As consequências clínicas dessas alterações patológicas são a redução da troca gasosa (em razão do desbalanço da ventilação/perfusão – principalmente *shunt* pulmonar), resultando em hipoxemia. A $PaCO_2$, em geral, é mantida à custa de um aumento do volume-minuto.

A redução da complacência pulmonar é a alteração mais evidente da SDRA, resultando em um pulmão mais rígido, pouco aerado e difícil de ser ventilado.

A hipertensão pulmonar não é tão comum, mas pode ser secundária a vasoconstricção hipóxica, destruição do parênquima, entre outros fatores.

ETIOLOGIA DA SDRA

- Pode ser de origem pulmonar (aspiração, infecção pulmonar difusa, quase afogamento, inalação de gases tóxicos, contusão pulmonar) ou extrapulmonar (sepse, politrauma, politransfusão, pancreatite, embolia gordurosa, coagulação intravascular disseminada). Overdoses de álcool e drogas também estão associadas a maior risco de desenvolvimento da SDRA.
- Sepse é a causa mais frequente de SDRA. Aspiração de conteúdo gástrico, pneumonia e trauma torácico são outras causas frequentes.
- Transfusão sanguínea maciça (> 15 concentrados de hemácias) está associada a maior risco de desenvolvimento de SDRA; além disso, a lesão pulmonar aguda associada à transfusão (TRALI) pode ser desencadeada por apenas uma unidade de plasma fresco, plaquetas ou concentrado de hemácias, que geralmente aparece em até seis horas após o término da transfusão. O mecanismo parece ser multifatorial e não totalmente compreendido.
- Pode ser uma complicação inicial de transplante de medula óssea – TMO (multifatorial) e de transplante pulmonar (disfunção primária do enxerto, atribuída a conservação inadequada do órgão), este último, com péssimo prognóstico.

DIAGNÓSTICOS DE ENFERMAGEM

- **Ventilação espontânea prejudicada:** reservas de energia diminuídas, tornando o indivíduo incapaz de manter respiração adequada para a sustentação da vida, fato evidenciado por: pressão

Módulo III – Casos de Pneumologia

de oxigênio diminuída, saturação de oxigênio diminuída, uso de musculatura acessória, fadiga da musculatura acessória.

- **Padrão respiratório ineficaz:** inspiração e/ou expiração que não proporcionam ventilação adequada, em razão de alterações na profundidade respiratória, dispneia, fase de expiração prolongada, ortopneia, uso de musculatura acessória. **Fatores relacionados:** fadiga da musculatura respiratória.

- **Perfusão tissular ineficaz (cardiopulmonar):** diminuição na oxigenação, resultando na incapacidade de nutrir os tecidos no nível capilar por dispneia, uso da musculatura acessória, gases sanguíneos arteriais anormais. **Fatores relacionados:** problemas de troca.

- **Risco para infecção:** risco aumentado de invasão por agentes patogênicos, por defesas primárias inadequadas, diminuição de ação ciliar e pneumonia.

- **Troca de gases prejudicada:** excesso ou déficit na oxigenação e/ou na eliminação de dióxido de carbono na membrana alveolocapilar. **Fatores relacionados:** gases sanguíneos arteriais anormais, pH arterial anormal, respiração anormal e taquicardia.

- **Fadiga:** sensação opressiva e sustentada de exaustão e de capacidade diminuída para realizar trabalho físico e mental no nível habitual, desencadeada por cansaço e incapacidade de manter o nível habitual de atividade física. **Fatores relacionados:** estados de doença, condição física debilitada e fadiga muscular.

- **Nutrição desequilibrada (inferior às necessidades corporais):** ingestão insuficiente de nutrientes para suprir as necessidades metabólicas.

- **Risco de intolerância a atividade:** risco de ter energia fisiológica insuficiente para suportar ou completar as atividades diárias requeridas ou desejadas, em função da presença de problemas respiratórios, cansaço e incapacidade de manter o nível habitual de atividade física. **Fatores relacionados:** estados de doença e condição física debilitada.

TRATAMENTO MEDICAMENTOSO E SUPORTE VENTILATÓRIO

O uso de antibióticos deverá ser direcionado ao tratamento de pneumonia de comunidade grave, e deverá ser iniciado precocemente (em quatro horas). As bactérias mais relacionadas a quadros graves são *S. pneumoniae, L. pneumophila, S. aureus* e bacilos Gram-negativos.

O suporte ventilatório é a estratégia mais importante no cuidado de um paciente com SDRA. Sabe-se, nos dias atuais, que a estratégia ventilatória empregada na ventilação dos pacientes com SDRA muda o prognóstico e a mortalidade desses pacientes. A ideia inicial de normalização das variáveis fisiológicas (PaO_2 e pCO_2) à custa de volume corrente elevado, resulta em aumento da mortalidade desses pacientes.

A estratégia de manter PEEP elevada, baixo delta de pressão (entre a pressão de platô e a PEEP) e volumes correntes baixos, comprovadamente reduz a mortalidade desses pacientes. Entretanto, a manutenção de volumes correntes baixos pode resultar em hipercapnia, com vasodilatação, taquicardia e hipotensão, que em geral são bem toleradas. Em pacientes com acidose metabólica grave, prévia à instalação da hipercapnia permissiva, a acidose resultante geralmente é mais intensa, por vezes necessitando de aumento da frequência respiratória e de administração de bicarbonato.

A PEEP elevada é utilizada para diminuir as áreas de colapso e reduzir os efeitos de abertura e fechamento dos alvéolos (volutrauma e liberação de citotoxinas). O uso de manobras de recrutamento para aumentar a área de troca e utilização da PEEP elevada para manter essas áreas abertas ainda é controverso, embora alguns estudos relatem haver uma melhora dos níveis de oxigenação desses pacientes.

A posição prona é outra manobra que pode ser utilizada em casos graves, com respaldo cada vez maior da literatura. A mudança para decúbito ventral reduz o peso sobre as bases pulmonares, permitindo recrutamento e abertura dessas regiões, o que resulta em melhora da troca gasosa.

Oxigenação por membrana extracorpórea (ECMO) pode ser uma estratégia em casos de hipoxemia refratária. Trata-se de um tipo de assistência que requer um circuito extracorpóreo, incluindo uma bomba

Discussão de Casos Clínicos e Cirúrgicos

e um oxigenador de membrana. São necessários dois acessos vasculares – um venoso, que drena o sangue, e outro arterial, para o retorno do sangue oxigenado. Nos casos de SDRA sem falência cardíaca associada, pode-se optar por um sistema veno-venoso, mais simples e com menor risco de complicações. O método mais comum é que a cânula de drenagem seja locada na veia cava superior, e a cânula de retorno arterial, na veia cava inferior.

A ECMO não trata a SDRA, sendo, então, um método de suporte durante a recuperação pulmonar.

Os critérios de indicação de ECMO são:

- Doença respiratória aguda e reversível, quando a terapia convencional não consegue manter a vida.
- Hipercapnia não compensada (pH < 7,20).
- Contraindicações:
  - neoplasias avançadas;
  - doença pulmonar crônica/fibrose pulmonar;
  - SDRA secundária a TMO.

A ECMO é um procedimento complexo e de risco, sendo necessária uma equipe treinada de médicos e de enfermagem para manipulação dos equipamentos e redução dos riscos.

FÁRMACOS A SEREM UTILIZADOS

O suporte hemodinâmico é essencial nos casos de SDRA. A elevação da PEEP gera redução do retorno venoso, e a reposição volêmica, portanto, é essencial para manter a pré-carga. Geralmente, utilizam-se cristaloides como expansores.

A sedação é necessária para conforto do paciente e para permitir a tolerância de pressões pulmonares elevadas.

ANÁLISE LABORATORIAL E EXAMES MAIS COMUNS

- Gasometria arterial.
- Função renal.
- Hemograma.
- Monitoração de perfusão tissular e hemodinâmica, com lactato, gasometria arterial e venosa central.
- Avaliação da etiologia, reservada para casos de pneumonia grave, com a realização de broncoscopia com lavado broncoalveolar.

DESTAQUES PARA A ATUAÇÃO DO(A) ENFERMEIRO(A)

Todas as ações da enfermagem, nesse contexto, deverão ter como foco a manutenção dos parâmetros vitais, o controle de infecção e a melhora da função respiratória.

- Avaliar o nível de consciência.
- Avaliar a necessidade de repouso relativo/absoluto ou a possibilidade de deambulação.
- Avaliar o padrão respiratório (muito mais amplo que apenas FR).
- Monitorar parâmetros hemodinâmicos.
- Monitorar parâmetros ventilatórios.
- Assegurar uma boa higienização oral e traqueobrônquica.
- Monitorar o balanço hídrico.
- Assegurar rigor asséptico nos procedimentos de aspiração de secreções e curativos.
- Manter cadarços/sondas e outros equipamentos limpos e secos.
- Monitorar gases sanguíneos.

Módulo III – Casos de Pneumologia

- Monitorar exames laboratoriais relacionados ao quadro infeccioso em geral, culturas, antibiograma etc.
- Assegurar o posicionamento correto da cânula endotraqueal, por meio de ausculta pulmonar e RX.
- Aspirar secreções traqueobrônquicas sempre que necessário.
- Promover um ambiente de conforto para sono e repouso.
- Avaliar a ingesta hídrica e alimentar.
- Avaliar a necessidade de administração de analgésicos e sedativos, pois o paciente muitas vezes não ventila bem e "faz" áreas de atelectasia por dor.
- Estabelecer meios de comunicação, utilizando cartões, sinais etc.
- Apoiar a família nessa comunicação.

RESULTADOS

Em 2012, a definição da SDRA foi modificada por uma força-tarefa, denominada "definição de Berlim".[1] Retiraram-se as definições de lesão pulmonar aguda e de pressão de capilar pulmonar. Além disso, critérios ventilatórios mínimos foram incluídos. Determinou-se que:

- O início dos sintomas respiratórios necessariamente deverá ter ocorrido em até uma semana após um insulto conhecido, o aparecimento de novos sintomas ou piora na última semana.
- Opacidades bilaterais compatíveis com edema pulmonar visíveis na radiografia ou na tomografia de tórax, não explicadas por derrame pleural, colapso lobar ou pulmonar ou nódulos pulmonares.
- A insuficiência respiratória não poderá ser totalmente explicada por insuficiência cardíaca ou hipervolemia. Deve-se realizar um ecocardiograma para excluir edema hidrostático, caso não haja fatores de risco para SDRA.
- Hipoxemia moderada a grave deverá estar presente, definida pela relação PaO_2/FiO_2. A classificação da gravidade da SDRA é dada pelo grau de hipoxemia:
  - SDRA leve: PaO_2/FiO_2 > 200 mmHg, mas ≤ 300 mmHg, com PEEP ≥ 5 cmH_2O;
  - SDRA moderada: PaO_2/FiO_2 > 100 mmHg, mas ≤ 200 mmHg, com PEEP ≥ 5 cmH_2O;
  - SDRA grave: PaO_2/FiO_2 < 100 mmHg.

Na SDRA, a mortalidade é de cerca de 40%, dependendo da gravidade e da insuficiência de outros órgãos envolvidos. O uso da estratégia protetora, com PEEP elevada e volumes correntes baixos, mostrou-se capaz de reduzir essa mortalidade para cerca de 30% – ainda assim, números bastante elevados.

COMENTÁRIOS

A análise adequada da gravidade da pneumonia resultará em um tratamento mais intenso e precoce, com maiores chances de sucesso. A classificação de gravidade recomendada pela Sociedade Brasileira de Pneumologia e Tisiologia é a CURP65, que leva em conta os seguintes fatores prognósticos:[2]

- **C**onfusão mental.
- **U**remia.
- Frequência **R**espiratória elevada.
- **P**ressão arterial baixa.
- Idade > **65** anos.

Pacientes com CURP65 elevado devem ser admitidos em UTI, e apresentam mortalidade elevada. A crítica a essa classificação deve-se à subestimação dos quadros graves em pacientes jovens.

O diagnóstico rápido e a intervenção precoce nos casos de pneumonia grave e SDRA são essenciais na evolução e no prognóstico desses pacientes. O início rápido dos antibióticos, bem como o suporte ventilatório precoce na insuficiência respiratória, são essenciais. Muitos desses pacientes com pneumonia grave evoluirão com sepse grave e choque séptico, devendo ser ressuscitados precocemente. A ressuscitação volêmica agressiva e precoce muda o prognóstico desses pacientes.

QUESTÕES PARA DISCUSSÃO DOCENTES/ DISCENTES

- Justificar amplamente cada ação de enfermagem proposta no item "Destaques para a atuação do(a) enfermeiro(a)".
- Listar todos os cuidados e ações diante de um paciente com ventilação espontânea prejudicada (relacionados ao paciente e aos cuidados com a manutenção do aparelho, cânula etc.).
- Ler com atenção a história e os exames clínicos dessa paciente e apontar pelo menos mais três diagnósticos de enfermagem possíveis.
- Como deve ser feita a avaliação inicial de um paciente com pneumonia?
- Quais os parâmetros clínicos de gravidade?
- Quais os critérios para internação em UTI?
- Como se faz o diagnóstico de SDRA?
- Quais as primeiras medidas a serem tomadas na SDRA?
- Que parâmetros devem ser monitorados em um paciente com SDRA?

REFERÊNCIAS

1. Ferguson ND, Fan E, Camporota L, Antonelli M, Anzueto A, Beale R et al. The Berlin definition of ARDS: an expanded rationale, justification, and supplementary material. Intensive Care Med. 2012 Oct;38(10):1573-82.
2. Sociedade Brasileira de Pneumologia e Tisiologia. Diretriz para pneumonias adquiridas na comunidade (PAC) em adultos imunocompetentes. J Bras Pneumol. 2004;30(Supl 4):1s-24s.

BIBLIOGRAFIA RECOMENDADA

Girard TD, Bernard GR. Mechanical ventilation in ARDS: a state-of-the-art review. Chest. 2007 Mar;131(3):921-9.

Villar J, Kacmarek RM, Pérez-Méndez L, Aguirre-Jaime A. A high positive end-expiratory pressure, low tidal volume ventilatory strategy improves outcome in persistent acute respiratory distress syndrome: a randomized, controlled trial. Crit Care Med. 2006 May;34(5):1311-8.

Rivers E. Early goal-directed therapy in the treatment of severe sepsis and septic shock. N Engl J Med. 2001;345:1368-77.

Barbas CS. Lung recruitment maneuvers in acute respiratory distress syndrome. Respir Care Clin N Am. 2003;9(4):401-18.

Amato MBP, Barbas CSV, Medeiros DM, Magaldi RB, Schettino GP, Lorenzi-Filho G et al. Effect of a protective-ventilation strategy on mortality in the acute respiratory distress syndrome. N Engl J Med. 1998;338(6):347-54.

Barbas CSV, Meyer EC, Hoelz C, Carvalho CRR. Síndrome do desconforto respiratório agudo: fisiopatologia e diretrizes de tratamento. In: Knobel E. Condutas no paciente grave. 3.ed. São Paulo: Atheneu; 2006. p.527-33.

Sampaio LABN. Ventilação mecânica. In: Calil AM, Paranhos WY (Orgs.). O enfermeiro e as situações de emergência. São Paulo: Atheneu; 2007. p.269-81.

Silva CI, Takaya CL. Técnicas de assistência ventilatória. In: Calil AM, Paranhos WY (Orgs.). O enfermeiro e as situações de emergência. São Paulo: Atheneu; 2007. p.257-68.

Aokage T, Palmér K, Ichiba S, Takeda S. Extracorporeal membrane oxygenation for acute respiratory distress syndrome. J Intensive Care. 2015 Jun 17;3:17.

Costa D, Toledo A, Silva AB, Sampaio LM. Influence of noninvasive ventilation by BiPAP on exercise tolerance and respiratory muscle strength in chronic obstructive pulmonary disease patients (COPD). Rev Lat-Am Enferm. 2006 May-Jun;14(3):378-82.

Koulouras V, Papathanakos G, Papathanasiou A, Nakos G. Efficacy of prone position in acute respiratory distress syndrome patients: A pathophysiology-based review. World J Crit Care Med. 2016 May 4;5(2):121-36.

Regueiro EM, Lorenzo VA, Parizotto AP, Negrini F, Sampaio LM. Análise da demanda metabólica e ventilatória durante a execução de atividades de vida diária em indivíduos com doença pulmonar obstrutiva crônica. Rev Latino-Am Enferm. 2006;14(1):41-7.

Pneumonia

Telma Antunes
Ana Maria Calil Sallum

HISTÓRIA

Paciente de 67 anos, sexo masculino, no terceiro dia de intubação após acidente vascular cerebral isquêmico (AVCI) extenso em território de artéria cerebral média, evolui com febre, piora do aspecto da secreção traqueal, leucocitose e consolidação em lobo inferior direito na radiografia de tórax.

Antecedentes pessoais: hipertensão arterial sistêmica (HAS) e insuficiência cardíaca, em uso de captopril 75 mg/dia, carvedilol 12,5 mg/dia, aldactone 50 mg/dia, ácido acetilsalicílico (AAS) 100 mg/dia.

EXAME FÍSICO

O paciente foi sedado com midazolam e fentanil, sem resposta a estímulos, com SAS = 1 e ECGl = 6. PA = 100 × 70 mmHg; FC = 96 bpm; FR = 15 ipm; T = 38,2°C. Os pulmões apresentam murmúrios vesiculares (MV) reduzidos em base direita, roncos difusos e sibilos. O coração apresenta bulhas rítmicas, normofonéticas, sem sopros e taquicardíacas. O abdome apresenta-se sem alterações. Hb = 10,2 g/dL; Ht = 28%; leucócitos = 15.700/mm^3.

Os RX de tórax mostram área cardíaca aumentada e consolidação em base direita.

Foi colhida gasometria arterial, constatando-se:

- FiO_2 = 50%.
- pH = 7,35.
- pO_2 = 125.
- pCO_2 = 36.
- Bic = 28.
- $SatO_2$ = 99%.

AÇÕES PRIORITÁRIAS COM RELAÇÃO AOS ACHADOS

- **Problemas interdependentes:** infecção, paciente idoso, restrição no leito, ventilação mecânica e doenças crônicas prévias.

HIPÓTESES DIAGNÓSTICAS

PNEUMONIA ASSOCIADA A VENTILAÇÃO MECÂNICA

A definição de pneumonia associada a ventilação mecânica (PAV) é a de pneumonia hospitalar desenvolvida após 48 horas de ventilação mecânica, tanto por tubo orotraqueal como por traqueostomia. É a infecção hospitalar mais frequente em pacientes de terapia intensiva, com incidência de 10-20% nos pacientes sob ventilação mecânica por mais de 24 horas. A PAV está associada a aumento no tempo de permanência em UTI e aumento da mortalidade em 2 a 7 vezes, dependendo dos estudos.

A variedade de definições fez que o Center of Disease Control (CDC) publicasse um algoritmo para diagnóstico de pneumonia associada à ventilação mecânica.[1] Os critérios diagnósticos baseiam-se em achados radiológicos de pelo menos um dos critérios, em um paciente com pelo menos 48 horas de ventilação mecânica:

- Aparecimento ou progressão de infiltrado pulmonar persistente.
- Consolidação.
- Cavitação.

É preciso, também, estar presente um dos critérios clínicos:

- Febre.
- Leucopenia (leucócitos < 4.000/mm³) ou leucocitose (leucócitos > 12.000/mm³).
- Para pacientes > 70 anos, alteração do nível de consciência sem outra causa aparente.

Devem estar presentes, também, pelos menos dois dos critérios a seguir:

- Aparecimento de secreção purulenta, mudança no aspecto da secreção ou aumento das necessidades de aspiração.
- Aparecimento ou piora de tosse, dispneia ou taquipneia.
- Estertoração à ausculta.
- Piora da troca gasosa.

Em termos de pesquisa do agente causador da pneumonia, sugere-se que haja pelo menos um dos achados a seguir:

- Organismo identificado na corrente sanguínea.
- Organismo identificado no líquido pleural.
- Cultura positiva em lavado broncoalveolar (LBA) ou aspirado com escova protegida.
- Bactérias positivas em > 5% das células do LBA pelo Gram.
- Cultura positiva de tecido pulmonar.
- Pesquisa de vírus (Influenza e outros), *Legionella*, *Chlamydia*, *Bordetella* ou *Mycoplasma* em secreção ou LBA.
- Aumento da IgG ou IgM para os agentes supracitados.

PAV precoce (< 4 dias) é resultado de bactérias de comunidade, como *Haemophilus influenzae*, *Streptococcus pneumoniae* e *Staphylococcus aureus*. Já a pneumonia adquirida tardiamente em pacientes com uso prévio de antibióticos está associada a bactérias multirresistentes, como *Pseudomonas* spp., *Acinetobacter baumannii* e *S. aureus* meticilinorresistente.

A presença do tubo traqueal *per se* reduz o *clearance* mucociliar e favorece o acúmulo de secreção na região subglótica. Além disso, secreções da orofaringe e conteúdo gástrico também se acumulam nessa região, sendo este um evento crucial no desenvolvimento de PAV.

Módulo III – Casos de Pneumologia

DIAGNÓSTICOS DE ENFERMAGEM

- **Ventilação espontânea prejudicada:** reservas de energia diminuídas, tornando o indivíduo incapaz de manter respiração adequada para a sustentação da vida, fato evidenciado por: pressão de oxigênio diminuída, saturação de oxigênio diminuída, uso de musculatura acessória, fadiga da musculatura acessória.
- **Padrão respiratório ineficaz:** inspiração e/ou expiração que não proporcionam ventilação adequada, em razão de alterações na profundidade respiratória, dispneia, fase de expiração prolongada, ortopneia, uso de musculatura acessória. **Fatores relacionados:** fadiga da musculatura respiratória.
- **Perfusão tissular ineficaz (cardiopulmonar):** diminuição na oxigenação, resultando na incapacidade de nutrir os tecidos no nível capilar por dispneia, uso da musculatura acessória, gases sanguíneos arteriais anormais. **Fatores relacionados:** problemas de troca.
- **Risco para infecção:** risco aumentado de invasão por agentes patogênicos, por defesas primárias inadequadas, diminuição de ação ciliar e pneumonia (de fato, já existe um processo infeccioso instalado).
- **Troca de gases prejudicada:** excesso ou déficit na oxigenação e/ou na eliminação de dióxido de carbono na membrana alveolocapilar. **Fatores relacionados:** gases sanguíneos arteriais anormais, pH arterial anormal, respiração anormal e taquicardia.
- **Risco de intolerância à atividade:** risco de ter energia fisiológica ou psicológica insuficiente para suportar ou completar as atividades diárias requeridas ou desejadas, em função da presença de problemas respiratórios (pneumonia + AVCI) e cansaço. **Fatores relacionados:** estados de doença e condição física debilitada.
- **Fadiga:** sensação opressiva e sustentada de exaustão e de capacidade diminuída para realizar trabalho físico e mental no nível habitual, desencadeada por cansaço e incapacidade de manter o nível habitual de atividade física. **Fatores relacionados:** estados de doença e condição física debilitada.
- **Nutrição desequilibrada (inferior às necessidades corporais):** ingestão insuficiente de nutrientes para suprir as necessidades metabólicas.
- **Confusão crônica:** deterioração irreversível, prolongada e/ou progressiva do intelecto e da personalidade, caracterizada por capacidade diminuída para a interpretação dos estímulos ambientais e para processos de pensamento intelectual, e manifestada por distúrbios da memória, da orientação e do comportamento. **Característica definidora:** evidência clínica de prejuízo orgânico. **Fatores relacionados:** AVC.

TRATAMENTO MEDICAMENTOSO

- Antibióticos.
- Sedativos e analgésicos.
- Drogas vasoativas, se houver comprometimento hemodinâmico.

FÁRMACOS A SEREM UTILIZADOS

A escolha dos antibióticos para o tratamento empírico da PAV devem ser baseada em tempo de internação, uso prévio de antibióticos, doenças de base e epidemiologia local. Sugere-se o uso de antibióticos de largo espectro, com descalonamento de acordo com os resultados de culturas.

- Antibioticoterapia: monoterapia com ceftriaxona, ampicilina + sulbactam ou fluorquinolona.
- PAV tardia: se houver possibilidade de *P. aeruginosa*, iniciar dois antibióticos com cobertura antipseudomonas (penicilina antipseudomonas, com inibidor de betalactamase, ceftazidima, ou cefepima); se houver possibilidade de *A. baumannii*, iniciar carbapenêmico. Se houver possibilidade de *S. aureus*, teicoplanina, vancomicina ou linezolida.

A terapêutica combinada aumenta as chances de sucesso no tratamento da PAV tardia; porém, também eleva a possibilidade de seleção de cepas resistentes, toxicidade e custos.

Estudos mostram diferença em mortalidade no uso de terapêutica combinada em pneumonias causadas por *P. aeruginosa*, e em pacientes com PAV e choque séptico.

Uma conduta em investigação é o uso de antibióticos inalatórios para minimizar os efeitos colaterais dos antibióticos sistêmicos (p. ex., diarreia por *Clostridium difficile* e insuficiência renal). Uma revisão sistemática publicada recentemente (2016) mostrou que ainda não há respaldo de literatura quanto à segurança de uso isolado de antibioticoterapia inalatória isolada para o tratamento da PAV.[2]

ANÁLISE LABORATORIAL E EXAMES MAIS COMUNS

A avaliação da PAV mecânica deverá ser feita por radiografia de tórax associada a hemograma completo, provas inflamatórias (proteína C-reativa e pró-calcitonina), gasometria arterial e avaliação da repercussão sistêmica da infecção, com lactato e função renal.

A broncoscopia com coleta de LBA deverá ser realizada na tentativa de isolamento do agente etiológico.

Estudos vêm sendo feitos com ultrassonografia à beira leito como ferramenta de diagnóstico de consolidações com broncogramas aéreos e de identificação de derrame pleural, com boa acurácia.

Ainda, a pró-calcitonina pode ser utilizada como parâmetro de resposta à antibioticoterapia.

DESTAQUES PARA A ATUAÇÃO DO(A) ENFERMEIRO(A)

Todas as ações da enfermagem, nesse contexto, deverão ter como foco a manutenção dos parâmetros vitais, o controle de infecção, a avaliação e a evolução do AVCI e a melhoria da função respiratória.

- Avaliar o nível de consciência (conferir todos os critérios no Capítulo 1).
- Avaliar o padrão respiratório.
- Monitorar parâmetros hemodinâmicos.
- Monitorar parâmetros ventilatórios.
- Assegurar uma boa higienização oral e traqueobrônquica.
- Monitorar o balanço hídrico.
- Assegurar rigor asséptico nos procedimentos de aspiração de secreções e curativos.
- Manter cadarços/sondas e outros equipamentos limpos e secos.
- Monitorar gases sanguíneos.
- Monitorar exames laboratoriais relacionados ao quadro infeccioso em geral, culturas, antibiograma etc.
- Assegurar o posicionamento correto da cânula endotraqueal, por meio de ausculta pulmonar e RX.
- Aspirar secreções traqueobrônquicas sempre que necessário.
- Promover um ambiente de conforto para sono e repouso.
- Avaliar a necessidade de administração de analgésicos e sedativos, tendo cuidado com a presença de dor, que dificulta a ventilação.
- Avaliar a ingesta hídrica e alimentar.
- Estabelecer meios de comunicação, utilizando cartões, sinais etc.
- Apoiar a família nessa comunicação.
- Orientar sobre a importância de hábitos alimentares saudáveis.

RESULTADOS

O diagnóstico precoce e o acerto na escolha do antibiótico determinam o sucesso terapêutico da PAV. Igualmente importantes são as condutas na prevenção da pneumonia. Classicamente, a manutenção de decúbito elevado a 30°, o uso de sonda enteral em posição pós-pilórica, a redução da sedação e a descontaminação da cavidade oral com clorexidina são cuidados básicos relacionados à prevenção de PAV. Porém, alguns conceitos devem ser revistos.

A descontaminação do trato gastrointestinal e da cavidade oral pelo uso de antibióticos tópicos não absorvíveis está associada a uma menor incidência de PAV. A dificuldade técnica de se manter uma infusão salina contínua com antibióticos, em conjunto com aspiração, é um dos fatores que reduzem a utilização desse método como prevenção de PAV. Outro fator é o risco de desenvolvimento de resistência bacteriana.

Outro ponto importante é o fato de a própria cânula traqueal poder funcionar como um reservatório de bactérias, com a formação de um biofilme aderido a sua superfície, surgindo precocemente após a intubação. Esse biofilme parece ser uma importante fonte de bactérias inoculadas para dentro dos pulmões. Entretanto, não existe uma demonstração clara de que esse biofilme esteja relacionado a PAV ou apenas represente colonização sem maiores consequências. A prevenção da formação do biofilme pode ser obtida com o uso de tubos impregnados com sulfadiazina de prata, cuja eficácia foi demonstrada pela revisão de Cochrane de 2015, com redução da incidência de PAV, quando comparado aos tubos comuns; a nebulização com aminoglicosídeos ou polimixina, ou alguns outros métodos descritos, ainda precisam ter sua eficácia comprovada.[3]

A redução da aspiração da secreção subglótica poderá ser feita com alguns cuidados:

- O uso de cânulas com *cuff* de baixa pressão e alto volume é mais eficiente no controle da aspiração de secreções que os *cuffs* de alta pressão, os quais apresentam volume menor e não se adaptam de maneira tão adequada à parede da traqueia. Assim, formam-se espaços pelos quais a secreção desce e é aspirada para os pulmões. A pressão do *cuff* deverá ser monitorada e mantida entre 20 e 30 cmH_2O. Já está demonstrado que a manutenção da pressão do *cuff* abaixo de 20 cmH_2O está associada a um aumento da incidência de PAV.

- O uso de cânulas com aspiração *supra-cuff* mostrou-se eficiente na redução da incidência de PAV, mas sem efeito em mortalidade ou no tempo de ventilação mecânica.

- A troca rotineira dos circuitos de ventilação não é recomendada, não alterando a incidência de PAV.

COMENTÁRIOS

A implementação de um protocolo de sedação por enfermeiros, mantendo os pacientes mais despertos e com sedação de demanda, mostrou-se eficiente na redução da incidência de PAV e no tempo de ventilação mecânica. Do mesmo modo, protocolos de interrupção diária da sedação reduzem o tempo de ventilação mecânica e, consequentemente, a incidência de PAV.

Por outro lado, protocolos de posicionamento do paciente a 45°, verificação regular do posicionamento de sonda enteral, diminuindo o risco de deslocamento e broncoaspiração, são pontos importantes a serem implementados em cada serviço.

A higiene oral com clorexidina é prática bem estabelecida na literatura para redução da colonização da cavidade oral.

A profilaxia de úlceras de estresse com bloqueadores de bomba de prótons (omeprazol, pantoprazol etc.), apesar de reduzir a incidência de sangramento, aumenta a colonização do trato gastrointestinal, com potencial aumento da PAV.

QUESTÕES PARA DISCUSSÃO DOCENTES/ DISCENTES

- Como é feito o diagnóstico da PAV?
- Qual o papel da enfermagem na prevenção da PAV?
- Quais os principais protocolos preventivos a serem implementados em uma UTI?
- Como cuidar de um paciente com pneumonia e controle de líquidos (restrição hídrica)?
- Apontar outros diagnósticos de enfermagem para esse paciente.
- Estabelecer um plano educacional para alta desses pacientes – alimentar, físico e medicamentoso –, como uma proposta de trabalho multiprofissional.

REFERÊNCIAS

1. Centers of Disease Control and Prevention (CDC). Pneumonia (ventilator-associated [VAP] and non--ventilator-associated pneumonia [PNEU]) event. Disponível em: https://www.cdc.gov/nhsn/pdfs/pscmanual/6pscvapcurrent.pdf; acessado em 17 de junho de 2018.
2. Russell CJ, Shiroishi MS, Siantz E, Wu BW, Patino CM. The use of inhaled antibiotic therapy in the treatment of ventilator-associated pneumonia and tracheobronchitis: a systematic review. BMC Pulmonary Medicine. 2016;16:40.
3. Tokmaji G, Vermeulen H, Müller MC, Kwakman PH, Schultz MJ, Zaat SA. Silver-coated endotracheal tubes for prevention of ventilator-associated pneumonia in critically ill patients. Cochrane Database Syst Rev. 2015 Aug 12;(8):CD009201.

BIBLIOGRAFIA CONSULTADA

Aarts MA, Hancock JN, Heyland D, McLeod RS, Marshall JC. Empiric antibiotic therapy for suspected ventilator-associated pneumonia: a systematic review and meta-analysis of randomized trials. Crit Care Med. 2008 Jan;36(1):108-17.

Módulo III – Casos de Pneumologia

Borgatta B, Rello J. How to approach and treat VAP in ICU patients. BMC Infect Dis. 2014 Apr 30;14:211.

Browne E, Hellyer TP, Baudouin SV, Conway Morris A, Linnett V, McAuley DF et al. A national survey of the diagnosis and management of suspected ventilator-associated pneumonia. BMJ Open Respir Res. 2014 Dec 16;1(1):e000066.

Costa D, Toledo A, Silva AB, Sampaio LM. Influence of noninvasive ventilation by BiPAP on exercise tolerance and respiratory muscle strength in chronic obstructive pulmonary disease patients (COPD). Rev Lat-Am Enferm. 2006 May-Jun;14(3):378-82.

Dezfulian C, Shojania K, Collard HR, Kim HM, Matthay MA, Saint S. Subglottic secretion drainage for preventing ventilator-associated pneumonia: a meta-analysis. Am J Med. 2005 Jan;118(1):11-8.

Leong JR, Huang DT. Ventilator-associated pneumonia. Surg Clin N Am. 2006;86(6):1409-29.

Lorente L, Lecuona M, Jiménez A, Mora ML, Sierra A. Influence of an endotracheal tube with polyurethane cuff and subglottic secretion drainage on pneumonia. Am J Respir Crit Care Med. 2007;176(11):1079-83.

Mongodi S, Via G, Girard M, Rouquette I, Misset B, Braschi A et al. Lung ultrasound for early diagnosis of ventilator-associated pneumonia. Chest. 2016 Apr;149(4):969-80.

Regueiro EM, Lorenzo VA, Parizotto AP, Negrini F, Sampaio LM. Análise da demanda metabólica e ventilatória durante a execução de atividades de vida diária em indivíduos com doença pulmonar obstrutiva crônica. Rev Latino-Am Enferm. 2006;14(1):41-7.

Rello J, Soñora R, Jubert P, Artigas A, Rué M, Vallés J. Pneumonia in intubated patients: role of respiratory airway care. Am J Respir Crit Care Med. 1996;154(1):111-5.

Casos de Hematologia IV

Ana Maria Calil Sallum

14

Leucemia

Ana Maria Calil Sallum

PROBLEMA

Um senhor de 67 anos queixa-se há dois meses de cansaço aos pequenos esforços, sonolência, diminuição de apetite, vasculite na derme, com presença de nódulos dolorosos em face perto da região cervical, aumento discreto de temperatura em alguns períodos do dia, relato de sensação de sabor alterado de alguns alimentos.

Viúvo há dois anos, vive sozinho, refere desatenção e esquecimentos e aparenta tristeza. Sua única filha, de 34 anos, vive em Florianópolis; ele reside em Curitiba e sente muita falta dos dois netos.

Foi bancário por 40 anos, e há 4 anos se aposentou.

Não tem vida social ativa nem participa de nenhum grupo da terceira idade.

Após o falecimento da esposa, emagreceu 11 kg.

EXAME FÍSICO

O paciente apresenta-se consciente e orientado. PA = 100 × 60 mmHg, FR = 27 (dispneico), expansibilidade pulmonar diminuída, FC = 115 bpm com alargamento da pressão de pulso, vasculite na derme com presença de nódulos dolorosos em face (no pescoço), mucosas descoradas, apatia e queixa de "sangramento na gengiva". Esporadicamente, sente cefaleia e vertigem.

Apresenta abdome flácido, indolor, com ruídos hidroaéreos presentes, esplenomegalia importante e hepatomegalia moderada, função intestinal e urinária normais.

Nega *diabetes mellitus* e hipertensão arterial sistêmica. Não faz uso de álcool, fumo ou outras drogas.

Dados antropométricos: peso = 60 kg; estatura = 1,75 m. Foi solicitada coleta de alguns exames laboratoriais, urina I, urocultura e RX de tórax. Hemácias = 2.400.000/mm³, reticulócitos aumentados, presença de blastos com bastonetes de Auer; Hb = 7 g/dL; Ht = 30%; leucócitos = 110.000/mm³; plaquetas = 60.000/mm³; neutrófilos = 600/mm³; TS = 13 minutos; INR: 1,52; rTTPA: 1,04; APTT = 45 segundos; PT = 20 segundos; Ca = 8,7 g/dL; K = 4,5 meq/L; Na = 130 meq/L; RX torácico = pneumonia em lobo inferior esquerdo; urina: dentro dos parâmetros aceitáveis. Após esses exames, o médico solicitou um mielograma.

AÇÕES PRIORITÁRIAS COM RELAÇÃO AOS ACHADOS

- **Busca do mecanismo determinante**: febre, dor em nódulos, diminuição de apetite, fraqueza, apatia, sangramento gengival, pneumonia e dispneia.
- **Correção do mecanismo determinante**: todas as ações de enfermagem deverão ser direcionadas à manutenção dos parâmetros vitais, tendo especial cuidado com a parte respiratória e o controle de temperatura e do processo infeccioso, alívio da dor, repouso no leito e avaliação do sangramento gengival.

Uma leitura minuciosa dos exames laboratoriais deverá ser realizada para o melhor acompanhamento do caso e evolução clínica do paciente.

HIPÓTESES DIAGNÓSTICAS

- Anemia.
- Leucemia.
- Linfoma.

Veremos, a seguir, o diagnóstico obtido após a chegada do mielograma.

LEUCEMIA MIELOIDE AGUDA (M3)

Solicitou-se a internação em enfermaria de hospital público de médio porte no município de Curitiba.

Há alta incidência de leucemia mieloide aguda em pessoas com idade acima de 60 anos, respondendo por 1,2% de todas as mortes por câncer nos Estados Unidos e por aproximadamente 90% das leucemias em adultos, com idade média acima de 62 anos.

No Brasil, o câncer responde pela segunda causa de mortalidade em nosso meio, desconsideradas as causas mal definidas, com aumento do quinto para o segundo lugar em mortalidade nos últimos 25 anos.

As perspectivas futuras são alarmantes, com projeções de 500 mil novos casos a cada ano, com destaque para pulmão, mama, ovário e intestino e as leucemias.

Outro aspecto importante nessa discussão refere-se ao aumento da idade da população brasileira (acima de 65 anos) nas últimas décadas com projeções de um país com muitos velhos. Somando esses dois fatores, ou seja, epidemiologia do câncer e aumento da idade populacional, temos perspectivas de muitos casos de leucemias nessa faixa etária (acima de 60 anos) e, portanto, prioridade no sistema de saúde nacional, prioridade esta que deve também abarcar os centros formadores da área da saúde.

FISIOPATOLOGIA

As leucemias agudas caracterizam-se pela proliferação clonal de progenitores hematopoiéticos com capacidade reduzida de diferenciação. Como consequência, há acúmulo de clones na medula óssea, no sangue periférico e em outros órgãos (ver Apêndice ao final deste Módulo).

Os blastos gradualmente substituem e inibem o crescimento e o amadurecimento (maturidade) dos precursores eritroides, mieloides e megacariocitários, levando a plaquetopenia, neutropenia e particularmente a um risco aumentado de anemia, sangramentos e quadros infecciosos diversos.

Portanto, é importante que o(a) enfermeiro(a) e a equipe de saúde tenham em mente que nos casos de leucemia (de forma ampla) a medula óssea começa a produzir células imaturas em grande quantidade, isto é, troca as células normais por células doentes, frágeis e débeis, que não conferem a devida proteção ao organismo, advindo a tríade formada por infecção, anemia e sangramento.

O(a) aluno(a) de enfermagem poderá, ao ler um resultado laboratorial, no qual há um aumento exacerbado de leucócitos, questionar o porquê de esse paciente estar com infecção com tantos leu-

Módulo IV – Casos de Hematologia

cócitos ou células brancas em seu organismo. A resposta é a seguinte: essas células brancas são imaturas, anormais e não conferem ao organismo o sistema de proteção dos leucócitos normais (toda a série leucocitária).

Outro dado importante é a diminuição no número de plaquetas que pode acompanhar os casos de leucemia, uma vez que a medula está em um processo exacerbado na proliferação de células cancerígenas, o que faz diminuir o número total de plaquetas e eritrócitos, propiciando, respectivamente, sangramentos e anemia.

DIAGNÓSTICOS DE ENFERMAGEM

- **Risco para infecção:** risco aumentado de ser invadido por microrganismos patogênicos, por fatores de procedimentos invasivos, defesas orgânicas diminuídas e imunossupressão, que poderá ocorrer durante a evolução da doença. **Fator relacionado:** doença crônica.
- **Risco de volume de líquido deficiente:** risco de desidratação vascular, celular ou intracelular, por estado hipermetabólico, medicação e desvios que afetam a ingestão de líquido. **Fatores relacionados:** diminuição da ingesta hídrica e febre.
- **Dor aguda:** experiência sensorial e emocional desagradável que surge de lesão tissular real ou potencial ou descrita em termos de tal dano. Apresenta início súbito ou lento, de intensidade leve a intensa, com término antecipado ou previsível e duração de menos de três meses, por relato de dor e alterações neurovegetativas, agente lesivo biológico. **Fatores relacionados:** cefaleia e linfonodos aumentados.

> Em casos de pacientes com câncer, além da dor aguda, pode advir também, no diagnóstico de enfermagem, dor crônica sem término antecipado ou previsível e duração superior a três meses.

- **Mucosa oral prejudicada:** lesões nos lábios e tecidos moles da cavidade oral por desconforto oral, dor oral, paladar diminuído e sangramento.
- **Nutrição desequilibrada (inferior às necessidades corporais):** ingestão insuficiente de nutrientes para suprir as necessidades metabólicas, por cavidade bucal ferida, mucosas pálidas. **Fatores relacionados:** relato de sensação de sabor alterado e fatores biológicos.
- **Intolerância a atividade:** energia fisiológica ou psicológica insuficiente para suportar ou completar as atividades diárias requeridas ou desejadas, por dispneia aos esforços, relato de fadiga ou fraqueza. **Fator relacionado:** aumento da taxa metabólica devido à produção maciça de leucócitos.
- **Fadiga:** aumento da necessidade de repouso, cansaço, falta de energia, desatenção, má nutrição, anemia, estados de doença, eventos negativos na vida.
- **Risco de queda:** anemia, idade acima de 65 anos, morar sozinho(a) e estado de doença.
- **Integridade da pele prejudicada:** epiderme e/ou derme alteradas por invasão de estruturas do corpo (nódulos) e fatores internos de desenvolvimento.
- **Pesar:** processo normal e complexo que inclui respostas e comportamentos físicos, espirituais, sociais e intelectuais, por meio dos quais indivíduos, famílias e comunidades incorporam uma perda real, antecipada ou percebida a suas vidas diárias. **Fatores relacionados:** morte de pessoa significativa, sofrimento.
- **Conhecimento deficiente:** ausência ou deficiência de informação cognitiva relacionada a um tópico específico, por falta de familiaridade com as informações.

14   Discussão de Casos Clínicos e Cirúrgicos

- Risco de confusão aguda? – discussão em classe.
- Risco de solidão? – discussão em classe.
- Medo? – discussão em classe.
- Conforto prejudicado? – discussão em classe.
- Ansiedade? – discussão em classe.

> Com a evolução da doença e/ou a introdução do tratamento (quimioterapia e outros), outros diagnósticos surgirão, cabendo ao(à) enfermeiro(a) a identificação precoce desses problemas.

PROBLEMAS INTERDEPENDENTES

- Comprometimento hematológico.
- Complicações relacionadas à infecção.
- Dor.
- Complicações pulmonares.
- Diminuição da resistência física e imunológica.
- Sangramento.
- Estado emocional comprometido.
- Pesar.

TRATAMENTO MEDICAMENTOSO – CLÍNICO

- Hidratação.
- Analgésicos VO e/ou IV.
- Antibióticos VO e/ou IV.
- Anti-inflamatórios VO e/ou IV.
- Quimioterapia (protocolos específicos).
- Radioterapia (protocolos específicos).
- Hemoterapia (muitos pacientes oncológicos necessitam de transfusões – ver Capítulo 17.
- Transplante de medula.

FÁRMACOS A SEREM UTILIZADOS

ANALGÉSICOS

Analgésicos são utilizados para o alívio da dor. Segundo a Organização Mundial da Saúde (OMS), os analgésicos deveriam ser utilizados de acordo com a dor esperada e sua respectiva intensidade.

Uma das escalas mais utilizadas mundialmente é a escala visual analógica (EVA), na qual a intensidade da dor é medida de 0 a 10, sendo 0 a ausência de dor, e 10, a dor máxima. O paciente é o único que pode dizer sobre sua dor, uma vez que é ele quem vivenciou o fenômeno, e a dor é um evento subjetivo.

Para as dores leves (1 a 4), os fármacos indicados são os analgésicos simples, como dipirona e paracetamol. No caso de dor moderada (5 a 7), os fármacos indicados são os anti-inflamatórios não hormonais e/ou os opioides fracos, como a codeína e o tramadol. Nas situações de dor intensa (8 a 10), a droga de escolha é a morfina, por ser considerada um opioide forte.

Módulo IV – Casos de Hematologia

A dor como o quinto sinal vital deve ser avaliada com frequência e documentada. Quando possível, deve ser controlada e, quando esse controle não for possível, sempre aliviada.

ANTIBIÓTICOS

Antibióticos são utilizados em largo espectro na tentativa de combater as infecções oportunistas que podem ocorrer no paciente oncológico, as quais podem ser causadas por fungos, bactérias, vírus etc. É preciso ter cuidado com parâmetros renais.

A mesma atenção deverá ser dada aos anti-inflamatórios (ver Capítulo 57).

> Em situações de insuficiência hepática associada, deve-se evitar o uso frequente de paracetamol e, em caso de aplasia de medula, deve-se evitar o uso frequente de dipirona (especialmente em crianças).

- **Alopurinol:** como profilaxia para a síndrome de lise tumoral.
- **Anti-helmíntico:** para a prevenção de estrongiloidíase disseminada.
- **Quimioterapia:** protocolos específicos.
- **Radioterapia:** protocolos específicos.
- **Hidratação:** cuidados com hipervolemia em pacientes cardiopatas e/ou nefropatas em crianças.
- **Correção eletrolítica:** em razão aos inúmeros distúrbios hidroeletrolíticos possíveis de ocorrer em pacientes oncológicos, em decorrência de vômitos e/ou diarreia.
- **Hemoterapia:** as transfusões são recomendadas quando:
  - em caso de concentrado de hemácias: presença de anemia sintomática. Contudo, as transfusões devem ser evitadas na ocorrência de leucostase e hiperviscosidade.
  - em caso de concentrado de plaquetas: número de plaquetas inferior a 10.000/mm³ ou plaquetas inferior a 20.000/mm³ e febre/infecção e instabilidade ou número de plaquetas inferior a 50.000/mm³ e sangramento/hiperviscosidade/leucocitose ou plaquetas inferior a 100.000/mm³ e sangramento no sistema nervoso central.
- **Plasma fresco ou crioprecipitado:** em casos de coagulopatia ou coagulação intravascular disseminada (CIVD).

> Sempre que possível, os hemocomponentes devem ser irradiados. Os hemocomponentes, filtrados ou concentrado de hemácias lavadas, têm o intuito de diminuir os riscos transfusionais e reações urticariformes.

ANÁLISE LABORATORIAL E EXAMES MAIS COMUNS

- **Hemograma completo:** atenção especial a anemia (hemoglobina), hematócrito (hemoconcentração), leucocitose, plaquetopenia, neutropenia e presença de blastos.
- **Bioquímica:** sódio, potássio, cálcio, magnésio, ureia, creatinina, ácido úrico, desidrogenase lática e glicemia.
- **Tipagem sanguínea e fator Rh:** inúmeras transfusões.
- **Sorologias:** o paciente com leucemia é um candidato a inúmeras transfusões e, por essa razão, recomenda-se a coleta de algumas sorologias antes do tratamento, a saber: HIV, hepatites B e C, doença de Chagas, sífilis, HTLV e citomegalovírus.
- **ECG:** avaliação cardiológica.

14   Discussão de Casos Clínicos e Cirúrgicos

- **RX de tórax**: infiltrados pulmonares, infecção, avaliação pulmonar e alargamento de mediastino.
- **Mielograma e citoquímica**: para diagnóstico e classificação da leucemia e para programação terapêutica.
- **Citogenética:** para estratificação em grupos prognósticos e possibilidades de transplante de medula óssea.
- **Imunofenotipagem de medula óssea**: seguimento de decisão terapêutica após quimioterapia e casos controversos de mielograma.
- **Tempo de protrombina, tempo de trombina, tempo de sangramento**: suspeita de coagulopatia associada.

> É possível a solicitação de exames específicos no decorrer da doença e do tratamento.

DESTAQUES PARA A ATUAÇÃO DO(A) ENFERMEIRO(A)

Em se tratando de uma situação clínica potencialmente grave e de um paciente idoso, o(a) enfermeiro(a) deverá estar atento(a) a alterações hemodinâmicas e respiratórias, à presença de sangramento, com avaliação constante da dor e emergências/urgências relacionadas às leucemias, e ao uso de quimioterápicos. É fundamental a documentação de todas as ações de enfermagem realizadas (evolução/anotação), bem como das eventuais intercorrências.

É importante destacar que a literatura aponta com frequência o medo que o paciente tem quando recebe o diagnóstico de qualquer tipo de câncer; por essa razão, o aspecto emocional do paciente e dos familiares jamais deverá ser esquecido. Nesse caso específico, o paciente está longe da família e vive só.

INTERVENÇÕES DE ENFERMAGEM

- **Risco para infecção:** manter a pele limpa e seca; proteger o paciente contra potenciais fontes de patógenos; avaliar a colocação e a retirada de drenos, cateteres e sondas; colocar o paciente em quarto privativo (sempre que possível); monitorar a temperatura de acordo com a necessidade e a evolução do quadro; proporcionar uma boa higiene oral; avaliar o sangramento oral; monitorar os exames laboratoriais; inspecionar a pele; estimular a ingesta hídrica e alimentar, sobretudo de proteínas; orientar a equipe de enfermagem quanto à importância do rigor nos horários dos antibióticos. **Metas:** proteger o paciente de infecções oportunistas, melhorar as condições de saúde, melhorar o suporte nutricional e de hidratação.
- **Risco de volume de líquido deficiente:** monitorar parâmetros hemodinâmicos e respiratórios (de acordo com a necessidade do caso); avaliar o nível de consciência; pesar diariamente; avaliar turgor cutâneo; observar a presença de náuseas e vômitos; encorajar a ingesta hídrica; observar a presença de sangramentos, por menor que seja; controlar as eliminações; observar a presença de petéquias, equimoses etc.; monitorar os exames laboratoriais. **Metas:** evitar desequilíbrios hidroeletrolíticos e hipovolemia; melhorar as condições de saúde; melhorar o suporte nutricional e de hidratação.
- **Dor aguda/crônica:** controlar a dor; utilizar a EVA ou outro instrumento objetivo, para avaliar a intensidade da dor; avaliar se o fármaco utilizado está sendo suficiente para o quadro álgico; manter posição de conforto, proporcionar atividades de lazer; monitorar a presença de alterações neurovegetativas advindas da dor não aliviada; comunicar ao(à) médico(a) o não alívio da dor; documentar todo o processo. **Metas:** controle da dor; promover conforto e segurança; evitar alterações neurovegetativas; evitar sentimentos de desesperança.

Módulo IV – Casos de Hematologia

■ **Nutrição desequilibrada e mucosa oral prejudicada:** estimular a ingesta hídrica; oferecer pequenas porções de alimentos; avaliar a condição de orofaringe; orientar quanto à necessidade de limpeza da cavidade oral; avaliar a higiene oral antes e depois das refeições, com escova de cerdas macias; oferecer alimentos brandos e de temperatura morna e fria; pesar o paciente. Em pacientes imunodeprimidos e na vigência de quimioterapia, deve-se evitar o uso de alimentos crus por via oral. **Metas:** evitar infecção; evitar hipovolemia e hipoglicemia; melhorar o suporte nutricional e de hidratação.

■ **Intolerância a atividade/fadiga:** avaliar a necessidade de repouso absoluto ou relativo no leito; avaliar o nível de consciência; proporcionar um ambiente agradável; encorajar a deambulação e estimular pequenas atividades (quando possível); avaliar a condição respiratória; avaliar a necessidade de oxigênio suplementar; orientar quanto à necessidade de sono e repouso, sobretudo à noite. **Metas:** promover conforto e segurança; avaliar a capacidade para as atividades.

■ **Integridade da pele prejudicada:** manter a pele limpa e seca; proteger o paciente contra potenciais fontes de patógenos; limpar áreas expostas com agente antimicrobiano; orientar para não manipular o local. **Metas:** evitar infecção; manter a integridade da pele; auxiliar na autoimagem.

■ **Pesar:** respeitar a individualidade do paciente; encorajá-lo a expor suas dúvidas e angústias; manter a privacidade; orientá-lo a buscar ajuda em grupos de pacientes oncológicos. Caso o paciente tenha alguma crença, encorajar a permanência no culto. **Metas:** promover conforto e segurança; proporcionar informações; diminuir a ansiedade.

■ **Conhecimento deficiente:** responder às perguntas do paciente, de modo a adequar conteúdo e forma a sua compreensão intelectual, psíquica e cognitiva; nunca deixar o paciente sem uma resposta; orientar quanto aos procedimentos; ajudá-lo a participar do regime de tratamento. **Metas:** esclarecer dúvidas; contribuir para a adesão ao tratamento; contribuir para a autoestima e a autoimagem; proporcionar informações; diminuir a ansiedade.

A evolução clínica positiva da leucemia fará que os problemas interdependentes diminuam ou se tornem ausentes. No entanto, a piora do quadro poderá agravar os problemas, aumentar a lista dos diagnósticos de enfermagem e exigir da equipe de saúde uma reformulação quanto às prioridades desse paciente.

> Foram pontuados os diagnósticos de enfermagem prevalentes.

É importante salientar que, na rotina de um hospital geral, dificilmente os enfermeiros têm tempo para avaliar e propor o acompanhamento e a avaliação dos aspectos emocionais que estão presentes no cotidiano de um paciente oncológico. No entanto, sugerem-se a formação de grupos, o encaminhamento aos serviços de psicologia, fisioterapia e nutrição (quando possível e/ou existente na instituição).

Essa patologia exige tratamento multidisciplinar e profissional.

O ideal é o tratamento em um hospital especializado em oncologia, no qual esses serviços já são bem estruturados.

RESULTADOS

O tratamento da leucemia não é fácil, e exige do paciente muita coragem, vontade, otimismo e determinação. Porém, muitos pacientes, mesmo dotados dessa energia e dessa vontade, sucumbem ao tratamento e à evolução negativa da doença, tornando-se mais um dado de mortalidade a favor do câncer.

Felizmente, nos últimos 20 anos, e a cada dia mais, muitos casos têm obtido a remissão da doença e a esperada cura após 5 anos da data do término do tratamento.

O apoio da família é fundamental para o alcance desse objetivo. No caso do paciente abordado neste capítulo, esse apoio está comprometido pela distância geográfica da filha e pela ausência da esposa.

Como ocorre em toda doença oncológica, o resultado positivo está relacionado à descoberta precoce da doença, à adesão integral ao tratamento, à possibilidade de acesso à saúde e a equipes preparadas para esse tipo complexo de tratamento e resposta do organismo a toda terapêutica.

As principais complicações desse quadro, podendo torná-lo fatal, são: leucostase, síndrome de hiperviscosidade, toxicidade em diferentes órgãos do corpo ao tratamento quimioterápico, quadros infecciosos, com destaque para o pulmão, colite neutropênica, lise tumoral e ineficácia do tratamento mediante a evolução da doença.

COMENTÁRIOS

O perfil epidemiológico brasileiro de morbidade e mortalidade exige uma reformulação imediata nas instituições de ensino superior em saúde quanto às temáticas de oncologia e geriatria, apenas para falar de tópicos relacionados ao estudo de caso deste capítulo.

A carência de uma educação formal na maioria das faculdades de enfermagem com relação ao paciente oncológico fez que, nos últimos anos, milhares de enfermeiros saíssem das escolas sem esse conhecimento ou com profundas lacunas a respeito dessa prática tão peculiar, especial e, sobretudo, complexa.

Outro aspecto que deve ser discutido refere-se à carência de recursos da população em adquirir planos de saúde que lhe garantam assistência adequada, caso haja necessidade de tratamento nessa área, o qual é longo e excessivamente oneroso.

Desse modo, a maioria dos brasileiros procuram os serviços públicos de saúde para seu tratamento e, não raro, demoram meses ou até um ano para o primeiro atendimento; no caso de doença oncológica, isso equivale a um atestado de óbito ou um prognóstico sombrio.

Assim, houve, por parte da autora deste capítulo, certo constrangimento ao pontuar a lista de cuidados a serem prestados ao paciente com leucemia, ao refletir sobre a saúde pública nacional e as dificuldades de cumprimento dessas orientações pela maioria dos profissionais de enfermagem. No entanto, a crença em dias melhores, um otimismo incorrigível e a necessidade de descrever da maneira mais completa possível as ações a serem prestadas ao paciente com leucemia fizeram que a autora mantivesse as ações determinadas.

Espera-se uma melhora na reformulação curricular das escolas médicas e de enfermagem, um olhar mais cuidadoso dos responsáveis pela saúde de nosso país para os reais problemas da população, um posicionamento coerente dos docentes de enfermagem diante da formação das novas gerações, que a cura do câncer seja anunciada um dia e que o paciente abordado neste capítulo encontre a cura.

QUESTÕES PARA DISCUSSÃO DOCENTES/DISCENTES

- Quais os tipos de câncer mais comuns em nosso meio e quais os que mais matam?
- Relacionar dez tipos de câncer distintos com as diferentes faixas etárias e gênero.
- Quais as principais complicações das leucemias?
- Ampliar as ações do(a) enfermeiro(a) para esse paciente.
- Traçar um plano de ações a serem realizadas no antes, durante e após a quimioterapia.
- Quais as principais ações do(a) enfermeiro(a) na terapêutica transfusional?
- Ler textos sobre a família do paciente oncológico e preparar uma discussão em classe ou uma dramatização.
- Quais as principais ações do(a) enfermeiro(a) para com o paciente oncológico. Priorizar.
- Sugerir outros diagnósticos de enfermagem possíveis relacionados ao aspecto emocional/psicológico do paciente oncológico.

BIBLIOGRAFIA CONSULTADA

Abad-Corpa E, Cabrero-García J, Delgado-Hito P, Carrillo-Alcaraz A, Meseguer-Liza C, Martínez-Corbalán JT. Effectiveness of participatory-action-research to put in practice evidence at a nursing onco-hematology unit. Rev Lat-Am Enfermagem. 2012 Jan-Feb;20(1):59-67.

Abreu C, Mendes A, Monteiro J, Santos FR. Falls in hospital settings: a longitudinal study. Rev Lat-Am Enfermagem. 2012 May-Jun;20(3):597-603.

Adami NP, Gutiérrez MGR, Maranhão AMSA, Almeida EPM. Estrutura e processo assistencial de enfermagem ao paciente com câncer. Rev Bras Enferm. 1997;50(4):551-68.

Andrade V, Sawada NO, Barichello E. Qualidade de vida de pacientes com câncer hematológico em tratamento quimioterápico. Rev. Esc. Enferm. USP. 2013;47(2):355-61.

Araújo SN, Luz MH, Silva GR, Andrade EM, Nunes LC, Moura RO. Cancer patients with oral mucositis: challenges for nursing care. Rev Lat-Am Enfermagem. 2015 Feb-Apr;23(2):267-74.

Azevedo IFA, Magalhães MG, Souto FR, Neves WB, Melo FCBC, Rego EM et al. Molecular and hematologic relapses in adult patients with acute promyelocytic leukemia: a cohort study. Rev Bras Hematol Hemoter. 2017;39:46-51

Brasil. Ministério da Saúde. Saúde Brasil 2013: uma análise da situação de saúde. Brasília, DF: MS; 2013.

Carpenito LJ. Planos de cuidados de enfermagem e documentação: diagnósticos de enfermagem e problemas colaborativos. 5.ed. Porto Alegre: Artmed; 2011.

Cunha FF, Rêgo LP. Nursing and cancer pain. Rev. Dor. 2015;16(2):142-5.

Galdeano LE, Rossi LA, Pelegrino FM. Validação de conteúdo do diagnóstico de enfermagem conhecimento deficiente. Acta Paul Enferm. 2008;21(4):549-55.

Galdeano LE, Rossi LA, Zago MMF. Roteiro instrucional para a elaboração de um estudo de caso clínico. Rev. Lat-Am Enferm. 2003;11(3):371-5.

Gonçalves MCS, Brandão MAG, Duran ECM. Validação das características definidoras do diagnóstico de enfermagem conforto prejudicado em oncologia. Acta Paul Enferm. 2016;29(1):115-24.

Gorini MIPC, Silva PO, Chaves PL, Ercole JP, Cardoso BC. Registro do diagnóstico de enfermagem fadiga em prontuários de pacientes oncológicos. Acta Paul. Enferm. 2010;23(3):354-8.

Gutiérrez MGR, Arthur TC, Fonseca SM, Matheus MCC. The cancer and its treatment and its impact on the patient's life: a qualitative study. Brazilian J Nurs. 2007;6:41-6.

Guyton A, Hall J. Tratado de fisiologia médica. 13.ed. Rio de Janeiro: Elsevier; 2017.

Kowalsk LP (Org.). Manual de condutas diagnósticas e terapêuticas em oncologia. 2.ed. São Paulo: Hospital A.C. Camargo; 2002.

Leiva-Caro JA, Salazar-González BC, Gallegos-Cabriales EC, Gómez-Meza MV, Hunter KF. Connection between competence, usability, environment and risk of falls in elderly adults. Rev Lat-Am Enfermagem. 2015 Nov-Dec;23(6):1139-48.

Lopes RAM, Macedo DD, Lopes MHBM. Diagnósticos de enfermagem mais frequentes em uma unidade de internação de oncologia. Rev Lat-Am Enfermagem. 1997;4(5):35-41.

Luzia MF, Victor MA, Lucena AF. Nursing Diagnosis Risk for falls: prevalence and clinical profile of hospitalized patients. Rev Lat-Am Enfermagem. 2014 Mar-Apr;22(2):262-8.

Martins HS, Neto AS, Velasco IT. Emergências oncológicas: abordagem inicial e diagnóstico diferencial. In: Martins HS, Damasceno MCT, Awada SB (Orgs.). Pronto-socorro: condutas do Hospital das Clínicas da Faculdade de Medicina da USP. 3.ed. Barueri: Manole; 2012. p.1205-14.

North America Nursing Diagnosis Association (NANDA). Diagnóstico de enfermagem da NANDA: definições e classificação 2015-2017. 10.ed. Porto Alegre: Artmed; 2015.

Oliveira AL, Palma Sobrinho N, Cunha BAS. Chronic cancer pain management by the nursing team. Rev Dor. 2016;17(3):219-22.

Organização Mundial de Saúde. Base de dados de mortalidade, 2015. Disponível em: http://www.who.int/whosis; acessado em 19 de setembro de 2015.

Reis KMC, Jesus CAC. Cohort study of institutionalized elderly people: fall risk factors from the nursing diagnosis. Rev Lat-Am Enfermagem. 2015;23(6):1130-8.

Rocha AC, Ciosak SI. Chronic disease in the elderly: spirituality and coping. Rev Esc Enferm USP. 2014 Dec;48 Spec No. 2:87-93.

Silva PO, Gorini MIPC. Validation of defining characteristics for the nursing diagnosis of fatigue in oncological patients. Rev Lat-Am Enferm. 2012;20(3):504-10.

Souza BF, Pires FH, Dewulf Nde L, Inocenti A, Silva AE, Miasso AI. Pacientes em uso de quimioterápicos: depressão e adesão ao tratamento. Rev Esc Enferm USP. 2013 Feb;47(1):61-8.

Toledo EHR, Diogo MJE. Idosos com afecção onco-hematológica: ações e as dificuldades para o autocuidado no início da doença. Rev Lat-Am Enferm. 2003;11(6):707-12.

Trovo MM, Silva MJP. A comunicação com o paciente em cuidados paliativos. Rev Esc Enferm USP. 2007;41(3):668-74.

Zeinad AK, Lacer PED. Emergências relacionadas às leucemias e síndrome de hiperviscosidade. In: Martins HS, Damasceno MCT, Awada SB (Orgs.). Pronto-socorro: condutas do Hospital das Clínicas da Faculdade de Medicina da USP. 3.ed. Barueri: Manole; 2012. p.890-6.

Anemia falciforme

Ana Maria Calil Sallum

PROBLEMA

Uma menina de 10 anos deu entrada no serviço de pronto-socorro de um hospital geral governamental de grande porte, no município de São Paulo, com queixa de dor intensa localizada em região torácica e febre. A paciente apresentava-se agitada, gemendo e chorando muito em decorrência da dor. Aparentava no máximo 7 anos, estava magra e desidratada.

Foi trazida pela mãe, que avisou ser a criança portadora de anemia falciforme (AF). Não houve espera no setor de triagem.

Durante a avaliação inicial pela equipe de saúde (médico e enfermeira) da unidade, a paciente apresentou um episódio de vômito em jato e rebaixamento do nível de consciência, chegando à inconsciência; foi intubada e evoluiu para parada cardiorrespiratória (PCR). Todas as manobras de reanimação foram realizadas prontamente, sem sucesso, e, após 40 minutos do início das manobras, a menina veio a falecer.

Ao ser avisada do ocorrido, a mãe teve uma crise nervosa e desmaiou.

O laudo do Instituto Médico Legal (IML) atestou hemorragia subaracnóidea extensa.

> Serão pontuadas ações relacionadas ao paciente com anemia falciforme e, no decorrer do capítulo, serão abordados, separadamente, os aspectos relacionados ao óbito.

AÇÕES PRIORITÁRIAS COM RELAÇÃO AOS ACHADOS

- **Busca do mecanismo determinante**: febre e dor intensa em decorrência de anemia falciforme. A causa base já era conhecida.
- **Correção do mecanismo determinante**: todas as ações de enfermagem deverão ser direcionadas à manutenção dos parâmetros vitais, tendo especial cuidado com as partes respiratória e cardiovascular, com o controle de temperatura e o alívio da dor.

Cumpre ressaltar que a literatura é unânime ao afirmar que as crises dolorosas decorrentes de anemia falciforme deverão ser tratadas com opioides – morfina e derivados.

Discussão de Casos Clínicos e Cirúrgicos

A dor é descrita pelos pacientes como lancinante, desesperadora, mortal, latejante, desgastante e incapacitante.

Na ocorrência de uma PCR, todas as manobras de ressuscitação deverão ser imediatamente adotadas pela equipe.

HIPÓTESES DIAGNÓSTICAS DA MORTE

- Acidente vascular isquêmico.
- Acidente vascular hemorrágico.
- Hemorragia subaracnóidea.
- Aneurisma.
- Choque neurogênico.

Em casos de morte mal definida, a conduta correta é o encaminhamento ao IML para averiguação da *causa mortis*. No caso tratado, esse encaminhamento foi realizado após o consentimento da mãe para as verificações legais.

A AF é uma doença autossômica recessiva causada pela substituição do aminoácido valina por ácido glutâmico na formação da globina. Essa hemoglobina anormal forma polímeros em baixas pressões de oxigênio, o que lesa a membrana dos eritrócitos, resultando em um aspecto de foice e consequente anemia hemolítica crônica, ocorrendo uma ruptura do eritrócito.

A frequência na população brasileira é de 2 a 6%, e entre a população negra, de 6 a 10%.

Hemólise crônica e crises vaso-oclusivas são características marcantes dessa doença.

As pessoas que apresentam apenas o traço falciforme não apresentam a doença e têm uma vida normal.

As emergências relacionadas à anemia falciforme incluem crises álgicas, síndrome torácica aguda, complicações infecciosas, como osteomielite, e crises vaso-oclusivas, como: a medula renal pode sofrer infartos, priapismo, sequestro esplênico, colecistite, manifestações neurológicas de diferentes níveis de gravidade etc.

Ocorre diminuição do tamanho postural, e o desenvolvimento físico fica comprometido em alguns casos.

Alguns fatores que desencadeiam as crises de falcização são:

- Queda no nível de oxigênio.
- Estase vascular.
- Aumento ou diminuição brusca de temperatura.
- Frio (as crises são mais comuns no inverno).
- Acidose.
- Desidratação.
- Processos infecciosos.
- Anestesia geral.
- Insuficiência cardíaca.

DIAGNÓSTICOS DE ENFERMAGEM

- **Dor aguda**: experiência sensorial e emocional desagradável que surge de lesão tissular real ou potencial ou descrita em termos de tal dano. Apresenta início súbito ou lento, de intensidade leve a intensa, com término antecipado ou previsível e duração de menos de seis meses, por relato de dor e alterações neurovegetativas, agente lesivo biológico; afoiçamento intravascular com estase localizada, oclusão e infarto/necrose local; ativação de fibras nervosas dolorosas em razão da diminuição de oxigênio e nutrientes, com acúmulo de metabólitos nocivos.

Módulo IV – Casos de Hematologia

> Em casos AF, a dor é, sem dúvida, o problema
> mais sério a ser enfrentado pelo paciente ao longo de sua vida.

- **Troca de gases prejudicada:** excesso ou déficit na oxigenação e/ou na eliminação de dióxido de carbono na membrana alvéolo-capilar, por reduzida vida média do eritrócito, destruição prematura e estrutura anormal. **Fatores relacionados:** viscosidade do sangue aumentada, predisposição a pneumonia, infartos em regiões do corpo.

- **Perfusão tissular ineficaz:** no caso da AF, poderá ocorrer em qualquer segmento orgânico. É a diminuição na oxigenação, resultando na incapacidade de nutrir os tecidos no nível capilar, por afinidade alterada da hemoglobina com o oxigênio, concentração diminuída de oxigênio no sangue, hipovolemia, interrupção do fluxo sanguíneo por vaso-oclusão e transporte prejudicado do oxigênio.

- **Risco para infecção:** possibilidade aumentada de ser invadido por microrganismos patogênicos, por fatores de procedimentos invasivos, defesas orgânicas diminuídas, imunossupressão, que poderá ocorrer durante a evolução da doença. **Fatores relacionados:** doença crônica, defesas primárias inadequadas, possibilidade de perda do baço. **Risco de volume de líquido deficiente:** risco de desidratação vascular, celular ou intracelular, por estado hipermetabólico, medicação e desvios que afetam a ingestão de líquido. **Fatores relacionados:** diminuição da ingesta hídrica e febre.

- **Nutrição desequilibrada (inferior às necessidades corporais):** ingestão insuficiente de nutrientes para suprir as necessidades metabólicas, por necessidade hídrica aumentada por estado hipermetabólico, febre, processos inflamatórios e infecciosos, fatores biológicos, lesão do parênquima renal/infartos, limitando a capacidade do rim em concentrar urina (hipostenúria).

- **Risco de atraso no desenvolvimento:** risco de atraso de 25% ou mais, provocado por doença crônica e nutrição inadequada.

- **Intolerância a atividade:** energia fisiológica ou psicológica insuficiente para suportar ou completar as atividades diárias requeridas ou desejadas, por dispneia aos esforços, relato de fadiga ou fraqueza. **Fatores relacionados:** aumento da taxa metabólica devido à produção maciça de lise eritrocitária, infartos ósseos, dor articular, relatos recorrentes de dor etc.

- **Integridade da pele prejudicada:** epiderme e/ou derme alteradas por invasão de estruturas do corpo, por circulação prejudicada (estase venosa), períodos de repouso no leito. A vaso-oclusão gera alteração de sensibilidade.

- **Conhecimento deficiente:** ausência ou deficiência de informação cognitiva relacionada a um tópico específico, por falta de familiaridade com as informações; desenvolvimento de complicações preveníveis.

PROBLEMAS INTERDEPENDENTES

- Dor.
- Comprometimento hematológico.
- Complicações relacionadas à infecção.
- Déficit na oferta e no transporte de oxigênio ao organismo.
- Complicações pulmonares.
- Necessidade nutricional e de hidratação comprometida (doença crônica).
- Diminuição da resistência física e imunológica.
- Comprometimento no crescimento.

TRATAMENTO MEDICAMENTOSO E CLÍNICO

- Controle da dor.
- Hidratação.
- Oxigenoterapia (muito importante).
- Manter o paciente aquecido (evitar hipotermia).
- Analgésicos VO e/ou IV.
- Antibióticos VO e/ou IV, de acordo com o patógeno.
- Anti-inflamatório não hormonal (AINH), adjuvante no controle da dor e em casos de processos inflamatórios.
- Laxantes, por causa da ação constipante da morfina.
- Anti-histamínico: combate a ação urticante que a morfina pode causar em alguns pacientes.
- Profilaxia antitrombótica, em casos de repouso absoluto no leito por mais de 12 horas.
- Dipirona e paracetamol poderão ser utilizados após o controle da dor como manutenção; o paracetamol não poderá ser administrado em pacientes com insuficiência hepática.
- Hemoterapia: muitos pacientes com AF necessitam de transfusões.

TRATAMENTO CIRÚRGICO

O preparo pré-operatório dos pacientes com AF deve incluir, necessariamente, medidas para evitar a hipóxia, a acidose e a hipotermia. Deve-se praticar hiper-hidratação, manter os pacientes aquecidos e bem oxigenados. Antes dos procedimentos, manter hemoglobina (Hb) total > 10 g/dL e hemoglobina S (HbS) < 15%.

A esplenectomia no paciente com AF está indicada na presença de um sequestro maior ou dois menores (Tabela 15.1). Deve ser realizada quando estiver indicada, se possível, após os 2 anos de idade, para diminuir o risco de sepse. Dá-se preferência à videolaparoscopia.

A AF está fortemente associada à litíase biliar, em função do rápido *turnover* de hemácias e da formação de cálculos de bilirrubinato. Muitas vezes, a colecistectomia laparoscópica (preferencial) está indicada no mesmo ato da esplenectomia.

Tabela 15.1 – Crises de sequestro esplênico

Crise de sequestro maior	Crise de sequestro menor
Rápido aumento do baço	Aumento do baço em relação ao basal
Queda de Hb, suficiente para necessitar de transfusão	Queda de Hb com valor > 6 g/dL
Hb < 6 g/dL	
Queda de Hb > 3 pontos	
Elevada contagem reticulocitária	

É muito importante promover a imunoprofilaxia contra o pneumococo, preferencialmente, 14 dias antes do procedimento. A maioria dos pacientes com AF apresenta crises nos meses de frio.

FÁRMACOS A SEREM UTILIZADOS

- **Analgésicos:** utilizados para o alívio da dor. Segundo a Organização Mundial da Saúde (OMS), os analgésicos deveriam ser utilizados de acordo com a dor esperada e sua respectiva intensidade.

Módulo IV – Casos de Hematologia

Uma das escalas mais utilizadas mundialmente é a escala visual analógica (EVA), na qual a intensidade da dor é medida de 0 a 10, sendo 0 a ausência de dor, e 10, a dor máxima. Na AF, como mencionado anteriormente, a dor é intensa e a indicação de analgesia é: morfina 0,1 mg/kg ou 5 mg/dose, a cada 20 minutos, até o controle da dor. A dor como o quinto sinal vital deve ser avaliada com frequência e documentada.

- **Antibióticos:** utilizados em largo espectro na tentativa de combater as infecções oportunistas que podem ocorrer no paciente com AF (podem ser por fungos, bactérias, vírus etc.), sendo as mais comuns a pneumonia, a meningite, a artrite séptica e a osteomielite.
- **Anti-inflamatório não hormonal (AINH):** largo espectro, cuidado especial com a função renal.
- **Hidratação:** deve estar de acordo com a idade, o peso e as condições clínicas prévias. Deve-se promover avaliação especial em idosos, crianças, cardiopatas e nefropatas.
- **Hemoterapia:** as indicações de transfusão são muito criteriosas no paciente com AF e deverão ser recomendadas nos seguintes casos:
  - **concentrado de hemácias:** sequestro esplênico ou hepático agudo; crise de aplasia de medula; anemia sintomática aguda; sepse e meningite; evento neurológico agudo; insuficiência aguda de múltiplos órgãos; hipoxemia $PaO_2 \leq 65$ mmHg; preparação para cirurgia de médio e grande porte quando Hb = 10 g/dL;
  - **anti-histamínico e laxante:** de acordo com a necessidade e de escolha médica.

> Caso o(a) médico(a) se esqueça de prescrever um laxante, o(a) enfermeiro(a) deverá lembrá-lo(a), pois a morfina causa constipação em muito pouco tempo, sendo o mais comum de seus efeitos indesejáveis.

- **Correção eletrolítica:** indicada em razão dos inúmeros distúrbios hidroeletrolíticos possíveis de ocorrer em pacientes com AF.

ANÁLISE LABORATORIAL E EXAMES MAIS COMUNS

- **Hemograma completo:** atenção especial a anemia (hemoglobina) e hematócrito (hemoconcentração); a hemoglobina geralmente tem valores entre 6 e 9 g/dL, e há presença de eritrócitos em forma de foice; podem ocorrer leucocitose e trombocitose.
- **Bioquímica:** sódio, potássio, cálcio, magnésio, ureia, creatinina, ácido úrico, glicemia; bilirrubinas direta e indireta poderão estar aumentadas pela hemólise.
- **Gasometria arterial:** avaliação dos níveis de O_2, CO_2 e desequilíbrios hidroeletrolíticos e acidobásicos.
- **Eletroforese de hemoglobina:** avaliação das especificidades da AF.
- **Ferro sérico:** pode estar normal ou aumentado, em decorrência da destruição dos eritrócitos.
- **Fosfatase ácida e alcalina:** alterações para cima, em virtude da destruição dos eritrócitos.
- **LDH (desidrogenase láctica):** alterações para cima, em virtude da destruição dos eritrócitos.
- **Tipagem sanguínea e fator Rh:** possíveis transfusões.
- **Sorologias:** HIV, hepatites B e C, doença de Chagas, sífilis, HTLV e citomegalovírus.
- **ECG:** avaliação cardiológica.
- **RX de tórax:** infiltrados pulmonares, infecção, avaliação pulmonar.
- **RX de ossos:** osteoporose.
- **Ultrassonografia abdominal:** avaliação de baço e fígado.

- **Urina:** concentração, pH e presença de hematúria.
- **Tempo de protrombina, de trombina e de sangramento:** suspeita de coagulopatia associada.

DESTAQUES PARA A ATUAÇÃO DO(A) ENFERMEIRO(A)

No atendimento ao paciente com AF, alguns aspectos apresentam-se como prioritários, a saber: controle da dor; oxigenação e perfusão adequadas, para atender às necessidades do paciente; prevenção de infecções ou detectá-las precocemente; avaliação do estado nutricional e de hidratação; prevenção de complicações; esclarecimentos de dúvidas.

No caso em questão, como se trata de uma situação clínica emergencial, envolvendo uma criança que evolui para óbito, as ações do(a) enfermeiro(a) deverão ser pontuais quanto à documentação e aos encaminhamentos legais.

Com relação à família, todo o suporte deverá ser fornecido, favorecendo a agilidade dos processos burocráticos envolvidos e, sobretudo, o apoio emocional, que deve ser visto como uma prioridade desse atendimento.

Como citado anteriormente, o encaminhamento ao IML é obrigatório em casos de morte mal definida e, muitas vezes, causa confusão no setor de emergência. Cabe ao(à) enfermeiro(a) explicar para a família a necessidade desse encaminhamento para a liberação do corpo e do atestado de óbito.

Cumpre ressaltar a importância da evolução e das anotações de enfermagem (documentar as etapas do atendimento, os procedimentos adotados e os horários e anexar um ECG isoelétrico em prontuário).

Essas medidas visam à segurança do profissional e da equipe de enfermagem e atestam o que foi realizado com o paciente.

INTERVENÇÕES DE ENFERMAGEM

- **Dor aguda:** controlar a dor; utilizar a EVA ou outro instrumento objetivo, para avaliar a intensidade da dor; avaliar se o fármaco utilizado está sendo suficiente para o quadro álgico; manter posição de conforto, proporcionar atividades de lazer/distração, monitorar a presença de alterações neurovegetativas advindas da dor não aliviada; comunicar ao(à) médico(a) o não alívio da dor; documentar todo o processo. Não se esquecer de que a dor da AF é intensa e de que é recomendado o uso de morfina.
- **Troca de gases prejudicada e perfusão tissular ineficaz:** avaliar frequência respiratória, profundidade, ausculta pulmonar (presença de roncos, estertores, sibilos, sons respiratórios diminuídos), presença de dispneia aos pequenos esforços ou em repouso, dor torácica, febre, cianose, tosse, avaliar a necessidade de suporte de oxigênio, (quando possível, instalar oxímetro de pulso).
- **Risco para infecção:** proteger o paciente contra potenciais fontes de patógenos, avaliar a colocação e a retirada de drenos, cateteres e sondas; colocar o paciente em quarto privativo (sempre que possível); controlar a temperatura; proporcionar uma boa higiene; monitorar os exames laboratoriais, inspecionar a pele; estimular a ingesta hídrica e alimentar; orientar a equipe de enfermagem quanto à importância do rigor nos horários dos antibióticos; avaliar possíveis focos de infecção.
- **Risco de volume de líquido deficiente:** monitorar parâmetros hemodinâmicos e respiratórios (de acordo com a necessidade do caso); avaliar o nível de consciência; avaliar turgor cutâneo; observar a presença de náuseas e vômitos; encorajar a ingesta hídrica; observar a presença de sangramentos; controlar as eliminações; monitorar os exames laboratoriais, observar o aspecto da urina (turvo ou tingido de sangue).
- **Nutrição desequilibrada:** estimular a ingesta alimentar; estimular a ingesta hídrica; oferecer pequenas porções; avaliar o desconforto respiratório ao se alimentar; orientar quanto à necessidade

Módulo IV – Casos de Hematologia

de limpeza da cavidade oral; avaliar a higiene oral antes e depois das refeições; oferecer alimentos brandos; observar a coloração das mucosas; pesar o paciente; verificar a presença de náuseas e vômitos.

- **Risco de atraso no desenvolvimento:** risco de atraso de 25% ou mais, causado por doença crônica e nutrição inadequada.
- **Intolerância a atividade:** avaliar a necessidade de repouso absoluto ou relativo no leito; avaliar o nível de consciência; proporcionar um ambiente agradável; encorajar a deambulação e estimular pequenas atividades (quando possível); avaliar a condição respiratória (dispneia e presença de cianose); avaliar a necessidade de oxigênio suplementar; orientar quanto à necessidade de sono e repouso.
- **Risco para constipação (comum no uso de opioides):** monitorar ruído hidroaéreos, estimulara ingesta hídrica (sucos laxativos) e de alimentos fibrosos, monitorar a frequência e o aspecto das eliminações; quando possível, encorajar a deambulação e solicitar a intervenção da nutricionista.
- **Integridade da pele prejudicada:** manter a pele limpa e seca; proteger o paciente contra potenciais fontes de patógenos; estimular o autocuidado, orientar quanto à avaliação odontológica periódica.
- **Mucosa oral prejudicada:** auxiliar na higiene oral, avaliar a cada plantão, orientar sobre a importância da higienização após cada refeição, avaliar a ingesta hídrica e alimentar.
- **Conhecimento deficiente:** por ser uma doença crônica e algumas vezes limitante quanto a restrições de viagem, práticas de esporte etc., ocorre o relaxamento e o "cansaço" em relação a terapêutica a ser seguida e aos cuidados diários. O estado emocional do paciente deverá ser avaliado, advindo daí outros possíveis diagnósticos de enfermagem a serem trabalhados ou encaminhados.

  É importante responder às perguntas do paciente de modo a adequar conteúdo e forma a sua compreensão intelectual, psíquica e cognitiva; nunca deixar o paciente sem uma resposta; orientar quanto aos procedimentos; ajudá-lo a participar do regime de tratamento, desencorajar o uso do álcool e do tabagismo.

> Foram pontuados os diagnósticos de enfermagem prevalentes.

DIAGNÓSTICOS DE ENFERMAGEM EM RELAÇÃO À MÃE DA PACIENTE

- **Medo:** a literatura aponta o medo como um sentimento que permeia familiares de crianças e adolescentes portadores de anemia falciforme. Por ser uma doença crônica, com diversos níveis de gravidade ao longo da vida, o ideal é que essa família (sobretudo os cuidadores principais – pai e mãe) receba acompanhamento médico e psicológico. O medo pode ser paralisante e dificultar ainda mais a vida de quem tem essa doença.
- **Pesar:** processo normal e complexo que inclui respostas e comportamentos físicos, espirituais, sociais e intelectuais, por meio dos quais indivíduos, famílias e comunidades incorporam uma perda real, antecipada ou percebida a suas vidas diárias. **Fatores relacionados:** morte de pessoa significativa, sofrimento.

O(a) enfermeiro(a) deve reservar um tempo para conversar com a mãe da paciente, mesmo que na dinâmica de uma unidade de emergência isso seja difícil. É importante explicar tudo o que foi realizado na tentativa de salvar a vida da criança e auxiliar no que for possível – inclusive acionando os serviços social e de psicologia, caso o hospital conte com esses recursos. Solicitar o telefone de parente próximo ou amigo para acompanhar a mãe da paciente.

RESULTADOS

Como toda doença crônica, a AF exigirá por toda a vida do paciente cuidados especiais, consultas médicas regulares, seguir o tratamento etc.

O cumprimento dessas orientações à risca diminui as chances de problemas, intercorrências, urgências e emergências clínicas.

No entanto, existem situações que independem da vontade do paciente, como o clima, a poluição e o priapismo.

As atividades físicas deverão ser realizadas sob e por orientação médica, e as viagens a lugares frios são desaconselhadas.

O prognóstico é positivo, e o aumento da perspectiva de anos de vida tem aumentado nas últimas décadas.

Mulheres com AF podem engravidar, mas, obviamente, necessitarão de um pré-natal rigoroso.

Cuidados especiais devem ser adotados em casos de transfusões de sangue repetidas, como a coleta de exames pontuados neste capítulo, bem como a procura por um bom serviço de hemotransfusão.

COMENTÁRIOS

A hematologia é uma área ainda pouco explorada nos cursos de graduação de enfermagem, mas o conhecimento de doenças prevalentes, das taxas de normalidade de exames laboratoriais e das principais emergências e urgências clínicas fará a diferença na vida profissional do(a) enfermeiro(a).

A morte nunca é um evento fácil de ser enfrentado, especialmente quando se trata de crianças. É uma realidade na vida de profissionais de saúde, e o enfrentamento é a melhor maneira de agir.

Todo familiar merece e deve receber todo o apoio nessa situação, mas para muitos profissionais essa é a tarefa mais difícil a ser enfrentada.

A certeza de ter realizado tudo em prol de cada paciente e de ter feito tudo por cada um deles dá a segurança e a tranquilidade de um trabalho cumprido, apesar de um desfecho não esperado e triste.

A capacitação técnica, somada ao conhecimento científico e à vontade de agir (atitude), geram a competência e não permitem a esse profissional lidar com negligência diante do outro.

Esse caminho é o único a ser seguido por profissionais de boa vontade, comprometidos e que certamente farão a diferença em uma enfermagem tão necessitada de novos líderes.

Módulo IV – Casos de Hematologia

QUESTÕES PARA DISCUSSÃO DOCENTES/ DISCENTES	■ Relacionar os principais exames laboratoriais, identificando os valores de normalidade. ■ Identificar as principais ocorrências emergenciais em pacientes hematológicos. ■ Quais as complicações comuns nas anemias? ■ Traçar um plano educacional para o paciente com anemia falciforme. ■ Estudar sobre opioides. ■ Apontar outros diagnósticos de enfermagem possíveis para uma pessoa portadora de AF. ■ Apontar outros diagnósticos de enfermagem possíveis para a mãe da paciente em médio e longo prazos.
SUGESTÕES DE ESTUDOS EM GRUPOS DE 5 A 6 ALUNOS, REALIZAR DRAMATIZAÇÕES SOBRE O TEMA	■ Entrevistar mães/pais de pacientes com AF. ■ Entrevistar portadores de AF. ■ Trocar experiências em sala de aula.

BIBLIOGRAFIA CONSULTADA

Calil AM, Costa ALS, Leite RCBO, Moretto SA. O paciente cirúrgico na situação de urgência e emergência. Rev SOBECC. 2010;15(2):26-32.

Carpenito LJ. Planos de cuidados de enfermagem e documentação: diagnósticos de enfermagem e problemas colaborativos. 5.ed. Porto Alegre: Artmed; 2011.

Dias CG, Duarte AM, Ibanez Ada S, Rodrigues DB, Barros DP, Soares Jdos S et al. Enfermeiro clínico especialista: um modelo de prática avançada de enfermagem em oncologia pediátrica no Brasil. Rev Esc Enferm USP. 2013 Dec;47(6):1426-30.

Dias TL, Oliveira CGT, Enumo SRF, Paula KMP. A dor no cotidiano de cuidadores e crianças com anemia falciforme. Psicol USP. 2013;24(3):391-411.

Diomede BB. Utilização de sangue e hemocomponentes. In: Calil AM, Paranhos WY (Orgs.). O enfermeiro e as situações de emergência. São Paulo: Atheneu; 2014. p.241-56.

Galdeano LE, Rossi LA, Pelegrino FM. Validação de conteúdo do diagnóstico de enfermagem conhecimento deficiente. Acta Paul Enferm. 2008;21(4):549-55.

Gualandro SFM, Fonseca GHH. Emergências em anemia falciforme. In: Martins HS, Damasceno MCT, Awada SB (Orgs.). Pronto-socorro: condutas do Hospital das Clínicas da Faculdade de Medicina da USP. 3.ed. Barueri: Manole; 2012. p.873-80.

Guimarães TMR, Miranda WL, Tavares MMF. O cotidiano das famílias de crianças e adolescentes portadores de anemia falciforme. Rev Bras Hematol Hemoter. 2009;31(1):9-14.

Hostyn SV, Johnston CJ, Braga JAP, Carvalho WB, Nogueira SC. Fisioterapia respiratória em crianças com doença falciforme e síndrome torácica aguda. Rev Paul Pediatr. 2011;29(4):663-8.

Hsien HC, Carvalhaes JT, Braga JA. Pressão arterial em crianças portadoras de doença falciforme. Rev Paul Pediatr. 2012;30(1):87-92.

Laselva CR. Interpretação de exames subsidiários. In: Calil AM, Paranhos WY (Orgs.). O enfermeiro e as situações de emergência. São Paulo: Atheneu; 2014. p.295-314.

North America Nursing Diagnosis Association (NANDA). Diagnóstico de enfermagem da NANDA: definições e classificação 2015-2017. 10.ed. Porto Alegre: Artmed; 2015.

Nunest S, Miranda DL, Reis AT, Gramacho MAS, Lucena R, Argollo N. Complicações neurológicas em anemia falciforme: avaliação neuropsicológica do desenvolvimento com o NEPSY. Rev Bras Hematol Hemoter. 2010;32(2):181-5.

Oliveira JF, Vicente NG, Santos JPP, Weffort RS. Vitamina D em crianças e adolescentes com doença falciforme: uma revisão integrativa. Rev Paul Pediatr. 2015;33(3):349-54.

Sant'Ana PG, Araujo AM, Pimenta CT, Bezerra ML, Junior SP, Neto VM et al. Clinical and laboratory profile of patients with sickle cell anemia.. Rev Bras Hematol Hemoter. 2017 Jan-Mar;39(1):40-5.

Souza LF, Misko MD, Silva L, Poles K, Santos MR, Bousso RS. Morte digna da criança: percepção de enfermeiros de uma unidade de oncologia. Rev Esc Enferm USP. 2013 Feb;47(1):30-7.

Trovo MM, Silva MJP. A comunicação com o paciente em cuidados paliativos. Rev Esc Enferm USP. 2007;41(3):668-74.

Velásquez RD, Duarte JSM. Abordagem inicial das anemias hemolíticas em PS. In: Martins HS, Damasceno MCT, Awada SB (Orgs.). Pronto-socorro: condutas do Hospital das Clínicas da Faculdade de Medicina da USP. 3.ed. Barueri: Manole; 2012. p.929-43.

Weis MC, Barbosa MRC, Bellato R, Araújo LFS, Silva AH. A experiência de uma família que vivencia a condição crônica por anemia falciforme em dois adolescentes. Saúde Debate. 2013;37(99):597-609.

16

Hemofilia

Ana Maria Calil Sallum

HISTÓRIA

Um menino de 8 anos foi trazido pelo tio a uma Unidade Básica de Saúde (UBS). A criança, cuja mãe faleceu havia 14 dias, não conhece o pai. Apresentava queixa de sangramento nasal e oral, estava apático, pouco comunicativo e amedrontado. O tio referiu que estavam vivendo juntos havia apenas 10 dias e que não tinham contato próximo fazia dois anos. A esposa está no trabalho e ele não sabe o que fazer, aparentando nervosismo.

O tio do menino trabalha como boia-fria em uma plantação de cana-de-açúcar. O menino tem dois irmãos falecidos, mas o tio desconhece a causa.

EXAME FÍSICO

O paciente apresentava-se consciente, calado, apático, amedrontado, com sangramento ativo em mucosas oral e nasal, hematomas em cotovelos, joelhos e punho direito, desidratado, emagrecido, com mucosas descoradas e abdome flácido e doloroso à palpação. Não havia sinais de violência sexual e de urina hematúrica. PA = 80 × 40 mmHg; FC = 126 bpm; FR = 20 rpm; T = 35,8°C.

Quando questionado se sentia dor, referiu que sentia em todo o corpo.

Dados antropométricos: peso = 14 kg; altura = 1,00 m.

Apresentava má higiene, vive em região rural carente de recursos de saneamento básico.

O médico da UBS solicitou transferência da criança para o Hospital Universitário, onde foram solicitados os seguintes exames: hemograma, bioquímica, urina I e urocultura e raios X de tórax e de abdome. Foi chamado o pediatra, que acrescentou aos exames dosagem do fator XIII e do fator IX.

AÇÕES PRIORITÁRIAS COM RELAÇÃO AOS ACHADOS

- **Busca do mecanismo determinante:** sangramento, dor, hematomas em várias regiões do corpo e urina hematúrica.
- **Correção do mecanismo determinante:** todas as ações da enfermagem devem ser direcionadas ao controle da hemorragia e ao alívio da dor, bem como ao aquecimento, à tranquilidade e ao conforto da criança.

HIPÓTESES DIAGNÓSTICAS

- Agressão.
- Queda.
- Anemia.
- Hemofilia.
- Trombocitopenia.

Após a chegada dos exames, diagnosticou-se hemofilia do tipo A moderada.

A hemofilia A (hemofilia clássica) e a hemofilia B (doença de Christmas) são doenças hemorrágicas hereditárias, decorrentes de anormalidades quantitativas ou funcionais (moleculares) dos fatores de coagulação VIII e IX, respectivamente. A hemofilia A corresponde a 80% dos casos, e sua prevalência varia de 1:20.000 a 1:10.000 indivíduos; para a hemofilia B, a prevalência é de 1:30.000 a 1:50.000.

As hemofilias caracterizam-se clinicamente por manifestações hemorrágicas que ocorrem após traumatismos de intensidade mínima. No entanto, muitos sangramentos nos hemofílicos podem ocorrer de maneira espontânea, sem a presença de traumatismos evidentes.

A gravidade e a frequência do quadro hemorrágico estão relacionadas à intensidade da deficiência dos fatores de coagulação XIII e IX. Assim, as hemofilias são classificadas em:

- **Graves:** quando os níveis plasmáticos do fator VIII e IX são inferiores a 1%.
- **Moderada:** quando os níveis plasmáticos do fator VIII e IX estão entre 1 e 5%.
- **Leve:** quando os níveis plasmáticos do fator VIII e IX estão entre 1 e 30%.

Pacientes com deficiência grave apresentam manifestações hemorrágicas de repetição (2 a 4 por mês) e hemartroses graves, além de estarem sujeitos a sangramentos importantes, os quais podem comprometer órgãos vitais. Na hemofilia moderada, nem sempre os hematomas e as hemartroses estão associados a traumatismos evidentes. Nas formas leves de hemofilia, os sangramentos ocorrem apenas depois de traumas ou cirurgias. Porém, podem ocorrer hemartroses espontâneas, especialmente em articulações nas quais ocorreu previamente hemorragia pós-traumática não tratada corretamente.

Quando o nível plasmático do fator deficiente é superior a 49%, dificilmente há manifestação hemorrágica. Muitos pacientes descobrem a doença no fim da adolescência ou na idade adulta.

Em uma mesma família, as manifestações clínicas são relativamente constantes e, quando mais graves, sugerem o desenvolvimento de inibidor ou de lesão anatômica que predispõe a sangramentos frequentes.

As hemartroses constituem as manifestações hemorrágicas mais comuns dos hemofílicos, principalmente nas formas grave e moderada. As regiões mais comuns são joelho, cotovelo, ombro, tornozelo, punhos e região coxofemoral. Os sangramentos musculares constituem a segunda causa mais comum em pacientes hemofílicos graves. Podem causar febre, leucocitose, dor intensa e hiperbilirrubinemia indireta. Enfim, o hemofílico pode apresentar sangramento em várias regiões corporais, variando sua gravidade e frequência, conforme explicado anteriormente.

É comum um retardo de crescimento nas formas graves, e as limitações impostas pela doença são diversas, como se pode imaginar. Por exemplo, os pais têm muito medo de que seus filhos caiam na escola ou durmam na casa de amiguinhos. Alguns relatam preconceito e escondem o fato. Ocorre, naturalmente, um processo de superproteção.

DIAGNÓSTICOS DE ENFERMAGEM

- **Intolerância a atividade:** energia fisiológica ou psicológica insuficiente para suportar ou completar as atividades diárias requeridas ou desejadas, em razão de dispneia aos esforços, fadiga ou

Módulo IV – Casos de Hematologia

fraqueza. **Fatores relacionados:** hemartroses nas articulações, dor articular, relatos de dor, emagrecimento e desidratação. **Integridade da pele prejudicada:** epiderme e/ou derme alterada por hemartroses nas articulações. **Fatores relacionados:** dor articular, relatos de dor, emagrecimento e desidratação.

- **Fadiga:** aumento da necessidade de repouso, cansaço, falta de energia, má nutrição, anemia, estados de doença, eventos negativos na vida.
- **Risco de atraso no desenvolvimento:** risco de atraso de 25% ou mais, provocado por doença crônica, pobreza e nutrição inadequada.
- **Conhecimento deficiente:** ausência ou deficiência de informação cognitiva relacionada a um tópico específico, por falta de familiaridade com as informações; desenvolvimento de complicações preveníveis.

> No caso em questão, é muito importante considerar que o tio desconhecia a doença e convive com a criança há apenas dez dias.

- **Risco para infecção:** possibilidade aumentada de ser invadido por microrganismos patogênicos, por fatores de procedimentos invasivos, defesas orgânicas diminuídas, imunossupressão, que poderá ocorrer durante a evolução da doença. **Fatores relacionados:** doença crônica, defesas primárias inadequadas, emagrecimento, desidratação, sangramento ativo.
- **Risco de volume de líquido deficiente:** risco de desidratação vascular, celular ou intracelular, doença crônica, defesas primárias inadequadas. **Fatores relacionados:** emagrecimento, desidratação, sangramento ativo e hematúria.
- **Nutrição desequilibrada (inferior às necessidades corporais):** ingestão insuficiente de nutrientes para suprir as necessidades metabólicas, por necessidade hídrica aumentada por perdas. O paciente apresenta medidas antropométricas inferiores às de crianças da mesma faixa etária.
- **Dor aguda:** experiências sensorial e emocional desagradáveis que surgem de lesão tissular real, potencial ou descrita em termos de tal dano; apresenta início súbito ou lento, tem intensidade leve a grave, com término antecipado ou previsível e duração de menos de três meses, por relato de dor e alterações neurovegetativas, agente lesivo biológico. **Fatores relacionados:** cefaleia e hemartroses.
- **Déficit de autocuidado para banho e higiene:** capacidade prejudicada de realizar ou completar as atividades de banho e higiene por si mesmo. **Fatores relacionados:** incapacidade de obter a fonte de água, barreiras ambientais, diminuição de movimentação, dor, fraqueza, prejuízos musculoesquelético e neuromuscular.
- **Mucosa oral prejudicada:** lesões nos lábios e tecidos moles da cavidade oral por desconforto oral. **Fatores relacionados:** sangramento.
- **Risco de sangramento:** doença crônica (hemofilia), conhecimento deficiente.
- **Troca de gases prejudicada e perfusão tissular ineficaz:** podem ocorrer caso a perda sanguínea piore e/ou a doença se agrave.

Caso esses diagnósticos apareçam durante a evolução do caso, deve-se:

- Verificar troca de gases prejudicada e perfusão tissular ineficaz.
- Avaliar frequência respiratória, profundidade, ausculta pulmonar (presença de roncos, estertores, sibilos, sons respiratórios diminuídos), presença de dispneia aos pequenos esforços ou em repouso, dor torácica, febre, cianose e tosse.
- Avaliar a necessidade de suporte de oxigênio (quando possível, instalar oxímetro de pulso).

16

Discussão de Casos Clínicos e Cirúrgicos

- Medo? – discutir em grupo.
- Tristeza? – discutir em grupo.
- Pesar? – discutir em grupo.
- Processo familiar interrompido.

> Foram pontuados os diagnósticos de enfermagem prevalentes.

PROBLEMAS INTERDEPENDENTES
- Comprometimento hematológico.
- Complicações relacionadas com a infecção.
- Necessidade nutricional e de hidratação comprometida (doença crônica).
- Dor.
- Diminuição da resistência física e imunológica.
- Comprometimento no crescimento.
- Má higiene e condições de moradia em região precária.
- Medo.
- Pesar.

TRATAMENTO MEDICAMENTOSO – CLÍNICO
- Hidratação.
- Analgésicos VO e/ou IV.
- Antibióticos VO e/ou IV (profilaxia).
- Anti-inflamatório não hormonal (AINH), adjuvante no controle da dor e em casos de processos inflamatórios.
- Hemoterapia (os pacientes com hemofilia necessitam de transfusões com o fator específico de coagulação deficiente, nesse caso, o fator VIII).
- Manter o paciente aquecido (evitar hipotermia).
- Oxigenoterapia, de acordo com a necessidade.

FÁRMACOS A SEREM UTILIZADOS
- **Analgésicos:** são utilizados para o alívio da dor. Deve-se fazer uso da escala de caras, indicada para crianças, por meio da qual a intensidade da dor é medida conforme a resposta da criança a expressões faciais, que vão desde o choro até o sorriso. Morfina 0,1 mg/kg, dipirona ou paracetamol até o controle da dor. A dor como o quinto sinal vital deve ser avaliada com frequência e documentada.
- **Anti-inflamatório não hormonal (AINH):** são utilizados em largo espectro, devendo-se ter cuidado especial com a função renal.
- **Antibióticos:** utilizados em largo espectro na tentativa de combater as infecções oportunistas que podem ocorrer no paciente com hemofilia.
- **Hidratação:** cuidado especial na hidratação de crianças, para não ocorrer hipervolemia.
- **Hemoterapia:** as indicações de transfusão são muito criteriosas no paciente com hemofilia e deverão ser recomendadas quando:
  - concentrado de hemácias: anemia sintomática aguda; sepse quando Hb = 10 g/dL;
  - fator VIII ou IX: obtidos a partir do plasma humano;
  - o uso de plasma ou crioprecipitado é reservado apenas na falta dos elementos supracitados.

Módulo IV – Casos de Hematologia

> Os fármacos mencionados devem ser utilizados de acordo com o nível do fator desejado no organismo.
> Por exemplo, para um paciente hemofílico grave com 60 kg, para alcançar um nível desejado de 40 U/L (40%) de fator VIII, deve haver um incremento de 40%, já que seu nível é aproximadamente 1%.
> Dose do fator VIII (U) = peso × aumento desejado do fator VIII (U/dL)/2
> Logo, 40 U × 60 kg = 2.400/2 = 1.200 U de concentrado de fator VIII que devem ser administrados.

- **Correção eletrolítica:** indicada em razão dos inúmeros distúrbios hidroeletrolíticos possíveis de ocorrer em pacientes com hemofilia, sobretudo por desidratação. Avaliar os exames com frequência.

ANÁLISE LABORATORIAL E EXAMES MAIS COMUNS

- **Fatores de coagulação XIII e IX:** definição do diagnóstico e do tipo de hemofilia.
- **Hemograma completo:** atenção especial a anemia (hemoglobina) e hematócrito (hemoconcentração). A hemoglobina geralmente tem valores próximo à normalidade.
- **Bioquímica:** sódio, potássio, cálcio, magnésio, ureia, creatinina, ácido úrico, glicemia, bilirrubina direta e indireta.
- **Tempo de protrombina, tempo de trombina, tempo de sangramento:** é preciso manter avaliações periódicas.
- **Fibrinogênio:** fornece a quantidade dos níveis plasmáticos de fibrinogênio.
- **Índice de normalização internacional (INR – *international normalization ratio*):** relacionado ao tempo de sangramento.
- **rTTPA:** relacionado ao tempo de sangramento.
- **Proteínas C e S:** relacionadas aos fatores de coagulação.
- **Gasometria arterial:** avaliação dos níveis de O_2, CO_2 e desequilíbrios hidroeletrolíticos e acidobásicos.
- **Ferro sérico:** pode estar normal ou aumentado, em razão da destruição dos eritrócitos.
- **Tipagem sanguínea e fator Rh:** transfusões.
- **Sorologias:** HIV, hepatites B e C, doença de Chagas, sífilis, HTLV e citomegalovírus.
- **ECG:** avaliação cardiológica.
- **Raios X de tórax:** avaliação pulmonar.
- **Raios X de ossos:** osteoporose, avaliação óssea geral.
- **Ultrassom abdominal:** avaliação de baço e fígado.
- **Urina:** concentração, pH e presença de hematúria.

DESTAQUES PARA A ATUAÇÃO DO(A) ENFERMEIRO(A)

No atendimento ao paciente com hemofilia, alguns aspectos apresentam-se como prioritários, a saber: evitar traumatismos, evitar hematomas, hemorragias etc.; controlar a dor; prevenir infecções ou detectá-las precocemente; analisar o repouso; avaliar o estado nutricional e de hidratação; prevenir complicações; esclarecer dúvidas.

Em se tratando de uma situação clínica crônica, envolvendo uma criança que está morando recentemente com familiares, aspectos de educação sobre a doença, hábitos de higiene, prevenção de acidentes e hábitos cotidianos devem ser prioritários para a evolução clínica.

Com relação à família, todas as orientações devem ser fornecidas, favorecendo a compreensão do problema e, sobretudo, o apoio emocional, que deve ser visto como uma prioridade do atendimento.

A participação do serviço social, como encaminhamentos, ida e volta ao hospital, visita domiciliar etc., é fundamental para o sucesso do tratamento.

16 — Discussão de Casos Clínicos e Cirúrgicos

INTERVENÇÕES DE ENFERMAGEM

- **Intolerância a atividade/fadiga:** avaliar a necessidade de repouso absoluto ou relativo no leito; proporcionar um ambiente agradável; encorajar a deambulação e estimular pequenas atividades (quando possível); avaliar a condição respiratória (dispneia aos esforços/dispneia e perfusão periférica); avaliar a necessidade de oxigênio suplementar; orientar quanto à necessidade de sono e repouso.

- **Dor aguda:** controlar a dor; avaliar se o fármaco utilizado está sendo suficiente para o quadro álgico; manter posição de conforto; proporcionar atividades de lazer e distração; monitorar a presença de alterações neurovegetativas advindas da dor não aliviada; comunicar ao(à) médico(a) o não alívio da dor; documentar todo o processo.

- **Risco para infecção:** proteger o paciente contra potenciais fontes de patógenos, avaliar a colocação e a retirada de drenos, cateteres e sondas; controlar a temperatura; proporcionar uma boa higiene corporal, oral e nasal; monitorar os exames laboratoriais, inspecionar a pele; estimular a ingesta hídrica e alimentar; orientar a equipe de enfermagem quanto à importância de avaliar possíveis focos de infecção e áreas internas de sangramento (hematomas e hemartroses).

- **Risco de volume de líquido deficiente/sangramento:** monitorar parâmetros hemodinâmicos e respiratórios (de acordo com a necessidade do caso); avaliar o nível de consciência; avaliar turgor cutâneo; observar a presença de sangramento; encorajar a ingesta hídrica; controlar as eliminações; monitorar os exames laboratoriais; observar o aspecto da urina (hematúria); no exame físico, avaliar a presença de hematomas e equimoses; acompanhar a instalação e os primeiros minutos da infusão de hemoderivado.

- **Balanço hídrico:** análise da urina; avaliar ganhos e perdas; turgor cutâneo.

- **Nutrição desequilibrada:** estimular a ingesta alimentar e hídrica; oferecer pequenas porções; orientar quanto à necessidade de limpeza da cavidade oral e nasal; avaliar a higiene oral antes e depois das refeições; oferecer alimentos brandos; observar a coloração das mucosas; pesar o paciente; verificar a presença de náuseas e vômitos; questionar o paciente sobre a preferência alimentar.

- **Mucosa oral prejudicada:** auxiliar na higiene oral e avaliá-la a cada plantão; orientar sobre a importância da higienização após cada refeição; avaliar a ingesta hídrica e alimentar; verificar a presença de sangramento.

- **Integridade da pele prejudicada:** manter a pele limpa e seca; proteger o paciente contra potenciais fontes de patógenos; estimular o autocuidado; avaliar a evolução dos hematomas e hemartroses; orientar quanto à necessidade de evitar tombos e quedas; realizar um exame físico rigoroso.

- **Déficit de autocuidado para banho e higiene:** auxiliar na higiene corporal, oral e nasal; observar presença de sangramento, equimoses e hematomas; orientar quanto à importância de uma boa higiene; avaliar as condições da pele, hematomas etc.

- **Conhecimento deficiente:** é evidente a falta de informação do tio e da criança diante de sua patologia. É importante responder às perguntas de modo a adequar conteúdo e forma à compreensão intelectual, psíquica e cognitiva dessa família; nunca deixar o paciente sem uma resposta; orientar quanto aos procedimentos; ajudar o paciente a participar do regime de tratamento.

O estado emocional do paciente deve ser avaliado, advindo daí possíveis outros diagnósticos de enfermagem a serem trabalhados ou encaminhados.

> Durante a conversa com a criança, deve-se avaliar sua necessidade e/ou interesse em saber mais sobre o porquê de estar internada e sobre sua doença.

Módulo IV – Casos de Hematologia

RESULTADO

Como toda doença crônica, a hemofilia exigirá, por toda a vida do paciente, cuidados especiais, consultas médicas regulares, seguir o tratamento, evitar tombos e quedas etc. Em se tratando de uma criança que reside em área rural, constata-se que isso é muito difícil. Contudo, o cumprimento dessas orientações à risca diminuirá as chances de problemas, intercorrências, urgências e emergências clínicas.

No entanto, existem situações que independem da vontade do paciente, e os sangramentos poderão ocorrer em função da baixa dos fatores de coagulação, ou seja, o paciente terá de receber novas transfusões, de acordo com a necessidade do seu organismo.

As atividades físicas deverão ser monitoradas, sendo desaconselhadas nos casos de maior gravidade.

O prognóstico é positivo, e o aumento da perspectiva de vida tem aumentado nas últimas décadas.

Recomenda-se que todo casal com antecedentes de problemas hematológicos na família realize exames laboratoriais antes do matrimônio para averiguação de possíveis alterações recessivas.

COMENTÁRIOS

A qualidade de vida da criança tratada neste capítulo está diretamente relacionada à compreensão de seu quadro de saúde por sua nova família, e o suporte do serviço social é importante para esse tratamento, pois é por meio dele que o paciente poderá contar, por exemplo, com ambulâncias para transportá-lo ao hospital para as visitas médicas regulares, a coleta de exames, as transfusões etc.

O tratamento realizado por uma equipe especializada e um bom serviço de hemoterapia transfusional são fundamentais à qualidade do hemoderivado a ser infundido.

Milhares de hemofílicos contraíram doenças como Chagas, sífilis, HIV e hepatites nas doações de sangue. Felizmente, os serviços de transfusão brasileiros apresentaram uma significativa melhora qualitativa nas últimas duas décadas.

QUESTÕES PARA DISCUSSÃO DOCENTES/ DISCENTES

- Discutir as diferenças entre as hemofilias.
- Qual é o tempo médio entre as transfusões?
- Com base em seus conhecimentos, como seria um possível hemograma desse paciente? O que o(a) enfermeiro(a) deve avaliar com frequência?
- Qual é o tempo médio de vida das plaquetas, eritrócitos, leucócitos e fatores de coagulação XIII e IX ?
- Traçar um plano educacional completo (viável) para essa família.

- ■ Refletir sobre as diferenças de "chances" de saúde da população brasileira.
- ■ Programar uma visita em um banco de sangue, pois é muito interessante acompanhar o processo de trabalho dos profissionais de saúde desde a triagem até a liberação de uma bolsa de sangue para a unidade.
- ■ Realizar uma campanha de doação de sangue.
- ■ Discutir em classe a pertinência dos diagnósticos de enfermagem apresentados.

BIBLIOGRAFIA CONSULTADA

Bellato R, Araújo LF, Dolina JV, Musquim CA, Corrêa GH. The family experience of care in chronic situation. Rev Esc Enferm USP. 2016 Jun;50 Spec:81-8.

Bittencourt GKGD, Crossetti MGO. Habilidades de pensamento crítico no processo diagnóstico em enfermagem. Rev Esc Enferm USP. 2013 Apr;47(2):341-7.

Carpenito LJ. Planos de cuidados de enfermagem e documentação: diagnósticos de enfermagem e problemas colaborativos. 5.ed. Porto Alegre: Artmed; 2011.

Diomede BB. Utilização de sangue e hemocomponentes. In: Calil AM, Paranhos WY (Orgs.). O enfermeiro e as situações de emergência. São Paulo: Atheneu: 2014. p.241-56.

Galdeano LE, Rossi LA, Pelegrino FM. Validação de conteúdo do diagnóstico de enfermagem conhecimento deficiente. Acta Paul. Enferm. 2008;21(4):549-55.

Gualandro SFM, Fonseca GHH. Distúrbios de coagulação. In: Martins HS, Damasceno MCT, Awada SB (Orgs.). Pronto-socorro: condutas do Hospital das Clínicas da Faculdade de Medicina da USP. 3.ed. Barueri: Manole; 2012. p.944-50.

Guyton A, Hall J. Tratado de fisiologia médica. 13.ed. Rio de Janeiro: Elsevier; 2017.

Laselva CR. Interpretação de exames subsidiários. In: Calil AM, Paranhos WY (Orgs.). O enfermeiro e as situações de emergência. São Paulo: Atheneu; 2014. p.295-314.

North America Nursing Diagnosis Association (NANDA). Diagnóstico de enfermagem da NANDA: definições e classificação 2015-2017. 10.ed. Porto Alegre: Artmed; 2015.

Reis VN, Paixão IB, Perrone AC, Monteiro MI, Santos KB. Transfusion monitoring: care practice analysis in a public teaching hospital. Einstein (São Paulo). 2016 Jan-Mar;14(1):41-6.

Rosselló MR, De la Iglesia B, Paz-Lourido B, Verger S. Needs of psychopedagogical training for the care of children with chronic disease: perceptions of hospital nursing. Rev Esc Enferm USP. 2015 Feb;49(1):37-43.

Sousa EFR, Costa EA, Dupas G, Wernet M. Acompanhamento de famílias de crianças com doença crônica: percepção da equipe de Saúde da Família. Rev Esc Enferm USP. 2013 Dec;47(6):1367-72.

Trovo MM, Silva MJP. A comunicação com o paciente em cuidados paliativos. Rev Esc Enferm USP. 2007;41(3):668-74.

Utilização de hemocomponentes

Beatriz Bahia Diomede

INTRODUÇÃO

A terapia transfusional representa um constante desafio para as equipes de saúde que prestam assistência aos pacientes, tanto em situações controladas como nas emergenciais. A obtenção de sangue com a agilidade e a segurança requeridas para o sucesso do atendimento é a primeira barreira a ser vencida e está intimamente relacionada à estruturação do banco de sangue que atende cada instituição.

Em geral, a transfusão é de alto custo, e o risco associado ao procedimento é elevado. Isso exige qualificação de todos os envolvidos no processo, desde aquisição do produto, seleção do doador, até infusão no usuário final, em uma sala de emergência, centro cirúrgico, internação ou ambulatório.

A indicação adequada de cada produto associado à condição clínica encontrada, além da condução minuciosa de cada etapa, resultará em sucesso terapêutico ou aumento do risco e custo associados ao procedimento. É essencial ter em mente que nenhuma transfusão é isenta de risco, que os estoques de sangue sofrem variações sazonais (p. ex., férias, festas) e que uma indicação inadequada prejudica mais de um indivíduo, aquele que foi transfundido sem necessidade e outro que deixou de receber sangue por falta do produto. Também existem sistemas para recuperar o sangue do próprio indivíduo para autotransfusão e os substitutos do sangue (p. ex., soluções de hemoglobina), além da transfusão autóloga nas cirurgias programadas.

Na emergência, os exames pré-transfusionais raramente estarão disponíveis para direcionar as decisões durante a primeira fase do atendimento.

A enfermagem está diretamente envolvida em todos os passos desse processo, sendo primordial sua atuação com base nos princípios que regem a segurança de cada etapa.

CICLO DO SANGUE

A obtenção do sangue total para produção dos hemocomponentes e hemoderivados envolve uma sequência de ações que visam suprir as necessidades de atendimento, tanto em quantidade quanto em qualidade.

A qualificação de todos os profissionais atuantes, desde a captação do doador até o momento da infusão no paciente, é um dos instrumentos para garantir o sucesso dessa terapêutica.

Os produtos sanguíneos dividem-se em hemocomponentes e hemoderivados. Como hemocomponentes, há concentrado de hemácias, concentrado de plaquetas, plasma fresco congelado, plasma simples, concentrado de granulócitos e crioprecipitado. No grupo dos hemoderivados, encontram-se albumina humana, imunoglobulinas, fatores VIII e IX. Os hemocomponentes necessitam de todos os passos de uma transfusão sanguínea, conforme será visto neste capítulo; já os hemoderivados não requerem todo esse processo, por serem administrados como medicamentos, demandando cuidados específicos para a administração de cada um.

ETAPAS PARA OBTENÇÃO DO SANGUE TOTAL DO DOADOR

- **Seleção do doador:** triagem clínica (sinais vitais, hematócrito, peso, entrevista) tipagem ABO e RhD; pesquisa de anticorpos antieritrocitários irregulares, fenotipagem (se necessário) e triagem sorológica (HIV 1 e 2, hepatites B e C, HTLV-1 e 2, doença de Chagas, sífilis, teste para malária em zonas endêmicas, citomegalovírus e situações específicas).
- **Coleta:** punção de veia calibrosa para coleta do sangue em bolsa própria, para o fracionamento do sangue total e dos testes.
- **Fracionamento:** após o final da coleta, a bolsa de sangue total será centrifugada e separada em hemocomponentes (concentrado de hemácias, plaquetas, plasma e crioprecipitado).
- **Conservação:** cada hemocomponente deve ser conservado de maneira específica, conforme a Tabela 17.1.

Tabela 17.1 – Armazenamento e estabilidade dos hemocomponentes			
Hemocomponente	Temperatura	Validade	Observação
Concentração de hemácias	1 a 6°C	35 dias	Varia de acordo com o anticoagulante
Concentração de hemácias congeladas	−65°C	10 anos	
Concentração de plaquetas	20 a 24°C	3 a 5 dias	Sob agitação constante
Plasma fresco congelado	−18°C ou <	12 meses	Estável + 4 anos (plasma simples)
Crioprecipitado	Entre −18 e −30°C −30°C ou <	12 meses 24 meses	

SOLICITAÇÃO DO PRODUTO

- **Preenchimento do impresso:** deve ser feito em formulário próprio, no qual devem constar os dados completos de identificação do paciente, o tipo e a quantidade do hemocomponente requisitado e o tipo de transfusão (rotina ou emergência). Na emergência, caso não haja registro hospitalar, utilizar o número de um documento do paciente (p. ex., RG). Se possível, obter dados de transfusões pregressas, como reações adversas, e acrescentá-los ao formulário de solicitação.
- **Coleta da amostra:** toda requisição deve ser acompanhada de amostra para tipagem sanguínea, prova cruzada e pesquisa de anticorpos irregulares. A coleta deve seguir o protocolo da instituição.
- **Encaminhamento ao banco de sangue:** enviar os tubos coletados junto com a requisição, em recipiente próprio para esse fim, prevenindo acidentes com a amostra. Mesmo quando a solicitação caracterizar a dispensa das provas pré-transfusionais, em razão da gravidade do caso, uma amostra deverá ser enviada para realização dos testes o mais breve possível, possibilitando que as transfusões subsequentes sejam compatíveis, reduzindo o consumo das unidades com tipagem O⁻ e as

Módulo IV – Casos de Hematologia

reações adversas. Nesses casos, o(a) médico(a) solicitante deve assinar termo de responsabilidade específico, assumindo o risco do procedimento sem realização das provas.

- **Testes pré-transfusionais:** são realizados após a entrada da solicitação no banco de sangue. São eles: tipagem ABO/Rh da amostra do receptor, pesquisa de anticorpos irregulares do receptor, retipagem do hemocomponente em caso de sangue total ou concentrado de hemácias, seleção dos hemocomponentes de acordo com a tipagem ABO/Rh do receptor e prova de compatibilidade. Podem ser realizadas outras análises, de acordo com a necessidade e a história médica de cada paciente.
- **Retirada do banco de sangue:** realizar conferência da bolsa, incluindo identificação do paciente, tipagem sanguínea, sorologias, prova cruzada e de compatibilidade, presença de anticorpos irregulares, data de coleta e validade da bolsa e orientações especiais para transfusão contidas na etiqueta, se aplicável. Transportar em recipiente próprio, evitando acidente com a bolsa. Nos casos de emergência absoluta, as bolsas liberadas serão O^+ ou O^- para qualquer hemocomponente, devendo ser realizada toda a conferência, conforme descrito anteriormente, exceto as provas que ainda não foram realizadas.

INFUSÃO DE HEMOCOMPONENTES

Cada hemocomponente exige cuidados específicos relativos ao tempo e à velocidade de infusão, à estabilidade, ao aquecimento e ao descongelamento. Inicialmente, serão abordados os itens que atendem a todos.

- **Acesso venoso:** o *Advanced Trauma Life Support* (ATLS) recomenda que haja dois acessos venosos disponíveis e de grosso calibre (16 G), permitindo infusão rápida de cristaloides até a chegada do hemocomponente. A única solução permitida na mesma via de um hemocomponente é a solução salina. Caso se trate de acesso central com mais de uma via, utilizar via proximal e atentar à velocidade de infusão. Pode ser necessária a instalação de solução fisiológica em Y para facilitar o fluxo das hemácias ou minimizar o desconforto do receptor.
- **Vigilância:** permanecer ao lado do receptor durante os primeiros 15 minutos de infusão. Esse é o período para detecção de reações adversas, o que exigirá atuação imediata para prevenção e tratamento das intercorrências transfusionais, conforme será descrito mais adiante.
- **Equipo:** sempre utilizar equipo com filtro para microagregados (*standard*) ou para leucorredução (raramente utilizado em emergência, pois dificulta infusão com velocidade aumentada).
- **Medicamentos:** nunca adicionar drogas nas bolsas ou na mesma via de infusão, apenas solução fisiológica pura.
- **Temperatura do paciente:** não deve ser infundido se o paciente estiver com febre. Caso seja necessária uma transfusão imediata, discutir com a equipe médica, pois pode mascarar uma reação transfusional.
- **Temperatura do hemocomponente:** nunca infundir gelado. As hemácias devem permanecer em temperatura ambiente por cerca de 30 minutos para que fiquem em uma temperatura mais adequada à infusão. Nos casos de presença de anticorpo frio, deve ser aquecida, utilizando equipamento específico para aquecimento de sangue. As plaquetas já estão em temperatura ambiente, podendo ser infundidas imediatamente.

O plasma e o crioprecipitado podem estar congelados ou já descongelados pelo banco de sangue antes de sua retirada. No último caso, infundir imediatamente, minimizando a perda de atividade dos fatores de coagulação. Se ainda estiver congelado, proceder ao descongelamento em banho-maria com temperatura controlada entre 30 e 37°C, colocando a bolsa em saco plástico com fechamento hermético ou, se esse equipamento não estiver disponível, descongelar em água corrente, também protegendo a bolsa em saco plástico com fechamento hermético. Nunca colocar bolsas diretamente dentro ou embaixo da água, sempre dentro de saco plástico. Caso o fecho não seja hermético, manter a abertura fora da água.

- **Velocidade de infusão:** iniciar lentamente nos primeiros 15 minutos, permanecendo ao lado do paciente, observando qualquer sinal ou queixa que gere suspeita de reação adversa. Muitas vezes, o primeiro alerta vem de uma queixa verbal. O tempo máximo de infusão é de quatro horas, e a partir desse intervalo há aumento no risco de contaminação do produto, devendo este ser desprezado. Pode ser considerado o horário inicial o momento em que saiu do banco de sangue ou em que foi rompido o lacre da bolsa ao se colocar no equipo de infusão; portanto, deve-se seguir o protocolo da instituição onde está sendo realizado o procedimento. A velocidade de cada hemocomponente vai variar de acordo com a condição clínica do receptor (insuficiência cardíaca, renal crônico, trauma, choque, entre outras), idade, peso, motivo da transfusão, condição do acesso venoso. De maneira geral, hemácias e plasma são infundidos em cerca de 60 a 90 minutos cada bolsa; plaquetas e crioprecipitado são infundidos rapidamente, poucos minutos cada bolsa. Nas emergências, esses tempos se modificam, como será visto mais adiante.
- **Equipamentos para infusão:**
  - **Bombas de infusão:** permitem o controle exato do gotejamento; porém, para hemocomponentes, existem restrições quanto ao tipo de mecanismo utilizado. Devem ser de fluxo linear e sem pressurização, evitando hemólise.
  - **Pressurizadores:** são utilizados nos casos de infusão de grandes volumes em pouco tempo, como nos transplantes hepáticos e nas transfusões maciças em trauma, para reposição rápida da volemia.
  - **Aquecedores:** são também específicos para hemocomponentes, podendo ser na forma de serpentina, espiral ou manta. Existem modelos para pequenos e grandes volumes – o primeiro é mais comumente utilizado, e o segundo, empregado em transfusões maciças, tanto em centro cirúrgico como em pronto-socorro.

TIPAGEM ABO/Rh

Todo hemocomponente deve ser compatível com a tipagem do receptor, mesmo aqueles em que não são realizadas provas cruzadas, como plasma e plaquetas. Quando não for possível obter a tipagem ABO/Rh previamente à transfusão, deve-se selecionar hemocomponente tipo O, Rh positivo ou negativo, sendo este último preferencialmente liberado para mulheres jovens e crianças. Mesmo após a liberação sem os testes prévios, estes deverão ser realizados e registrados para documentação formal.

A tipagem sanguínea refere-se à presença ou à ausência dos antígenos na parede das hemácias do indivíduo. Existem as tipagens ABO e Rh, que são definidas por testes diretos e reversos, utilizando reagentes específicos para esse fim. O tipo sanguíneo é caracterizado pela presença de determinado antígeno na célula vermelha (A, B, ambos ou nenhum) e anticorpo específico no plasma (anti-A, anti-B, ambos ou nenhum). Existe variação entre as compatibilidades para infusão de plasma e hemácias, conforme a Tabela 17.2.

A compatibilidade sanguínea é primordial e deve ser confirmada o mais rápido possível, devendo-se evitar transfusões sem esse teste. Uma bolsa de concentrado de hemácias do tipo O⁻, sem tipagem do receptor e sem prova cruzada, está disponível para infusão em até 5 minutos. Sendo realizada apenas a tipagem do receptor sem a prova cruzada, uma bolsa ABO/Rh idêntica fica liberada entre 10 e 15 minutos. Já uma bolsa com tipagem ABO/Rh e prova cruzada negativa leva entre 40 e 50 minutos para liberação. Portanto, caberá à equipe do atendimento a decisão de aguardar os testes ou não, buscando dar continuidade ao atendimento com os testes já concluídos, assim que possível.

Módulo IV – Casos de Hematologia

Tabela 17.2 – Compatibilidade transfusional por tipo de hemocomponente

Tipo sanguíneo	Anticorpo	Hemácias – recebe de:	Plasma – recebe de:
A (tem antígeno A)	Anti-B	A ou O	A ou AB
B (tem antígeno B)	Anti-A	B ou O	B ou AB
AB (tem antígeno A e B)	Nenhum	A, B, AB ou O	AB
O (nenhum antígeno)	Anti-A e B	O	A, B, AB ou O
Rh+	Anti-D	+ ou –	+ ou –
Rh–	Não expressa	–	–

REAÇÕES TRANSFUSIONAIS

A maioria das complicações e reações adversas descritas a seguir são passíveis de prevenção, dependendo de a equipe assistencial estabelecer protocolos que minimizem a possibilidade de erros.

Esse é um tema de grande importância em terapia transfusional e deve ser amplamente entendido por aqueles que a executam. Seja em uma situação controlada ou na emergência, as complicações devem ser detectadas precocemente para intervenção imediata, evitando agravamento do quadro ou, ainda, a interpretação incorreta de sintomas que possam induzir ao erro de conduta. Tendo em vista que o paciente é a primeira pessoa a perceber mudanças no modo como se sente, deve ser envolvido e orientado desde o início, sempre que possível. No indivíduo inconsciente ou impossibilitado de se comunicar adequadamente, a atenção ao sinais e sintomas deve ser intensificada. Conforme definição da American Association of Blood Banks (AABB), uma reação transfusional é qualquer evento desfavorável, no paciente, durante ou subsequente à transfusão de sangue e/ou hemocomponentes que possam ser relacionados com a transfusão.[1] Portanto, nessas circunstâncias, qualquer sinal ou sintoma deve ser considerado sério, a transfusão deve ser interrompida, e o paciente, avaliado. Com base nesse conceito, existem condutas universais para qualquer suspeita de reação:

- Interromper imediatamente a infusão.
- Manter o acesso venoso com soro fisiológico a 0,9%.
- Desconectar a bolsa do acesso venoso, preservá-la para possível reinício da transfusão ou envio ao banco de sangue para reanálise.
- Informar ao(à) médico(a).
- Informar ao banco de sangue.
- Se houver necessidade de reavaliação da bolsa e das provas transfusionais, colher nova amostra do receptor e retornar ao banco de sangue junto com a bolsa de hemocomponente, seguindo o protocolo da instituição.

REAÇÕES AGUDAS

Geralmente ocorrem durante a transfusão ou nas 24 horas seguintes, e por isso os receptores devem ser monitorados durante e após a infusão, para detecção precoce de sinais e sintomas que indiquem interrupção ou ação imediata. A maioria pode ser prevenida e, geralmente, as causas são administração inadequada, desconhecimento dos aspectos técnicos específicos do procedimento e do impacto da terapia. Portanto, uma equipe qualificada e atenta a todos os passos relacionados à terapêutica transfusional torna-se crucial para um bom desfecho clínico.

REAÇÕES IMUNOLÓGICAS

São reações antígeno-anticorpo causadas pelos leucócitos, proteínas plasmáticas ou hemácias do receptor. Geralmente são resultado de uma resposta a proteínas estranhas ao organismo.

Discussão de Casos Clínicos e Cirúrgicos

- ■ **Hemolítica aguda:**
  - – **Intravascular:** é a mais grave, porém, de mais fácil prevenção. Ocorre quando há reação antígeno-anticorpo no receptor, como resultado de incompatibilidade entre os anticorpos do doador e as células vermelhas do receptor. Sua causa mais frequente é a infusão de sangue ABO incompatível, podendo ocorrer com a administração de volumes mínimos, apenas 10 a 15 mL de sangue incompatível, pois acima de 30 mL infundidos pode ser fatal. Entre as maiores causas de erros estão aqueles ocasionados pela equipe envolvida nos passos do processo, principalmente a identificação inadequada da amostra enviada ao banco de sangue, da bolsa liberada pelo banco de sangue ou do receptor no momento da infusão. Essa reação ocorre em decorrência da hemólise intravascular, iniciada imediatamente após o início da infusão incompatível. No processo que se segue, evolui para coagulação intravascular disseminada, resultando em trombose microvascular. Frequentemente, é de evolução fatal.
  - – **Extravascular:** ocorre quando há reação antígeno-anticorpo em razão de uma incompatibilidade entre as células vermelhas do receptor e o plasma do doador. O objetivo das condutas é o alívio dos sintomas.
- ■ **Febril não hemolítica:** ocorre quando os anticorpos antileucocitários do receptor agem diretamente contra as células brancas do doador, apresenta incidência entre 0,5 e 6%, sendo uma reação adversa frequente. É mais comum em receptores politransfundidos e mulheres multíparas e está associada à velocidade de infusão. É definida como o aumento da temperatura em 1°C imediatamente ou durante as 24 horas seguintes ao final da transfusão, sem outra causa clínica.

  Nos receptores de repetição, solicitar hemocomponentes leucorreduzidos ou utilizar filtro à beira do leito, bem como pré-medicar com antipirético 30 minutos antes do início da infusão.
- ■ **Lesão pulmonar aguda associada à transfusão (TRALI):** síndrome clínica de incidência rara (1/10.000 unidades transfundidas), associada à transfusão de sangue total, concentrado de hemácias, plasma fresco congelado, concentrado de plaquetas e crioprecipitado. Frequentemente não é diagnosticada e, portanto, não relatada. Causada pela reação entre os altos títulos de anticorpos antileucocitários do doador e os leucócitos do receptor, podendo resultar em leucoaglutinação. Esse processo provoca insuficiência respiratória, sem descompensação cardíaca, e a gravidade do quadro pulmonar não é compatível com o volume infundido, mas, sim, relativa ao grau de hipoxemia. É primordial seu reconhecimento e o tratamento agressivo imediato.
- ■ **Urticariforme:** reação adversa comum que ocorre em função da resposta de hipersensibilidade do receptor às proteínas plasmáticas do doador. Pode variar de leve a grave.
- ■ **Anafilaxia:** não há causa definida para esse evento de rara incidência (1/20.000 a 50.000 unidades transfundidas); porém, presume-se que o receptor seja sensibilizado a uma proteína estranha. Essa reação apresenta alta mortalidade.

REAÇÕES NÃO IMUNOLÓGICAS

São aquelas causadas por fatores externos, como contaminação do produto, manuseio inadequado e administração de outro fluidos em conjunto com a transfusão. Não há reação antígeno-anticorpo.

- ■ **Sobrecarga circulatória:** ocorre quando o sangue ou qualquer hemocomponente é infundido em uma velocidade superior àquela tolerada pela capacidade cardíaca do receptor. Sua incidência está mais frequentemente relacionada com crianças, idosos, cardiopatas e portadores de patologias renais. O efeito adverso dessa reação é de fácil prevenção, estando inteiramente relacionado à avaliação clínica e à anamnese prévias. Mensuração de sinais vitais antes, durante e após a infusão, vigilância contínua, manter velocidade de infusão lenta, não excedendo quatro horas cada unidade, podendo, inclusive, ser indicado uso de diurético durante o procedimento. Na transfusão eletiva, pode-se solicitar o fracionamento das bolsas pelo banco de sangue.

Módulo IV – Casos de Hematologia

- **Embolia gasosa:** ocorre em função de erro no manuseio de bolsas, conexões e extensões, sendo, portanto, de fácil prevenção quando a equipe é qualificada e atenta a cada detalhe do procedimento.
- **Toxicidade ao citrato:** ocorre nas infusões de sangue total, plasma e plaquetas em velocidades superiores a 100 mL/minuto ou em portadores de doenças hepáticas. O fígado não consegue metabolizar o citrato, que é um quelante de cálcio. A hipocalcemia pode induzir à arritmia cardíaca. Não é um evento comum em situações de rotina, podendo ser encontrado com mais frequência em centro cirúrgico e emergência, onde grandes volumes são infundidos em pouco tempo.
- **Hipotermia:** ocorre em decorrência da infusão de grandes volumes de sangue ou hemocomponentes frios.
- **Distúrbio eletrolítico:** é de rara frequência, está associado à toxicidade ao citrato, à hipercalemia e, também, a transfusões em recém-nascidos e prematuros, renais crônicos e nas maciças. O potássio sérico em uma bolsa recém-coletada é baixo, cerca de 0,5 mEq, elevando-se para 5 a 7 mEq próximo a seu vencimento.
- **Contaminação bacteriana:** ocorre no momento da doação ou no preparo do hemocomponente para infusão. Os agentes causadores podem ser os contaminantes da pele, bactérias Gram-negativas resistentes ao frio e alguns Gram-positivos. Os agentes que se proliferam no frio e os que utilizam o citrato como nutriente liberam uma endotoxina que é a causadora da reação, potencialmente fatal. A bolsa deve ser inspecionada, verificando-se alteração da coloração do hemocomponente, aglutinação ou coágulos visíveis, bolhas gasosas e presença de material estranho. Em qualquer desses casos, deve-se retornar a bolsa ao banco de sangue.

A Tabela 17.3 resume as condutas nas reações transfusionais descritas anteriormente.

Tabela 17.3 – Conduta nas reações transfusionais

Reações	Sintomas	Condutas
Imunológica Hemolítica aguda Intravascular	Calafrio, febre, rubor facial, sensação de ardor no trajeto da veia, dor lombar e/ou torácica. Podem evoluir para hipotensão, dispneia, hemoglobinúria, oligúria, sangramento e choque	Executar conduta-padrão. Caso o acesso esteja com dispositivo para infusão em Y, não permitir que o sangue residual contido no trajeto seja infundido, pois isso aumentaria a hemólise. Iniciar controle rigoroso da diurese, para avaliação de hematúria, além de medidas de suporte hemodinâmico
Extravascular	Calafrios e febre (mais frequente horas após o final da infusão)	Alívio dos sintomas
Febril não hemolítica	Calafrios e mal-estar, além de febre	Executar conduta-padrão e administrar medicamento conforme prescrição. Orientar o receptor quanto a esse dado, pois ele poderá receber transfusões no futuro e deverá informar a ocorrência prévia
Lesão pulmonar aguda associada à transfusão (TRALI)	Descompensação pulmonar, calafrios, febre, cianose, hipotensão (atenção ao diagnóstico diferencial relativo a causas cardíacas e à síndrome da angústia respiratória do adulto – SARA). Pode iniciar durante ou em 1 a 2 horas após a transfusão, podendo apresentar-se até 6 horas após o término	Executar conduta-padrão, suporte respiratório avançado e medidas de suporte para a hipotensão. O banco de sangue deve ser avisado quanto à exclusão definitiva desse doador

(continua)

Discussão de Casos Clínicos e Cirúrgicos

Tabela 17.3 – Conduta nas reações transfusionais (continuação)

Reações	Sintomas	Condutas
Urticariforme	Eritema local, pápulas, urticária, prurido, tosse, broncoespasmo, edema de glote. Os sintomas determinarão a gravidade e as condutas	Dependerá da gravidade. Seguir conduta-padrão. Na reação leve a moderada, seguir a conduta-padrão, administrar anti-histamínicos e, dependendo da resposta, reiniciar a infusão da mesma bolsa. Na reação grave, não será reiniciada a infusão; tratar os sintomas e prosseguir com o protocolo da instituição. Em transfusões futuras, deverá ser pré-medicado e/ou utilizar hemácias lavadas (redução da quantidade de plasma na bolsa de concentrado de hemácias)
Anafilaxia	Existem dois sintomas muito característicos: o primeiro apresenta-se com volume mínimo infundido, apenas alguns mililitros de sangue ou plasma, e o segundo é a ausência de febre. Outros sintomas são tremores, broncoespasmo, hipóxia, hipotensão, dor torácica, cólica abdominal, choque e perda de consciência	Executar conduta-padrão, elevar o decúbito, instalar oxigênio. Manobras de ressuscitação poderão ser necessárias
Não imunológica Sobrecarga circulatória	Cefaleia de grande intensidade, dispneia, tosse, hipertensão, estase jugular, edema pulmonar e falência cardíaca. Estes últimos representam uma evolução clínica esperada, caso não haja intervenção imediata nas fases anteriores	Executar conduta-padrão, elevar decúbito, instalar oxigênio e administrar diuréticos conforme avaliação e prescrição médica
Embolia gasosa	Similares à falência cardíaca, ou seja, cianose, dispneia, dor torácica e choque	Executar conduta-padrão, instalar oxigênio, colocar o paciente em decúbito lateral esquerdo, com a cabeça em um nível abaixo do tronco. Essa posição retém o ar no átrio direito, reduzindo a chance de migrar para a artéria pulmonar, e a válvula será mantida livre até que o ar migre lentamente
Toxicidade ao citrato	Formigamento nas extremidades, câimbras, convulsão, tetania, diminuição de reflexos, espasmo de laringe, hipotensão e parada cardíaca. São revertidos rapidamente, poucos minutos, após a interrupção da infusão	Reduzir a velocidade de infusão e administrar cloreto ou gluconato de cálcio, nunca na mesma via do hemocomponente

(continua)

Módulo IV – Casos de Hematologia

Tabela 17.3 – Conduta nas reações transfusionais *(continuação)*

Reações	Sintomas	Condutas
Hipotermia	Calafrios, vasoconstrição periférica, hipotermia, arritmia ventricular e parada cardíaca	Certificar-se de que o cateter central não esteja no átrio direito, porque pode induzir à arritmia nas infusões muito rápidas. Preventivamente, pode-se utilizar aquecedor automático de sangue para grandes volumes, porém, nem sempre a situação permite que se espere o tempo necessário para a montagem do sistema. É possível iniciar sem o equipamento e utilizá-lo nas bolsas subsequentes
Distúrbio eletrolítico	Alteração do ritmo cardíaco, tendendo a: bradicardia com arritmia, náuseas, fraqueza muscular, diarreia e parestesia, podendo evoluir para parada cardíaca	Executar conduta-padrão. Em caso de acesso periférico, atentar ao surgimento de flebite no trajeto
Contaminação bacteriana	Febre alta, hiperemia cutânea, hematúria, falência renal, cólica abdominal, diarreia, choque séptico e coagulação intravascular disseminada (CID). Pode ser confundida com a reação hemolítica aguda	Executar conduta-padrão e adotar medidas de suporte, como oxigênio e localizar o(a) médico(a)

REAÇÕES ADVERSAS TARDIAS

Podem ocorrer dias, semanas, meses ou anos após a transfusão. Geralmente são resultado de aloimunização ou doenças transmissíveis por via hematogênica. Tais reações serão apenas citadas, por não estarem relacionadas ao atendimento na emergência.

REAÇÕES IMUNOLÓGICAS

- **Reação hemolítica tardia:** é frequente, iniciando-se, habitualmente, a partir de 24 horas após a transfusão, causa destruição das hemácias e é detectada por exames laboratoriais.
- **Doença do enxerto contra o hospedeiro associada à transfusão:** é rara, complexa e, frequentemente, fatal. Ocorre a partir da transferência de linfócitos do doador ao receptor, que se multiplicam e podem agredir tecidos e órgãos.

REAÇÕES NÃO IMUNOLÓGICAS

- **Doenças transmissíveis:** hepatites B e C, infecção por citomegalovírus, síndrome da imunodeficiência adquirida (aids), vírus linfotrófico das células T humanas (HTLVI-I/II), malária e sífilis. Apesar de todo sangue coletado ser testado para esses agentes, é possível a sua transmissão, associada ao período de janela imunológica, em que ainda não há expressão dos anticorpos específicos, impedindo sua análise.
- **Excesso de depósito de ferro:** é o acúmulo progressivo e contínuo de ferro, resultado de transfusões de repetição.

TRANSFUSÃO MACIÇA (TM)

É, habitualmente, definida como a troca de uma volemia ou mais em um período inferior a 24 horas. Há algumas controvérsias quanto às definições, como reposição de 30 a 50% da volemia em três horas e transfusão de mais de 20 concentrados de hemácias.

Os serviços de hemoterapia têm buscado uma visão mais dinâmica desse tipo de situação, relacionando o estado clínico do paciente e a necessidade de quatro ou mais unidades de concentrado de hemácias. Ainda está em andamento uma revisão que busca relacionar conceitos de volume/perfusão e oxigenação tecidual com os conceitos vigentes atualmente.

As situações mais frequentes em que ocorre a TM são:

- Hemorragia digestiva.
- Politrauma.
- Transplante hepático.
- Cirurgia cardiovascular e outras cirurgias de grande porte.
- Doenças neoplásicas.
- Complicações associadas à gestação ou ao parto.

AVALIAÇÃO DO PACIENTE

Tanto o indivíduo que tem perda de grande volume em pouco tempo como aquele que sangra lentamente podem necessitar de TM. A indicação da transfusão, seja pelo tipo de hemocomponente, seja pela quantidade a ser transfundida, deve ser feita por meio da avaliação clínica, embora em uma situação de hemorragia grave possa ser difícil essa definição. Existe uma classificação preconizada pela ATLS, descrita na Tabela 17.4, que pode colaborar para o direcionamento terapêutico.

A correção da perda sanguínea segue uma série de passos já amplamente consagrados, em que se inclui a infusão de fluidos, como os cristaloides e os expansores de volume (albumina humana e dextranos). Estes últimos podem ocasionar reações anafiláticas e interferir nas provas pré-transfusionais e, portanto, as amostras para os testes devem ser colhidas antes dessas infusões.

O banco de sangue deve ser informado o mais rápido possível se houver iminência de TM. Nesses casos, pode-se utilizar sangue total (raramente disponível) ou concentrado de hemácias. Assim, habitualmente se faz uso dos hemocomponentes.

Depois de um grande número de bolsas transfundidas, a amostra enviada ao banco de sangue não mais representa a realidade atual do receptor, perdendo seu valor.

Tabela 17.4 – Perda de sangue e fluidos estimados a partir do exame inicial do paciente				
	Classe I	Classe II	Classe III	Classe IV
Perda de sangue (mL)	< 750	750 a 1.500	1.500 a 2.000	> 2.000
Perda de sangue (% VS)	< 15	15 a 30	30 a 40	> 40
Frequência cardíaca (bpm)	< 100	100 a 120	120 a 140	> 140
Pressão arterial sistêmica (mmHg)	N	N	D	D
Pressão de pulso*	N ou A	D	D	D
Frequência respiratória	14 a 20	20 a 30	30 a 40	> 35
Débito urinário (mL/hora)	> 30	20 a 30	5 a 15	Desprezível
SNC (estado mental)	Levemente ansioso	Moderadamente ansioso	Ansioso, confuso	Confuso, letárgico
Reposição de fluidos (regra 3:1)**	Cristaloide	Cristaloide	Cristaloide + sangue***	Cristaloide + sangue***

N = normal; A = aumentada; D = diminuída. * Pressão de pulso = diferença entre pressão sistólica e diastólica. ** Regra 3:1 = manter três volumes de cristaloides para cada volume de sangue perdido. Isso se justifica pelo fato de apenas 1/3 do cristaloide infundido permanecer no intravascular. *** Sangue = concentrado de hemácias (quatro unidades).

COMPLICAÇÕES ASSOCIADAS À TM

- **Alterações da hemostasia:** são mais frequentes nos receptores que exigem reposição volêmica maciça em menor espaço de tempo.
  - **Hemodiluição:** pode gerar alteração da coagulação, estando relacionada com o tipo de hemocomponente transfundido e com a reposição dos fatores lábeis da coagulação, devendo ser repostos a tempo. Caso não haja essa conduta, pode induzir a piora do sangramento. A contagem de plaquetas mínima necessária vai variar com o tipo de trauma e com a evolução clínica.
  - **Hipotermia:** os mecanismos associados à cascata da coagulação sofrem alteração sob baixas temperaturas, entre elas, a queda na atividade enzimática, na atividade plaquetária etc. Antecipando esse efeito adverso previsível, os produtos assanguíneos utilizados podem ser aquecidos.
  - **Coagulação intravascular disseminada (CID):** é frequente no indivíduo que recebe TM, porém, devem ser afastadas outras causas, como embolia gordurosa, embolia amniótica, presença de tecido necrótico ou infecção. Eliminada a possibilidade de outras causas, a CID causada por TM relaciona-se à intensidade e à duração do choque.
- **Lesões de estoque:** são aquelas ocasionadas em função dos materiais e dos produtos utilizados para aumentar o período de estocagem dos hemocomponentes ou de alterações que ocorrem no componente durante seu armazenamento, acarretando os efeitos adversos descritos a seguir:
  - **Hipotermia:** causada pela infusão rápida de produto armazenado entre 1 e 6°C, o que se aplica ao sangue total e ao concentrado de hemácias, sendo necessária uma intensa vigilância durante o procedimento. Esse fato pode desencadear arritmias cardíacas, especialmente quando associado à hipocalcemia causada pela toxicidade ao citrato. No caso de cateter central, maior atenção se faz essencial, tendo em vista que poderá estar localizado próximo ao sistema de condução cardíaco. Como medidas preventivas, pode-se procurar afastar a parte distal do cateter do átrio, reduzir a velocidade de infusão, utilizar aquecedores específicos para esse fim (já descritos anteriormente) ou soro fisiológico aquecido infundido paralelamente ao sangue, podendo ser no mesmo acesso venoso.
  - **Hipocalcemia:** ocasionada pelo citrato utilizado na conservação das hemácias, que é um quelante de cálcio. Está mais relacionada à velocidade de infusão do que ao volume transfundido, e os valores de cálcio iônico voltam ao normal alguns minutos após a interrupção da infusão. Pode ser necessária a correção do distúrbio eletrolítico.
  - **Equilíbrio ácido-básico:** a acidose metabólica está presente em todos os indivíduos com quadro hemorrágico grave ou choque. Na situação de TM, o que ocorre com mais frequência é a alcalose metabólica, devida ao citrato das bolsas que, após sua metabolização hepática, se transforma em bicarbonato. Portanto, nesses casos, é importante evitar correção da acidose inicial, que pode provocar uma alcalose grave de difícil tratamento.
  - **Difosfoglicerato (2,3 DPG):** encontrado no interior das hemácias, tem influência na afinidade da hemoglobina por oxigênio. Na estocagem, ocorre redução de seus níveis, reduzindo a liberação de oxigênio para os tecidos. Seus níveis são mantidos estáveis até cinco dias de estocagem, conforme o anticoagulante utilizado; portanto, o ideal seria o uso de bolsas com três a cinco dias da data da coleta.
  - **Hiperpotassemia:** durante a estocagem, ocorre aumento do potássio sérico na bolsa, em função da falência da bomba de sódio. Porém, para chegar ao nível de hiperpotassemia, seria necessária transfusão de cerca de dez unidades de hemácias, todas com mais de 30 dias de armazenamento, o que não se confirma na prática clínica. Apesar disso, é necessária rigorosa monitoração do nível sérico.

ATUAÇÃO DO(A) ENFERMEIRO(A)

O(a) enfermeiro(a) está inserido(a) em todas as ações que envolvem o atendimento em emergência, sendo a terapia transfusional apenas um deles. Conforme descrito anteriormente, os cuidados que envolvem coleta de amostras, identificação, envio e conferência das bolsas exigem conhecimento e atenção extremos. Há grande preocupação dos envolvidos nesses processos no que concerne à segurança. As instituições vêm buscando métodos de garantia de segurança, com o objetivo de impedir que uma bolsa de hemocomponente seja infundida inadvertidamente em receptor inadequado, como dupla checagem com assinatura, etiqueta autoadesiva colada no prontuário e assinada pelo(a) enfermeiro(a), além do treinamento constante.

Simultaneamente aos cuidados prestados durante o atendimento de emergência, o(a) enfermeiro(a) deve executar e/ou supervisionar todas as etapas para que o sangue ou o hemocomponente chegue ao indivíduo e seja infundido de maneira correta e rápida.

Apesar da necessidade clínica do paciente, é essencial o cumprimento das etapas relativas ao processo transfusional, visando prevenir erros e suas consequências, sabendo que, na prática clínica, a equipe deverá buscar o melhor modo de executá-las.

A transfusão correta e a detecção imediata de seus efeitos adversos são primordiais para o resultado satisfatório do atendimento, cabendo ao(à) enfermeiro(a) a coordenação de todo esse processo.

REFERÊNCIA

1. American Association of Blood Banks. Technical manual. 14.ed. Bethesda: AABB, 2002.

BIBLIOGRAFIA CONSULTADA

Alexander M, Corrigan A. Transfusion therapy. In: Alexander M, Corrigan A, Gorski L, Hankins J, Perucca R (Eds.). Core curriculum for infusion nursing. 3.ed. Philadelphia: Lippincott Williams & Wilkins; 2004. p. 299-316.

Basile LA, Southgate WM. Transfusion therapy. NBIN. 2004;4(4):223-30.

Brasil. Ministério da Saúde. Agência Nacional de Vigilância Sanitária. Resolução da Diretoria Colegiada n. 34, de 11 de junho de 2014. Dispõe sobre as boas práticas no ciclo do sangue. Disponível em: http://www.saude.rs.gov.br/upload/arquivos/carga20170553/04145350-rdc-anvisa-34-2014.pdf; acessado em 25 de junho de 2018.

Brooks JP. Reengineering transfusion and cellular therapy processes hospitalwide: ensuring the utilization of blood products. Transfusion. 2005;45(4 suppl):159S-71S.

Como JJ, Dutton RP, Scalea TM, Edelman BB, Hess JR. Blood transfusion rates in the care of acute trauma. Transfusion. 2004;44(6):809-13.

Dorlhiac-Llacer PE. Doação de sangue e testes laboratoriais no sangue do doador. In: Chamone DAF, Dorlhiac-Llacer PE, Novaretti MCZ. Manual de transfusão sanguínea. São Paulo: Roca; 2001. p.1-8.

Dutton RP, Shih D, Edelman BB, Hess J, Scalea TM. Safety of uncrosmatched type-O red cells for resuscitation from hemorrhagic shock. J Trauma. 2005;59(6):1445-9.

Faggioni LPC, Covas DT, Balbi Filho EM, Pádua MA, Tobias RA, Rosa MJ et al. Transfusão maciça: uma abordagem didática para graduandos. Medicina. 1999;32:438-43.

Fontes BMO, Beer Jr A. Transfusão maciça. In: Chamone DAF, Dorlhiac-Llacer PE, Novaretti MCZ. Manual de transfusão sanguínea. São Paulo: Roca; 2001. p.139-49.

Gomes EFP, Jorge CR. Testes pré-transfusionais. In: Manual de transfusão sanguínea. São Paulo: Roca; 2001. p. 21-33.

Gomes, EFP, Albiero, AL. Transfusão de plaquetas. Chamone DAF, Dorlhiac-Llacer PE, Novaretti MCZ. Manual de transfusão sanguínea. São Paulo: Roca; 2001. p.53-65.

Hess JR, Hiippala S. Optimaizing the use of blood products in trauma care. Crit Care. 2005;9(Suppl 5):S10-4.

Hess JR, Zimrin AB. Massive blood transfusion for trauma. Curr Opin Hematol. 2005;12(6):488-92.

Infusion Nursing Society. Infusion nursing standards of practice. J Infus Nurs. 2006 Jan-Feb;29(1 Suppl):S1-92. Infusion Nursing Society. Transfusion therapy. In: Policies and procedures for infusion nursing. 3.ed. Norwood: INS; 2004. p.221-5.

Letaief M, Hassine M, Bejia I, Ben Romdhane F, Ben Salem K, Soltani MS. Paramedical staff knowledge and practice related to the blood transfusion safety. Transfus Clin Biol. 2005;12(1):25-9.

Malone DL, Dunne J, Tracy JK, Putnam AT, Scalea TM, Napolitano LM. Blood transfusion, independent of shock severity, is associated with worse outcome in trauma. J Trauma. 2003;54(5):898-905.

Nagarajan SS, Chatterji K, Nandi M, Chaubey PC. Role of nursing in modern blood banking (in a tertiary hospital). Nurs J India. 2002;93(6):122-4.

Novaretti MCZ, Fontes BMO. Transfusão de concentrado de hemácias e sangue total. In: Chamone DAF, Dorlhiac-Llacer PE, Novaretti MCZ. Manual de transfusão sanguínea. São Paulo: Roca; 2001. p.35-52.

Novaretti MCZ, Jorge CR. Transfusão de Plasma. In: Chamone DAF, Dorlhiac-Llacer PE, Novaretti MCZ. Manual de transfusão sanguínea. São Paulo: Roca; 2001. p.67-74.

Offner PJ, Moore EE, Biffl WL, Johnson JL, Silliman CC. Increased rate of infection associated with transfusion of old blood after severe injury. Arch Surg. 2002;137(6):711-6.

Ribeiro MCP, Mayor ERC. Assistência de enfermagem na terapêutica transfusional. In: Chamone DAF, Dorlhiac-Llacer PE, Novaretti MCZ. Manual de transfusão sanguínea. São Paulo: Roca; 2001. p.179-95.

Rouger P. Prospects in blood transfusion. Transfus Clin Biol. 2003;10(2):91-3.

Silverboard H, Aisiku I, Martin GS, Adams M, Rozycki G, Moss M. The role of acute blood transfusion in the development of acute respiratory distress syndrome in patients with severe trauma. J Trauma. 2005;59(3):717-23.

Villaça MPR. Transfusão de crioprecipitado. In: Chamone DAF, Dorlhiac-Llacer PE, Novaretti MCZ. Manual de transfusão sanguínea. São Paulo: Roca; 2001. p.75-9.

Weinstein SM. Transfusion therapy. In: Plumer's principles and practice of intravenous therapy. 8.ed. Philadelphia: Lippincott Williams & Wilkins; 2007. p.413-64.

Whitehead S, Kenny-Siddique S, Scott Y, Parker PI, Hardy J, Wallis JP. 'Tag and label' system for checking and recording of blood transfusions. Transfus Med. 2003;13(4):197-204.

Apêndice do módulo

A

HEMATOLOGIA

As autoras fizeram questão de abordar essa temática (hematologia), pois, após mais de duas décadas de docência, afirmamos ser essa área "esquecida" em muitos cursos de graduação e/ou estudada apenas de maneira superficial. Seria interessante ver mais alunos se especializando nessa área.

A variedade de afecções hematológicas e suas complexidades são muitas, bem como a apresentação clínica das patologias. No entanto, considera-se fundamental e prioritário que, ao final deste módulo, o(a) aluno(a) e o(a) enfermeiro(a):

- Conheçam os exames laboratoriais mais comuns e as taxas de normalidade.
- Conheçam as diferenças entre as etiologias das anemias.
- Tracem planos de cuidados para pacientes hematológicos.
- Saibam reconhecer as prioridades do tratamento.
- Saibam reconhecer os pontos incomuns entre as patologias mais frequentes.
- Compreendam a relação dos diagnósticos de enfermagem e as intervenções propostas.
- Reconheçam pontos comuns entre as diferentes patologias.
- Estabeleçam planos preventivos para os pacientes, por exemplo, nos casos de risco de queda.
- Saibam reconhecer as principais ações do(a) enfermeiro(a) na terapêutica transfusional.
- Conheçam o perfil epidemiológico brasileiro.
- Discutam sobre a importância da família nesse contexto.
- Discutam sobre a importância da saúde pública em nosso meio.
- Discutam sobre a dificuldade de uma família sem plano de saúde ou um bom plano de saúde para o tratamento dessas patologias.

MEDULA ÓSSEA

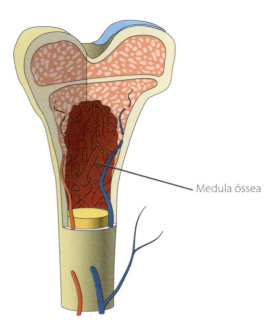

Figura – Medula óssea e a produção de células sanguíneas.

Os principais hemocitoblastos, também chamados de células-tronco hematopoiéticas, são:
- Proeritroblastos: formam os eritrócitos (hemácias).
- Mieloblastos: formam os granulócitos.
- Linfoblastos: formam os linfócitos.
- Monoblastos: formam os monócitos.
- Megacarioblastos: formam as plaquetas.

Casos de Gastroenterologia

V

Ana Maria Calil Sallum

Hemorragia digestiva alta

Elias Aissar Sallum
Ana Maria Calil Sallum

PROBLEMA

Paciente de 42 anos, sexo masculino, refere dor de garganta, febre (38°C) e coriza há três dias. Fez uso de ácido acetilsalicílico (500 mg, 3 vezes/dia, por 2 dias) e apresentou melhora dos sintomas há um dia. Nas últimas 18 horas, apresentou três episódios de hematêmese em grande quantidade, referindo sudorese, fraqueza e escurecimento da visão.

Antecedentes pessoais: tabagista (40 cigarros/dia, por 15 anos), etilista social (duas latas de cerveja/semana), nega transfusões sanguíneas. É piloto de avião comercial, casado há dez anos e tem três filhos. Comentou com a esposa que se encontra exaurido, cansado, nervoso com o ritmo de trabalho e com os colegas. Vem apresentando insônia nos últimos dois meses. Refere não ter dúvida quanto ao tratamento e afirma não conseguir parar de fumar, apesar das orientações recebidas no passado.

Procurou um pronto-socorro de um hospital universitário da cidade de São Paulo. Na chegada ao pronto-socorro, relatou o ocorrido e referiu "fraqueza" no corpo.

EXAME FÍSICO

O paciente encontra-se em estado geral regular, consciente, descorado+++, desidratado++, dispneico, pouco sonolento, pupilas isocóricas, fotorreagentes, pulso filiforme e ansioso.

PA = 82 × 46 mmHg; FC = 118 bpm; FR = 28 rpm; T = 36°C; Sat O_2 = 90%.

Pulmões: murmúrio vesicular presente bilateral e sem ruídos adventícios; coração: bulhas rítmicas, normofonéticas, sem sopros e taquicárdicas; abdome: flácido, doloroso à palpação profunda em epigástrio, ruídos hidroaéreos presentes e descompressão brusca negativa; toque retal: fezes pretas na ampola retal (melena), presença de hemorroidas sem sangramento e ausência de tumorações ao toque.

Dados antropométricos: altura= 1,80 m; peso = 60 kg.

O médico iniciou a reposição volêmica com soro fisiológico (2.000 mL), solicitou a coleta de alguns exames laboratoriais, tipagem sanguínea e endoscopia digestiva alta (EDA) após estabilização hemodinâmica.

- Hb = 6,8 g/dL.
- Ht = 21%.
- Plaquetas = 200.000/mm³.
- INR = 1,02.

- rTTPA =1,00.
- K = 3,1 mEq/L.
- Na = 135 mEq/L.

A EDA revelou gastrite hemorrágica difusa com sinais de sangramento recente, sem sangramento ativo no momento.

AÇÕES PRIORITÁRIAS COM RELAÇÃO AOS ACHADOS

- **Busca do mecanismo determinante:** sangramento, dor, alteração no padrão de nível pressórico e fezes escurecidas.
- **Correção do mecanismo determinante:** todas as ações de enfermagem deverão ser direcionadas ao alívio da dor, ao controle de sangramento e ao alcance de níveis pressóricos normais.

HIPÓTESES DIAGNÓSTICAS

- Gastrite hemorrágica.
- Úlcera péptica (gástrica ou duodenal).
- Varizes de esôfago.
- Hemorragia digestiva alta (HDA): origina-se em qualquer ponto do tubo digestivo, desde a faringe até o ângulo de Treitz (ponto no qual termina o duodeno e se inicia o jejuno). É muito frequente e representa 85% dos casos de hemorragia digestiva. Sua incidência nos pacientes hospitalizados é de 0,05 a 0,1%. Mesmo com os avanços tecnológicos, a mortalidade da HDA quase não se alterou nos últimos 20 anos, mantendo-se entre 8 e 14% (7 a 10% nas HDA não varicosas e 40 a 50% nas HDA varicosas). A recidiva do sangramento, ainda nos dias atuais, é de cerca de 20%. Hematêmese e melena são as manifestações mais observadas, embora a enterorragia possa estar presente em cerca de 10% dos pacientes com HDA.

  A doença ulcerosa péptica e a gastrite hemorrágica representam as etiologias mais comuns de HDA e ocorrem em mais de metade dos casos, seguidas por varizes de esôfago, síndrome de Mallory-Weiss e, em menor casuística, esofagite, câncer gástrico, hemobilia, pancreatite, divertículo duodenal, malformações vasculares e iatrogenias.

  A perda sanguínea pode ocorrer de maneira discreta e continuada junto às fezes, podendo provocar anemia e manifestar-se tardiamente como fraqueza e hipotensão postural ou mesmo ao estado de choque e à morte, se for maciça e brusca.

  A atividade da hemorragia e a existência ou não de outras doenças são dados importantes, pois a perda súbita e maciça de sangue tem como consequência má perfusão e baixa oxigenação tecidual, o que pode acarretar um alto risco de isquemia, agravada, muitas vezes, por doenças já existentes. Quando um paciente está com HDA, a primeira conduta a ser tomada é a avaliação do estado hemodinâmico, realizada por meio da medida da pressão arterial (PA) deitado e em pé, da frequência cardíaca (FC), da diurese horária, da pressão venosa central (PVC), se possível no momento do controle seriado dos níveis de hemoglobina e hematócrito, além de coagulograma completo para correção de eventuais distúrbios de coagulação. Deve-se restabelecer o funcionamento cardiovascular adequado e, depois, buscar a fonte da hemorragia, para então adotar a melhor terapêutica.

DIAGNÓSTICOS DE ENFERMAGEM

- **Volume de líquido deficiente:** diminuição do líquido intravascular, intersticial e/ou intracelular. Refere-se à perda de líquido (hemorragia). Está relacionado a perda ativa de líquido, hipotensão, taquicardia, pulso filiforme, agitação, palidez, diminuição do volume urinário e fraqueza.

Módulo V – Casos de Gastroenterologia

18

- **Perfusão tissular ineficaz:** diminuição na oxigenação, resultando na incapacidade de nutrir os tecidos no nível capilar. Está relacionado a hipovolemia, oligúria, dor e mudanças na pressão sanguínea.
- **Dor:** experiências sensorial e emocional desagradáveis que surgem de lesão tissular real ou potencial ou descrita em termos de tal dano. Apresenta início súbito ou lento, de intensidade leve a intensa, com término antecipado ou previsível e duração de menos de seis meses. **Fatores relacionados:** relato de dor e alterações neurovegetativas, agente lesivo biológico, cefaleia e linfonodos aumentados. Em casos de pacientes com problemas gástricos, além da dor aguda (quadros agudizados), pode advir o diagnóstico de enfermagem. **Dor crônica:** sem término antecipado ou previsível e duração superior a três meses.
- **Mucosa oral prejudicada:** lesões nos lábios e tecidos moles da cavidade oral. **Fatores relacionados:** desconforto oral, lesões orais, paladar diminuído, úlceras orais e sangramento.
- **Nutrição desequilibrada (inferior às necessidades corporais):** ingestão insuficiente de nutrientes para suprir as necessidades metabólicas, por cavidade bucal ferida, mucosas pálidas, dor abdominal, doença crônica e fatores biológicos.
- **Intolerância a atividade:** energia fisiológica ou psicológica insuficiente para suportar ou completar as atividades diárias requeridas ou desejadas, por dispneia aos esforços, relato de fadiga ou fraqueza.
- **Medo:** resposta à ameaça percebida que é conscientemente reconhecida como um perigo. **Fatores relacionados:** relato de estar assustado e identificar o objeto do medo.
- **Controle ineficaz do regime terapêutico:** padrão de regulação e integração aos processos familiares de um programa de tratamento de doenças e suas sequelas, insatisfatório para cumprir objetivos específicos de saúde. **Fatores relacionados:** falha em agir para reduzir fatores de risco.
- **Risco para infecção:** possibilidade aumentada de ser invadido por microrganismos patogênicos, por fatores de procedimentos invasivos e defesas orgânicas diminuídas. **Fatores relacionados:** doença crônica, defesas primárias inadequadas, emagrecimento, desidratação e sangramento ativo.
- **Fadiga:** sensação opressiva e sustentada de exaustão e de capacidade diminuída para realizar trabalho físico e mental no nível habitual. **Fatores relacionados:** cansaço, falta de energia, sonolência, anemia, estados de doença e estresse ocupacional.
- **Risco de choque:** doença, hipotensão e hipovolemia. É causado, obviamente, por sangramento, o que já inclui esse diagnóstico de enfermagem.
- **Ansiedade:** ansioso, nervoso, irrequieto, preocupado e perturbações do sono.

PROBLEMAS INTERDEPENDENTES

- Comprometimento gástrico.
- Dor crônica com períodos de agudização.
- Nutrição comprometida.
- Sangramento.
- Tabagismo.
- Estresse.

TRATAMENTO MEDICAMENTOSO E CIRÚRGICO

- Pausa alimentar.
- Estabilização clínica e reposição volêmica, preferencialmente, com soluções aquecidas.
- Manter o paciente aquecido (manta térmica).
- Passagem de sonda nasogástrica (SNG) e lavagem gástrica com soro fisiológico (500 mL), para auxiliar na confirmação diagnóstica e na limpeza gástrica para a EDA). Será positivo em aproximadamente 80% dos casos, se existir sangramento ativo.

- Passagem de sonda vesical e monitoração da diurese, que representa um parâmetro importante de perfusão tecidual.
- Reposição eletrolítica.
- Reposição com hemoderivados (concentrado de hemácias).
- Correção da coagulação: especialmente nos pacientes hepatopatas e nos politransfundidos (uso de plasma fresco, crioprecipitados, plaquetas e vitamina K, conforme as necessidades). Quando existe associação com varizes de esôfago sangrantes, gastrite hemorrágica e na síndrome de Mallory-Weiss (lacerações na parede do esôfago associada a vômitos de repetição).
- Controle seriado de Hb/Ht.
- EDA:
  - HDA não varicosa: injeção de substâncias como cianoacrilato, eletrocoagulação, hemoclip (p. ex., para úlceras com coto vascular).
  - HDA varicosa: varizes de esôfago (utilização de escleroterapia ou ligadura elástica); varizes de fundo gástrico (além da possibilidade de escleroterapia ou ligadura elástica, a prioridade é a obliteração por injeção de cianoacrilato).

O tratamento cirúrgico depende da causa (úlceras pépticas com coto vascular na persistência de sangramento após tratamento endoscópico prévio) e se houver persistência e/ou do sangramento sem controle endoscópico após nova EDA, como tentativa de controlar a hemorragia.

Nos casos de varizes de esôfago, está indicada a esclerose ou ligadura endoscópica. Esse procedimento consegue controlar a hemorragia em mais de 80% dos casos.

A administração de terapia farmacológica para controle temporário do sangramento tem sido indicada com a terlipressina (análogo sintético da vasopressina com menos efeitos colaterais) na dose de 2 a 4 mg em *bolus* de 4 em 4 horas, IV, seguida de 1 a 2 mg de 4 em 4 horas. Esse tratamento deve ser mantido por até 48 horas. Outras substâncias farmacológicas que podem ser utilizadas são a somatostatina e o octreotide.

Na persistência do sangramento, após as medidas mencionadas, a passagem do balão de Sengstaken-Blakemore pode ser realizada, devendo-se manter insuflado por período de 6 a 12 horas (não mais que 24 horas). Seu uso está associado a risco elevado de pneumonia aspirativa e necrose de asas de nariz, e o paciente deve ser submetido a intubação orotraqueal antes de sua passagem e da antibioticoterapia sistêmica. RX de tórax e de abdome devem ser realizados para verificar o posicionamento do balão.

Na falha do tratamento endoscópico, pode-se utilizar a radiologia intervencionista (TIPS – *transjugular intrahepatic portasystemic shunt*). Consiste na inserção percutânea, através da veia jugular interna, de malha metálica através do parênquima hepático, sob controle angiográfico, criando uma verdadeira comunicação portocava. Utilizada em pacientes cirróticos com varizes de esôfago sangrantes. Em situações extremas, pode-se indicar o tratamento cirúrgico nesses casos.

A reposição inicial com cristaloides (soro fisiológico, Ringer simples, Ringer lactato) deve ou não estar associada a concentrado de hemácias (CH), com base na classificação de choque apresentada na Tabela 18.1. Para perdas volêmicas estimadas > 30% (choque classe III), deve-se incluir CH na reposição, Hb < 7 g/dL.

- Analgésicos: utilizados para o alívio da dor. Podem ser analgésicos simples e opioides, devendo ser utilizados de acordo com a queixa álgica (intensidade) e as condições clínicas do paciente – cuidado especial com a irritação gástrica.
- Ácido acetilsalicílico, anti-inflamatórios não hormonais (AINH) e corticoides não devem ser utilizados na vigência de HDA.

Módulo V – Casos de Gastroenterologia

- Os medicamentos de escolha utilizados com o objetivo de cessar ou diminuir o sangramento digestivo superior são os inibidores da bomba de próton – IBP (omeprazol, lansoprazol, pantoprazol) em doses elevadas.
- Terapia farmacológica com terlipressina ou, ainda, somatostatina e vapreotide.

Tabela 18.1 – Classificação de choque

Sinais clínicos	Classe I	Classe II	Classe III	Classe IV
Frequência cardíaca	< 100	> 100	> 120	> 140
Pressão arterial sistólica	Normal	Normal	Diminuída	Diminuída
Pressão de pulso	Normal/aumentada	Diminuída	Diminuída	Diminuída
Frequência respiratória	14-20	20-30	30-40	> 35
Débito urinário (mL/hora)	> 30	20-30	5-15	Desprezível
Estado mental	Levemente ansioso	Moderadamente ansioso	Ansioso, confuso	Confuso, letárgico
% de perda sanguínea	Até 15%	15-30%	30-40%	> 40%
Perda sanguínea (mL, 70 kg, adulto)	Até 750 mL	750-1.500 mL	1.500-2.000 mL	> 2.000 mL

ANÁLISE LABORATORIAL E EXAMES MAIS COMUNS

- Hemograma completo.
- Tipagem sanguínea.
- Tempo de protrombina e tromboplastina parcial ativada.
- Bioquímica completa.
- Amônia.
- Gasometria arterial.
- Ureia e creatinina.
- Amilase e lipase sérica.
- Angiografia.
- Análise de resíduo gástrico.
- Endoscopia.
- Fezes.

> O(a) enfermeiro(a) de pronto-socorro ou qualquer outro setor deverá ter a iniciativa de lembrar o paciente sobre a coleta de tipagem sanguínea.

18 — Discussão de Casos Clínicos e Cirúrgicos

DESTAQUES PARA A ATUAÇÃO DO(A) ENFERMEIRO(A)

Caso de paciente com doença crônica, resistente ao tratamento, com sangramento ativo, alteração hemodinâmica e dor intensa. Foi internado para realização de procedimento de alcoolização, necessitando de cuidados pós-operatórios e de educação sobre a doença.

Um paciente que evolui para o estado de choque necessita de uma monitoração contínua e em um ambiente para cuidados críticos.

O(a) enfermeiro(a) deve orientar algum familiar (quando possível).

INTERVENÇÕES DE ENFERMAGEM

- **Risco de volume de líquido insuficiente:** avaliar o nível de consciência, promover controle rigoroso de entrada e saída de líquidos (balanço hídrico), observar a coloração e o aspecto de urina e das fezes, promover controle rigoroso de parâmetros hemodinâmicos, avaliar a coloração da pele e turgor cutâneo, monitorar os exames laboratoriais, acompanhar a instalação e os primeiros minutos da infusão de hemoderivado (quando necessário). Realizar balanço hídrico, sem se esquecer de que todo paciente em estado de choque necessita de rigorosa monitoração de fluxo renal.
- **Perfusão tissular ineficaz:** avaliar padrão respiratório, profundidade, ausculta pulmonar (presença de roncos, estertores, sibilos, sons respiratórios diminuídos), presença de dispneia aos pequenos esforços ou em repouso, dor torácica, febre, cianose, tiragem intercostal, batimento de asa nasal, necessidade de suporte de oxigênio (quando possível, instalar oxímetro de pulso).
- **Risco de choque:** avaliar nível de consciência, coloração da pele e turgor cutâneo, monitorar os exames laboratoriais, acompanhar a instalação e os primeiros minutos da infusão de hemoderivado, avaliar padrão respiratório, profundidade, ausculta pulmonar (presença de roncos, estertores, sibilos, sons respiratórios diminuídos), presença de dispneia aos pequenos esforços ou em repouso, tiragem intercostal, batimento de asa nasal, dor torácica, febre, cianose, avaliar a necessidade de suporte de oxigênio (no caso de choque, é obrigatório instalar oxímetro de pulso), realizar balanço hídrico.
- **Intolerância a atividade/fadiga:** avaliar a necessidade de repouso absoluto ou relativo no leito; proporcionar um ambiente agradável; encorajar a deambulação e estimular pequenas atividades (quando possível); avaliar a condição respiratória (dispneia aos esforços); avaliar a necessidade de oxigênio suplementar; orientar quanto à necessidade de sono e repouso.
- **Dor:** controlar a dor, avaliar se o fármaco utilizado está sendo suficiente para o quadro álgico, manter posição de conforto, proporcionar atividades de lazer/distração, monitorar a presença de alterações neurovegetativas advindas da dor não aliviada, comunicar ao(à) médico(a) o não alívio da dor, documentar todo o processo.
- **Risco para infecção:** proteger o paciente contra potenciais fontes de patógenos, avaliar a colocação e a retirada de drenos, cateteres e sondas; controlar a temperatura, proporcionar uma boa higiene corporal e oral, monitorar os exames laboratoriais, estimular a ingesta hídrica e alimentar, orientar a equipe de enfermagem quanto à importância de avaliar possíveis focos de infecção e áreas internas de sangramento.
- **Nutrição:** jejum absoluto durante o quadro agudo (vigência da hemorragia); após orientação médica e nutricional, a dieta será reiniciada. No momento adequado do tratamento, estimular ingesta e hídrica, oferecer pequenas porções, orientar quanto à necessidade de limpeza das cavidades oral e nasal, avaliar a higiene oral antes e depois das refeições, oferecer alimentos brandos, observar a coloração das mucosas, pesar o paciente, verificar a presença de náuseas e vômitos, questionar a preferência alimentar.

Módulo V – Casos de Gastroenterologia

18

- **Mucosa oral prejudicada:** auxiliar na higiene oral, avaliar a cada plantão, orientar sobre a importância da higienização após cada refeição, avaliar a ingesta hídrica e alimentar.
- **Controle ineficaz do regime terapêutico:** é fundamental orientar sobre a necessidade urgente de cessar o tabagismo. Seguir o tratamento à risca.
- **Conhecimento deficiente:** é evidente a falta de interesse em seguir o tratamento, sobretudo na manutenção do tabagismo. É importante responder às perguntas de modo a adequar conteúdo e forma à compreensão intelectual, psíquica e cognitiva do paciente e reforçar a importância da retirada do fumo; ajudá-lo a participar do regime de tratamento. O estado emocional do paciente deverá ser avaliado, advindo daí possíveis outros diagnósticos de enfermagem a serem trabalhados ou encaminhados.
- **Medo:** informar ao paciente que a presença de sangue no vômito (hematêmese) é consequência da gastrite hemorrágica e que o tratamento deverá ser cumprido à risca para que novos episódios não ocorram. Deve-se reforçar a contraindicação ao tabagismo.

RESULTADOS

O objetivo do diagnóstico é identificar com rapidez o local do sangramento, o que nem sempre é fácil, e interrompê-lo.

Na HDA, as principais manifestações de sangramento traduzem-se por hematêmese (vômito de sangue vivo ou em borra de café) e melena (fezes enegrecidas e muito fétidas, por causa da digestão da hemoglobina. A presença de enterorragia (sangue vivo nas fezes) ocorre na HDA com menor frequência e, nos casos de trânsito intestinal acelerado, com hemorragia intensa. Vale lembrar que o sangramento também pode ser oculto.

A evolução da HDA vai depender da idade do paciente (sendo pior o prognóstico se o indivíduo tiver mais de 60 anos), da presença ou não de doenças clínicas associadas e das características endoscópicas do sangramento.

As varizes de esôfago, o câncer gástrico e as úlceras gástricas, além de estarem relacionadas com maior mortalidade, apresentam maior índice de ressangramento.

Na HDA, é fundamental a monitoração dos sinais vitais para a avaliação da gravidade, a reposição volêmica e a resposta terapêutica adequada.

Após a avaliação e a manutenção hemodinâmica do paciente, o(a) médico(a) e a equipe de saúde devem avaliar a existência ou não de hemorragia ativa, por se tratar de situação grave com maior índice de mortalidade.

É importante ressaltar que em cerca de 80 a 85% dos pacientes com HDA o sangramento cessa dentro de 48 horas, apenas com uma terapia de suporte hemodinâmico. Dos 15 a 20% restantes que não tiveram a hemorragia controlada, cerca da metade dos pacientes evolui para óbito, como resultado direto da perda volêmica ou das condições clínicas precárias associadas. Portanto, a atividade da hemorragia deve ser cuidadosamente avaliada.

A presença de hematêmese e enterorragia traduz, certamente, a presença de hemorragia ativa. A melena pode persistir por até 3 a 5 dias após cessar o sangramento.

Com o uso crescente de bloqueadores H2 de histamina e, mais recentemente, dos IBP, notou-se uma diminuição de casos de ressangramento decorrente da úlcera duodenal. Outro fator que contribuiu para essa redução é o tratamento para a erradicação do *Helicobacter pylori*.

Por outro lado, a HDA, em razão das úlceras gástricas, aumentou com o uso indiscriminado de AINH.

A EDA é o melhor e mais indicado método para confirmar a presença ativa do sangramento, mas não está sempre disponível em qualquer hospital. Esse método também ajuda a identificar o local da hemorragia em 95 a 98% dos casos. Com os dados clínicos (anamnese e exame físico), somente é possível acertar a fonte de sangramento em cerca de 40% das vezes. Vale ressaltar, ainda, que o uso da EDA tem importância não apenas diagnóstica, mas também terapêutica.

COMENTÁRIOS

São comuns os casos de sangramento digestivo alto no hospital, e o paciente pode ser encontrado em diversos cenários. Doenças crônicas, alimentação inadequada, tabagismo, alcoolismo, queda no estado geral, estresse, uso medicamentoso indiscriminado etc., propiciam essa condição clínica.

Seguir o tratamento proposto por um(a) médico(a) especialista na área, eliminar os fatores de risco (tabagismo, álcool etc.) e estabelecer um plano educacional são fatores fundamentais para a cura do paciente.

Passada a fase aguda, novos exames devem ser realizados para a pesquisa de *Helicobacter pylori*. Assim, a equipe de saúde poderá encontrar um paciente com hemorragia gástrica no pronto-socorro, na UTI, no centro cirúrgico, na enfermaria etc., devendo estar preparada para reconhecer sinais e sintomas e, sobretudo, prevenir complicações.

QUESTÕES PARA DISCUSSÃO DOCENTES/ DISCENTES

- Justificar a solicitação dos exames para esse paciente.
- Quais são os cuidados de enfermagem para um paciente com balão esofágico e sonda nasogástrica?
- Estudar a diferença entre melena, enterorragia, hematêmese. Em quais situações são mais frequentes?
- Traçar um plano educacional para pacientes com gastrite e úlcera.

Módulo V – Casos de Gastroenterologia

- Relacionar as principais consequências do choque graus III e IV.
- Quais os cuidados prioritários em um pós-operatório de gastrectomia total?
- Buscar outro(s) diagnóstico(s) de enfermagem para esse paciente.
- Listar os diagnósticos de enfermagem – do mais impactante para o paciente ao de menor impacto.
- Como lidar com uma profissão classificada como uma das mais estressantes do mundo? Como orientar o paciente de maneira realista sobre o estresse que ele enfrenta profissionalmente?
- Como lidar com a questão do fumo e do álcool?

SUGESTÕES DE ESTUDOS

- Em grupos de 5 a 6 alunos, realizar dramatizações sobre o tema.
- Entrevistar colegas e familiares com problemas gástricos e estabelecer associações com as causas mais frequentes.
- Realizar um plano geral preventivo para as afecções gástricas mais comuns.
- Visitar com um docente, os Alcoólicos Anônimos (AA).
- Trocar experiências em sala de aula.

BIBLIOGRAFIA CONSULTADA

Araujo TE, Vieira SMG, Carvalho PRA. Profilaxia para úlcera de estresse em pacientes internados em UTI pediátrica. J Pediatr (Rio J). 2010;86(6):525-30.

Calil AM, Costa ALS, Leite RCBO, Moretto SA. O paciente cirúrgico na situação de urgência e emergência. Rev SOBECC. 2010;15(2):26-32.

Carpenito LJ. Planos de cuidados de enfermagem e documentação: diagnósticos de enfermagem e problemas colaborativos. 5.ed. Porto Alegre: Artmed; 2011.

Franco MC, Nakao FS, Rodrigues R, Maluf-Filho F, Paulo GA, Libera ED. Proposal of a clinical care pathway for the management of acute upper gastrointestinal bleeding. Arq Gastroenterol. 2015;52(4):283-92.

Galdeano LE, Rossi LA, Pelegrino FM. Validação de conteúdo do diagnóstico de enfermagem conhecimento deficiente. Acta Paul Enferm. 2008;21(4):549-55.

Gusmão LCB, Valoes SH, Leitão Neto JS. Transoperative refusion: a simple and safe method in emergency surgery. Rev Col Bras Cir. 2014;41(4):292-6.

Guyton A, Hall J. Tratado de fisiologia médica. 13.ed. Rio de Janeiro: Elsevier; 2017.

Lira CAB, Vancini RL, Silva AC, Nouailhetas VLA. Efeitos do exercício físico sobre o trato gastrintestinal. Rev Bras Med Esporte. 2008;14(1):64-7.

Lopes AER, Pompeo DA, Canini SR, Rossi LA. Nursing diagnoses of patients in the preoperative period of esophageal surgery. Rev Lat-Am Enferm. 2009 Jan-Feb;17(1):66-73.

Machado AS, Teixeira C. Profilaxia para úlcera de estresse nas unidades de terapia intensiva: estudo observacional multicêntrico. Rev Bras Ter Intensiva. 2006;18(3):229-33.

Meniconi MTM. Hemorragia digestiva alta. In: Utiyama EM, Steinman E, Birolini D. Cirurgia de emergência. 2.ed. São Paulo: Atheneu; 2011. p.601-8.

North America Nursing Diagnosis Association (NANDA). Diagnóstico de enfermagem da NANDA: definições e classificação 2015-2017. 10.ed. Porto Alegre: Artmed; 2015.

Novaes ES, Torres MM, Oliva APV. Diagnósticos de enfermagem em clínica cirúrgica. Acta Paul Enferm. 2015;28(1):26-31.

Peres HHC, Jensen R, Martins TYC. Avaliação da acurácia diagnóstica em enfermagem: papel versus sistema de apoio à decisão. Acta Paul Enferm. 2016;29(2):218-24.

Rasslan R, Damous S. Profilaxia da hemorragia digestiva Alta associada ao estresse. In: Utiyama EM, Steinman E, Birolini D. Cirurgia de emergência. 2.ed. São Paulo: Atheneu; 2011. p.259-66.

Zaltman C, Costa MHM. Deficiência de ferro nas afecções gastrointestinais do adulto. Rev Bras Hematol Hemoter. 2010;32(suppl. 2):70-7.

Zaltman C, Souza HS, Castro ME, Sobral MF, Dias PC, Lemos V Jr. Upper gastrointestinal bleeding in a Brazilian hospital: a retrospective study of endoscopic records. Arq Gastroenterol. 2002;39(2):74-80.

Hemorragia digestiva baixa

Elias Aissar Sallum
Ana Maria Calil Sallum

PROBLEMA

Paciente de 76 anos, sexo feminino, com história de sangramento vivo nas fezes há três dias (dois episódios por dia), refere ritmo intestinal diário 2 vezes por dia há vários anos, com fezes de consistência pastosa. Nega emagrecimento, alteração de hábito intestinal nos últimos meses, sangramento nas fezes previamente, tabagismo, etilismo, transfusões sanguíneas prévias e alergias medicamentosas.

Antecedentes pessoais: hipertensão arterial sistêmica (HAS) (uso de enalarpril 20 mg/dia), apendicectomia há 50 anos e uma operação cesariana há 42 anos.

Aparenta calma, sendo muito solícita para com a equipe de saúde.

Procurou a unidade básica de saúde de seu município, localizado no interior de Minas Gerais.

EXAME FÍSICO

A paciente chegou à unidade básica de saúde apresentando estado geral regular, flutuação no nível de consciência, descorada++, desidratada+, sem déficits motores, pupilas isocóricas fotorreagentes.

Segundo a acompanhante (sua vizinha), a paciente apresenta períodos de "esquecimento" com relação ao tratamento, aos remédios, aos retornos etc.

PA = 101 × 52 mmHg; FC = 100 bpm; FR = 22 rpm; T = 36,2°C.

Pulmões: murmúrio vesicular presente bilateralmente, com estertores subcrepitantes esparsos nas bases; coração: bulhas rítmicas normofonéticas; abdome: flácido, pouco doloroso à palpação profunda em flanco esquerdo, sem massas palpáveis, ruídos hidroaéreos presentes, descompressão brusca negativa; toque retal: sem massas ao toque, ausência de mamilos hemorroidários, presença de sangue vivo nas fezes.

O médico iniciou a reposição volêmica com soro fisiológico (1.000 mL) e solicitou a transferência para o hospital de referência para realização de endoscopia digestiva alta (EDA) e colonoscopia.

AÇÕES PRIORITÁRIAS COM RELAÇÃO AOS ACHADOS

- **Busca do mecanismo determinante**: local do sangramento, parada do sangramento, normalização de parâmetros hemodinâmicos.

- **Correção do mecanismo determinante:** todas as ações de enfermagem devem ser direcionadas ao controle do sangramento, ao alcance de níveis pressóricos normais e a uma perfusão tecidual adequada.

HIPÓTESES DIAGNÓSTICAS

- Neoplasia colorretal.
- Doença diverticular dos cólons com sangramento.
- Angiodisplasia de cólon.
- Divertículo jejunal.

Resultado do exame: doença diverticular dos cólons com sangramento ativo.

HEMORRAGIA DIGESTIVA BAIXA

As hemorragias que ocorrem abaixo do ligamento de Treitz são chamadas de hemorragias digestivas baixas (HDB). A taxa de mortalidade da HDB maciça é de 10 a 15%.

Em termos de apresentação clínica, podem ser divididas em agudas, subagudas e crônicas, com sangue oculto ou vivo.

O sangramento agudo ocorre quando há perda rápida de sangue com volumes variáveis, podendo, em geral, gerar hipovolemia. O sangramento vivo é frequente.

O sangramento subagudo é observado quando a velocidade e o volume da perda sanguínea são moderados. Pode se apresentar como sangue vivo, misturado às fezes ou oculto.

O sangramento crônico pode ocorrer sem manifestações clínicas exuberantes, havendo uma adaptação gradual do organismo. Caracteriza-se por sangramento oculto ou escuro. Palidez cutâneo-mucosa é um dos sinais cardinais de hemorragia digestiva.

As causas mais frequentes são: hemorroidas, fissura anal, traumatismo anorretal, doença inflamatória intestinal, doença diverticular, pólipos colônicos, tumores de cólon e reto (adenocarcinoma), angiodisplasia colônica, infecção bacteriana e parasitária, prolapso retal.

DIAGNÓSTICOS DE ENFERMAGEM

- **Confusão aguda:** início abrupto de distúrbios reversíveis de consciência, atenção, cognição e percepção que ocorrem durante um breve período. **Fatores relacionados:** flutuação do nível de consciência, cognição, idade superior a 60 anos e hipovolemia (diminuição do fluxo cerebral).
- **Volume de líquido deficiente:** diminuição do líquido intravascular, intersticial e/ou intracelular. **Fatores relacionados:** perda de líquido (hemorragia), hipotensão, taquicardia, palidez e fraqueza.
- **Perfusão tissular ineficaz:** diminuição na oxigenação, resultando na incapacidade de nutrir os tecidos no nível capilar. **Fatores relacionados:** hipovolemia e mudanças na pressão sanguínea.
- **Dor:** experiências sensorial e emocional desagradáveis que surgem de lesão tissular real ou potencial ou descrita em termos de tal dano. Apresenta início súbito ou lento, de intensidade leve a intensa, com término antecipado ou previsível e duração de menos de seis meses. Dor de leve intensidade à palpação.
- **Intolerância a atividade:** energia fisiológica ou psicológica insuficiente para suportar ou completar as atividades diárias requeridas ou desejadas. **Fatores relacionados:** dispneia aos esforços, relato de fadiga ou fraqueza.
- **Déficit de conhecimento:** ausência ou deficiência de informação cognitiva relacionada a um tópico específico. **Fatores relacionados:** falta de capacidade para recordar, limitação cognitiva.

Módulo V – Casos de Gastroenterologia

> Todas as orientações referentes ao estado de choque apontadas no Capítulo 18 valem para qualquer paciente na vigência de sangramento.

PROBLEMAS INTERDEPENDENTES

- Sangramento.
- Comprometimento gástrico.
- Dor.
- Déficit de memória.

TRATAMENTO MEDICAMENTOSO E CIRÚRGICO

- Pausa alimentar (todas as orientações fornecidas no Capítulo 18 valem para essa situação).
- Estabilização clínica e reposição volêmica.
- Passagem de sonda nasogástrica e lavagem gástrica com soro fisiológico (500 mL) para limpeza gástrica para a EDA.
- EDA.
- Preparo de cólon para a realização de colonoscopia. Na vigência de sangramento, realizar lavagens intestinais e se não houver evidência de abdome agudo ou obstrução intestinal.
- Analgésicos.
- Protetores gástricos (inibidores de bomba de próton – IBP).
- Reposição eletrolítica e utilização de soluções aquecidas.
- Aquecer o paciente (manta térmica).
- Reposição com hemoderivados.
- Enteroscopia quando a EDA e a colonoscopia não conseguirem identificar o local do sangramento (pode ser em porcentagem pequena do intestino delgado, em decorrência de angiodisplasia, divertículo de Meckel, tumores de delgado etc.).
- Tratamento cirúrgico está indicado somente se o sangramento persistir e se o paciente permanecer hemodinamicamente instável após reposição de sangue e derivados.
- Tratamento endoscópico (procedimentos hemostáticos): vasoconstritores, esclerose e eletrocoagulação.
- Realizar controle seriado de Hb/Ht.

A reposição inicial com cristaloides (soro fisiológico, Ringer simples, Ringer lactato) deve ou não estar associada a concentrado de hemácias (CH), com base na classificação de choque apresentada na Tabela 19.1. Para perdas volêmicas estimadas > 30% (choque classe III), deve-se incluir CH na reposição, Hb < 7 g/dL.

Na maioria dos pacientes com sangramento pela doença diverticular dos cólons (80 a 90%), o sangramento cessa espontaneamente com medidas clínicas e correção da coagulação, quando necessário. Nas situações de exceção, indica-se o tratamento cirúrgico: colectomia segmentar ou colectomia subtotal (neste caso, se não for possível localizar um local exato de sangramento pela colonoscopia).

O uso de laxantes como manitol, fosfato de sódio via oral e outros (que permitem preparo mais adequado) estão indicados somente se o paciente mantiver estabilidade hemodinâmica, pois a diarreia osmótica provocada por essas substâncias poderá agravar a condição clínica do paciente, o qual deve permanecer monitorado e ser submetido periodicamente a controles de dados vitais.

Tabela 19.1 – Classificação de choque

Sinais clínicos	Classe I	Classe II	Classe III	Classe IV
Frequência cardíaca	< 100	> 100	> 120	> 140
Pressão arterial sistólica	Normal	Normal	Diminuída	Diminuída
Pressão de pulso	Normal/aumentada	Diminuída	Diminuída	Diminuída
Frequência respiratória	14-20	20-30	30-40	> 35
Débito urinário (mL/hora)	> 30	20-30	5-15	Desprezível
Estado mental	Levemente ansioso	Moderadamente ansioso	Ansioso, confuso	Confuso, letárgico
% de perda sanguínea	Até 15%	15-30%	30-40%	> 40%
Perda sanguínea (mL, 70 kg, adulto)	Até 750 mL	750-1.500 mL	1.500-2.000 mL	> 2.000 mL

CONDUTA NAS HEMORRAGIAS MACIÇAS

Nesses casos, as medidas de reposição volêmica, correção da anemia e da coagulação e restauração do equilíbrio hemodinâmico são prioritárias. Aplicam-se os mesmos conceitos mencionados na HDA descritos na Tabela 19.1.

O exame colonoscópico de urgência nem sempre é capaz de detectar o ponto de sangramento, o que pode impossibilitar a hemostasia.

A experiência com o uso de vasoconstritores esplâncnicos (somatostatina ou octreotídeo) é limitada, mas pode ser recomendada quando a hemorragia persiste e a perspectiva de tratamento cirúrgico é iminente. A realização de uma angiografia mesentérica seletiva pode detectar o ponto sangrante e permitir a embolização ou a injeção local de vasoconstritores.

A cirurgia de urgência deve ser proposta quando não se consegue cessar o sangramento, notadamente nos casos em que persiste a instabilidade hemodinâmica e há necessidade de mais de quatro unidades de hemotransfusão nas primeiras 24 horas ou de mais de dez unidades no total. A laparotomia exploradora de emergência, quando complementada por endoscopia intraoperatória e enteroscopia, pode orientar ressecções mais precisas e menos mutilantes.

ANÁLISE LABORATORIAL E EXAMES MAIS COMUNS

- Hemograma completo.
- Tipagem sanguínea.
- Tempo de protrombina e tromboplastina parcial ativada.
- Bioquímica completa.
- Amônia.
- Gasometria arterial.
- Ureia e creatinina.
- Amilase.
- Angiografia.
- Culturas gástricas.

Módulo V – Casos de Gastroenterologia

- Endoscopia.
- Colonoscopia, importante para auxiliar na identificação de possível foco de hemorragia, especialmente, nas porções finais do trato digestivo;
- Exame de fezes.

Exames complementares poderão ser solicitados, tais como:
- Retossigmoidoscopia.
- Cintilografia com hemácias marcadas (se houver sangramento ativo).
- Angiografia (se houver sangramento ativo).
- Laparotomia com ressecções intestinais segmentares ou amplas, na vigência de sangramento de difícil controle.

DESTAQUES PARA A ATUAÇÃO DO(A) ENFERMEIRO(A)

No caso em questão, a paciente é idosa, apresenta déficit aparente de memória, sangramento ativo e alteração hemodinâmica. Foi internada para realização de exames diagnósticos, necessitando de cuidados especiais com relação a um plano de alta e de educação quanto à doença.

INTERVENÇÕES DE ENFERMAGEM

- **Risco de confusão aguda:** avaliar o nível de consciência e o padrão de respostas durante a internação. Observar agitação, alucinação, flutuação de memória, percepção e cognição, percepções errôneas e sinais de demência. Identificar os padrões normais em atividades como sono e repouso, uso de medicamentos, ingestão de alimentos, eliminação e autocuidado.
- **Risco de volume de líquido insuficiente:** controle rigoroso de entrada e saída de líquidos (balanço hídrico), observação da coloração e do aspecto da urina e das fezes, controle rigoroso de parâmetros hemodinâmicos. Avaliar a coloração da pele e turgor cutâneo. Monitorar os exames laboratoriais.
- **Perfusão tissular ineficaz:** avaliar frequência respiratória, profundidade, ausculta pulmonar (presença de roncos, estertores, sibilos, sons respiratórios diminuídos), presença de dispneia aos pequenos esforços ou em repouso, sudorese, coloração da pele, vasoconstrição. Avaliar a necessidade de suporte de oxigênio (quando possível, instalar oxímetro de pulso).
- **Intolerância a atividade:** avaliar a necessidade de repouso absoluto ou relativo no leito; proporcionar um ambiente agradável; encorajar a deambulação e estimular pequenas atividades (quando possível); avaliar a condição respiratória (dispneia aos esforços); avaliar a necessidade de oxigênio suplementar; orientar quanto à necessidade de sono e repouso.
- **Dor:** controlar a dor; avaliar se o fármaco utilizado está sendo suficiente para o quadro álgico; manter posição de conforto, proporcionar atividades de lazer/distração, monitorar a presença de alterações neurovegetativas advindas da dor não aliviada; comunicar ao(à) médico(a) o não alívio da dor; documentar todo o processo.
- **Déficit de conhecimento:** é importante responder às perguntas do paciente de modo a adequar conteúdo e forma a sua compreensão intelectual, psíquica e cognitiva e ajudá-lo a participar do regime de tratamento.

Os estados emocional, psíquico e cognitivo do paciente deverá ser avaliado, advindo daí possíveis outros diagnósticos de enfermagem a serem trabalhados ou encaminhados.

RESULTADOS

O objetivo do diagnóstico é identificar com rapidez o local do sangramento, evitar a instalação e/ou piora do estado de choque hipovolêmico, evitar a hipóxia celular, restaurar o volume circulante.

A manifestação de sangramento mais comum observada na HDB é a enterorragia.

Na HDB, a característica das fezes pode auxiliar na localização do sangramento. Por exemplo, sangue no papel higiênico ou gotejando sugere sangramento orificial; fezes normais cobertas com sangue são mais frequentes nas lesões no canal anal; sangue misturado com as fezes ou em "rajas" pode estar associado a neoplasia ou pólipo; fezes marrom-avermelhadas ou até melena pode sugerir sangramento no intestino delgado ou cólon direito; evacuações com grande quantidade de sangue vivo, praticamente sem fezes, são mais observadas na doença diverticular ou na angiodisplasia.

COMENTÁRIOS

O paciente com hemorragia digestiva necessita de cuidados intensivos, sendo necessário seu encaminhamento para unidades críticas e semicríticas. No entanto, a realidade de saúde do país, com leitos de terapia intensiva cada vez mais raros e disputados, faz que esses pacientes permaneçam por longos períodos no setor de pronto-socorro. Nesse caso, além dos cuidados prioritários citados, devem-se incluir: peso, sangramentos secundários, todos os cuidados que envolvem a infusão de hemoderivados, encaminhamento para exames subsidiários, preparo para intervenções cirúrgicas, cuidados especiais para endoscopia e tamponamento com balão, monitorar exames laboratoriais e fornecer informações precisas ao paciente e familiares, com o intuito de diminuir a ansiedade. Cumpre ressaltar que a maioria dos enfermeiros reconhece os cuidados citados também como prioritários.

QUESTÕES PARA DISCUSSÃO DOCENTES/ DISCENTES

- Relacionar outros possíveis diagnósticos de enfermagem.
- É possível pontuar os dois diagnósticos de enfermagem de maior gravidade, ou seja, aqueles mais relacionados à mortalidade?
- Traçar um plano de cuidados domiciliar viável para a paciente.
- Traçar um plano de cuidados para um paciente em choque grau III evoluindo para grau IV.
- Quais os cuidados pré-operatórios para a paciente estudada neste capítulo, caso fosse necessária uma intervenção cirúrgica?

BIBLIOGRAFIA CONSULTADA

Benevides IBS, Santos CHM. Colonoscopy in the diagnosis of acute lower gastrointestinal bleeding. J Coloproctol (Rio J.). 2016;36(4):185-8.

Carpenito LJ. Planos de cuidados de enfermagem e documentação: diagnósticos de enfermagem e problemas colaborativos. 5.ed. Porto Alegre: Artmed; 2011.

Correa P, Teixeira C, Zago RR, Rossini G, Paccos JL, Popoutchi P et al. Usefulness of early colonoscopy in the diagnosis and treatment of moderate or severe lower gastrointestinal bleeding. J Coloproctol (Rio J.). 2017;37(1):25-30.

Evangelista JC. Hemorragia digestiva baixa. In: Utiyama EM, Steinman E, Birolini D. Cirurgia de emergência. 2.ed. São Paulo: Atheneu; 2011. p.609-18.

Galdeano LE, Rossi LA, Pelegrino FM. Validação de conteúdo do diagnóstico de enfermagem conhecimento deficiente. Acta Paul Enferm. 2008;21(4):549-55.

Galdeano LE, Rossi LA, Zago MMF. Roteiro instrucional para a elaboração de um estudo de caso clínico. Rev Latino Am Enfermagem. 2003;11(3):371-5.

Guyton A, Hall J. Tratado de fisiologia médica. 13.ed. Rio de Janeiro: Elsevier; 2017.

Lopes AER, Pompeo DA, Canini SR, Rossi LA. Nursing diagnoses of patients in the preoperative period of esophageal surgery. Rev Lat-Am Enferm. 2009 Jan-Feb;17(1):66-73.

North America Nursing Diagnosis Association (NANDA). Diagnóstico de enfermagem da NANDA: definições e classificação 2015-2017. 10.ed. Porto Alegre: Artmed; 2015.

Novaes ES, Torres MM, Oliva APV. Diagnósticos de enfermagem em clínica cirúrgica. Acta Paul Enferm. 2015;28(1):26-31.

Peres HHC, Jensen R, Martins TYC. Avaliação da acurácia diagnóstica em enfermagem: papel versus sistema de apoio à decisão. Acta Paul Enferm. 2016;29(2):218-24.

Sallum EA. Infecção de partes moles. In: Utiyama EM, Steinman E, Birolini D. Cirurgia de emergência. 2.ed. São Paulo: Atheneu; 2011. p.619-28.

20

Abdome agudo

Elias Aissar Sallum
Ana Maria Calil Sallum

HISTÓRIA

Paciente de 25 anos, sexo feminino, deu entrada no pronto-socorro com queixa de vômito, náuseas e diminuição do apetite há dois dias, febre (38°C) há um dia, dor abdominal e lombar difusa de forte intensidade. Refere que a urina está com "odor forte" e mais escura, não evacua há três dias; tem vida sexual ativa.

Trabalha como balconista e afirma alimentar-se, durante a semana, com lanches e salgadinhos.

EXAME FÍSICO

Apresentava-se consciente, orientada, pálida e agitada. Referia dor de forte intensidade na região abdominal. Sinais vitais: PA= 150 × 90 mmHg; FC = 115 bpm; FR = 22 rpm; T = 38°C.

Quanto à avaliação cardiovascular, apresentou bulhas rítmicas normofonéticas, em dois tempos, sem sinais de sopro e ECG em ritmo sinusal.

No exame físico respiratório, a FR, o ritmo respiratório e a expansibilidade torácica apresentavams-e normais, constataram-se murmúrios vesiculares na ausculta, e os RX de tórax estavam normais.

Apresenava rigidez abdominal, defesa abdominal (contração da musculatura abdominal involuntária), sinal de Blumberg positivo (descompressão brusca, com forte dor) e posição mantida da coxa direita sobre o quadril. Ao toque retal, houve presença de fezes endurecidas. Referiu mudança no padrão urinário. Negou *diabetes mellitus*, hipertensão arterial, asma ou outras doenças.

A paciente encontrava-se apática e com medo de estar grávida.

Dados antropométricos: altura = 1,60 m; peso = 54 kg.

O plantonista solicitou os seguintes exames: leucograma, proteína C-reativa, urina tipo I, teste de gravidez (BHCG), RX simples de abdome em três posições e ultrassonografia de abdome.

O hospital não contava com tomografia computadorizada.

RESULTADOS

- Leucograma = 15.000 células/mm³.
- Neutrofilia = 12.000 células/mm³.

- Urina I = 7.000 células/mm³, com discreta hematúria.
- BHCG = negativo.
- RX de abdome: alça intestinal "sentinela" no quadrante inferior direito e presença de fecalito no quadrante inferior direito.
- K = 3,0 mEq/L.
- Na = 133 mEq/L.
- US: apêndice com 8 mm de espessura, distensão do lúmen apendicular; não há sinais de gravidez ou alterações pélvicas e ginecológicas.

Conclusão: sugestivo de apêndice retrocecal.

> Nenhum exame laboratorial isoladamente ou em conjunto com outros é suficientemente exato para diagnosticar apendicite. Não existe, até o momento, nenhum exame laboratorial patognomônico para o diagnóstico de apendicite aguda.

O mais indicado é o somatório de: histórico minucioso, exames laboratoriais + exame físico + exames de imagens + evolução clínica. No entanto, ainda é possível um falso-negativo em cerca de 15 a 20% dos casos.

> Observa-se que grande parte dos exames EXCLUI condições clínicas e não as definem.

AÇÕES PRIORITÁRIAS

- **Busca do mecanismo determinante**: dor, febre, alterações neurovegetativas e correção de eletrólitos.
- **Correção do mecanismo determinante**: todas as ações da equipe de saúde devem ser direcionadas à descoberta da causa da irritação peritoneal, ao alívio da dor e da febre e à normalização de parâmetros vitais.

HIPÓTESES DIAGNÓSTICAS

- Apendicite.
- Gravidez ectópica.
- Doença inflamatória pélvica.
- Infecção urinária.
- Colecistite.
- Diverticulite.
- Obstrução intestinal.
- Entre outros.

A apendicite é uma das causas mais comuns de abdome agudo em pacientes que procuram o pronto-socorro. Aproximadamente 7% da população mundial tem apendicite, com maior pico de incidência entre 10 e 30 anos e com pequena preferência pelo gênero masculino.

O apêndice é um longo divertículo que mede em torno de 10 cm de extensão e se estende da parede posteromedial de ceco a aproximadamente 3 cm abaixo da válvula ileocecal, no entanto, em al-

Módulo V – Casos de Gastroenterologia

guns casos, pode se localizar em diferentes posições, o que tem importância na apresentação clínica quando de sua inflamação.

Diminuição das fibras e carboidratos integrais constitui um importante fator de risco para o desenvolvimento da apendicite.

A obstrução intraluminal é o evento inicial na maioria dos casos de apendicite e pode ser causada por fecalito, hiperplasia linfoide, parasitose, infecções no trato digestório, tumores primários, metástases etc.

O principal sinal é a dor, fruto da irritação peritoneal, que pode ser difusa (na maioria dos casos), com a clássica migração para a fossa ilíaca direita. Como mencionado, essa migração poderá não ocorrer, e o ponto de maior dor pode localizar-se em outra região, que será dependente da localização anatômica atípica do apêndice.

O tratamento é cirúrgico, e atualmente o acesso por videolaparoscopia é o padrão de referência para o tratamento, embora a cirurgia por via aberta localizada ou ampla possa ser realizada, dependendo de inúmeros fatores.

DIAGNÓSTICOS DE ENFERMAGEM

- **Risco de infecção:** risco aumentado de ser invadido por organismos patogênicos. **Fatores relacionados:** defesas primárias inadequadas e procedimentos invasivos.
- **Risco de volume de líquido deficiente**: risco de desidratação vascular, celular ou intracelular, por estado hipermetabólico, medicação, desvios que afetam a ingestão de líquido; diminuição da ingesta hídrica; febre, processo inflamatório. É preciso acompanhar os resultados laboratoriais (K e Na) com especial atenção.
- **Dor aguda:** experiência sensorial e emocional desagradável que surge de lesão tissular real ou potencial ou descrita em termos de tal dano; apresenta início súbito ou lento, de intensidade leve a intensa, com término antecipado ou previsível e duração de menos de seis meses. **Fatores relacionados:** relato de dor e alterações neurovegetativas, agente lesivo biológico.
- **Nutrição desequilibrada (inferior às necessidades corporais):** ingestão insuficiente de nutrientes para suprir as necessidades metabólicas, por anorexia, náuseas, vômitos e fatores biológicos.
- **Constipação:** diminuição na frequência normal de evacuação, acompanhada de dificuldade ou passagem incompleta de fezes e/ou passagem de fezes duras e secas, por ingesta pobre de fibras, dor abdominal, frequência diminuída e hábitos alimentares deficientes.
- **Conhecimento deficiente**: ausência ou deficiência de informação cognitiva relacionada a um tópico específico. **Fatores relacionados:** verbalização do problema.

- Risco para injúria.
- Risco para infecção.
- Senso-percepção alterada.
- Risco para aspiração.
- Mobilidade física prejudicada.
- Integridade tissular prejudicada.
- Hipotermia.
- Náusea.

PROBLEMAS INTERDEPENDENTES

- Dor.
- Risco de infecção.
- Constipação.
- Maus hábitos alimentares.
- Desequilíbrio hidroeletrolítico.

TRATAMENTO MEDICAMENTOSO OU CIRÚRGICO

- Jejum.
- Infusão IV com soroterapia + eletrólitos.
- Antiálgicos (lembrar que a dor é um fenômeno subjetivo, e a equipe de saúde deverá respeitar esse preceito).
- Antibioticoterapia profilática (início na indicação cirúrgica) com continuidade no pós-operatório.

O tratamento para a apendicite é cirúrgico. Cumpre ressaltar que, quanto antes for feito o diagnóstico, melhores serão as chances do paciente, evitando que o quadro evolua para uma peritonite, responsável por alta mortalidade.

É considerada uma cirurgia de pequeno porte, e em cerca de dois dias (sem intercorrências) o paciente estará recebendo alta hospitalar, desde que o diagnóstico e o tratamento sejam precoces.

ANÁLISE LABORATORIAL E EXAMES MAIS COMUNS

- Leucograma.
- Tipagem sanguínea.
- Hemograma.
- Proteína C-reativa.
- Bioquímica.
- Urina tipo I.
- BHCG.
- RX simples de abdome em três posições (sentado/deitado e em pé).
- ECG (pacientes de alto risco).
- RX de tórax (pacientes de alto risco).
- Ultrassonografia de abdome.
- TC (padrão de referência para o diagnóstico quando houver dúvida).
- Videolaparoscopia diagnóstica (quando persistir a dúvida) e terapêutica.

> Em casos de peritonite = cultura e antibiograma.

DESTAQUES PARA A ATUAÇÃO DO(A) ENFERMEIRO(A)

- **Risco para infecção:** administrar terapia com antibiótico quando indicado; realizar o preparo da pele (tricotomia e limpeza com agente antimicrobiano), manter drenos/cateteres secos e limpos; reconhecer precocemente sinais flogísticos e choque séptico.
- **Dor aguda:** avaliar a queixa álgica (intensidade, localização, fatores atenuantes e agravantes, qualidade sensitiva e periodicidade); administrar analgésicos e verificar, após o pico de ação do fármaco, a necessidade de mais analgesia ou não e comunicar ao(à) médico(a); promover conforto; avaliar PA, FC e FR.

Módulo V – Casos de Gastroenterologia

> A dor é responsável por inúmeras reações neurovegetativas, as quais, quando não aliviadas, causam efeitos nocivos ao organismo, sobretudo no pré e no pós-operatórios, em casos de trauma, queimaduras e processos infecciosos e inflamatórios.

- **Risco de volume de líquido deficiente:** avaliar parâmetros hemodinâmicos, presença de febre, vômitos, realizar controle de infusão venosa, controle de diurese (quantidade e aspecto) e orientar jejum.
- **Nutrição desequilibrada (inferior às necessidades corporais):** avaliar parâmetros hemodinâmicos, vômitos, realizar controle de infusão venosa, controle de diurese (quantidade e aspecto) e orientar jejum.
- **Conhecimento deficiente:** orientar quanto ao processo cirúrgico, esclarecer todas as dúvidas e exames a serem realizados, perguntar sobre alergias, uso de medicamentos etc. Preparar um plano de alta (educação alimentar).
- **Constipação:** especificamente com relação a esse caso, a equipe médica deve solicitar um enema (lavagem intestinal) pré-operatório. Observar o resultado e comunicá-lo à equipe (consistência, formato, volume e cor). O uso de opioides favorece essa condição.

RESULTADOS

O diagnóstico rápido é essencial para diminuir a possibilidade de perfuração de órgãos, minimizando a morbidade e a mortalidade nessa situação. A morbidade aumenta com a ruptura do apêndice – de 3% nos casos sem ruptura para até 47% nos casos de apendicite perfurada.

A mortalidade em apendicites não perfuradas é menor que 1%, mas sobe para 5% em pacientes muito jovens (menores de 2 anos) e idosos, nos quais o retardo no diagnóstico (pouca dor, febre baixa, leucocitose pequena e doenças crônicas associadas) provoca perfuração do apêndice.

Por essas razões, a definição diagnóstica rápida pode ser o diferencial na morbimortalidade não apenas nos casos de apendicite, mas em todos os quadros de abdome agudo inflamatório.

É necessário um cuidado especial para pacientes imunodeprimidos, pós-operatórios, exame físico "invertido" (apêndice em locais raros) e abdome operado recentemente (aderências).

O tratamento não operatório de apendicite aguda apenas com antibioticoterapia mostra uma taxa de 40% de falha nesse tipo de escolha. Habitualmente, esse tipo de tratamento isolado não é recomendado.

Nos últimos anos, em casos selecionados de pacientes com história prolongada (mais de cinco dias) de apendicite com abcessos localizados, uma das opções terapêuticas é a drenagem de coleções guiadas por imagem (tomografia ou ultrassonografia) e antibioticoterapia sistêmica, além da realização de apendicectomia de intervalo, ou seja, após a fase aguda com a cavidade abdominal em melhores condições. Recomenda-se, nesses casos, estudo prévio do cólon por meio de colonoscopia.

A dor abdominal pode e deve ser aliviada, não devendo sua manutenção ser considerada um benefício para a definição diagnóstica. Um diagnóstico é feito com o somatório dos elementos citados no tópico "Exame físico".

COMENTÁRIOS

É muito importante que o(a) enfermeiro(a) saiba reconhecer sinais e sintomas de quadros de abdome agudo inflamatório e os principais passos do exame físico, avaliar o quadro álgico, prevenir complicações, detectar reações neurovegetativas e providenciar todos os aspectos relacionados ao procedimento cirúrgico. Não raro, a mídia noticia casos de dor abdominal ou cefaleias mal avaliadas no setor de emergência recebendo alta, com o retorno do paciente ao hospital em condições críticas ou óbito, após algumas horas ou dias, por encefalites, meningites, obstrução de vísceras abdominais e septicemia.

Cumpre ressaltar a importância da documentação (evolução e anotação) de enfermagem de todos os passos adotados com o paciente, desde sua chegada até o encaminhamento ao centro cirúrgico, ou seja, documentar todo o processo com horários.

QUESTÕES PARA DISCUSSÃO DOCENTES/ DISCENTES

- Pontuar sinais e sintomas comuns em pacientes com abdome agudo inflamatório.
- Identificar particularidades entre esses quadros (diferencial).
- Justificar os exames laboratoriais solicitados.
- Você anotaria mais algum diagnóstico de enfermagem? Justifique.
- Estudar os valores normais da bioquímica.
- Traçar um plano educacional para pacientes com hábitos alimentares equivocados.

BIBLIOGRAFIA CONSULTADA

Bittencourt GKGD, Crossetti MGO. Habilidades de pensamento crítico no processo diagnóstico em enfermagem. Rev Esc Enferm USP. 2013 Apr;47(2):341-7.

Calil AM, Costa ALS, Leite RCBO, Moretto SA. O paciente cirúrgico na situação de urgência e emergência. Rev SOBECC. 2010;15(2):26-32.

Carpenito LJ. Planos de cuidados de enfermagem e documentação: diagnósticos de enfermagem e problemas colaborativos. 5.ed. Porto Alegre: Artmed; 2011.

Domingos CMH. Glycemic control strategies and the occurrence of surgical site infection: a systematic review. Rev Esc Enferm USP. 2016;50(5):868-74.

Faro M. Dor abdominal em cirurgia de urgência In: Utiyama EM, Steinman E, Birolini D. Cirurgia de emergência. 2.ed. São Paulo: Atheneu; 2011. p.495-510.

Fusco SFB, Massarico NM, Alves MV, Fortaleza CM, Pavan ÉC, Palhares VC et al. Surgical site infection and its risk factors in colon surgeries. Rev Esc Enferm USP. 2016;50(1):43-9.

Galdeano LE, Rossi LA, Pelegrino FM. Validação de conteúdo do diagnóstico de enfermagem conhecimento deficiente. Acta Paul Enferm. 2008;21(4):549-55.

Guyton A, Hall J. Tratado de fisiologia médica. 13.ed. Rio de Janeiro: Elsevier; 2017.

Junior OM. Apendicite aguda. In: Utiyama EM, Steinman E, Birolini D. Cirurgia de emergência. 2.ed. São Paulo: Atheneu; 2011. p.521-30.

Nascimento LA, Fonseca LF, Rosseto EG, Santos CB. Development of a safety protocol for management thirst in the immediate postoperative period. Rev Esc Enferm USP. 2014 Oct;48(5):834-43.

North America Nursing Diagnosis Association (NANDA). Diagnóstico de enfermagem da NANDA: definições e classificação 2015-2017. 10.ed. Porto Alegre: Artmed; 2015.

Novaes ES, Torres MM, Oliva APV. Diagnósticos de enfermagem em clínica cirúrgica. Acta Paul Enferm. 2015;28(1):26-31.

Peres HHC, Jensen R, Martins TYC. Avaliação da acurácia diagnóstica em enfermagem: papel versus sistema de apoio à decisão. Acta Paul Enferm. 2016;29(2):218-24.

Pompeo DA, Rossi LA, Paiva L. Content validation of the nursing diagnosis Nausea. Rev Esc Enferm USP. 2014 Feb;48(1):49-57.

Roscani ANCP, Ferraz EM, Oliveira Filho AG, Freitas MIP. Validação de checklist cirúrgico para prevenção de infecção de sítio cirúrgico. Acta Paul. Enferm. 2015;28(6):553-65.

Rossi LA, Torrati FG, Carvalho EC, Manfrim A, Silva DF. Diagnósticos de enfermagem do paciente no período pós-operatório imediato. Rev Esc Enferm USP. 2000;34(2):154-64.

Secoli SR, Moraes VC, Peniche ACG, Vattimo MFF, Duarte YAO, Mendoza IYQ. Dor pós-operatória: combinações analgésicas e eventos adversos. Rev Esc Enferm USP. 2009;43 (n.spe2):1244-9.

Silva AB, Peniche ACG. Perioperative hypothermia and incidence of surgical wound infection: a bibliographic study. Einstein (São Paulo). 2014;12(4):513-7.

Steinman E. Urgências nas doenças inflamatórias intestinais. In: Utiyama EM, Steinman E, Birolini D. Cirurgia de emergência. 2.ed. São Paulo: Atheneu; 2011. p.685-92.

Pancreatite

Elias Aissar Sallum
Ana Maria Calil Sallum

HISTÓRIA

Paciente de 55 anos, sexo feminino, deu entrada no serviço de emergência do hospital queixando--se de intensa dor abdominal em epigastro irradiada para as costas. Refere que vomitou 3 vezes em casa, sente-se nauseada e cansada aos médios esforços, como subir dois lances de escada.

EXAME FÍSICO

A paciente encontra-se consciente, orientada, desidratada ++, com discreta icterícia, distensão abdominal ++, ruídos hidroaéreos diminuídos e média agitação psicomotora. Refere emagrecimento de 12 kg no último ano, por sentir-se inapetente na maioria do tempo, episódios de diarreia frequentes, discreto edema em membros inferiores e pequenos hematomas pelo corpo, provocados por quedas. PA = 100 × 60 mmHg; FC = 115 bpm, FR = 27 rpm; T = 36,7°C; glicemia = 247 mg/dL.

Antecedentes pessoais: é tabagista há 20 anos e faz uso de álcool desde os 16 anos, tendo iniciado com cerveja, progredindo para os destilados. Já frequentou os Alcoólicos Anônimos (AA), mas não consegue ficar muito tempo sem o álcool. Mora sozinha e vive da aposentadoria do pai militar, e distanciou-se dos familiares por causa do alcoolismo. Refere ingerir em média de 4 a 5 latas de cerveja e de 3 a 4 doses de conhaque por dia. Nega outras doenças pregressas, como hepatite, e nunca realizou exame para HIV. Nega uso de outras drogas ou fármacos de rotina.

HIPÓTESES DIAGNÓSTICAS

- Processo infeccioso inespecífico.
- Hepatites.
- Pancreatite crônica agudizada.
- Câncer de pâncreas.

EXAMES LABORATORIAIS SOLICITADOS

- Hemograma.
- Eritrócitos = 3.000.000 células/mm³.
- Hb = 10%.

- Ht = 32%.
- Leucócitos = 17.000 mm³.
- Plaquetas = 110.000 mm³.

BIOQUÍMICA
- K = 5,0 mEq/L.
- Na = 149 mEq/L.
- Creatinina = 1,8 mg/dL.
- Ureia = 55 mg/dL.
- Amilase = 300 U/L.
- Albumina sérica = 3,0 g/dL.

VALORES DE REFERÊNCIA
- Tempo de sangramento (TS): 4 minutos.
- Tempo de coagulação (TC): 13 minutos.
- Tempo de protrombina: 20 segundos.
- Atividade protrombina: 90%.
- Tempo de tromboplastina parcial (TTPa): 65 segundos.

GASOMETRIA
- pHa = 7,32.
- $PaCO_2$ = 34 mmHg.
- PaO_2 = 93 mmHg.
- $SatO_2$ = 97%.
- Déficit de base = 5 mEq/L.
- HCO_3^- = 19 mEq/L.

PATOLOGIA EM CURSO

A pancreatite é uma inflamação do pâncreas que pode ser aguda ou crônica. Os casos leves de pancreatite, que são mais frequentes, podem desaparecer sem tratamento. Os casos graves podem causar complicações com risco de morte. Os cálculos biliares e o uso de álcool são as causas mais frequentes associadas à pancreatite.

- **Pancreatite aguda:** os cálculos biliares representam a causa mais frequente da pancreatite aguda que pode ser causada pela migração de pequenos cálculos biliares que obstruem a porção terminal do colédoco, interrompendo o fluxo das secreções pancreáticas. Essa obstrução provoca um processo inflamatório intenso e aumento da glândula por causa do edema, ou seja, do acúmulo de líquido em seu interior. O álcool também pode ser causa frequente das pancreatites agudas. De acordo com o DATASUS, no Brasil são registrados 5,9 casos a cada 100 mil habitantes todos os anos.
- **Pancreatite crônica:** o uso excessivo de álcool constitui a principal causa de pancreatite crônica. O álcool ingerido em grandes quantidades e por tempo prolongado determina alterações no parênquima pancreático, caracterizadas por fibrose e endurecimento, com consequente atrofia do pâncreas. Além disso, o principal duto pancreático (canal de Wirsung), que mede menos de 0,5 cm de diâmetro, fica muito dilatado por causa do depósito de cálculos, formados principalmen-

Módulo V – Casos de Gastroenterologia

te por cálcio, em seu interior. Portadores de pancreatite crônica podem ter surtos de pancreatite aguda. Sua incidência é estimada entre 5 e 10 casos para cada 100 mil habitantes por ano.

O PÂNCREAS

O pâncreas é uma glândula de 15 a 25 cm de extensão localizada no abdome, atrás do estômago e entre o duodeno e o baço, que integra os sistemas digestivo e endócrino. Anatomicamente, é dividido em três regiões: cabeça, corpo e cauda.

Tem duas funções distintas: a função endócrina, responsável pela produção de insulina (hormônio que controla o nível de glicemia no sangue) pelas células betapancreáticas e glucagon pelas células alfapancreáticas, e a função exócrina, responsável pela produção de enzimas envolvidas na digestão e na absorção dos alimentos.

É um órgão "silencioso" e, normalmente, quando apresenta problemas, existe uma doença de base já instalada, como pancreatite, *diabetes*, câncer e fibrose cística.

SINTOMAS

As manifestações clínicas são bastante variadas e dependem da gravidade da doença. Na pancreatite aguda, o quadro clássico inclui dor abdominal intensa, quase sempre de início abrupto, na região superior do abdome, que se irradia em faixa para as costas. Nas pancreatites leves, que representam a maioria dos casos, a dor tende a ser de menor intensidade. Náuseas, vômitos e icterícia são outros sintomas possíveis.

Na pancreatite crônica: dor, diarreia e aumento da glicemia, porque o pâncreas vai perdendo suas funções exócrinas e endócrinas. A dor aparece nas fases de agudização da doença e tem as mesmas características daquela provocada pela pancreatite aguda.

DIAGNÓSTICO

Exame clínico e levantamento do histórico do paciente, principalmente no que se refere ao uso de álcool, são dados importantes para o diagnóstico das pancreatites. Sua confirmação, porém, depende dos resultados dos exames de sangue, de RX, ultrassonografia abdominal, tomografia computadorizada do abdome e ressonância nuclear magnética. A tomografia computadorizada constitui o exame de imagem padrão de referência para o diagnóstico.

PRINCIPAIS DIAGNÓSTICOS DE ENFERMAGEM

- **Nutrição desequilibrada (inferior às necessidades corporais):** ingestão insuficiente de nutrientes para suprir as necessidades metabólicas. **Características definidoras:** relato de ingestão inadequada de alimentos, menor que a porção diária recomendada, inapetência. **Fatores relacionados:** edema.
- **Risco de glicemia instável:** risco de variação dos níveis de glicose no sangue COM RELAÇÃO AOS parâmetros normais. **Fatores de risco:** estado de saúde física (alteração da produção de insulina pelo pâncreas). **Fatores relacionados:** sódio aumentado e mecanismos reguladores comprometidos (albuminemia)
- **Proteção ineficaz (hematomas/queda):** diminuição na capacidade de proteger-se de ameaças internas ou externas, como doenças ou lesões. **Características definidoras:** agitação, alteração na coagulação, alteração neurossensorial, agitação e fraqueza. **Fator relacionado:** cirrose hepática.
- **Risco de infecção:** risco aumentado de ser invadido por organismos patogênicos. **Fatores de risco:** defesas secundárias inadequadas, nutrição inadequada e doença crônica.

Discussão de Casos Clínicos e Cirúrgicos

- **Risco de integridade da pele prejudicada:** risco de a pele ser alterada de maneira adversa. **Fatores de risco:** circulação prejudicada, estado nutricional desequilibrado, mudanças no turgor da pele e icterícia.
- **Dor:** experiências sensorial e emocional desagradáveis que surgem de lesão tissular real ou potencial ou descrita em termos de tal dano. **Fatores relacionados:** relato de dor e alterações neurovegetativas, agente lesivo biológico.

> Em casos de pacientes com problemas gástricos, além da dor aguda (quadros agudizados), poderá advir também o diagnóstico de enfermagem: dor crônica sem término antecipado ou previsível e com duração superior a três meses.

- **Intolerância a atividade:** energia fisiológica ou psicológica insuficiente para suportar ou completar as atividades diárias requeridas ou desejadas. **Fatores relacionados:** dispneia aos esforços e relato de fadiga ou fraqueza.
- **Processos familiares interrompidos:** mudança nos relacionamentos e/ou no funcionamento da família. **Características definidoras:** mudanças em padrões e rituais, mudanças na participação na resolução de problemas e na participação em tomadas de decisões **Fatores relacionados:** troca dos papéis na família e internações prolongadas.
- **Baixa estima situacional:** risco de desenvolver uma percepção negativa sobre o próprio valor em resposta a uma situação atual (dependência do álcool, icterícia). **Fatores de risco:** distúrbio na imagem corporal, doença física, mudança de papel social e prejuízo funcional.
- **Controle ineficaz do regime terapêutico:** padrão de regulação e integração aos processos familiares de um programa de tratamento de doenças e suas sequelas insatisfatório para alcançar objetivos específicos de saúde. **Fator relacionado:** falha em agir para reduzir fatores de risco.

PROBLEMAS INTERDEPENDENTES

- Doença crônica associada (alcoolismo).
- Comprometimento gástrico.
- Dor crônica com períodos de agudização.
- Nutrição comprometida.
- Hidratação comprometida.
- Sangramento/hematomas.
- Dor.
- Incapacidade de parar de beber.
- Afastamento familiar.
- Resistência.

TRATAMENTO

Três aspectos devem ser considerados no tratamento da pancreatite. O primeiro consiste em identificar a etiologia, visando evitar a recorrência da doença, o que pode implicar medidas terapêuticas ainda na fase aguda. O segundo refere-se ao tratamento sistêmico do paciente, e o terceiro, ao tratamento local do pâncreas.

É importante a definição de gravidade da pancreatite. Existem diversos indicadores e critérios clínicos, laboratoriais e tomográficos. Na gravidade, considerar, principalmente, critérios de falência

Módulo V – Casos de Gastroenterologia

orgânica, como: PA sistólica < 90 mmHg, PO_2 < 60 mmHg, creatinina > 2 mg/dL e, na evolução em 48 horas, grande sequestro de líquidos (> 6 L), queda de Ht > 10% e acidose metabólica (BE queda > 12 mmol/L).

PANCREATITE AGUDA NÃO GRAVE

O tratamento consiste em internação hospitalar e acompanhamento clínico, restauração do equilíbrio hidroeletrolítico e redução do estímulo das secreções pancreáticas. O paciente é mantido em jejum e com hidratação realizada por líquidos intravenosos. O alívio da dor ocorre com administração intravenosa de morfina ou fentanil. A sondagem nasogástrica está indicada somente para os pacientes com vômitos excessivos e/ou distensão abdominal importante. Nesses casos, a evolução é favorável e com resolução em poucos dias. Nas pancreatites agudas de causa biliar, recomenda-se, assim que houver melhora do quadro, colecistectomia videolaparoscópica para remoção da causa, preferencialmente na mesma internação.

PANCREATITE AGUDA GRAVE

Metade dos pacientes com a forma grave da doença pode desenvolver falência orgânica com necessidade de tratamento multidisciplinar, mesmo em unidade de terapia intensiva. Diversos aspectos devem ser considerados no tratamento da forma grave.

- **Terapia medicamentosa**: várias drogas, como agentes colinérgicos, inibidores de secreção ácida, glucagon, somatostatina e inibidores de enzimas proteolíticas, são discutidas e estudadas, no entanto, sem evidências de melhora no curso da pancreatite. Avaliar o estado nutricional e de hidratação (impacto importante na evolução).
- **Suporte nutricional**: estudos mostram que a NE deve ser utilizada sempre que possível, com passagem de sonda nasoenteral localizada após o ângulo de Treitz. Caso não seja possível, dentro de 48 a 72 horas, empregar a nutrição parenteral.
- **Prevenção de infecção**: a infecção pancreática ou peripancreática ocorre em cerca de 50% dos casos com necrose pancreática, sendo a principal causa de morbimortalidade nesses pacientes. A utilização de antibióticos está restrita aos casos com coleções abdominais e indícios de infecção local e/ou sistêmica e não rotineiramente. Os antibióticos de primeira escolha nesses casos são: imipenêmicos ou a associação de ciprofloxacino e metronidazol.
- **Tratamento endoscópico**: a papilotomia endoscópica nos pacientes com pancreatite aguda biliar grave reduz as complicações e a mortalidade, quando houver obstrução biliar ou colangite (infecção dentro da via biliar principal).
- **Tratamento cirúrgico:** é importante distinguir os pacientes com pancreatite biliar daqueles com as demais etiologias. Nesse grupo, nas formas graves, prioriza-se a desobstrução do ducto biliar. A cirurgia deve ser evitada ou retardada sempre que possível. Quando indicada e necessária, realizar preferencialmente após algumas semanas, com a remoção do tecidos necróticos e/ou drenagem de coleções. A tomografia é um importante exame para acompanhamento do quadro por imagem e, muitas vezes, na vigência de coleções, pode-se optar somente por drenagens de coleções guiadas por punção, sem necessidade de cirurgia.
- **Complicações:**
  - abcesso pancreático;
  - pseudocisto de pâncreas;
  - hemorragia.
- **Prognóstico:** 50% das mortes ocorrem nas duas primeiras semanas, por falência orgânica secundária à síndrome de resposta inflamatória sistêmica. Os demais óbitos ocorrem por necrose infectada ou outras complicações.

Discussão de Casos Clínicos e Cirúrgicos

■ Exames mais comuns:

- tomografia abdominal (padrão de referência);
- ultrassonografia abdominal (avaliação abdominal + renal);
- ressonância do abdome ou colangiorressonância;
- hemograma completo;
- bioquímica;
- amilase/lipase;
- enzimas hepáticas;
- sorologia para hepatite;
- marcadores tumorais (CA 19,9);
- endoscopia: papilotomia endoscópica (causa biliar).

PANCREATITE CRÔNICA

Inicialmente, o tratamento também é clínico.

Além do controle da dor, é preciso deixar o pâncreas em repouso, evitar alimentos gordurosos e adotar uma dieta à base de hidratos de carbono. Hidratação para a reposição de volume e correção de distúrbios hidroeletrolíticos, considerando as condições clínicas do paciente.

Pacientes com diarreia que apresentam insuficiência exócrina devem receber, por via oral, as enzimas pancreáticas (amilase, lípase etc.) que não produzem. Para os diabéticos, é fundamental o controle do metabolismo da glicose com dieta e, frequentemente, com a administração de medicamentos.

Na pancreatite crônica agudizada, deixar, inicialmente, em jejum e com hidratação endovenosa.

ALCOOLISMO

O álcool tem um estreita relação com a terceira causa de mortalidade em nosso meio. As causas externas são compostas por agressões, acidentes de transporte, ferimentos por arma branca, ferimentos por armas de fogo e queimaduras. Infelizmente, adultos jovens são os principais envolvidos nesses eventos, causando um prejuízo enorme em suas vidas e na de seus familiares.

Gastos com cirurgias, perdas no trabalho, aposentadorias precoces, enxertos, fisioterapia, incapacidades e deficiências giram em torno de bilhões de reais, e os custos humanos não podem ser aferidos, pois são infinitos.

A Organização Mundial de Saúde (OMS) considera o alcoolismo uma doença com componentes físicos e mentais. Não são ainda totalmente compreendidos todos os mecanismos biológicos que causam o alcoolismo. O risco é influenciado pelo ambiente social, por estresse, saúde mental, história familiar, idade, grupo étnico e gênero. O consumo significativo de álcool ao longo do tempo provoca alterações fisiológicas na estrutura e na composição química do cérebro, como dependência física e aumento da tolerância, o que faz que o indivíduo precise consumir doses cada vez maiores de álcool para obter o efeito desejado. Essas alterações potencializam a incapacidade do alcoólico em deixar de beber e provocam síndrome de abstinência quando o consumo é interrompido.

O alcoolismo pode ser difícil de identificar, em razão do estigma social associado à doença, o que faz que o alcoólico evite o diagnóstico e o tratamento, com receio das consequências sociais. O abuso de álcool é considerado alcoolismo quando a pessoa continua a beber apesar dos problemas sociais e de saúde que isso lhe provoca.

O tratamento de alcoolismo ocorre ao longo de vários passos. Uma vez que a abstinência pode provocar vários problemas de saúde, a desintoxicação deve ser cuidadosamente acompanhada, e pode ser necessário o uso de medicação, como a benzodiazepina. As pessoas com alcoolismo têm, por vezes, outras dependências, entre as quais a dependência de benzodiazepina, o que pode complicar esses passos. Após a desintoxicação, é frequente recorrer a terapia de grupo ou a grupos de autoajuda,

Módulo V – Casos de Gastroenterologia

que auxiliam a pessoa a manter-se sóbria. Em comparação com os homens, as mulheres são mais sensíveis aos efeitos físicos, cerebrais e psicológicos do álcool.

Além dos prejuízos na vida acadêmica, profissional, social e familiar, o abuso de álcool por tempo prolongado pode causar lesões importantes na cavidade oral, no esôfago, na faringe, fígado e/ou na vesícula biliar, além de hepatite, cirrose, gastrite, úlcera, danos cerebrais, desnutrição, problemas cardíacos, problemas de pressão arterial e transtornos psicológicos. Durante a gestação, causa má-formação fetal.

A Tabela 21.1 relaciona a concentração de álcool no sangue aos seus sintomas característicos.

Tabela 21.1 – Concentração de álcool no sangue e os sintomas desencadeados

Álcool no sangue (g/L)	Estados	Sintomas
0,1 a 0,3	Sobriedade	Nenhuma influência aparente
0,3 a 0,9	Euforia	Perda de eficiência, diminuição da atenção, julgamento e controle
0,9 a 1,8	Excitação	Instabilidade das emoções, descoordenação muscular, menor inibição, perda do julgamento crítico
1,8 a 2,7	Confusão	Vertigens, desequilíbrio, dificuldade na fala e distúrbios da sensação
2,7 a 4,0	Estupor	Apatia e inércia geral, vômitos, incontinência urinária e fezes
4,0 a 5,0	Coma	Inconsciência, anestesia, morte
Acima de 5,0	Morte	Parada respiratória

Em média, 45 g de etanol (120 mL de aguardente), com o estômago vazio, fazem o sangue ter concentração de 0,6 a 1,0 g/L; após refeição, a concentração é de 0,3 a 0,5 g/L. Um conteúdo igual de etanol, sob a forma de cerveja (1,2 L), resulta em 0,4 a 0,5 g de etanol por litro de sangue com o estômago vazio e 0,2 a 0,3 g/L após uma refeição razoável.

DESTAQUES PARA A ATUAÇÃO DO(A) ENFERMEIRO(A)

Paciente com doenças crônicas, resistente ao tratamento, com comprometimentos físicos e emocionais importantes. Uma importante conversa com a equipe multiprofissional e disciplinar deverá ser proposta.

Essa paciente necessita de um acompanhamento ambulatorial na área de gastro e psicologia. Neste caso, temos de ser realistas: com 55 anos e sua dependência ao álcool, a paciente não apresenta, no momento, recursos internos para superar o problema (sozinha) de saúde pública que enfrenta sem suporte profissional adequado.

Uma grande questão a ser enfrentada é a carência desses recursos gratuitos em nosso meio, além da falência dos aspectos preventivos na sociedade brasileira.

Sempre que possível, e de maneira realista, a equipe de saúde deve encaminhar o paciente a um serviço de apoio e social.

QUESTÕES PARA DISCUSSÃO DOCENTES/DISCENTES

- Comparar os valores dos exames da paciente aos valores normais e realizar uma análise do caso.
- Se pudesse, qual seria a ordem de prioridade dos diagnósticos de enfermagem apontados?
- Traçar um plano diário de cuidados para essa paciente, relacionado com nutrição, hidratação, dor, riscos infecciosos, autoestima e autoimagem.
- Quais outros diagnósticos de enfermagem você apontaria para esse caso, do ponto de vista clínico?
- Quais outros diagnósticos de enfermagem você apontaria para esse caso, do ponto de vista emocional?
- O que comentar acerca do conhecimento ineficaz da paciente?
- Estabelecer um plano de alta amplo para essa paciente.
- Qual a razão provável do edema em MMII, uma vez que a paciente se encontra desidratada?
- Qual a importância da albumina no organismo humano?
- O que significam os termos a seguir, como e quando devem ser utilizados?
  - abuso;
  - vício;
  - compulsão;
  - dependência;
  - remissão.

SUGESTÃO DE ESTUDO

- Abuso de álcool e suas repercussões para o organismo.
- Abuso de álcool e sua relação com as causas externas.
- Abuso de álcool e adolescência.
- Abuso de álcool e associação com outras drogas.
- Visita aos Alcóolicos Anônimos (AA).
- Dramatização com a sala dividida em grupos de 5 a 6 alunos.

BIBLIOGRAFIA CONSULTADA

Amálio SMA et al. Avaliação da mortalidade na pancreatite aguda grave: estudo comparativo entre índices de gravidade específicos e gerais. Rev Bras Ter Intensiva. 2012;24(3):246-51.

Centro de Informações sobre Saúde e Álcool (Cisa). Relatório global sobre álcool e saúde – 2014. Disponível em: http://www.cisa.org.br/artigo/4429/relatorio-global-sobre-alcool-saude-2014.php; acessado em 27 de junho de 2018.

Gonçalves PL, Gonçalves CS, Pereira FEL. Mortality from liver cirrhosis in Espírito Santo State, Brazil. Cad Saúde Pública. 2014;30(6):1335-40.

Nóbrega MPSS, Oliveira EM. Mulheres usuárias de álcool: análise qualitativa. Rev Saúde Pública. 2005;39(5):816-23.

North America Nursing Diagnosis Association (NANDA). Diagnóstico de enfermagem da NANDA: definições e classificação 2015-2017. 10.ed. Porto Alegre: Artmed; 2015.

Módulo V – Casos de Gastroenterologia

Silva RA et al. Quando e como tratar as complicações na necrose pancreática infectada. ABCD Arq Bras Cir Dig 2010; 23 (4): 270-274

Steinman M. Aspectos diagnósticos e terapêuticos da pancreatite aguda. In: Utiyama EM, Steinman E, Birolini D. Cirurgia de emergência. 2.ed. São Paulo: Atheneu; 2011. p.531-44.

22

Hepatopatia grave

Silvia Cristina Fürbringer e Silva

HISTÓRIA

Paciente do sexo masculino, 67 anos, etilista, foi admitido na UTI após apresentar vômitos com sangue em grande quantidade. À admissão, PA = 90 × 60 mmHg; FC = 120 bpm; FR = 28 rpm; $SatO_2$ = 89%; T= 35°C. Estava agitado e confuso. A família afirma que o paciente refere fraqueza generalizada e permanece muito tempo deitado.

Passou-se sonda nasogástrica e realizou-se lavado gástrico com soro fisiológico gelado. Houve saída de grande quantidade de sangue com coágulos. Solicitou-se endoscopia digestiva alta (EDA), que localizou varizes esofagianas sangrantes, e realizou-se escleroterapia com melhora do sangramento.

EXAME FÍSICO

Ao exame físico, o paciente apresentou ascite volumosa. Realizou-se paracentese com drenagem de 5 L de líquido ascítico, com melhora discreta do padrão respiratório. Ictérico ++/+++, apresentando petéquias em tronco e hematomas e equimoses em MMSS e MMII, com edema importante. Ao RX de tórax, apresentou pequeno derrame pleural direito.

EXAMES LABORATORIAIS

- Na = 152 mEq/L.
- K = 4,0 mEq/L.
- Bilirrubina total = 2,0 mg/dL (direta = 1,2 e indireta 0,8).
- Albumina = 2,5 g/dL.
- Globulina 4,0 g/dL.
- TGO = 80 U/L.
- TGP = 150 U/L.
- Hb = 8,0 g/dL.
- Ht = 25%, plaquetas = 70.000.
- Leucócitos = 15.000.
- Ureia = 100 mg/dL.

- Creatinina ==2,3 mg/dL.
- Amônia = 30 mcg de nitrogênio/dL (valor de referência 15-50).

Foram prescritos: soro glicosado a 5% (1.000 mL com 100 mL de albumina a cada 8 horas), plasma fresco congelado (uma unidade a cada 12 horas) e duas unidades de concentrado de glóbulos.

AÇÕES PRIORITÁRIAS COM RELAÇÃO AOS ACHADOS

O paciente estava confuso, agitado, hipotenso e taquicárdico; presença de vômitos com sangue, Hb e Ht baixos e exames alterados. É importante manter o paciente monitorado, pois ele está instável, além de atentar ao nível de consciência.

HIPÓTESES DIAGNÓSTICAS CLÍNICAS E/OU CIRÚRGICAS

Possibilidade de hepatopatia:
- Tumor.
- Cirrose.
- Hepatocarcinoma.

O hepatopata apresenta várias deficiências que, quando somadas, transformam-no em um paciente de alto risco. O fígado é a maior glândula do corpo humano, pesa em torno de 1.500 g, produz, estoca, altera e excreta um grande número de substâncias.

A circulação sanguínea ocorre por 75% da veia porta, drenando do trato gastrointestinal os nutrientes e 25% da artéria hepática rica em O_2.

Algumas das principais funções do fígado são:
- Produção das proteínas da coagulação.
- Produção de vitamina K, que atua na cascata de coagulação.
- Produção da albumina.
- Transformação da amônia (produto de degradação de proteínas animais) em ureia, para ser excretada pelos rins.
- Produção de bile.
- Gliconeogênese.

Depois de estabilizado, o paciente foi encaminhado para tomografia computadorizada (TC) de abdome, que mostrou os achados da Figura 22.1, confirmando a hipótese de cirrose alcoólica, o que explica todos os sinais e sintomas do paciente.

A cirrose é uma doença crônica, progressiva, caracterizada por inflamação, fibrose e degeneração das células do parênquima hepático (Figura 22.2).

As alterações são irreversíveis: as células hepáticas destruídas são substituídas por tecido cicatricial (fibroso), o que resulta em alterações da arquitetura (nódulos), causando retração do órgão com perda da função progressiva e obstrução do fluxo sanguíneo, resultando em hipertensão portal.

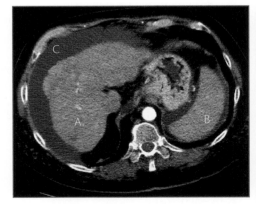

Figura 22.1 – TC de abdome. (A) Redução do tamanho do fígado. (B) Aumento do volume do baço. (C) Líquido na cavidade (ascite).

Fonte: acervo do autor.

Na Figura 22.3, verificam-se, no momento de um transplante hepático, as alterações do fígado cirrótico, com retração do órgão e nódulos visíveis.

Várias são as consequências da cirrose e da disfunção hepática desencadeada por ela:

- **Hipertensão portal:**
  - Pressão hidrostática aumentada no sistema venoso portal, em razão das alterações estruturais hepáticas que impedem o fluxo sanguíneo: 25% do débito cardíaco por minuto para dentro, para fora e através do fígado.
  - Formação de vasos portocavais (entre o sistema venoso portal e a veia cava) colaterais (varizes) no esôfago, no duodeno, no estômago, no peritônio, no retroperitônio e no reto.
    - varizes esofágicas: dilatação das veias do esôfago, causada por hipertensão portal devida à resistência da drenagem venosa normal do fígado para a veia porta;
    - o sangue desvia-se para as veias esofágicas, resultando em distensão, hipertrofia e aumento da fragilidade;
    - ocorre sangramento quando o gradiente portossistêmico é maior que 12 mmHg.
- **Esplenomegalia:** aumento do tamanho e congestão do baço, por causa da hipertensão portal.
  - anemia, trombocitopenia, dor esplênica;
  - leucopenia (diminuição da atividade fagocitária), predisposição a infecção bacteriana (intestinais + comuns).
- **Coagulopatias:** alterações na hemostasia resultantes da perda da habilidade hepática em sintetizar fatores de coagulação; trombocitopenia secundária à esplenomegalia.
- **Encefalopatia hepática:** disfunção neuropsíquica causada por alterações do metabolismo de amônia e aminoácidos. É reversível e tem caráter metabólico. O fígado perde a função de conversão da amônia em ureia, e grandes quantidades permanecem na circulação sistêmica, atravessando a barreira hematoencefálica e produzindo sintomas de toxicidade neurológica. A amônia é uma substância tóxica que tem origem nos elementos nitrogenados do intestino, por meio da ação bacteriana (degradação de proteína animal). Atravessa a barreira hematocefálica e forma falsos neurotransmissores, interferindo no metabolismo cerebral.
- **Síndrome hepatorrenal:** forma funcional de insuficiência renal aguda, causada por diminuição do volume circulante de plasma e liberação de mediadores de vasoconstricção, que causam alterações do fluxo sanguíneo renal.

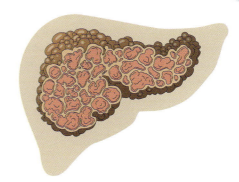

Figura 22.2 – Fígado cirrosado.
Fonte: adaptada de Pró-fígado.[1]

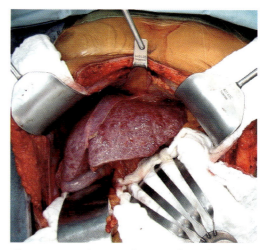

Figura 22.3 – Cirurgia de transplante hepático, com fígado cirrosado.
Fonte: Pró-fígado.[1]

- **Derrames pleurais:** também são achados frequentes no cirrótico, e a causa é a diminuição da pressão oncótica nos vasos, ocasionando o extravasamento de líquido na pleura.
- **Ascite:** com o aumento da pressão hidrostática no sistema venoso portal e a diminuição da pressão oncótica do sangue (pela redução da albumina), ocorre extravasamento de líquido livre na cavidade abdominal (Figura 22.4).

Em uma tentativa de compensação da disfunção, o indivíduo com insuficiência hepática é hiperdinâmico, apresentando:
- Aumento do fluxo esplênico.
- Aumento do débito cardíaco.
- Fluxo renal diminuído e resistência vascular pré-glomerular aumentada (com diminuição da taxa de filtração).

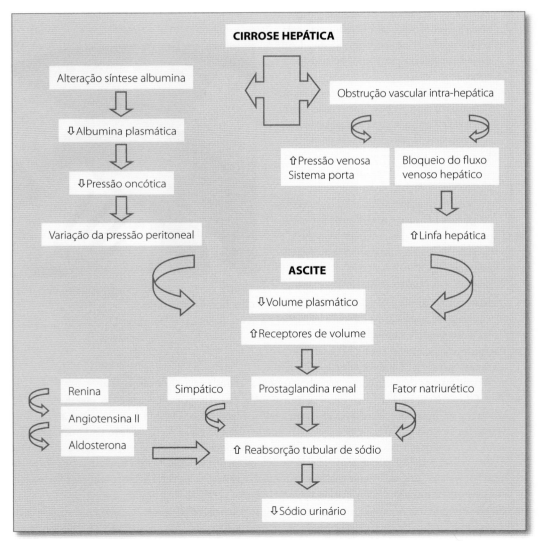

Figura 22.4 – Alterações orgânicas decorrentes de cirrose hepática.

Módulo V – Casos de Gastroenterologia

DIAGNÓSTICOS DE ENFERMAGEM

- **Padrão respiratório ineficaz:** inspiração e/ou expiração que não proporcionam ventilação adequada. **Características definidoras:** alteração na profundidade respiratória, capacidade vital diminuída, dispneia. **Fator relacionado:** volume de ascite.

- **Perfusão tissular ineficaz renal:** diminuição na oxigenação, resultando na incapacidade de nutrir os tecidos no nível capilar. **Características definidoras:** oligúria, elevação das taxas de ureia e creatinina sanguíneas, pressão sanguínea alterada, fora dos parâmetros aceitáveis. **Fator relacionado:** síndrome hepatorrenal.

- **Confusão aguda:** início abrupto de distúrbios reversíveis de consciência, atenção, cognição e percepção que ocorrem durante um breve período. **Características definidoras:** agitação aumentada, flutuação na cognição, flutuação no nível de consciência e percepções errôneas. **Fator relacionado:** aumento da amônia sanguínea (encefalopatia hepática).

- **Perfusão tissular ineficaz do tipo cerebral:** diminuição na oxigenação, resultando na incapacidade de nutrir os tecidos no nível capilar. **Características definidoras:** estado mental alterado e mudança de comportamento. **Fatores relacionados:** concentração diminuída de hemoglobina no sangue, transporte prejudicado do oxigênio e aumento da amônia sanguínea.

- **Nutrição desequilibrada (inferior às necessidades corporais):** ingestão insuficiente de nutrientes para suprir as necessidades metabólicas. **Características definidoras:** relato de ingestão inadequada de alimentos, inferior à porção diária recomendada, e saciedade imediatamente após a ingestão do alimento. **Fator relacionado:** abdome muito distendido pela ascite.

- **Risco de glicemia instável:** risco de variação dos níveis de glicose no sangue COM RELAÇÃO AOS parâmetros normais. **Fator de risco:** estado de saúde física (alteração da gliconeogênese pelo fígado).

- **Risco de sangramento:** risco de redução no volume de sangue capaz de comprometer a saúde. **Fator de risco:** função hepática prejudicada.

- **Risco de desequilíbrio do volume de líquido:** risco de diminuição, aumento ou rápida mudança de uma localização para outra do líquido intravascular, intersticial e/ou intracelular. Refere-se à perda, ao ganho – ou a ambos – dos líquidos corporais. **Fator de risco:** ascite.

- **Volume de líquidos excessivo:** retenção aumentada de líquidos isotônicos. **Características definidoras:** agitação, anasarca, ansiedade, congestão pulmonar, azotemia, derrame pleural, dispneia, edema, ganho de peso em um curto período, Hb e Ht diminuídos, ingesta maior que o débito, mudança no estado mental, na pressão arterial e no padrão respiratório, oligúria e ortopneia. **Fatores relacionados:** sódio aumentado e mecanismos reguladores comprometidos (albuminemia).

- **Intolerância a atividade:** energia fisiológica ou psicológica insuficiente para suportar ou completar as atividades diárias requeridas ou desejadas. **Características definidoras:** disposição aos esforços diminuída e relato verbal de fraqueza. **Fatores relacionados:** fraqueza generalizada e repouso no leito.

- **Risco de queda:** risco de suscetibilidade aumentada para quedas que podem causar dano físico. **Fatores de risco:** mobilidade física prejudicada, idade acima de 65 anos, presença de doença crônica e uso de álcool.

- **Hipotermia:** temperatura corporal abaixo dos parâmetros normais. **Características definidoras:** temperatura corporal abaixo dos parâmetros normais, palidez, pele fria. **Fatores relacionados:** consumo de álcool, desnutrição, diminuição da taxa metabólica (grande perda de sangue) e doença crônica (cirrose).

Discussão de Casos Clínicos e Cirúrgicos

- **Proteção ineficaz (sangramento/queda):** diminuição na capacidade de proteger-se de ameaças internas ou externas, como doenças ou lesões. **Características definidoras:** agitação, alteração na coagulação, alteração neurossensorial, deficiência na imunidade, desorientação, dispneia, fraqueza e prurido. **Fator relacionado:** cirrose hepática.
- **Risco de infecção:** vulnerabilidade a invasão e multiplicação de organismos patogênicos, podendo comprometer a saúde. **Fatores de risco:** defesas secundárias inadequadas, desnutrição e doença crônica.
- **Risco de integridade da pele prejudicada:** vulnerabilidade a alteração na epiderme e/ou derme, podendo comprometer a saúde. **Fatores de risco:** circulação prejudicada, estado nutricional desequilibrado, mudanças no turgor da pele, proeminências ósseas e icterícia.
- **Risco de constipação:** risco de diminuição na frequência normal de evacuação, acompanhada por passagem de fezes difícil ou incompleta e/ou passagem de fezes excessivamente duras e secas. **Fatores de risco:** eliminação afetada relacionada com a compressão de alças intestinais.
- **Processos familiares interrompidos:** mudança nos relacionamentos e/ou no funcionamento da família. **Características definidoras:** mudanças em padrões e rituais e na participação na resolução de problemas e nas tomada de decisões **Fatores relacionados:** troca dos papéis na família e internações prolongadas.

TRATAMENTO MEDICAMENTOSO OU CIRÚRGICO

- Monitoração hemodinâmica, neurológica e respiratória.
- Decúbito elevado, de modo a facilitar mecanicamente a respiração.
- Oxigenoterapia: máscara facial, CPAP (*continuous positive airway pressure*) e ventilação mecânica, a critério médico.
- Diuréticos poupadores de potássio podem ser indicados para diminuir a ascite e alterações de eletrólitos.
- Ingesta adequada de proteínas e eletrólitos.
- Drogas vasoativas, em casos de instabilidade hemodinâmica (noradrenalina, dobutamina e dopamina).
- Estabilização da doença de base.

FÁRMACOS A SEREM UTILIZADOS

- **Albumina humana:** mantém a pressão oncótica do sangue, reduzindo a saída de líquido para o terceiro espaço.
- **Diuréticos:** utilizam-se diuréticos de alça, como a furosemida. Têm efeito imediato, por aumentar a capacitância venosa, diminuindo a pré-carga antes de induzir à diurese. O pico de diurese ocorre em 30 a 40 minutos da administração da droga.
- **Drogas vasoativas:** as mais utilizadas são:
  - **Dopamina:** catecolamina que tem efeito dose-dependente. Pode atuar diretamente nos receptores beta 1 do coração, aumentando a força de contração (efeito inotrópico positivo), ou pode estimular os receptores alfa 1 e 2, aumentando a vasoconstrição no músculo liso e, consequentemente, a pressão arterial.
  - **Noradrenalina:** catecolamina que estimula de modo potente e direto os receptores alfa e beta adrenérgicos.
- **Paracentese:** drenagem da cavidade abdominal com agulha, para remover grandes quantidades de líquidos.
- **TIPS (*transjugular intrahepatic portasystemic shunt*):** indicado para ascites intratáveis e volumosas, em pacientes que aguardam transplante hepático.

Módulo V – Casos de Gastroenterologia

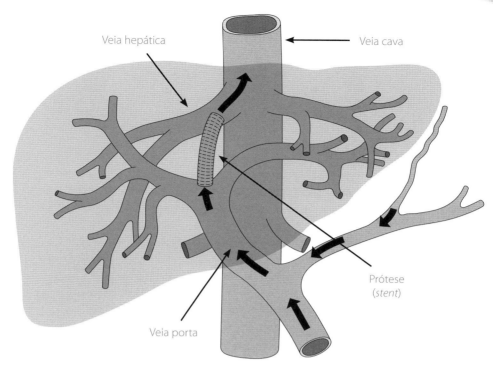

Figura 22.5 – Vasos hepáticos.
Fonte: adaptada de Hepcentro.[2]

- **Sulfato de neomicina:** diminui a formação de amônia gastrointestinal e pode ser administrado VO, via sonda nasogástrica ou via retal (enteroclisma).
- **Lactulose:** diminui o pH fecal e a absorção da amônia, estimulando o crescimento de organismos fermentadores em vez de bacteroides.
- **Sengstaken-Blakemore (balão esofágico):** sonda com triplo lúmen utilizada para controlar sangramento esofágico, por meio da aplicação de pressão na cárdia e no esôfago. Um dos lumens serve como uma sonda gástrica, o segundo lúmen é utilizado para insuflar o balão gástrico e o terceiro insufla o balão esofágico.
- **Hemocomponentes:**
  - **plasma fresco congelado:** apresenta todos os fatores de coagulação;
  - **concentrado de hemácias:** para reposição volêmica e normalização da Hb e do Ht.

ANÁLISE LABORATORIAL E EXAMES MAIS COMUNS

- ECG: verificação de arritmias.
- Gasometria arterial: para normalização de desequilíbrios ácido-básicos.
- Hemograma: geralmente a leucocitose está associada a quadros infecciosos.
- Perfil bioquímico: sódio, potássio, ureia, creatinina, amônia e provas de função hepática [transaminases (TGO e TGP), bilirrubinas totais e frações].
- Análise do líquido drenado na paracentese: bioquímica e cultura.

22 — Discussão de Casos Clínicos e Cirúrgicos

- Ecocardiograma.
- RX de tórax.

DESTAQUES PARA A ATUAÇÃO DO(A) ENFERMEIRO(A)

O paciente hepatopata é um dos mais complexos que o(a) enfermeiro(a) precisa cuidar. A disfunção hepática faz que o paciente tenha alterações importantes, inclusive na autoimagem. No caso das hepatites virais, é aquele paciente que teve a doença, tendo esta passado despercebida, e só sabe que está doente quando as complicações da cirrose começam a aparecer, na maior parte das vezes, muitos anos depois.

São cuidados de enfermagem para esse paciente:

- Monitorar o paciente com todos os recursos possíveis.
- Manter decúbito elevado, facilitando a ventilação.
- Fornecer oxigênio com cateter ou máscara, segundo o protocolo da unidade.
- Caso o paciente não tenha uma venopunção, providenciar.
- Manter o carrinho de emergência perto, checado e testado, bem como o material necessário para possíveis intubação, cardioversão etc.
- Conversar com o paciente na tentativa de mantê-lo o mais tranquilo possível.
- Manter um biombo ou similar, mantendo a privacidade do paciente, bem como atendimento e proteção aos demais pacientes que porventura estejam no mesmo quarto.
- Observar sangramentos, equimoses, extravasamento nos locais de punção com agulha, epistaxe, petéquias e gengivas sangrantes.
- Utilizar agulhas de pequeno calibre para injeções e manter compressão local logo após a aplicação.
- Reduzir a ingesta de proteínas animais, para diminuir o nível de amônia sérica.
- Realizar balanço hídrico.
- Medir a circunferência abdominal diariamente.
- Pesar o paciente diariamente ou antes e depois da paracentese e da hemodiálise.
- Verificar o nível de consciência: o rebaixamento da consciência pode indicar encefalopatia hepática, e não é raro o paciente apresentar sangramentos intracranianos por diminuição dos fatores de coagulação e plaquetopenia.

RESULTADO

Geralmente, o paciente hepatopata com cirrose é uma via sem volta, pois sempre piora e sempre surge uma nova complicação, e muitas vezes o paciente tem ciência e aguarda um transplante hepático que nunca chega. O resultado da internação do cirrótico é sua estabilização clínica, de modo que ele consiga chegar ao transplante hepático, que acaba sendo o tratamento definitivo.

COMENTÁRIOS

O cirrótico é o paciente que tem internações frequentes, conforme a doença vai evoluindo, limitando muito sua qualidade de vida. Infelizmente, nem todos conseguem chegar ao transplante hepático ou, quando chegam, não têm mais condições clínicas de cirurgia.

Muitos estudos têm sido realizados no sentido de melhorar a qualidade de vida e diminuir as complicações do cirróti-

Módulo V – Casos de Gastroenterologia

co, na tentativa de mantê-lo estável pelo maior tempo possível, para conseguir transplantar, como é o caso dos implantes de TIPS.

Assim, o(a) enfermeiro(a) tem um paciente extremamente trabalhoso no sentido braçal e também no emocional, pois é aquele paciente que não consegue ver melhora, sente que só piora sua situação e acaba perdendo a fé e a esperança de uma recuperação.

Tudo no cirrótico faz sentido e, se o(a) enfermeiro(a) conhecer a fisiopatologia da doença, ele pode prever e evitar muitas complicações, tais como sangramentos e distúrbios hidroeletrolíticos e ácido-básicos.

QUESTÕES PARA DISCUSSÃO DOCENTES/ DISCENTES

- Conhecer a fisiopatologia da cirrose.
- Discutir a epidemiologia dessa patologia.
- Refletir sobre os principais diagnósticos de enfermagem e traçar um plano de cuidados imediatos e mediatos para esse paciente.
- Refletir sobre os aspectos emocionais desse paciente.
- Refletir sobre os aspectos éticos relacionados aos transplantes.
- Refletir sobre o papel do(a) enfermeiro(a) no contexto da emergência clínica e de suas possibilidades de ação.
- Fazer fichas das principais medicações utilizadas nessa situação.
- Estudar os aspectos relacionados aos dados laboratoriais mais comuns.
- Quais outros diagnósticos de enfermagem você levantaria para esse paciente, considerando que o quadro atual vai se resolver e pensando na continuidade da assistência desse paciente para a alta?

REFERÊNCIAS

1. Pró-fígado – clínica e cirurgia das doenças hepáticas. Disponível em: http://www.pro-figado.com.br; acessado em 20 de março de 2009.
2. Hepcentro – hepatologia médica. Disponível em: http://www.hepcentro.com.br; acessado em 20 de março de 2009.

BIBLIOGRAFIA CONSULTADA

Boyer TD, Henderson JM, Heerey AM, Arrigain S, Konig V, Connor J et al. Cost of preventing variceal rebleeding with transjugular intrahepatic portal systemic shunt and distal splenorenal shunt. Journal of Hepatology. 2008;48:407-14.

Guyton A, Hall J. Tratado de fisiologia médica. 11.ed. Rio de Janeiro: Elsevier; 2006.

Harrod-Kim P, Saad W, Waldman D. Predictors of early mortality after transjugular intrahepatic portosystemic shunt creation for the treatment of refractory ascites. J Vasc Interv Radiol. 2006;17:1605-10.

Knobel E. Condutas no paciente grave. São Paulo: Atheneu; 2006.

North America Nursing Diagnosis Association (NANDA). Diagnóstico de enfermagem da NANDA: definições e classificação 2015-2017. 10.ed. Porto Alegre: Artmed; 2015.

Parolin MB, Coelho JCU, Igreja M, Pedroso ML, Groth AK, Gonçalves CG. Resultados do transplante de fígado na doença hepática alcoólica. Arq Gastroenterol. 2002;39(3):147-52.

Steele AG, Sabol V. Distúrbios gastrintestinais comuns. In: Morton PG, Fontaine DK. Cuidados críticos de enfermagem: uma abordagem holística. 9.ed. Rio de Janeiro: Guanabara Koogan; 2011. p.1049-91.

Tripathia D, Redheadb D. Transjugular intrahepatic portosystemic stent-shunt: technical factors and new developments Eur J Gastroenterol Hepatol. 2006;18:1127-33.

Weintraub JL, Mobley DG, Weiss ME, Swanson E, Kothary N. A novel endovascular adjustable polytetra-fluoroethylene-covered stent for the management of hepatic encephalopathy after transjugular intrahepatic portosystemic shunt. J Vasc Interv Radiol. 2007;18:563-6.

Terapia nutricional enteral

Mairy Jussara de Almeida Poltronieri
Thaiz Angelica Franzoni da Silva

HISTÓRIA

Paciente do sexo masculino, 82 anos, internado em uma unidade semi-intensiva há sete dias por causa de um quadro de pneumonia. Como antecedentes, apresenta demência senil e acidente vascular isquêmico com sequela à direita. É portador de gastrostomia há dois anos e terapia nutricional enteral (TNE).

DADOS CLÍNICOS

O paciente apresentava-se consciente, confuso, em uso de máscara de ventilação não invasiva pela maior parte do tempo, com melhora do padrão respiratório e saturação de 99%, afebril, normocárdico e normotenso. Eutrófico, com abdome distendido e vazamento de conteúdo gástrico (perigastrostomia). Curativo com gaze na gastrostomia com secreção sanguinolenta e pápula na inserção (Figura 23.1).

Recebe dieta enteral de 1.200 mL, por bomba de infusão, 100 mL/hora, com evacuações líquidas 6 vezes por dia.

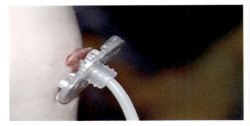

Figura 23.1 – Gastrostomia com pápula.
Fonte: acervo do autor.

PRESCRIÇÃO MÉDICA DO DIA

- Dieta enteral hiper/hiper por gotejamento: 1.200 mL/dia.
- Fibra: 10 g/dia.
- Ceftriaxona: 1 g, 2 vezes/dia.
- Clindamicina: 600 mg IV, 3 vezes/dia.
- Fenitoína: 100 mg por gotejamento, 3 vezes/dia.
- Pantoprazol: 20 mg por gotejamento, 1 vez/dia.
- Xarope de cloreto de potássio: 15 mL por gotejamento, 2 vezes/dia.

- Pidolato de magnésio: 1,5 g por gotejamento, 2 vezes/dia.
- Mupirocina (pomada perigastrostomia).

HIPÓTESES DIAGNÓSTICAS
- Refluxo.
- Sonda de gastrostomia mal posicionada.
- Balão da gastrostomia estourado.
- Granuloma.
- Diarreia infecciosa.
- Diarreia osmótica.

Entende-se por TNE o conjunto de procedimentos terapêuticos para manutenção ou recuperação do estado nutricional do paciente por meio da nutrição enteral (NE).

Estudos apontam os benefícios da introdução de NE precoce nas primeiras 12 a 48 horas após a admissão hospitalar com objetivo de atenuar complicações relacionadas com a degeneração do trato gastrointestinal e com a possibilidade de translocação bacteriana, diminuir os riscos de infecção e resposta inflamatória da fase aguda mediada por citocinas e reduzir o risco de desnutrição.

A desnutrição acarreta maiores índices de mortalidade, cicatrização mais lenta de feridas, elevação da taxa de infecção, prolongamento da internação hospitalar, aumento de complicações, menor rotatividade dos leitos e, consequentemente, maior custo para tratamento de doentes internados, bem como para o sistema de saúde.

Para tanto, em um esforço multidisciplinar, é preciso buscar a prescrição médica adequada, a avaliação nutricional nas primeiras 24 horas após admissão hospitalar e, sobretudo, a infusão da NE em doses plenas, visando alcançar os benefícios que ela pode proporcionar.

Nesse sentido, a participação da equipe de enfermagem, assegurando que os volumes prescritos sejam efetivamente administrados, evitando possíveis complicações e intervindo com competência diante delas, é um dos pré-requisitos para uma terapêutica nutricional bem-sucedida.

ASSISTÊNCIA DE ENFERMAGEM

Esse cenário retrata três condições clínicas nas quais a intervenção de enfermagem será determinante para assegurar a TNE, maximizando seus benefícios ao paciente.

REFLUXO

O refluxo refere-se ao retorno de conteúdo gástrico igual ou superior a 50% do último volume infundido. A saída de conteúdo gástrico pela boca do paciente também é considerada refluxo, independentemente da quantidade.

Nesse caso, o paciente recebe a dieta enteral por bomba de infusão de maneira cíclica, ou seja, infusão durante o dia com pausa noturna, 100 mL/hora, sendo administrada em 12 horas para compensar as pausas para a fenitoína (explicação complementar no tópico "Interação medicamento-nutriente). Está com ventilação não invasiva e, portanto, deglutindo ar, o que contribui para a distensão abdominal, além do uso de fibras suplementar.

Para avaliar a tolerância do paciente à dieta administrada, o refluxo deverá ser verificado a cada quatro horas, nas primeiras 48 horas após a introdução da terapia enteral e, havendo uma boa tolerância, a verificação poderá ser espaçada para cada 8 horas.

Em pacientes crônicos, ou seja, usuários de TNE por longos períodos, como o paciente em questão, o refluxo poderá ser verificado a cada 6 horas nas primeiras 48 horas após a internação, e havendo boa tolerância, duas vezes ao dia (excluindo horários de pausa noturna).

Módulo V – Casos de Gastroenterologia

Na presença de aspiração de conteúdo gástrico, as condutas de enfermagem vão variar de acordo com o volume aspirado. Se o conteúdo aspirado for:

- Menor que a metade do volume (mL/h) programado na bomba de infusão, nas últimas duas horas: desprezar o conteúdo aspirado, manter a infusão e verificar decúbito elevado a 45°.

- Maior ou igual à metade do volume (mL/h) programado na bomba de infusão, nas últimas duas horas: reinfundir a dieta e diminuir o gotejamento da bomba de infusão em 50%. O gotejamento deverá ser aumentado gradativamente conforme a tolerância, até alcançar a velocidade de infusão em 14 horas (desejado) – 12 horas para o paciente em questão. Isso porque está prescrita a fenitoína, droga que exige pausa da dieta 1 hora antes e 1 hora após sua administração, para evitar interação droga-nutriente, de modo que o gotejamento estava aumentado como forma de compensação. As outras duas doses foram programadas para a pausa noturna.

  Com a diminuição do gotejamento da dieta na bomba de infusão em função do refluxo, o tempo de pausa noturno será diminuído, mas a meta principal, que é a administração de todo o volume prescrito, deverá ser o foco da assistência de enfermagem. Portanto, temporariamente, pode-se eliminar a pausa noturna, porém, evitando suspensão da dieta enteral ou infusões parciais do volume prescrito.

  Recomenda-se, ainda, sugerir à equipe médica a utilização de pró-cinéticos para aumentar o peristaltismo e propiciar o esvaziamento gástrico, além de mudança de fórmula da dieta enteral, se estiver utilizando fórmula mais rica em gordura e com fibras. A fibra suplementar poderá causar distensão abdominal e, como medida preventiva do refluxo, deverá ser suspensa.

- Maior ou igual ao total do volume (mL/h) programado na bomba de infusão: pausar a dieta, comunicar o(a) médico(a) e sugerir mudança no posicionamento da sonda para pós-pilórica. Nesse caso, uma sonda gastrojejunal.

  A pausa da bomba deverá ser realizada somente no ato da verificação do refluxo. Observar o aspecto do conteúdo aspirado. Se o refluxo apresentar um aspecto sanguinolento ou fecaloide, jamais reinfundir, suspender a dieta e comunicar a equipe médica.

Tabela 23.1 – Resumo das condutas de enfermagem diante do refluxo em pacientes submetidos à terapia nutricional enteral por bomba de infusão, de maneira cíclica, ou seja, contínua durante o dia com pausa noturna

Orientações para casos de refluxo – pacientes crônicos com dieta cíclica	
Teste de refluxo	A cada 6 horas nas primeiras 48 horas e, se houver boa tolerância, espaçar para 2 vezes ao dia
Menor que a metade do volume (mL/h) da bomba de infusão nas 2 últimas horas	Desprezar o volume aspirado Manter a infusão no mesmo gotejamento Checar decúbito elevado ≥ 45°
Maior ou igual que a metade do volume (mL/h) da bomba de infusão nas 2 últimas horas	Reinfundir o volume* Diminuir 50% do gotejamento Checar decúbito, avaliar distensão gástrica, sugerir pró-cinético Considerar alteração da fórmula da dieta e posicionamento da sonda
Maior ou igual ao total do volume (mL/h) da bomba de infusão nas 2 últimas horas	Desprezar o volume aspirado Pausar a dieta Comunicar médico responsável

* Se o volume aspirado for de aspecto sanguinolento ou fecaloide, não deverá ser reinfundido.

GRANULOMA

Descrito na literatura como uma "esponja" ou "grande massa de tecido friável que se exacerba do epitélio". Esse crescimento exagerado de tecido de granulação ocorre durante a fase proliferativa do processo de cicatrização, sendo altamente vascularizado e podendo sangrar facilmente. A superfície é úmida, favorecendo a colonização bacteriana e a formação de biofilme.

O exato mecanismo de desenvolvimento do granuloma não está claro. Possivelmente seja o resultado de vários fatores, os quais, juntos ou isolados, geram uma resposta inflamatória prolongada. Esses fatores podem ser: presença de infecção, reação a corpos estranhos, traumas repetidos e alergia ou hipersensibilidade a algum agente.

O granuloma é considerado uma complicação menor nas gastrostomias, com incidência de 5,5% dos casos, não sendo uma condição que ameaça a vida do paciente, porém, o sangramento, o exsudato e o odor resultantes podem afetar sua qualidade de vida.

A ocorrência do granuloma pode ser evitada por meio de cuidados como:

- Rotina diária de limpeza da pele ao redor da gastrostomia, com sabão neutro e água, mantendo o local sempre seco.
- Utilização de sondas com material biocompatível (silicone).
- Verificação do correto posicionamento do anteparo ou anel da sonda de gastrostomia, de maneira que este mantenha uma distância de 2 a 5 mm da pele, evitando atrito e trauma ou vazamento do conteúdo gástrico. Tal verificação pode ser feita a partir da rotação externa do anel ou anteparo da gastrostomia. A impossibilidade de rotação indica que ele está muito justo, favorecendo a ocorrência do granuloma por atrito.

Nas primeiras 48 horas do procedimento de gastrostomia, pode ocorrer maior drenagem de secreção serossanguinolenta, havendo necessidade de limpeza na inserção da estomia e troca de curativo com maior frequência. Após esse período, colocar apenas uma lâmina de gaze entre a pele e o anel da sonda (anteparo), para evitar escoriações, e trocá-la uma vez ao dia após o banho ou sempre que estiver úmida ou com sujidade.

Estudos apontam que a utilização de curativos impregnados com hidrocloreto de poli-hexametileno guanidina (PHMB), com ação bactericida, favoreça a prevenção de infecção no ponto de inserção da sonda e minimize o aparecimento de granulomas. A frequência de troca segue a recomendação para a gaze, com técnica limpa.

DIARREIA

A diarreia corresponde ao número de evacuações líquidas ou semilíquidas superior a três episódios ao dia. Entre as ações de enfermagem para controle da diarreia, deve-se conscientizar a equipe sobre o fato de que pausas prolongadas da dieta e jejuns desnecessários comprometem o estado nutricional do paciente e podem provocar desnutrição hospitalar. Dos casos de diarreia em pacientes que recebem TNE, somente 20% estão diretamente relacionados com o uso propriamente dito da dieta enteral, categorizando as diarreias osmóticas.

DIARREIA OSMÓTICA

Tanto a osmolaridade quanto a osmolalidade refletem o número de partículas dissolvidas na solução.

- **Osmolaridade:** refere-se ao número de miliosmoles por litro de solução.
- **Osmolalidade:** refere-se ao número de miliosmoles por quilograma de água.

O conhecimento da osmolaridade da NE e do posicionamento do acesso enteral é importante para determinar a forma e a velocidade de infusão da dieta, a fim de prevenir e tratar possíveis complicações.

Módulo V – Casos de Gastroenterologia

Sendo assim, quanto maior o número de partículas, maior é a osmolaridade. No estômago, dietas com osmolaridade elevada reduzem os movimentos de propulsão, dificultando o esvaziamento gástrico, ao passo que, no duodeno e no jejuno, alimentos hiperosmolares aumentam o peristaltismo e ativam a propulsão da dieta. Em algumas situações, são até responsáveis pela aceleração do trânsito intestinal e pela presença de diarreia osmótica.

A osmolaridade da dieta deve aproximar-se o máximo possível da osmolaridade plasmática (290 mOsm/L).

A dieta do paciente já estava em bomba de infusão, o que confere um controle mais rigoroso da administração. Nesse caso, o tempo de infusão deverá ser aumentado de 12 para 18 horas, ocasionando uma redução do gotejamento para 66 mL/hora. O enfermeiro deverá avaliar diariamente o paciente e, havendo melhora da frequência e da consistência das fezes, deve-se elevar progressivamente o gotejamento até alcançar novamente a velocidade desejada para obtenção de 8 a 10 horas de pausa noturna.

Concomitantemente, é preciso checar se as medicações prescritas estão relacionadas com a diarreia, como quimioterápicos, laxativos e antibióticos, sobretudo cefalosporinas de terceira geração, como clindamicina e ampicilina. Na prescrição do dia, o paciente estava recebendo antibióticos, xarope de cloreto de potássio e reposição de magnésio, ambos potenciais desencadeadores de diarreia. Cabe ao(à) enfermeiro(a) verificar a real necessidade de reposição desses eletrólitos e a substituição do xarope que contém sorbitol por outra apresentação farmacológica. A fibra suplementar, dependendo do tipo, também pode causar diarreia, e a suspensão soma-se à condição do refluxo, ou seja, favorecerá a melhora das duas condições clínicas, diarreia e refluxo.

Deve-se verificar a possibilidade de diarreia infecciosa, pelo exame de fezes, além da fórmula utilizada. Na ocorrência de diarreia, é fundamental a coleta de fezes, para a sequência diagnóstica. O intervalo de tempo entre a coleta e o envio ao laboratório deve ser o menor possível.

DIARREIA POR *CLOSTRIDIUM DIFFICILE*

O *Clostridium difficile* é uma bactéria Gram-positiva, anaeróbia estrita, formadora de esporos, abundante no solo e águas estagnadas, podendo permanecer no ambiente sob a forma de esporos durante semanas, já que é resistente às principais rotinas de desinfecção e requer remoção mecânica.

Os dois pilares da prevenção da diarreia associada ao *C. difficile* em unidades hospitalares são uma política racional de uso de antibióticos e uso correto de barreiras que evitem a disseminação da forma esporulada. O uso desnecessário e inapropriado de antibióticos deve sempre ser evitado.

Trata-se de uma bactéria comensal do trato gastrointestinal que coloniza o cólon em cerca de 3% dos adultos saudáveis e em 10 a 30% dos doentes hospitalizados. Em condições normais, a microflora intestinal inibe o crescimento de *C. difficile*. No entanto, quando o equilíbrio da flora intestinal é alterado por intermédio de antibióticos, o *C. difficile* encontra as condições propícias a suas germinação, colonização e segregação de toxinas.

A transmissão do *C. difficile* ocorre, inicialmente, por via fecal-oral, sendo as mãos do profissional de saúde e dos contactantes uma importante via de transmissão cruzada. A contaminação do ambiente também tem um importante papel na cadeia de transmissão, principalmente pela manutenção do *C. difficile* sob a forma esporulada.

Durante a progressão da infeção associada a *C. difficile* começa um ciclo de formação de esporos por essa bactéria, os quais são libertados no lúmen cólico e, posteriormente, são lançados no meio ambiente. Ainda são desconhecidos os mecanismos que possibilitam a sobrevivência, a germinação e a persistência de esporos no trato intestinal.

O *C. difficile* produz dois tipos de toxinas: a toxina A, que tem efeitos enterotóxico e citotóxico, e a toxina B, a qual tem uma forte atividade citotóxica. A atividade enterotóxica da toxina A induz a secreção aquosa intensa e o efeito citotóxico das toxinas A e B, causam um aumento da permeabilidade vascular, em virtude da destruição das ligações intercelulares e, posteriormente, hemorragia. Além disso, as toxinas A e B induzem a produção do fator alfa de necrose tumoral e de interleucinas pró-inflamatórias associadas à formação de pseudomembranas.

O *C. difficile* é responsável por cerca de 30% das diarreias associadas ao uso de antibióticos.

Entre os fatores de risco para o desenvolvimento de doença associada ao *C. difficile*, para além do uso de antibióticos, nomeadamente clindamicina, ampicilina e cefalosporinas de terceira geração, também se devem considerar hospitalização prolongada, idade superior a 65 anos, imunossuprimidos, doentes com comorbidades, oncológicos, doentes com patologia gastrointestinal, nomeadamente doença intestinal inflamatória, gastrectomizados e doentes sujeitos a alimentação entérica. Mais recentemente, o uso de inibidores da bomba de prótons foi também sugerido como fator de risco.

O *C. difficile* pode causar sintomatologia que varia desde uma diarreia aquosa até casos mais graves de colite pseudomembranosa, megacólon tóxico ou perfuração cólica. Febre, arrepios, dor abdominal localizada, sobretudo no hipogastro, aumento de creatinina e leucocitose são frequentes, mas detectados em menos de 50% dos doentes. Quando surgem aumento do lactato sérico, falência renal, hipertensão arterial, íleo paralítico ou choque, o quadro clínico torna-se mais grave. O diagnóstico de *C. difficile* é feito a partir de vários métodos: detecção direta da toxina em amostras de fezes, por vezes após a cultura destas, para aumentar a sensibilidade, e ensaio de neutralização de citotoxinas, métodos que demoram 3 a 4 dias até se obter o resultado; imunoensaio para a detecção do antígeno pelo teste da glutamato-desidrogenase (GDH), que tem alta sensibilidade, mas não diferencia estirpes toxigênicas e não toxigênicas, e imunoensaio para toxina A e/ou B, que tem alta especificidade, métodos que permitem obter o resultado em minutos; ensaios moleculares para os genes codificadores de ambas as toxinas, os quais apresentam alta sensibilidade e dão os resultados ao fim de algumas horas.

Se possível, deve-se suspender a antibioticoterapia sistêmica nos pacientes com infecção por *C. difficile*. Os dois principais antibióticos utilizados para tratamento de infecção por *C. difficile* são o metronidazol e a vancomicina. A vancomicina não é mais considerada terapia de primeira escolha para tratamento de *C. difficile*, pois apresenta a mesma eficácia que o metronidazol e há risco, durante a terapia, de surgimento de *Enterococcus* spp. resistente à vancomicina.

Probióticos

Probióticos são encontrados em leites fermentados, iogurtes, pós e cápsulas como *lactobacillus*, bifidobactéria e *Saccharomyces boulardii*. Atuam inibindo a adesão bacteriana na mucosa intestinal. A eficácia desse agente para prevenção é controversa, pois os estudos são heterogêneos. Ainda é inconclusivo se eles teriam efeito na prevenção ou poderiam ser utilizados como terapia adjuvante na primoinfeção ou nos episódios de recidiva.

Higiene das mãos

Como o álcool não é efetivo contra o *C. difficile*, é preciso lavar as mãos com água e clorexidina degermante após manipular o paciente com doença associada ao *C. difficile* e seu mobiliário. Sempre que possível, o paciente sintomático deve ficar em quarto privativo. Pode-se optar também por "coortes" de pacientes infectados. É preciso usar luvas e capotes ao manipular o paciente e o mobiliário (conforme a rotina de precaução de contato da Comissão de Controle de Infecção Hospitalar – CCIH). Os pacientes que forem fazer exames (tomografia, RX) serão tratados com as mesmas precauções de contato, no entanto, os aparelhos e mobiliários deverão ser desinfetados com hipoclorito de sódio 1%, e não álcool 70%.

- **Precaução de contato**: após 48 horas sem episódios de diarreia, está autorizada a suspensão da precaução de contato.

ASSISTÊNCIA DE ENFERMAGEM – CUIDADOS GERAIS
GASTROSTOMIAS

Com relação às gastrostomias, os seguintes cuidados devem ser tomados:

- Para manter a permeabilidade da sonda, preconiza-se a irrigação permanente, com o uso de água filtrada, seringa de 20 mL e pressão manual, nas seguintes situações:
    - término da infusão da dieta ou pausa da bomba de infusão para a realização de procedimentos;
    - troca dos frascos da dieta;
    - após a infusão de medicamento;
    - entre a administração de um medicamento e outro, porém, com um volume igual a 10 mL;
    - após verificação de resíduo gástrico.
- Deve-se utilizar uma seringa de 20 mL com bico, para melhor adaptação da sonda, sem danificá-la, e infundir 20 mL de água filtrada por vez, repetindo a operação se houver resíduo de dieta no corpo da sonda (visível nas sondas de silicone) ou na presença de resistência (se a sonda for de poliuretano).

Vale ressaltar que a administração de água em frascos durante o dia para hidratar o paciente deve ser infundida por gavagem. Assim, não há pressão e, portanto, não substitui a lavagem manual com seringa.

Quando a sonda estiver fechada/inutilizada em função de pausa alimentar, deve-se proceder à lavagem manual a cada oito horas, pois o refluxo gástrico costuma ser um ótimo obstrutor de sonda.

Manter o paciente em decúbito elevado, a 45°, durante todo o período de infusão da NE até 30 minutos após sua interrupção.

Durante os procedimentos, manipular o paciente visualizando a sonda de gastrostomia, para evitar a tração acidental.

Quando a sonda de gastrostomia apresentar *cuff* (balão), especificado na própria via (geralmente com cor diferenciada e sem tampa), ele não deverá ser manipulado.

Se houver perda da sonda (saída de sua posição original), por tração ou rompimento do balão, imediatamente o enfermeiro deverá inserir uma sonda de Foley do mesmo calibre da anterior, para manter o pertuito até que uma nova sonda de gastrostomia seja introduzida. A proatividade do(a) enfermeiro(a) é fundamental na substituição da sonda de Foley pela sonda recomendada de silicone ou poliuretano, para evitar jejum prolongado. No entanto, a prevenção desse tipo de evento é simples, e o cuidado adequado durante as manipulações é essencial.

Por fim, as sondas de gastrostomias deverão ser substituídas quando apresentarem um aspecto deteriorado, como placas de resíduo alimentar (Figura 23.2) ou de medicamentos aderidos no lúmen interno, ou, ainda, quando o corpo da sonda estiver enrugado, como sinal de desgaste do material e/ou vazamento de dieta e sucos digestivos.

Na ocorrência de vazamento da dieta e/ou suco gástrico, pausar a dieta e avaliar o tipo de intercorrência.

Observe se o anteparo (anel da sonda) está bem posicionado, ou seja, a uma distância de 2 a 5 mm da pele, evitando atrito e trauma ou vazamento do conteúdo gástrico.

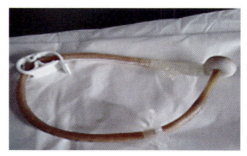

Figura 23.2 – Sonda de gastrostomia com aspecto deteriorado.

Fonte: acervo do autor.

Se a sonda for com balão (sonda de reposição), geralmente três vias, sendo a do balão sem tampa e com cor diferenciada, deve-se pedir ajuda para assegurar o posicionamento da sonda e conectar uma seringa de 20 mL, aspirando o conteúdo do balão. As possíveis intercorrências são:

- Balão murcho: haverá retorno de água; porém, em menor quantidade que aquela especificada no próprio conector do balão. Nesse caso, completar com o volume de água designado.
- Balão estourado: não haverá retorno de água, mas poderá haver aspiração do suco gástrico, resíduo da dieta ou simplesmente nenhum conteúdo. Nessa situação, suspender a dieta, fixar a sonda no abdome para manter o pertuito e otimizar a troca por uma nova.

Para as sondas que não forem do tipo com balão, e quando o anteparo estiver bem posicionado à pele, solicitar a avaliação do serviço de endoscopia ou, se houver, solicitar um enfermeiro da Equipe Multiprofissional de Terapia Nutricional (EMTN), para certificação da real necessidade de troca por uma mais calibrosa.

BOMBAS DE INFUSÃO

Os diferentes dispositivos utilizados na administração da TNE conferem segurança e eficácia ao processo. Os avanços tecnológicos têm propiciado aparelhos de manuseio mais simples, de fácil aprendizagem, mais leves e compactos. Recomendam-se bombas de infusão específicas para a administração de NE com equipos que não conectem em acessos endovenosos, se possível, com cor diferenciada.

É preciso evitar infusão de NE em bombas de medicamentos endovenosos porque estas:

- Têm alarmes específicos, sendo que alguns são desnecessários no procedimento de administração da TNE.
- São aparelhos de infusão com custo mais elevado.
- Favorecem a conexão acidental da NE ao cateter endovenoso.

A limpeza das bombas de infusão deve ser realizada diariamente com produtos conforme recomendação do fabricante e designação da CCIH.

INTERAÇÃO MEDICAMENTO-NUTRIENTE

A terapia medicamentosa por acesso enteral pode acarretar em problemas de grande relevância na prática clínica, pois fármacos e nutrientes estão sujeitos a interagir entre si. Essas interações possibilitam alterações dos efeitos das drogas, podem afetar o estado nutricional do paciente e, administrados concomitante à dieta diminuem a eficácia da droga ou aumentam sua toxicidade.

RECOMENDAÇÕES GERAIS PARA BOAS PRÁTICAS DE ENFERMAGEM

- Utilizar trituradores de medicamentos de uso exclusivo do paciente e higienizar o equipamento com água e sabão após triturar cada medicamentos.
- Interromper a infusão da dieta, se possível, 15 minutos antes da administração do medicamento.
- Lavar os acessos enterais, sejam eles sonda nasoenteral, gastrostomias ou jejunostomias com seringa de bico e 20 mL de água sob pressão manual, antes e depois de administrar os medicamentos. Nas sondas nasogastrojejunais ou gastrojejunostomias, o volume de água a ser utilizado é de 40 mL, graças à maior extensão desses dispositivos.
- Se houver duas ou mais drogas a serem administradas no mesmo horário, triturar, diluir e administrar cada uma separadamente, lavando a sonda entre uma droga e outra com 10 mL de água, ou 20 mL nos casos das gastrojejunotomias.

Módulo V – Casos de Gastroenterologia

- Os frascos de dieta não devem ser manipulados; portanto, nunca se deve adicionar medicamentos aos frascos de dieta, sejam os de sistema aberto ou fechado.
- Utilizar, preferencialmente, medicamentos na forma farmacêutica líquida.
- Medicamentos com características de liberação controlada não devem ser macerados, com risco de toxicidade, manutenção inadequada do nível sérico e risco de obstrução da sonda. Exemplos: oxicodona (Oxycontin®) e venlafaxina (Efexor XR®).
- Grânulos duros liberados após a abertura de cápsulas e drágeas não devem ser administrados por sonda, pois a dificuldade de macerar provoca risco de obstrução. Exemplo: cloreto de potássio (Slow K®).
- A perda do revestimento gastrorresistente de alguns fármacos, quando macerados/triturados, propicia inativação do princípio ativo. Exemplos: pantoprazol (Pantozol®) e bizacodil (Dulcolax®). Portanto, recomenda-se substituir o comprimido de pantoprazol por omeprazol mups (Losec Mups®), sendo este disperso em água e, depois, administrado, sem necessidade de trituração.
- Medicamentos que têm risco carcinogênico não devem ser macerados. Aconselha-se trituração em fluxo laminar. Exemplos: mofetila (Cell Cept®), azatioprina (Imuran®), micofenolato (Myfortic®) – revestimento de difícil trituração com risco de obstrução da sonda – e ciclosporina (Sandimmun®).
- Administração de fármacos hiperosmolares na forma farmacêutica líquida: os oleosos, principalmente, devem ser bem diluídos em torno de 30 mL de água filtrada, em razão do risco de diarreia, danos ao trato gastrointestinal e obstrução da sonda, principalmente os xaropes, por conterem sorbitol.
- As cápsulas de gelatina branda que contêm líquidos devem ser esvaziadas com ajuda de agulha e seringa de insulina.
- Sempre que possível, elevar a velocidade de infusão da dieta enteral, em função das pausas realizadas, para evitar interação fármaco-nutriente, a fim de que o paciente receba toda a dieta prescrita, alcançando suas necessidades calórico-proteicas e evitando a desnutrição hospitalar.

RECOMENDAÇÕES ESPECIAIS

Realizar a pausa alimentar para a administração de medicamentos que exijam a ausência de alimento no estômago, de modo que sejam completamente absorvidos, como fenitoína, aspirina, ciprofloxacina, levotiroxina, varfarina e levodopa. As condutas a seguir devem ser adotadas:

- Na administração de NE cíclica ou contínua, suspender a dieta 60 minutos antes e depois da administração do medicamento.
- Compensar o tempo de suspensão da dieta e ajustar a velocidade de infusão da bomba de infusão, para respeitar a pausa noturna, sem restrição do volume prescrito no dia.
- Na administração de NE intermitente, administrar os medicamentos no horário de pausa da dieta.

MONITORAÇÃO E REGISTRO

No decorrer da administração da dieta enteral, faz-se necessário seguir as seguintes medidas de monitoração e registro:

- Monitorar e anotar as condições gerais do paciente, como o aspecto da pele e mucosas (turgor, ressecamento e cor), o débito urinário, a hidratação e a alteração de peso.
- Monitorar a registrar a ingestão e a eliminação, realizando o balanço hídrico.
- Monitorar e registrar o peso, a cada 24 ou 48 horas, principalmente nos casos de pacientes graves e/ou desnutridos. A frequência da medida do peso pode ser ajustada aos pacientes estáveis e eutróficos, para, no mínimo, uma vez por semana. Pacientes crônicos, inalterados, poderão ser pesados uma vez por mês, exceto em situações de instabilidade clínica.

- Monitorar e anotar os sinais e sintomas de intolerância a dieta (náuseas, vômitos, distensão abdominal e diarreia). Avaliar a sensação de plenitude.
- Anotar diariamente, no planejamento da assistência de enfermagem, a data da passagem do acesso enteral e seu calibre, para o controle de permanência (tempo de uso).
- Utilizar adaptadores PEG (nos casos de estomias) para a administração de dieta e medicamentos somente quando as tampas originais das sondas estiverem danificadas.

CONSIDERAÇÕES FINAIS

A equipe de enfermagem desempenha um importante papel no controle da NE, o que envolve prover e manter a via de acesso enteral escolhida, instalar e administrar, em doses plenas, a dieta prescrita, determinar a forma e o controle da infusão, bem como prevenir complicações, detectar e atuar com conhecimento ante as intercorrências que o paciente possa apresentar durante essa terapêutica.

O reconhecimento da importância da TNE no tratamento e na recuperação dos pacientes e a constatação de que o início tardio da TNE e a desatenção aos cuidados nutricionais por parte da equipe multiprofissional podem gerar consequências deletérias ao paciente torna necessário que os profissionais da saúde busquem conhecimento para o aperfeiçoamento das boas práticas e da assistência nutricional enteral.

Toda a equipe de enfermagem deve estar habilitada, atualizada e treinada para atuar de maneira integrada com a equipe multiprofissional, a fim de qualificar e assegura a assistência ao paciente.

QUESTÕES PARA DISCUSSÃO DOCENTES/ DISCENTES	<ul><li>Quais diagnósticos de enfermagem você pontuaria para o paciente estudado neste capítulo?</li><li>Mediante os diagnósticos de enfermagem pontuados, estabelecer ações de enfermagem pertinentes.</li><li>O que ocorre no organismo de um paciente com carência de albumina?</li><li>Qual o papel do(a) enfermeiro(a) na avaliação medicamentosa na vigência da NE?</li><li>Em grupos de cinco alunos, traçar um plano de ações preventivas-infecciosas.</li><li>Quais as medidas preventivas para evitar o aparecimento de granuloma?</li><li>Citar as intervenções de enfermagem mediante o quadro clínico de diarreia.</li><li>Qual o papel do sódio, do cálcio, do magnésio e do potássio no organismo humano?</li></ul>

BIBLIOGRAFIA CONSULTADA

Brasil. Ministério da Saúde. Secretaria de Vigilância Sanitária. Resolução da Diretoria Colegiada – RCD n. 63, de 6 de julho de 2000. Regulamento Técnico para a Terapia de Nutrição Enteral. Diário Oficial da União, Brasília, 7 de junho de 2000.

Canadian Clinical Practice Guidelines. Critical Care Nutrition. Summary of revisions to the recommendations. February 5th; 2013.

Módulo V – Casos de Gastroenterologia

Cappellanes CA. Projeto Diretrizes. Sociedade Brasileira de Endoscopia Digestiva. 2009-2010.

Conselho Federal de Enfermagem – Cofen. Resolução n. 277, de 16 de junho de 2003. Dispõe sobre a ministração de nu-trição parenteral e enteral. Disponível- em http://www.cofen.gov.br/resoluo-cofen-2772003_4313.html; acessado em 28 de junho de 2018.

DITEN. Projeto Diretrizes em Terapia Nutricional. Associação Médica Brasileira e Conselho Federal de Medicina Volume IX, São Paulo: Câmara Brasileira do Livro; 2011.

Evans J. Exit site management in the community using Kendall™ AMD antimicrobial foam dressing with PHMB. JCN. 2014;28(1):55-8.

Heyland DK. Effect of postpyloric feeding on gastroesophageal regurgitation and pulmonary microaspiration. Crit Care Med. 2001;29(8):1495-501.

Lima, GL, Negrini, NMM. Assistência farmacêutica na administração de medicamentos via sonda: escolha da forma farmacêutica adequada. Einstein. 2009;7:9-17.

Loser Chr, Aschl G, Hébuterne X, Mathus-Vliegen EMH, Musacaritoli M, Niv Y et al. ESPEN guidelines on artifici-al enteral nutrition-Percutaneous endoscopic gastrostomy (PEG). Clinical Nutrition. 2005;24:848-56.

Poltronieri MJA. Eventos adversos na administração de dieta enteral em unidade de terapia intensiva: análise compara-tiva entre o volume prescrito e o administrado [dissertação]. São Paulo: Escola de Enfermagem, Universidade de São Paulo; 2006.

Ribeiro PC, Silva TAF, Ruotolo F, Barbosa LMG, Poltronieri M, Borges JLA. Manual para administração de medica-mentos por acessos enterais. Hospital Sírio-Libanês. São Paulo: Atheneu; 2013.

Spruce P, Warriner L, Keast D, Kennedy A. Heridas en el punto de inserción Made Easy. Wounds International. 2012;3(2), Disponível em: http//www.woundsinternational.com; acessado em 28 de junho de 2018.

Spruce P, Warriner L. Managing overgranulation tissue around gastrostomy sites. Br J Nurs. 2012 Mar 8-21;21(5):S14-6, S18, S20 passim.

Stroud M, Duncan H, Nightingale J. Guidelines for enteral feeding in adult hospital patients. Gut. 2003; 52(suppl 7):vii1-12.

Viana H L. Clostridium difficile: infecção e ribotipos. J Port Gastroenterol. 2013;20(6):240-2.

Waitzberg DL, Waleska TC, Correia MITD. Hospital malnutrition: the Brazilian National Survey (IBRA-NUTRI): a study of 4000 patients. Nutrition. 2001;17:573-80.

Caso de Nefrologia/ Urologia

VI

Ana Maria Calil Sallum

24

Insuficiência renal crônica – assistência de enfermagem ao paciente em hemodiálise

Maria Inês Salati

HISTÓRIA

Paciente de 45 anos, sexo feminino, branca, casada, dois filhos. Nascida no Paraná, trabalha como auxiliar de cozinha. Faz acompanhamento regularmente, há dez anos, no ambulatório de diabetes e de hipertensão em um hospital público de São Paulo. Na última consulta, mostrava-se anêmica, hipertensa, hiperglicêmica, dispneica, edemaciada (++/4+), hálito cetônico, pouco letárgica, referindo astenia e oligúria na última semana, além de urina espumosa. Nas consultas anteriores, não evidenciava alterações clínicas nem dos exames laboratoriais. Após a consulta, foi encaminhada ao pronto-socorro para avaliação e possível internação para investigação.

Antecedentes pessoais: tem *diabetes mellitus* tipo I desde os 10 anos de idade e é insulinodependente desde então. Tornou-se hipertensa após a segunda gestação, há 20 anos, quando necessitou de medicação anti-hipertensiva para controle da pressão arterial, de que faz uso até hoje, com captopril. Os dois partos foram cesarianas. É tabagista, consome 20 cigarros por dia, há 25 anos. Há um ano, teve precordialgia e, no hospital onde foi atendida, realizou cinecoronariografia, que revelou oclusão de 50% da artéria descendente anterior. Não sabe informar o tipo de contraste utilizado no exame. Apresentou lombalgia e fez uso de anti-inflamatório não esteroide (AINE), no caso, diclofenaco de sódio, três comprimidos ao dia por 3 semanas consecutivas, há cerca de 15 dias.

Medicações em uso: insulina NPH 30 UI SC de manhã; captopril 25 mg – 2 vezes/dia; monocordil 20 mg – 1 comprimido/dia; omeprazol 20 mg – 1 comprimido/dia.

Antecedentes familiares: pai vivo, 70 anos, diabético, teve infarto agudo do miocárdio há um ano. Mãe falecida por acidente vascular encefálico hemorrágico há dois anos. Filhos sadios.

EXAME FÍSICO

Chegou ao pronto-socorro consciente, orientada, pouco letárgica, informando insônia, astenia, fraqueza, náuseas intensas, descorada +++/4+, palidez cutânea, anictérica, acianótica, oligúrica, edema pré-tibial ++/4+, dispneica. FR = 28 rpm; FC = 86 bpm rítmicos; PA = 180 × 90 mmHg. Boa perfusão periférica, estase jugular a 45°. Na ausculta pulmonar, apresentava estertores crepitantes em bases bilateralmente. Nega tosse. Ausculta cardíaca: bulhas rítmicas normofonéticas a dois tempos, sem sopros. Abdome plano, flácido, indolor à palpação, com ruídos hidroaéreos presentes, sem visceromegalias. Refere fezes de aspecto normal. Membros inferiores sem sinais infecciosos ou de trombose venosa profunda, pulsos periféricos palpáveis. Ficou em observação na retaguarda do pronto-socorro.

EXAMES REALIZADOS

- Ureia: 175 mg/dL.
- Creatinina: 5,2 mg/dL.
- Sódio: 146 mEq/L.
- Potássio: 5,9 mEq/L.
- Hematócrito: 27%.
- Hemoglobina: 8,0 g/dL.
- Cálcio iônico: 1,1 mg/dL.
- Fósforo: 6,0 mg/dL.
- Plaquetas: $150.000/mm^3$.
- Leucócitos: 8.000 (linfócitos 20%, eosinófilos 2,5%, basófilos 1,5%).
- Glicemia: 380 mg/dL.
- Exame de urina I: pH = 6, densidade 1028, proteínas ++, leucócitos 5.000/mL (nl = 10.000/mL), eritrócitos 9.000/mL (nl = 10.000/mL).
- Proteinúria de 24 horas: 1,8 g/L (volume urinário de 24 horas: 800 mL).
- *Clearance* de creatinina: 14 mL/minuto.
- ECG: ritmo sinusal, com sinais de sobrecarga de ventrículo esquerdo.
- Ecocardiograma, que revelou fração de ejeção: 65%; hipertrofia ventricular esquerda.
- USG renal: rim direito = 9 cm, rim esquerdo = 7,2 cm.
- Peso: 75 kg.
- Altura: 1,56 m.
- Exame de fundo de olho: retinopatia diabética não proliferativa moderada e retinopatia hipertensiva leve.
- A paciente apresentou sorologias virais negativas.

Conduta médica: internação para acompanhamento clínico da função renal, anemia, padrão respiratório, glicemia e volemia. Avaliação e correção dos fatores desencadeadores da descompensação diabética e renal.

EVOLUÇÃO

Após dois dias de internação, a paciente evoluiu com quadro urêmico, hipervolemia, hipercalemia e acidose metabólica, necessitando iniciar terapia de substituição renal por meio da hemodiálise. Para o procedimento ocorrer, foi necessária a colocação de cateter venoso central do tipo duplo lúmen de curta permanência em veia jugular direita. Iniciou a hemodiálise logo após a realização de RX de tórax para confirmação do posicionamento correto do cateter.

Após uma semana de internação e estabelecido o diagnóstico de insuficiência renal crônica, indicou-se o implante de cateter de longa permanência e a realização de fístula arteriovenosa (FAV) radial esquerda para seguimento e tratamento ambulatorial de hemodiálise. Enquanto isso, realizou hemodiálise internada nesse hospital.

Diante da notícia do tratamento crônico, houve não aceitação, rebeldia, revolta e comportamento depressivo por parte da paciente.

Módulo VI – Caso de Nefrologia/Urologia

AÇÕES PRIORITÁRIAS COM RELAÇÃO AOS ACHADOS

A paciente está estável hemodinamicamente, consciente, mas pouco letárgica, com níveis elevados de ureia, creatinina e glicemia, fatores importantes para evoluir com rebaixamento do nível de consciência. Nesse cenário, a observação do estado de consciência torna-se prioritária, visto que a paciente pode evoluir para quadro de coma metabólico.

As alterações glicêmicas exigem realização de glicemia capilar em intervalos regulares, a fim de acompanhar a melhora da descompensação em vigência do tratamento instituído e suas consequências nos diversos sistemas corporais.

Deve-se atentar ao padrão respiratório, à evolução da dispneia e ao controle dos sinais e sintomas de insuficiência respiratória, além do controle hídrico, pois a oligúria, o edema e os estertores pulmonares evidenciam quadro de mal funcionamento renal, podendo a retenção hídrica culminar em hipervolemia e congestão pulmonar, além de alterar a função cardiocirculatória.

Repouso poderá melhorar a clínica da paciente, que, com o quadro de anemia, tem menor transporte de oxigênio e, como consequência, terá cansaço, astenia e dispneia aos esforços.

É preciso observar sinais e sintomas neurológicos, respiratórios, alterações do volume urinário e eletrolíticas e sinais vitais, importantes pontos no controle dessa paciente, que, como aconteceu, evoluiu com piora da função renal, diminuição do volume urinário e retenção de escórias nitrogenadas, desequilíbrio hidroeletrolítico e acidobásico, que gerou a necessidade de terapia de substituição renal.

O preparo e a orientação da paciente e dos familiares quanto à doença crônica, ao percurso do tratamento, às vias de acesso venoso para hemodiálise e seus cuidados são de extrema importância para a aceitação e o enfrentamento eficaz da situação.

Acolhimento, observação das vulnerabilidades apresentadas pela paciente, suporte emocional, retirada de dúvidas e encaminhamento para atendimentos psicológico, nutricional e de assistente social poderão ser necessários para facilitar a adequação ao tratamento.

HIPÓTESES DIAGNÓSTICAS

- Insuficiência renal crônica agudizada.
- Insuficiência renal crônica.

FISIOPATOLOGIA

A insuficiência renal crônica (IRC) ou doença renal crônica (DRC), é uma síndrome metabólica decorrente de uma perda progressiva, geralmente lenta, da capacidade excretora renal. Dado que a função de excreção de catabólitos é resultante principalmente da filtração glomerular, a IRC consiste em uma perda progressiva da filtração glomerular, que pode ser avaliada clinicamente pela medida do *clearance* de creatinina em urina de 24 horas.[1]

A causa mais comum de IRC é o *diabetes mellitus*, sendo fator de desenvolvimento de nefropatia em um alto percentual de pacientes, ocasionando microalbuminúria e redução da taxa de filtração glomerular em prazo de 5 a 10 anos após o diagnóstico.

Hipertensão arterial ocupa o segundo lugar entre as causas de nefropatia.

Várias doenças glomerulares, como rins policísticos, síndromes nefríticas e nefróticas glomerulares, lúpus eritematoso sistêmico, amiloidose, uso de medicações nefrotóxicas, entre outras, também podem ser etiologias da IRC.

A fisiopatologia é complexa. Independentemente do fator etiológico, uma série de eventos são deflagrados.

Apesar do dano renal, o rim apresenta uma capacidade compensatória, na qual os néfrons remanescentes desempenham toda a função renal por algum tempo até que ocorra a disfunção definitiva.

Após a lesão inicial, ocorre uma hipertrofia glomerular na tentativa de os néfrons remanescentes manterem o ritmo de filtração glomerular ora diminuído. Pode haver um aumento da permeabilidade glomerular, gerando perda de macromoléculas, como as proteínas. Isso pode provocar fibrose glomerular. Também se pode ter a doença túbulo intersticial como geradora de atrofia tubular.

A lesão renal também gera aumento da produção de angiotensina II, que contribui para a cicatrização do glomérulo. Juntam-se a isso alterações celulares e bioquímicas, que resultam em piora renal progressiva e perda da função do órgão.

Em indivíduos normais, a taxa de filtração glomerular (TFG) é da ordem de 110 a 120 mL/minuto, correspondendo à função de filtração de cerca de 2.000.000 de néfrons (glomérulos e túbulos renais). Em pacientes com IRC, a filtração reduz-se a tal ponto que pode chegar, em casos avançados, até 10-5 mL/minuto. Nesse momento, o tratamento dialítico ou o transplante renal se fazem necessários.[1]

A IRC é classificada, então, em cinco estágios, de acordo com a taxa de filtração glomerular estimada:

1. Dano renal com TFG $\geq$ 90 mL/minuto/1,73 m².
2. Dano renal leve com TFG entre 60 e 89 mL/minuto/1,73 m².
3. Dano renal moderado com TFG entre 30 e 59 mL/minuto/1,73 m².
4. Dano renal com diminuição grave na TFG entre 15 e 29 mL/minuto/1,73 m².
5. Doença renal em estádio terminal com TFG $\leq$ 15 mL/minuto/1,73 m².

Os primeiros exames a serem considerados no diagnóstico da IRC são: creatinina, microalbuminúria (fator de risco para IRC no diabetes e na hipertensão), estimativa da TFG (*clearance* de creatinina), urina I, ultrassonografia renal (determina atrofia renal e/ou obstruções das vias urinárias).

Uma vez estabelecida a IRC, o acompanhamento da progressão da doença faz-se necessário a partir do estágio 3. Deve-se realizar acompanhamento da anemia, dos eletrólitos, do cálcio e do fósforo, além do paratormônio (PTH), em intervalos de seis meses. A partir do estágio 5, o intervalo passa a ser de 1 a 3 meses.

Em geral, o paciente é incentivado a participar diretamente do manejo e do retardamento do início da terapia de substituição da função renal, incluindo restrição hídrica, controle dietético quanto à ingestão proteica, potássio, fósforo e sal, controle glicêmico e da pressão arterial. Esses são itens essenciais para evitar a progressão da IRC. Além disso, ocorrem redução na produção de eritropoietina, que provoca anemia; hiperfosfatemia, em razão da redução da excreção de fosfatos, associada a hipocalcemia por deficiência de vitamina D; acidose metabólica, decorrente da geração reduzida de bicarbonato; e sobrecarga hídrica, geradora de edemas. Apresenta também alterações dermatológicas, hálito urêmico, prurido, insônia e alterações gastrointestinais, como náuseas e vômitos.

Sabe-se que as toxinas urêmicas afetam várias partes do corpo, incluindo o cérebro e, consequentemente, ocasionando uma neuropatia periférica e disfunção no sistema nervoso central.[2]

No diabetes tipo I, a hipertensão desenvolve-se depois de anos de doença e, geralmente, reflete-se no desenvolvimento de nefropatia diabética. A coexistência de diagnósticos de diabetes e hipertensão aumenta dramaticamente o risco de desenvolver insuficiência renal, como também aumenta as complicações em vários órgãos.

A microalbuminúria pode ser causada pelo desenvolvimento anterior de alguma evidência clínica de doença coronária (p. ex., infarto do miocárdio ou outra cardiopatia) ou doença vascular intrarrenal em pacientes que têm diabetes, com ou sem hipertensão. Pessoas com diabetes e hipertensão não somente têm uma alta propensão à insuficiência renal, como também aumenta a prevalência do risco cardiovascular.

A paciente do caso ora em discussão tinha duas doenças com predomínio de evolução para IRC: a nefropatia diabética avançada e nefroesclerose hipertensiva, decorrente de hipertensão de longa data, com lesões em órgãos-alvo (coração, olhos e, agora, os rins). Agregados a essas doenças progressivas, ela apresentou dois fatores que se associaram ao desenvolvimento da IRC: a utilização de contraste na realização da cinecoronariografia e o uso abusivo de AINE.

A nefropatia do contraste é uma causa frequente de insuficiência renal aguda (IRA) intra-hospitalar em pacientes submetidos a exame contrastado. Sua incidência é de até 20% quando fatores de risco como insuficiência renal prévia e diabetes estão presentes. A creatinina alcança seu pico em 48 a 72 horas após a administração do radiocontraste. De maneira geral, o curso é não oligúrico, com alteração na função renal, de leve a moderada intensidade, não necessitando de tratamento dialítico. Evolui com recuperação funcional; porém, em alguns casos, a creatinina não retorna aos níveis de base.

Os AINE também podem induzir uma variedade de alterações deletérias na função renal, especialmente naqueles pacientes que já têm a perfusão sanguínea renal diminuída e nos que fazem uso prolongado dessas drogas, tornando o rim o segundo órgão mais afetado pelos efeitos adversos desses fármacos.

A inibição do potencial vasodilatador das prostaglandinas, com o uso do AINE, pode comprometer o fluxo sanguíneo renal e provocar uma lesão isquêmica no órgão. A nefrotoxicidade dos AINE está relacionada, principalmente, com a sua ação inibitória na síntese de prostaglandinas.

O paciente com doença renal crônica, quando em programa de hemodiálise, convive diariamente com o fato de ser portador de uma doença crônica cujo tratamento é de longa duração, trazendo impactos importantes a sua vida e à de seus familiares, gerando a necessidade de cuidado individualizado e sistematizado com base em suas necessidades, no intuito de promover melhores adaptação, interação, participação no tratamento e, consequentemente, melhor qualidade de vida.

A hemodiálise é o processo de filtração e depuração do sangue de substâncias tóxicas como ureia e creatinina, além do excesso de líquidos que necessitam ser eliminados da corrente sanguínea humana, em razão da deficiência no mecanismo de filtragem nos pacientes portadores de insuficiência renal. Assim, esse processo é realizado por meio de uma máquina de diálise e mediado pela membrana de um dialisador.

As máquinas de hemodiálise devem receber "banho" – dialisato – com tampão de bicarbonato de sódio, preparado no momento de sua utilização por máquina de mistura proporcional, equipada com um dispositivo de controle de ultrafiltração. A qualidade da água deve ser estritamente controlada por meio da osmose reversa, e realizam-se análises físico-químicas e bacteriológicas mensais em laboratórios especializados para confirmação da pureza dessa água, pois ela terá contato direto com o sangue do paciente.

Para iniciar o tratamento, é necessário um acesso vascular. Atualmente, existem três tipos de acesso que se diferenciam pelo tempo de permanência. O acesso provisório é instalado para realização de hemodiálise por um curto período, indicado para diálise de urgência ou quando não houver tempo necessário para obter um acesso definitivo. Nesses casos, insere-se um cateter, mais usualmente o cateter de duplo lúmen (CDL) em um acesso venoso central, em geral na veia jugular, subclávia ou na femoral. Posteriormente, poderá ser trocado por um de longa permanência ou realizado o acesso permanente com menor risco de infecção, que é a fístula arteriovenosa (FAV), na qual é feita a anastomose cirúrgica entre uma veia e uma artéria em braço não dominante, ocorrendo a maturação da fístula: frêmito com desenvolvimento e dilatação suficientes para inserção de duas agulhas calibrosas (16 ou 17 G), ela poderá ser usada. Isso geralmente ao redor de 45 dias após a sua realização. Outra possibilidade de acesso venoso é a prótese arteriovenosa com enxerto de politetrafluoretileno (PTFE), quando não é possível a realização da FAV nativa.

Os pacientes com IRC dependentes de tratamento hemodialítico permanecem ligados à máquina em cada sessão, por quatro horas, sendo realizadas 3 vezes por semana. O tratamento exige equipe especializada, equipamentos sofisticados tecnicamente e grande capacidade de avaliação clínica.

Discussão de Casos Clínicos e Cirúrgicos

Durante a sessão de hemodiálise, administra-se no paciente uma droga anticoagulante, como a heparina, para evitar coagulação do sistema extracorpóreo.

As complicações mais comuns durante a hemodiálise são hipotensão e câimbras, podendo também ocorrer hipertensão, náuseas e vômitos, cefaleia, arritmia, precordialgia, prurido, reações alérgicas, reações pirogênicas, reação ao esterilizante, problemas funcionais do acesso venoso, síndrome do primeiro uso etc.

CONDUTAS

- Controle da doença de base.
- Redução dos níveis pressóricos.
- Redução do nível glicêmico.
- Uso de inibidores da enzima conversora da angiotensina (IECA): retarda a progressão da IRC.
- Tratamento das complicações: hipertensão, dislipidemia, anemia, osteopatia, hipervolemia, neuropatias, infecções, entre outras.
- Preparo e orientações sobre a terapia de substituição da função renal indicada.
- Passagem do cateter venoso de duplo lúmen para hemodiálise.
- Realização de orientações dietéticas e hídricas.
- Coleta de exames laboratoriais.
- Controle de sinais vitais.
- Acompanhamento psicológico para facilitar os ajustes do paciente e da família à nova realidade da vida com o tratamento.
- Acolhimento da equipe multiprofissional para sanar dúvidas e diminuir o estresse e a ansiedade.

TRATAMENTO

- Insulina NPH SC.
- Glicemia capilar a cada seis horas.
- Captopril 25 mg, dois comprimidos/dia.
- Eritropoetina 4.00 UI SC.
- Omeprazol 20 mg, um comprimido/dia.
- Monocordil 20 mg, um comprimido/dia.
- Decúbito elevado (30 a 45°).
- Controle do volume urinário (volume, aspecto).
- Controle de sinais vitais.
- Observação do padrão respiratório, do nível de consciência, do nível de fadiga, das arritmias cardíacas, dos edemas e das náuseas.
- Manutenção de restrição hídrica (800 mL/dia).

A hemodiálise convencional foi escolhida como terapia de substituição da função renal para o momento. Posteriormente, a paciente e seus familiares serão informados da opção de diálise peritoneal e de como será o processo para transplante renal.

Diante do resultado de exames laboratoriais e de imagem, associada à sintomatologia, está adequada a terapia indicada, haja vista a existência de estabilidade hemodinâmica da paciente.

A passagem do cateter venoso poderá ser realizada à beira do leito, visto ser o de curta permanência, sem *cuff* e com permanência presumida de, no máximo, um mês, quando o acesso venoso deverá mudar para o cateter de longa permanência, cujo implante exige cirurgião vascular e centro cirúrgi-

Módulo VI – Caso de Nefrologia/Urologia

co, com anestesia local para sua colocação. Isso se deve ao fato de este último ter *cuff* de dacron e túnel no subcutâneo que protege contra infecções, exigindo abordagem pelo cirurgião vascular. Ambos exigem RX após a passagem, a fim de garantir o posicionamento adequado do cateter e a inexistência de dobras em seu trajeto, para garantir fluxo sanguíneo adequado para a hemodiálise ser eficiente na retirada de solutos urêmicos, eletrólitos e água em excesso.

FÁRMACOS UTILIZADOS

- **Captopril:** inibidor da enzima conversora da angiotensina I em angiotensina II. Provoca aumento da bradicinina e é dialisável.
- **Eritropoetina:** hormônio produzido basicamente pelos rins para regular a produção de glóbulos vermelhos/eritrocítos do sangue (eritropoiese). Estimula a medula óssea a fabricar determinadas substâncias que serão responsáveis pela produção de eritrócitos maduros (glóbulos vermelhos).
- **Monocordil:** vasodilatador coronariano e venoso utilizado na terapia de ataque e de manutenção da insuficiência coronária.
- **Insulina NPH:** estimula a captação da glicose periférica, especificamente pelo músculo esquelético, pelo tecido adiposo e pela inibição da produção de glicose hepática. Inibe a lipólise e a proteólise.
- **Omeprazol:** inibidor irreversível da bomba de prótons (H+/K+ ATPase), que é responsável pela troca de K+ pelo H+ na formação do ácido clorídrico.

DIAGNÓSTICOS DE ENFERMAGEM

Os diagnósticos de enfermagem mais comuns nos pacientes renais crônicos na fase dita terminal da insuficiência renal têm como base o contexto em que a paciente renal crônica em tratamento hemodialítico está inserida, com as alterações patológicas, a sintomatologia, os exames de sangue alterados e os procedimentos nela executados. Cumpre salientar os principais diagnósticos de enfermagem identificados nesse caso clínico:

- **Risco de infecção:** risco aumentado de invasão por microrganismos patogênicos, por causa de doença crônica, hospitalização, cateter venoso central, procedimento hemodialítico com invasão da corrente sanguínea, defesas secundárias comprometidas, administração de medicamentos por via parenteral, anemia e imunossupressão. **Metas:** redução do risco, controle rigoroso das precauções durante as condutas invasivas, técnicas assépticas na manipulação de cateter e na instalação e desligamento da hemodiálise. **Intervenções:** uso de técnicas assépticas na manipulação do cateter venoso na instalação e no desligamento da hemodiálise; ao preparar e administrar medicações; ao esterilizar o circuito após o procedimento com solução própria para isso; uso de máscaras, luvas e óculos de proteção sempre que houver risco de exposição ao sangue; lavagem de mãos adequada; observar reações flogísticas no local de inserção do cateter e colher cultura de secreção, quando pertinente, e antibioticoterapia adequada, avaliação dos locais de punção da FAV (quando estiver em uso).
- **Perfusão tissular renal ineficaz:** imunidade deficiente, regime terapêutico com fármacos, perfil sanguíneo alterado, alterações dermatológicas e prurido, coagulação alterada, anorexia, uremia. **Metas:** melhora da imunidade e das alterações, adesão e cumprimento das orientações quanto ao regime terapêutico e redução da sintomatologia urêmica. **Intervenções:** realizar a hemodiálise três vezes por semana; coleta de exames de sangue para avaliação da redução das alterações apresentadas; adequação dos fármacos administrados de acordo com o perfil de melhora da paciente; avaliação da adesão e participação a partir do ganho de peso, da pressão arterial, do padrão respiratório e do nível de consciência; orientação sobre a restrição dietética; atenção às complicações intradialíticas.

- **Padrão de sono perturbado:** queixas de insônia, demora para adormecer, despertar noturno. **Meta:** retorno ao padrão normal de sono. **Intervenções:** promover um ambiente calmo e silencioso, evitar alimentos e bebidas que possam provocar agitação e incentivar os que induzem ao sono, programar os procedimentos para evitar perturbações durante o período de sono, adequar a luz noturna, tentar reduzir a ansiedade, medos e fatores de estresse, consultar o(a) médico(a) quanto à necessidade de fármacos.

- **Risco para ansiedade e medo:** tratamento hemodialítico, mudanças no estilo de vida, preocupação e medo de complicações, estresse emocional, situações ameaçadoras referentes ao tratamento, desgaste físico e emocional, restrições dietéticas, diminuição da capacidade sexual, afastamento familiar, medo da morte, mudanças nos relacionamentos sociais e familiares, além de mudanças econômicas em razão da alteração no ritmo de trabalho. **Metas:** redução do estresse e da ansiedade, maior participação na terapia, cooperação com a equipe na realização do tratamento, ajuste à nova condição de vida, acolhimento, verbalização dos problemas, escuta. **Intervenções:** orientar sobre a doença, o tratamento e como participar ativamente; deixar o paciente se expressar quanto a suas angústias e sentimentos; encaminhar aos serviços de nutrição e psicologia; solicitar o apoio da família; estimular o autocuidado; adequar o horário de tratamento ao de trabalho para evitar perdas de muitas horas de serviço; estimular a autonomia e a comunicação; identificar os possíveis conflitos (imagem corporal, impotência, responsabilidades alteradas junto à família).

- **Controle ineficaz do regime terapêutico:** comportamento de falta de aderência às orientações, desenvolvimento de complicações, rebeldia, enfrentamento das condutas, ganho de peso interdialítico elevado, alteração eletrolítica, complexidade do regime terapêutico. **Metas:** ajuste de medidas e marcadores fisiológicos, como ingestão de líquidos de acordo com a função residual do paciente, peso, redução das complicações, bom enfrentamento da nova condição de vida, promover a adaptação de acordo com as necessidades individuais. **Intervenções:** identificar os fatores que causam a má aderência e trabalhá-los junto com a paciente e a família; estimular a paciente a participar dos grupos de pacientes crônicos em hemodiálise, aumentando a interação; esclarecer dúvidas; reforçar a autonomia e a participação no processo; explicar as complicações; encaminhar aos serviços de nutrição e psicologia.

- **Integridade da pele prejudicada:** mudanças no estado hídrico, ruptura da pele pelo cateter e pela punção da FAV (quando estiver em uso), trauma vascular pela presença do cateter e de seu calibre, prurido, pele ressecada, edema, estado nutricional (menor ingestão). **Metas:** menor índice possível de alteração tegumentar, sinais flogísticos e/ou processos como hematomas, estenoses e aneurismas venosos. **Intervenções:** orientar hidratação intensa da pele; controle hídrico para evitar edema; encaminhar ao serviço de nutrição; examinar a pele diariamente; identificar sinais flogísticos ao redor da inserção do cateter central e dos locais de punção da FAV (quando estiver em uso); utilizar fitas adesivas antialérgicas; propiciar a maior eficácia possível no tratamento para otimizar a retirada de ureia, creatinina e fósforo e evitar suas consequências com o aumento sérico; controlar a anticoagulação para evitar hematomas; uso correto de quelantes de fósforo; estimular ingestão adequada da dieta.

- **Risco de desequilíbrio hidroeletrolítico:** edema, alterações eletrolíticas, ganho de peso em curto período, dispneia, estertores pulmonares, hipertensão arterial, hematócrito diminuído, ingestão maior que a recomendada. **Metas:** ausência de edema, adequação do peso seco, bom padrão respiratório, controle da pressão arterial, aderência adequada ao tratamento. **Intervenções:** ajustar o peso seco com base nas condições clínicas e no ganho de peso interdialítico; orientar ingestão controlada de alimentos com alto teor de potássio e sódio; restrição hídrica permitida para a paciente; ausculta pulmonar; avaliação do padrão respiratório; controle dos sinais vitais; monitorar os níveis de potássio, cálcio e fósforo; controle do peso pré e pós-diálise para garantir a retirada do excesso de líquidos adquiridos.

Módulo VI – Caso de Nefrologia/Urologia

- **Eliminação urinária prejudicada:** relacionada com a IRC, caracterizada por oligoanúria, com edema na sequência a ingestão hídrica aumentada em relação à eliminação. **Meta:** adequar o balanço hídrico da paciente, evitando estado de hipervolemia. **Intervenções:** monitorar a eliminação urinária (volume, aspecto, cor, frequência); orientar a restrição hídrica indicada para o caso, observar edema e padrão respiratório, realizar ausculta pulmonar.

- **Intolerância a atividade:** dispneia, cansaço, fraqueza, astenia, fadiga, letargia. **Metas:** redução da sintomatologia, melhora da anemia e do padrão respiratório. **Intervenções:** controle de sinais vitais, observação do nível de atividade física limitante, promover repouso, programar atividades que não provoquem hipóxia, auxiliar nas atividades, acompanhar hemograma da paciente, controle do peso pré e pós-diálise.

- **Déficit de conhecimento:** percepção incorreta sobre o estado de saúde, rebeldia, não aceitação do tratamento, depressão. **Metas:** melhorar o conhecimento sobre a patologia, o tratamento, a hemodiálise e orientar sobre como ajustar as condições do dia a dia ao tratamento, com melhora da qualidade de vida. **Intervenções:** promover acolhimento; incentivar a verbalização das dúvidas, a fim de aumentar o entendimento acerca do que está ocorrendo; aumentar a motivação e o interesse, promovendo conversas com outros pacientes; reforço frequente de ações educativas; entregar material escrito para leitura adicional às orientações; elogiar os ganhos obtidos e a evolução na aceitação do tratamento; encorajar o paciente a estabelecer metas e trocar informações com outros paciente na mesma condição de tratamento; estimular a autonomia; promover escuta terapêutica; encaminhar ao serviço de psicologia.

QUESTÕES PARA DISCUSSÃO DOCENTES/DISCENTES

- Sendo a doença renal crônica uma patologia de evolução lenta, progressiva e irreversível, frequentemente assintomática por vários anos, explicar por que, mesmo tendo prejuízo da função renal, os níveis de creatinina mantêm-se dentro da normalidade nesse período.

- A taxa de filtração glomerular pode ser estimada a partir do exame de *clearance* de creatinina. Comentar os passos necessários para a realização desse exame.

- Justificar o aparecimento de proteinúria nos distúrbios de função renal e complicações possíveis em sua ocorrência.

- Descrever por que ocorre acidose metabólica na insuficiência renal crônica e o porquê do uso de solução dialítica com bicarbonato.

- Qual o motivo da ocorrência da anemia nos pacientes renais crônicos? Como esse problema é contornado na hemodiálise?

- A hemodiálise é uma forma prevalente de terapia de substituição da função renal. Comentar três pontos fundamentais para que ela ocorra com segurança.

- Justificar a necessidade do uso de heparina no procedimento hemodialítico, seu mecanismo de ação e possíveis complicações agudas e de longo prazo em seu uso.

- Comentar os cuidados de enfermagem necessários quanto ao cateter central para hemodiálise e com a fístula arteriovenosa.

- Durante a hemodiálise, algumas complicações podem ocorrer. Destacar três delas e comentar seu mecanismo de ocorrência.
- Diante da hemodiálise crônica, levantar três diagnósticos e as principais intervenções de enfermagem pertinentes ao procedimento.

REFERÊNCIAS

1. Draibe SA, Ajzen H. Insuficiência renal crônica. Disponível em: https://portenf.wordpress.com/2012/11/19/insuficiencia-renal-cronica-sergio-antonio-draibe-horacio-ajzen/; acesso em 20 set 2018.
2. Seymen P, Selamet U, Aytac E, Trabulus S, Seymen HO. Evaluation of visual evoked potentials in chronic renal failure patients with diferente treatment modalities. Journal of Nephrology. 2010;23(6):705-10.

BIBLIOGRAFIA CONSULTADA

Aasen EM, Kvangarsnes M, Heggen K. Nurses' perceptions of patient participation in hemodialysis treatment. Nurs Ethics. 2012 May;19(3):419-30.

Azevedo LCP, Taniguchi LU. Medicina intensiva, abordagem prática. 2.ed. Barueri: Manole; 2015.

Balbinotto A, Garces EEO, Thomé FS, Guimarães JF, Barros EJG. Protocolo de acesso vascular para hemodiálise: cateter venoso central. Rev HCPA. 2006;26(3):78-86.

Bastos MG, Bregman R, Kirsztain GM. Doença renal crônica: frequente e grave, mas também prevenível e tratável. Revista Assoc Medica Brasileira. 2008;56(2):248-53.

Breitsameter G, Thomé EG, Silveira DT. Complicações que levam o doente renal crônico a um serviço de emergência. Rev Gaucha Enferm. 2008 Dec;29(4):543-50.

North America Nursing Diagnosis Association (NANDA). Diagnóstico de enfermagem da NANDA: definições e classificação 2015-2017. 10.ed. Porto Alegre: Artmed; 2015.

Fernandes MGM, Pereira MA, Bastos RAA, Santos KFO. Diagnósticos de enfermagem do domínio atividade/repouso evidenciados por idosos em tratamento hemodialítico. Revista Rene. 2012;13(4):929-937.

Lata AGB, Albuquerque JG, Carvalho LASBP, Lira ALBC. Diagnósticos de enfermagem em adultos em tratamento de hemodiálise. Acta Paulista de Enfermagem. 2008;21:160-3.

Mascarenhas NB, Pereira Á, da Silva RS, da Silva MG. Sistematização da assistência de enfermagem ao portador de diabetes mellitus e insuficiência renal crônica. Rev Bras Enferm. 2011 Jan-Feb;64(1):203-8.

Michelin AF, Ferreira AAP, Bitar VG, Lopes LC. Toxicidade de inibidores seletivos da ciclooxigenase-2: clecoxib e rofecoxib. Rev Ciênc Méd. 2006;15(4):321-32.

Frazão CMFQ, Delgado MF, Araújo MGA, Silva FBBL, Sá JD, Lira ALBC. Cuidados de enfermagem ao paciente renal crônico em hemodiálise. Revista Rene. 2014;15(4):701-9.

Rodrigues MCS. A atuação do enfermeiro no cuidado ao portador de insuficiência renal crônica no contexto biotecnológico da hemodiálise. Nursing. 2005;82(8):135-42.

Rodrigues TA, Botti NC. Cuidar e o ser cuidado na hemodiálise. Acta Paulista de Enfermagem. 2009;22(1):528-30.

Seymen P, Selamet U, Aytac E, Trabulus S, Seymen HO. Evaluation of visual evoked potentials in chronic renal failure patients with diferent treatment modalities. J Nephrol. 2010 Nov-Dec;23(6):705-10.

Silva GLDF, Thomé EGR. Complicações do procedimento hemodialítico em pacientes com insuficiência renal aguda: intervenções de enfermagem. Rev Gaúcha de Enfermagem. 2009;30(1):33-9.

Silva ER, Lucena AF. Diagnósticos de enfermagem com base em sintomas. Porto Alegre: Artmed; 2011.

Sobral, C. Boletim do diabetes. Hospital Sírio Libanês. 2014;5(5):302-27.

Terra FS, Costa AMDD, Ribeiro CCS, Nogueira CS, Prado JP, Costa MD et al. O portador de insuficiência renal crônica e sua dependência ao tratamento hemodialítico: compreensão fenomenológica. Rev Bras Clin Med. 2010;8(4):306-10.

Valle LS, Ribeiro AM. Estresse e ansiedade em pacientes renais crônicos submetidos a hemodiálise. Estudos Psicologia. 2013;30(1):131-8.

Casos de Obstetrícia
VII

Silvia Cristina Fürbringer e Silva

Descolamento prematuro de placenta

Mônica Bimbatti Nogueira Cesar

HISTÓRIA

Paciente de 23 anos, diarista, IIG, IP (normal há dois anos), idade gestacional de 34 semanas, ultrassonografia (USG) e data da última menstruação (DUM) compatíveis, deu entrada no pronto-socorro obstétrico de um hospital público, encaminhada pelo Samu, vítima de um acidente de trânsito na lotação a caminho do trabalho.

EXAME FÍSICO

Consciente, ativa, orientada no tempo e no espaço, mucosas oculares hipocoradas (3+/4+), mucosa oral hidratada, adequada higiene bucal, dentição preservada. AC: BRNF em 2T s/s, AP: MV+ s/ RA bilateralmente, mamas volumosas, flácidas, mamilos protrusos. Ao exame obstétrico, apresentava abdome gravídico, tônus uterino aumentado, dolor à palpação superficial, AU = 32 cm, MF ausente, dinâmica uterina (DU) ausente, FCF = 100 bpm. Toque vaginal colo posterior, pérvio para uma polpa digital, visualizado sangramento transvaginal de coloração vermelho-escura. FR = 28 rpm, $SatO_2$ = 98%, FC = 96 bpm, PA = 110 × 75 mmHg

Solicitaram-se cardiotocografia (CTG) e USG com *Doppler*:

- CTG: mostrando padrão não tranquilizador com desacelerações e variabilidade ausente e FCF de 96-104 bpm.
- USG: foi evidenciada grave alteração placentária com descolamento de porção fúndica (45%) e bradicardia fetal importante.

A paciente foi encaminha ao centro obstétrico para a realização de cesariana de urgência. O neonato foi encaminhado à UTI neonatal em decorrência das más condições ao nascimento e da prematuridade.

AÇÕES PRIORITÁRIAS COM RELAÇÃO AOS ACHADOS

- Monitorar as alterações nos sinais vitais maternos.
- Manter acesso venoso periférico calibroso.
- Avaliar o escore de dor.
- Observar o sangramento vaginal (coloração e volume).
- Monitorar a vitalidade fetal.

HIPÓTESES DIAGNÓSTICAS CLÍNICAS E/OU CIRÚRGICAS

A clínica dessa gestante é de descolamento prematuro de placenta (DPP) (Figura 25.1), que consiste na separação espontânea parcial ou total da placenta durante a gestação, a partir de 20 semanas e antes do parto.[1,2]

Consequentemente, ocorrem sangramento e falta de oxigênio e nutrientes ao feto, ocasionando sofrimento fetal. A gravidade está relacionada com as repercussões sobre o feto e o organismo materno. Trata-se de uma complicação obstétrica que exige diagnóstico precoce e soluções urgentes e que, frequentemente, causa mortes perinatal e materna.[3,4]

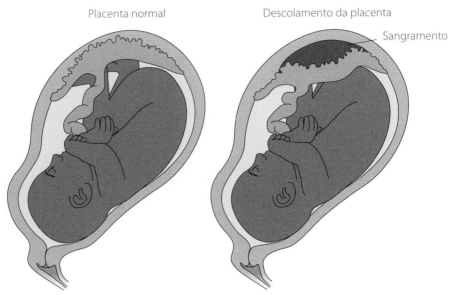

Figura 25.1 – Esquema de descolamento prematuro de placenta e comparativo com placenta normal.
Fonte: adaptada de Batista (2014).[5]

O descolamento prematuro da placenta pode ser classificado em graus I, II ou III:[6]
- **Grau I:** a paciente geralmente se apresenta assintomática, sendo diagnosticado pelo exame histopatológico da placenta, pelo qual é visualizado o hematoma; sem sinais de choque materno ou sofrimento fetal.
- **Grau II:** a paciente apresenta sinais clínicos, hipertonia uterina e sofrimento fetal. O feto ainda se apresenta vivo.
- **Grau III:** pode ou não haver ou sangramento extenso, dor abdominal persistente, choque materno e morte fetal.

A etiologia ainda é desconhecida; porém, alguns fatores podem contribuir para sua ocorrência, a saber:[1,2,7]
- Hipertensão arterial.
- Amniorrexe prematura.

Módulo VII – Casos de Obstetrícia

- Trombofilias hereditárias.
- Uso de cocaína.
- Trauma.
- Cordão curto.
- Tabagismo.
- Descolamento prematuro de placenta em gestação anterior.
- Multiparidade.
- Gestação múltipla.
- Rápida descompressão uterina.
- Leiomioma uterino.
- Anomalias uterinas ou placentárias.

A paciente pode apresentar hemorragia externa, quando o sangue passa entre as membranas e o útero, ou hemorragia oculta, quando o sangue fica entre a placenta e o útero. Nesse caso, o diagnóstico é mais difícil de ser realizado.

O quadro clínico clássico da DPP apresenta as seguintes manifestações clínicas: hemorragia discreta ou intensa, dor geralmente súbita ou intensa provocada pelo acúmulo de sangue atrás da placenta e pela infiltração do miométrio, rigidez e sensibilidade uterina, contrações uterinas que começam espontaneamente, movimentos fetais excessivos, indicando sofrimento fetal por anoxia, ausência de batimento cardíacos, choque manifestados por dispneia, palidez, agitação etc.

A paciente relata, na maioria das vezes, dor abdominal intensa acompanhada de sangramentos com coágulos e diminuição ou interrupção dos batimentos fetais. A sintomatologia depende diretamente da extensão da área descolada da placenta, podendo ser mais ou menos intensa.[1,2,7] No exame físico geral, as gestantes preferem o decúbito lateral, homônimo ao lado da implantação da placenta, e assumem características peculiares a um estado hipovolêmico com fácies pálidas, sudorese, mucosas descoradas e pulso elevado.[1,2,7] O principal diagnóstico diferencial é a placenta prévia, mas devem ser realizados diagnósticos diferenciais com outras patologias que também cursam com hemorragia na segunda metade da gravidez, além da placenta prévia, como rotura uterina, rotura do seio marginal e da vasa prévia.

O diagnóstico do DPP é clínico, com base nos sintomas apresentados pela paciente. A ultrassonografia é utilizada para localização placentária e, consequentemente, para afastar o diagnóstico de placenta prévia. Os exames laboratoriais têm como objetivo rastrear as complicações do DPP, como anemia, choque hipovolêmico e alteração sanguínea.[1,2,7,8]

DIAGNÓSTICOS DE ENFERMAGEM[9]

- **Ansiedade:** sentimento de desconforto ou temor, acompanhado de resposta autonômica; sentimento de apreensão causado pela antecipação de perigo. É um sinal de alerta que chama atenção para um perigo iminente e permite ao indivíduo tomar medidas para lidar com a ameaça. **Características definidoras:** incerteza, preocupação e receio. **Fatores relacionados:** ameaça ao estado de saúde e estresse.

- **Dor aguda:** experiências sensorial e emocional desagradáveis que surgem de lesão tissular ou potencial; início súbito, de intensidade leve a intensa. **Características definidoras:** alterações na PA; expressão facial; mudanças na FC; posição para evitar a dor; relato codificado e verbal da dor. **Fator relacionado:** complicações gestacionais (descolamento placentário).

- **Risco de binômio mãe-feto perturbado:** risco de ruptura da díade simbiótica mãe-feto, em consequência de comorbidade ou condições relacionadas à gestação. **Fatores relacionados:** complicações da gestação, descolamento placentário e transporte de O_2 comprometido.

Discussão de Casos Clínicos e Cirúrgicos

- **Risco de infecção** risco aumentado de ser invadido por organismos patogênicos. **Fatores relacionados:** defesas primárias inadequadas (pele rompida, tecido traumatizado, mudanças de pH das secreções), defesas secundárias inadequadas (diminuição de hemoglobina, leucopenia, supressão da resposta inflamatória), destruição de tecidos, procedimentos invasivos e trauma.
- **Risco de sangramento:** risco de redução no volume de sangue capaz de comprometer a saúde. **Fatores relacionados:** complicações relativas à gravidez (DPP grau I) e ao pós-parto.
- **Risco de desequilíbrio do volume de líquidos:** risco de diminuição ou rápida mudança de uma localização para outra do líquido intravascular, intersticial e/ou intracelular. Refere-se à perda dos líquidos corporais. **Fator relacionado:** alterações do ciclo gravídico-puerperal.
- **Medo:** reação à ameaça percebida, que é conscientemente reconhecida como um perigo. **Características definidoras:** relato de apreensão, autossegurança diminuída e tensão aumentada. **Fatores relacionados:** hospitalização, dor e complicações gestacionais.

TRATAMENTO MEDICAMENTOSO OU CIRÚRGICO

A intervenção no DPP depende da vitalidade fetal, visando salvar a vida do concepto, quando possível. Quando o feto ainda está vivo, preconiza-se a realização de cesariana se o parto não estiver iminente. Na presença de feto morto, baseado na dilatação do colo, deve ser realizado parto vaginal ou cesariana (Tabela 25.1).[4,6,10]

Tabela 25.1 – Tratamento profilático e emergencial

Profilático	Emergencial
Assistência pré-natal adequada	Puncionar duas veias periféricas calibrosas
Atenção especial às multíparas de condições socioeconômicas desfavoráveis	Infundir soro fisiológico ou solução de Ringer lactato, a fim de combater hipovolemia, e analgesia adequada
Gestantes hipertensas: • controle dos níveis pressóricos • instituir alimentação hipocalórica • restrição de sódio	Realizar, com frequência, tipagem e monitoração do bem-estar fetal e materno com frequência Atentar à administração adequada de sangue e hidratação
Recomendar repouso relativo e promover a antecipação do parto em época oportuna	Se o feto não estiver em sofrimento, mantém-se monitoração atenta. Se o sofrimento fetal for evidente, encaminhar ao parto imediatamente

Fonte: elaborada pelo autor.

FÁRMACOS A SEREM UTILIZADOS

- Em dois acessos venosos calibrosos, 1.000 mL de solução cristaloide correndo em cada um deles à velocidade inicial de 500 mL nos primeiros dez minutos, e manutenção de infusão de 250 mL/hora.
- Analgésicos, a critério médico.[4,6,10]

ANÁLISE LABORATORIAL E EXAMES MAIS COMUNS

- Tipagem sanguínea e fator Rh.
- Hemograma completo.
- Coagulograma.
- Perfil bioquímico: sódio, potássio, ureia, creatinina.
- Cardiotocografia.
- USG com Dopplerfluxometria.[8,10]

Módulo VII – Casos de Obstetrícia

DESTAQUES PARA A ATUAÇÃO DO(A) ENFERMEIRO(A)

As condutas para os casos de DPP são as seguintes:[10,11]

- Controlar a hemorragia e reverter o choque.
- Monitorar os sinais vitais maternos.
- Controlar frequência cardíaca fetal (FCF), para detectar sinais de comprometimento da vitalidade fetal.
- Avaliar a perda sanguínea e comparar com os sinais vitais.
- Manter o carrinho de emergência próximo e checado.
- Manter assegurada a privacidade da paciente.
- Manter a paciente em leito de fácil visualização, de preferência em um leito em que seja possível a visualização direta.
- Cateterizar a veia e administrar líquidos parenterais ou sangue, para repor perda sanguínea e evitar choque.
- Providenciar coleta de hemograma e dosagem de fibrinogênio plasmático com frequência e encaminhar ao laboratório de análises.
- Proporcionar alívio da dor, podendo-se indicar antiespasmódicos e ocitócitos.
- Estabelecer oxigenoterapia.
- Realizar o parto vaginal com um tratamento de escolha, com colo dilatado, sangramento moderado e choque mínimo.
- Preparar a paciente para cesariana de emergência, quando o colo não está dilatado e o feto apresenta vitalidade normal ou alterada.
- Avisar a equipe de neonatologia e a UTI neonatal e solicitar vaga.
- Auxiliar na recepção do recém-nascido em conjunto com o neonatologista.
- No período pós-parto, controlar involução uterina, tônus muscular uterino, sinais vitais, identificar sinais de infecção e controlar o sangramento e o débito urinário.

RESULTADOS

O reconhecimento precoce dos achados clínicos da DPP e as medidas intervencionistas adotadas poderão definir o prognóstico materno-fetal, uma vez que, com a separação placentária da decídua uterina, o feto é privado de oxigenação e, dependendo da dimensão do descolamento, inicia-se o comprometimento da vitalidade do concepto, e o óbito pode ocorrer em um curto período.

A evolução da paciente também estará relacionada à qualidade da assistência de enfermagem, visando sempre à prevenção de complicações e a uma atuação pautada em conhecimentos científicos e na visão do binômio.

COMENTÁRIOS

O DPP é responsável por níveis elevados de morbimortalidade perinatal: sofrimento ou morte fetal. As complicações maternas são graves ou até mesmo fatais, como hemorragia pós-parto por causa da hipotonia e da atonia uterina, sendo, em alguns casos, necessária a realização de histerectomia, após fracassada a tentativa de ligadura das artérias ilíacas.[7,12,13] Uma das complicações mais graves de DPP é a discrasia sanguínea; porém, esta pode ser superada com o emprego correto de medicamentos, de acordo com o fator causal. Para a detecção de discrasia sanguínea, é necessária a solicitação de dosagem de fibrinogênio, tempo de tromboplastina parcial, teste de coagulação e contagem de plaquetas.[7,12,13]

Após a extração fetal e placentária, podem sobrevir algumas complicações, como choque grave (sobretudo por ocasião da expulsão da placenta), anúria (transitória ou definitiva) e hemorragias graves por desfibrinação.[7,12,13]

Diante do exposto, reitera-se a importância de o profissional conhecer os sinais clínicos dessa patologia e priorizar suas ações visando à higidez materno-fetal.

DADOS DO RECÉM-NASCIDO

Recém-nascido (RN) do sexo feminino, 1.840 g, com sinais de asfixia perinatal, recepcionado pelo neonatologista, que acompanhou todo o procedimento operatório.

Nasceu de parto cesariana apresentando hipotonia parcial, com discreta flexão de extremidades, FC < 100 bpm, respiração irregular e cianose, sendo prontamente clampeado o cordão e, em seguida, levada ao berço de reanimação.

Foi recebida em campos estéreis aquecidos, levada a fonte de calor radiante, posicionada com leve extensão do pescoço. Realizou-se secagem e removeram-se campos úmidos. A criança foi estimulada, as vias aéreas superiores foram aspiradas e avaliaram-se as frequências cardíaca e respiratória, irritabilidade reflexa, cor e tônus muscular. FC < 80 bpm, hipotonia parcial, respiração irregular, cianótica, sendo prontamente iniciada ventilação com pressão positiva com bolsa-máscara. Apgar primeiro minuto escore 3. A RN foi reavaliado e, graças à melhora dos parâmetros clínicos (FC = 120 bpm, melhora da hipotonia, da coloração e boa expansibilidade torácica bilateral), foi mantido com 3 L de oxigênio em máscara, com saturação de 93%. Apgar de quinto minuto escore 7. RN pré-termo com asfixia leve, encaminhada em incubadora de transporte para unidade de terapia intensiva perinatal (Tabela 25.2).

Tabela 25.2 – Escala de Apgar

Sinal	0	1	2
Frequência cardíaca	Ausente	Lenta (< 100 bpm)	> 100 bpm
Respiração	Ausente	Lenta, irregular	Boa, chorando
Tônus muscular	Flácido	Alguma flexão nas extremidades	Movimento ativo
Irritabilidade reflexa	Sem resposta	Careta	Tosse, espirro ou choro
Cor	Azul, pálido	Corpo rosado, extremidades azuis	Completamente rosado

Fonte: adaptada de Organização Mundial da Saúde (2011).[14]

Módulo VII – Casos de Obstetrícia

MATERIAL NECESSÁRIO PARA REANIMAÇÃO[6,11,15]

- Berço aquecido com fonte de calor radiante.
- Aquecer a toalha ou o campo cirúrgico para receber o RN.
- Fonte de oxigênio com fluxômetro.
- Aspirador a vácuo com manômetro – fixar a pressão máxima em 100 mmHg.
- Sondas de aspiração traqueal n. 6, 8 e 10.
- Caixa de reanimação contendo laringoscópio de lâmina reta 00, 0 e 1.
- CFR (*continuous flow reviver*) ou balão autoinflável com reservatório de oxigênio.
- Tubos endotraqueais n. 2; 2,5; 3; 3,5 e 4,0.
- Estetoscópio.
- Cardiomonitor.
- Máscaras para o RN de termo e pré-termo.
- Seringas de 1,0 e 20 mL.
- Cânulas de Guedel.
- Adaptador de aspiração meconial.
- Relógio com marcador de segundos.

MEDICAÇÕES[6,11,15]

- Adrenalina 1:1000 (preparar 1: 10.000 em seringa de 1 mL).
- Expansores de volume: soro fisiológico.

Se o RN é pré-termo ou se, logo após nascer, não estiver respirando e/ou se apresenta hipotônico, indicam-se os passos iniciais, que consistem em:

1. Prover calor.
2. Posicionar a cabeça em leve extensão.
3. Aspirar as vias aéreas, se houver excesso de secreções.
4. Secar e desprezar os campos úmidos (se RN > 1.500 g).
5. Reposicionar a cabeça, se necessário.

Os passos iniciais devem ser executados em, no máximo, 30 segundos.

Se houver vitalidade adequada, com FC > 100 bpm e respiração rítmica e regular, o RN deve receber os cuidados de rotina na sala de parto. Se o RN, após os passos iniciais, não apresenta melhora, indica-se a ventilação com pressão positiva, que deve ser iniciada nos primeiros 60 segundos de vida ("minuto de ouro").[6,11,15]

VENTILAÇÃO COM PRESSÃO POSITIVA[11,15,16]

A ventilação pulmonar é o procedimento mais simples, importante e efetivo na reanimação do RN em sala de parto. A insuflação dos pulmões acarreta dilatação da vasculatura pulmonar, permitindo que a hematose ocorra de maneira apropriada.

A ventilação com pressão positiva é indicada quando, após execução dos passos iniciais em 30 segundos, o RN apresenta pelo menos uma das seguintes situações:

- Apneia.
- Respiração irregular.
- FC menor que 100 bpm.

O equipamento empregado para ventilar o RN em sala de parto foi o balão autoinflável com máscara facial, que é de fácil manuseio e não necessita de fonte de gás para funcionar, tratando-se de um equipamento de baixo custo que possibilita a ventilação efetiva do RN.[11,15,16] A quantidade de escape de ar entre face e máscara e a complacência pulmonar são pontos críticos na efetividade da ventilação com balão autoinflável e máscara facial. O balão autoinflável fornece concentração de oxigênio de apenas 21% (ar ambiente, quando não está conectado ao oxigênio e ao reservatório) ou de 90-100% (conectado à fonte de oxigênio a 5 L/minuto e ao reservatório). A oferta de concentrações intermediárias de oxigênio varia de acordo com o fluxo de oxigênio, a pressão exercida no balão, o tempo de compressão e a frequência aplicada.[11,15,16] Uma vez iniciada a ventilação com pressão positiva, recomenda-se o uso da oximetria de pulso para monitorar a oferta do oxigênio suplementar. Deve-se aplicar sempre o sensor neonatal na região do pulso radial ou na palma da mão direita e, a seguir, conectá-lo ao cabo do oxímetro. A leitura da saturação de oxigênio ($SatO_2$) e da FC demora cerca de 1 a 2 minutos após o nascimento, desde que haja débito cardíaco suficiente, com perfusão periférica. Os valores desejáveis de $SatO_2$ variam de acordo com os minutos de vida: até 5 minutos, 70-80%; de 5-10 minutos, 80-90%; e mais de 10 minutos, 85-95%.[11,15,16]

No caso de RN em condições clínicas satisfatórias, proceder a:[6,11,15,16]

- Laqueadura do cordão umbilical: fixar o *clamp* à distância de 2 a 3 cm do anel umbilical e realizar assepsia com gaze em álcool etílico a 70%. Verificar a presença de duas artérias e de uma veia umbilical, pois a existência de artéria umbilical única pode associar-se a anomalias congênitas.

- Prevenção da oftalmia gonocócica pelo método de Crede: retirar o vérnix da região ocular com gaze seca ou umedecida com água, sendo contraindicado o uso de soro fisiológico ou qualquer outra solução salina. Afastar as pálpebras e instilar uma gota de nitrato de prata a 1% no fundo do saco lacrimal inferior de cada olho. A seguir, massagear suavemente as pálpebras, deslizando-as sobre o globo ocular, para fazer que o nitrato de prata banhe toda a conjuntiva. Se o nitrato cair fora do globo ocular ou se houver dúvida, repetir o procedimento. Limpar com gaze seca o excesso que ficar na pele das pálpebras.

- Antropometria: realizar exame físico simplificado, incluindo peso, comprimento e os perímetros cefálico, torácico e abdominal.

- Prevenção do sangramento por deficiência de vitamina K: administrar 1 mg de vitamina K por via intramuscular ou subcutânea ao nascimento.

- Detecção de incompatibilidade sanguínea materno-fetal: coletar sangue da mãe e do cordão umbilical para determinar os antígenos dos sistemas ABO e Rh. No caso de mãe Rh negativo, deve-se realizar pesquisa de anticorpos anti-D por meio do Coombs indireto na mãe e Coombs direto no sangue do cordão umbilical.

- Realização da sorologia para sífilis e HIV: coletar sangue materno para determinar a sorologia para sífilis. Caso a gestante não tenha realizado sorologia para HIV no último trimestre da gravidez ou o resultado não estiver disponível no dia do parto, deve-se fazer o teste rápido para anti-HIV o mais breve possível e administrar a zidovudina profilática antes do parto, caso o teste seja positivo.

- Identificação do RN: o Estatuto da Criança e do Adolescente (ECA) regulamenta a identificação do RN mediante o registro de sua impressão plantar e digital e da impressão digital da mãe.[17] Essa identificação é feita no prontuário e nas três vias da Declaração de Nascido Vivo. Pulseiras devem ser colocadas na mãe e no RN, contendo o nome da mãe, o registro hospitalar, a data e a hora do nascimento e o sexo do RN.

- Os RN estáveis devem permanecer com suas mães e ser transportados juntos ao alojamento conjunto. Caso haja necessidade de transporte do RN para outra unidade neonatal, antes do transporte, ele sempre deve ser mostrado à mãe novamente.[6,11,15,16]

CONSIDERAÇÕES FINAIS	A reanimação ao nascimento é uma importante estratégia para diminuir a mortalidade infantil em nível mundial. Estima-se que o atendimento ao parto por profissionais de saúde habilitados possa reduzir em 20 a 30% as taxas de mortalidade neonatal, ao passo que o emprego das técnicas de reanimação resulta em diminuição adicional de 5 a 20% nessas taxas, gerando redução de até 45% das mortes neonatais por asfixia.[15,16]
QUESTÕES PARA DISCUSSÃO DOCENTES/ DISCENTES	■ Listar os fatores de risco para a ocorrência do descolamento prematuro de placenta. ■ Quais os sinais e sintomas clínicos que são sugestivos da DPP? ■ Quando há necessidade de interrupção da gestação, qual a via de parto mais indicada? ■ Citar os principais sintomas que diferenciam a DPP da placenta prévia. ■ Discorrer sobre o prognóstico fetal quando a DPP é percebida rapidamente pela equipe. ■ Listar ações que favoreçam a interação da família com o recém-nascido e citar as principais orientações que devem ser fornecidas na visita à UTI neonatal.

REFERÊNCIAS

1. Montenegro CAB, Rezende Filho J. Rezende: obstetrícia fundamental. 12.ed. Rio de Janeiro: Guanabara Koogan; 2012. p.408-15.
2. Roveran V. Descolamento prematuro de placenta. In: Piato S. Complicações em obstetrícia. Barueri: Manole; 2009. p.151-62.
3. Cabar FR, Nomura RMY, Machado TRS, Zugaib M. Óbito fetal no descolamento prematuro da placenta: comparação entre dois períodos. Rev Assoc Med Bras. 2008;54(3):256-60. Disponível em: http://www.scielo.br/pdf/ramb/v54n3/a20v54n3.pdf; acessado em 19 de agosto de 2015.
4. Souza E, Camano L. Descolamento prematuro da placenta. Rev Assoc Med Bras. 2006;52(3):133-5. Disponível em: http://www.scielo.br/pdf/ramb/v52n3/a08v52n3.pdf; acessado em 19 de agosto de 2015.
5. Batista E. Descolamento prematuro de placenta normalmente inserida: emergência hemorrágica obstétrica. Gravidez e Saúde da Mulher, 10 set. 2014. Disponível em: https://gravidezesaudedamulher.com/2014/09/10/descolamento-prematuro-de-placenta-normalmente-inserida-emergencia-hemorragica-obstetrica/; acessado em 1 de julho de 2018.
6. Ricci SS. Enfermagem materno-neonatal e saúde da mulher. Rio de Janeiro: Guanabara Koogan; 2008.
7. Zugaib M. Descolamento prematuro de placenta. In: Zugaib M (ed.). Obstetrícia. 2.ed. Barueri: Manole; 2008. p.756-65.
8. Neilson JP. Interventions for treating placental abruption (review). Cochrane Database of Systematic Reviews. 2003;1. Disponível em: http://cochranelibrary-wiley.com/doi/10.1002/14651858.CD003247/pdf; acessado em 19 de agosto de 2015.

9. North America Nursing Diagnosis Association (NANDA). Diagnóstico de enfermagem da NANDA: definições e classificação 2015-2017. 10.ed. Porto Alegre: Artmed; 2015.

10. Brasil. Ministério da Saúde. Secretaria de Atenção à Saúde. Departamento de Ações Programáticas Estratégicas. Gestação de alto risco: manual técnico. 5.ed. Brasília, DF: Ministério da Saúde; 2012. [Série A. Normas e Manuais Técnicos]. Disponível em: http://bvsms.saude.gov.br/bvs/publicacoes/manual_tecnico_gestacao_alto_risco.pdf; acessado em 19 de agosto de 2015.

11. Lowdermilk DL, Perry SE, Cashion K, Alden KR. Saúde da mulher e enfermagem obstétrica. 10.ed. Rio de Janeiro: Elsevier; 2013.

12. Nomura RMY, Cabar FR, Machado TRS, Martins AN, Ruocco RMSA, Zugaib M. Fatores maternos e resultados perinatais no descolamento prematuro de placenta: comparação entre dois períodos. Rev Bras Ginecol Obstet. 2006;28(6):324-30. Disponível em: http://www.scielo.br/pdf/rbgo/v28n6/31885.pdf; acessado em 19 de agosto de 2015.

13. Franciscani AAR, Resende B, Costa CR, Souza FBC, Ferreira FLR, Cardoso MFP et al. Descolamento prematuro da placenta: relato de caso. Rev Med Minas Gerais. 2010;20(2,Supl.1):S107-S9. Disponível em: http://rmmg.org/exportar-pdf/1066/v20n2s1a26.pdf; acessado em 19 de agosto de 2015.

14. Organização Mundial da Saúde. Atenção à Saúde do Recém-nascido. Disponível em: http://bvsms.saude.gov.br/bvs/publicacoes/atencao_recem_nascido_%20guia_profissionais_saude_v1.pdf; acessado em 19 de agosto de 2015.

15. Brasil. Ministério da Saúde. Secretaria de Atenção à Saúde. Departamento de Ações Programáticas Estratégicas. Atenção à saúde do recém-nascido: guia para os profissionais de saúde. 2.ed. v. 1. Brasília, DF: Ministério da Saúde; 2014. Disponível em: http://bvsms.saude.gov.br/bvs/publicacoes/atencao_saude_recem_nascido_v1.pdf; acessado em 19 de agosto de 2015.

16. Almeida MFB, Guinsburg R. Programa de reanimação neonatal da Sociedade Brasileira de Pediatria: condutas 2011. Rio de Janeiro: Sociedade Brasileira de Pediatria; 2015. Disponível em: http://www.sbp.com.br/pdfs/PRN-SBP-ReanimacaNeonatal-2011-24jan11.pdf; acessado em 10 de agosto de 2015.

17. Brasil. Presidência da República. Casa Civil. Subchefia para Assuntos Jurídicos. Lei n. 8.069, de 13 de julho de 1990. Dispõe sobre o Estatuto da Criança e do Adolescente e dá outras providências. Disponível em: http://www.planalto.gov.br/ccivil_03/leis/l8069.htm; acessado em 1 de julho de 2018.

26

Hemorragia puerperal

Mônica Bimbatti Nogueira Cesar

HISTÓRIA: HEMORRAGIA PÓS PARTO – ATONIA UTERINA

Paciente de 27 anos, sexo feminino, G5P2A2; IG: 37 semanas. Realizou seis consultas de pré--natal, sem intercorrências. Procurou o pronto-socorro obstétrico de um hospital público no período noturno acompanhada pelo esposo, referindo perda de líquido transvaginal desde as 21 horas e dor fraca em baixo ventre e lombar.

EXAME FÍSICO

Gestante ativa, orientada no tempo e no espaço, apresentando mucosas oculares discretamente hipocoradas (1+/4+), mucosa oral hidratada, adequada higiene bucal e dentição preservada. AC: BRNF em 2T s/s, AP: MV+ s/ RA bilateralmente, mamas volumosas, flácidas e mamilos protrusos. Abdome gravídico, AU = 36 cm, MF+, DU fraca, FCF = 148 bpm. Toque vaginal colo anterior, pérvio para 3 cm, médio, bolsa rota espontânea, LCCG (líquido claro com grumos). FR = 18 rpm, FC = 86 bpm, PA = 110 × 80 mmHg. CTG: padrão tranquilizador fetal. Internada por causa da gestação de 37 semanas + amniorrexe prematura.

- **Duas horas após a internação:** parturiente com contrações fracas, FCF = 142 bpm, MF+, DU = 1/10'/30", toque vaginal não realizado, CTG tranquilizadora e antibioticoterapia iniciada conforme prescrição médica (CPM).
- **Três horas após a internação:** apresenta contrações de média intensidade, FCF = 152 bpm, MF+, DU = 2/10'/30", toque vaginal colo fino, pérvio para 6 cm, cefálico, −2 De Lee.
- **Quatro horas e meia após a internação:** contrações fracas, FCF = 125 bpm, DU = 3/10'/30", dilatação total, cefálico, +3 De Lee. Foi instalada ocitocina 5 UI IV. PN + EMLD após dez minutos, dequitação Baudelocque Ducan, RN do sexo masculino com 3.945 g, Apgar 8/10.
- **Seis horas após a internação:** puérpera com sangramento vaginal aumentado. **Hipótese diagnóstica:** trabalho de parto precipitado.
  - Conduta:
    - dois acessos venosos calibrosos (16 G);
    - Ringer lactato em gotejamento rápido;
    - quatro ampolas de ocitocina IV em soro fisiológico (SF) gotejamento rápido.

- **Uma hora após o parto:** PA inaudível, palidez e sudorese. **Hipótese diagnóstica:** choque hemorrágico.
  - Conduta idem à anterior, acrescida de:
    - O_2 em cateter nasal;
    - Methergin® IM.
- **Duas horas após o parto:** palidez, taquipneia e taquicardia, sangramento vaginal moderado, útero pastoso. **Hipóteses diagnósticas:** choque hemorrágico e atonia uterina.
  - Conduta idem à anterior, acrescida de:
    - concentrado de hemácias (600 mL) com urgência;
    - misoprostol (800 mcg) via retal.
- **Duas horas e meia após o parto:** paciente recebendo hemotransfusão, agitada, apresentando mucosas descoradas, pulso fraco, palpação abdominal com útero amolecido. Inspeção perineal mostra presença de sangramento contínuo de volume reduzido. Ao toque, apresenta ausência de coágulos. **Hipóteses diagnósticas:** choque hipovolêmico, atonia uterina, laceração de colo e distúrbio de coagulação.
- **Três horas após o parto:** a paciente foi encaminhada ao centro cirúrgico inconsciente, com palidez acentuada e pulsos periféricos não palpáveis, bradicárdica, dispneica e com PA indetectáveis.
  - Posição de Trendelenburg, acessos venosos 16G em MSD/E, reposição volêmica vigorosa, O_2 máscara 100%, 3 L/min, atropina 1 mg, sem resposta;
  - realizou-se extubação orotraqueal (EOT) 7,5 com *cuff* ventilação mecânica contínua (VMC) e O_2 100% 3 L/minuto;
  - realizou-se revisão do colo do útero e não se detectou laceração, no entanto, observou-se sangramento uterino aumentado à compressão abdominal;
  - útero pastoso ao nível da cicatriz umbilical;
  - indicou-se laparotomia;
  - concomitante ao início da cirurgia, apresentou piora do quadro, com ECG mostrando ESV com rápida evolução para taquicardia ventricular e assistolia;
  - lidocaína 60 mg IV, sem resposta. PCR dez minutos após o início da cirurgia;
  - iniciou-se MCE com VMC O_2 100%; adrenalina 1 mg, sem resposta;
  - cardioversão + massagem cardíaca externa (MCE) + adrenalina 5× em sequência, amiodarona 1 ampola, sem resposta;
  - total cristaloide 4.500 mL, concentrado de hemácias 2, adrenalina 6 mg;
  - após 50 minutos de reanimação sem resposta, foi declarado o óbito às 5h45.

AÇÕES PRIORITÁRIAS COM RELAÇÃO AOS ACHADOS[1-3]

- Massagear o fundo uterino.
- Solicitar ajuda.
- Equipe treinada para manobras de reanimação.
- *Airway* (vias aéreas), *breathing* (respiração), *circulation* (circulação).
- Dois acessos venosos de grande calibre.
- Oxigênio.
- Exames: ABO-Rh, Hb, coagulograma (plaquetas, TAP-INR, TTPA, fibrinogênio, produtos de degradação da fibrina).
- Reserva de sangue.

Módulo VII – Casos de Obstetrícia

HIPÓTESES DIAGNÓSTICAS CLÍNICAS E/OU CIRÚRGICAS

Trata-se de um quadro de hemorragia pós-parto (HPP) causada por uma hipotonia uterina, evoluindo para atonia e consequente laparotomia, para realizar uma histerectomia que acabou levando a puérpera ao óbito.

A hemorragia pós-parto é definida como "a perda de sangue maior do que 500 mL e que incluem não só aquela consequente ao 3º período (dequitação) e ao 4º período de Greenberg (1ª hora do pós-parto), mas também a hemorragia que ocorre nas primeiras 24 horas do pós-parto". Pode estar associada a atonia uterina, retenção placentária, inversão e ruptura uterina, tocotraumatismos e coagulopatias. Não é possível realizar a mensuração da perda sanguínea com acurácia, por diversos motivos, entre eles a peculiaridade de cada paciente e, também, porque o sangramento normal do parto se aproxima desses valores: 500 mL para o parto normal e 1.000 mL para a cesariana, de modo que atualmente se considera hemorragia quando a perda sanguínea é acompanhada de sinais como queda da pressão arterial e do hematócrito em pelo menos 10%, refletindo comprometimento fisiológico da resposta materna à perda sanguínea, ou seja, a hemorragia puerperal seria qualquer sangramento que coloque a mãe em risco hemodinâmico.[1-3]

Mesmo com diversas intervenções de políticas públicas, a atenção ao parto, ao nascimento e ao puerpério continua ineficaz, e a Organização Mundial da Saúde (OMS) salienta, ainda, que a assistência pré-natal compreende todas as medidas que o profissional de saúde impõe ou recomenda à mulher durante a gestação visando à estruturação completa e saudável do concepto, à proteção, à manutenção ou à melhora das condições de saúde materna no ciclo gravídico-puerperal. Sendo assim, tal ineficácia pode ser claramente observada com base nos altos índices de morte materna no Brasil, uma vez que a maioria desses óbitos poderia ser evitada por meio de uma assistência pré-natal de qualidade.[4,5]

A morte materna é a morte de uma mulher durante o período de gestação ou em um período de 42 dias após o término da gestação, independentemente da duração ou da localização da gravidez, em razão de qualquer causa relacionada à gravidez ou agravada por esta ou por medidas adotadas em relação a ela, porém, sem ligação com causas acidentais ou incidentais. A mortalidade materna corresponde, internacionalmente, aos óbitos de mulheres na faixa de 15 a 49 anos de idade. Já no Brasil, essa faixa estende-se dos 10 aos 49 anos de idade, sendo considerada uma faixa etária de mulheres em idade fértil. Os mesmos autores reforçam, ainda, que a morte materna é subdividida em dois grupos: (1) mortes obstétricas diretas, sendo aquelas resultantes de complicações obstétricas da gravidez, no parto e no puerpério, complicações estas que se devem a intervenções, omissões, tratamento incorreto ou uma cadeia de eventos resultantes de qualquer das causas citadas; e (2) mortes obstétricas por causas indiretas, sendo aquelas por doenças existentes antes da gravidez ou de doenças que se desenvolveram durante a gestação, não devidas a causas obstétricas diretas, mas que foram agravadas pelos efeitos fisiológicos da gravidez.[6,7]

A morte materna é responsável pela desestruturação e pela descontinuidade familiares, sendo uma tragédia não somente para a mulher, mas também para a família, uma vez que tal morte priva a criança da amamentação e de outros cuidados, favorecendo também a morte neonatal.[8]

As principais causas diretas que mais ocasionam mortes entre as gestantes são: doença hipertensiva específica da gestação (DHEG), hemorragias, infecção puerperal e aborto. Dentre elas, destacam-se as hemorragias, pois tal evento pode tornar-se potencialmente fatal, não apenas no parto vaginal, mas também na cesariana.[3,9-10]

CLASSIFICAÇÃO

- **Primária (precoce):** ocorre dentro de 24 horas do puerpério, sendo causada pela deficiência da contratilidade uterina (atonia uterina).
- **Secundária (tardia):** quando o sangramento excessivo incide entre 24 horas e 12 semanas do pós-parto.[3,9-10] Geralmente está associada a:

- subinvolução do leito placentário;
- retenção de restos ovulares e infecção (endometrite);
- defeitos hereditários da coagulação (doença de Von Willebrand, púrpura trombocitopênica idiopática, púrpura trombocitopênica trombótica e hemofilia A).[3,9-10]

FATORES DE RISCO[1,3,9-10]

- 1º, 2º e 3º estágios de trabalho de parto prolongados.
- História pregressa de hemorragia puerperal.
- Gestação múltipla.
- Polidrâmnio.
- Macrossomia.
- Infecção uterina.
- Extração manual da placenta.
- Interrupção da descida do feto.
- Exaustão, desnutrição ou anemia materna.
- Episiotomia mediolateral.
- Pré-eclâmpsia.
- Parto precipitado.
- Hipotensão materna.
- Placenta prévia pregressa.
- Coagulopatias.
- Lacerações do canal de parto.
- Parto com auxílio de fórceps ou vácuo-extrator.
- Intensificação do trabalho de parto com medicação.
- Multiparidade.

Durante a gestação, a volemia materna aumenta cerca de 50% (de 4 a 6 L). O volume plasmático aumenta um pouco mais que o volume eritrocitário total, o que gera uma queda da hemoglobina e do hematócrito. O aumento da volemia satisfaz as demandas de perfusão da unidade uteroplacentárias de baixa resistência e proporciona uma reserva para a perda de sangue que ocorre no parto. Com esse aumento, os sinais típicos de hemorragia (hipovolemia) não se manifestam até que 1.800 a 2.100 mL sejam perdidos. O fluxo sanguíneo normal através da placenta é de 500 a 800 mL por minuto, sendo, portanto, a velocidade com que ocorrerá o sangramento se não houver barreiras para este, sendo possível, assim, compreender que a ação para inibir esse sangramento deve ser rápida e eficiente, pois a mulher poderá entrar em choque em aproximadamente 6 a 10 minutos.[10-11]

A perda grave de sangue causa hipovolemia, a qual provocará necrose ou morte, primeiro dos túbulos renais e, depois, do córtex renal. A necrose cortical não é reversível e causa a morte da mulher. Em mulheres anêmicas, em razão da menor quantidade de eritrócitos, há dificuldade de transporte de oxigênio e o colapso ocorrerá mais rapidamente, mesmo com menores quantidades de perda de sangue. Mesmo que o pior prognóstico possa ser evitado, a saúde da mulher com HPP será afetada de maneira adversa: a mulher se sentirá mais cansada e menos capaz de cuidar de si própria, de amamentar o bebê e de cuidar de sua família; estará mais susceptível a infecções e outras doenças, podendo até ocorrer a síndrome de Sheehan, que se caracteriza pela necrose da hipófise relacionada com a hipovolemia, o que afetará sua função endócrina, com falência da lactação e envelhecimento precoce.[10,11]

A mortalidade da HPP varia desde 1 a cada 1.000 até 1 a cada 100.000 nascimentos em países subdesenvolvidos e desenvolvidos, respectivamente. No Brasil, a HPP é a maior causa de morte materna entre as complicações exclusivas do parto e do puerpério (excluindo-se a eclâmpsia) e alcança taxas de mortalidade de 1 em 30.000 nascidos vivos. Esses dados reforçam a necessidade de aperfeiçoar a assistência obstétrica no parto e no puerpério imediato.[9,10]

Um sangramento excessivo pode ocorrer em qualquer momento entre a separação da placenta e sua expulsão ou remoção. A separação da placenta é obtida a partir da contração e da retração do miométrio, que torna mais fina a parede uterina e reduz o tamanho da área da placenta. À medida que esta diminui, a placenta começa a se soltar da parede uterina, pois, ao contrário do útero, ela não é elástica e não pode se contrair e retrair. Na área de separação forma-se um coágulo, conhecido como coágulo retroplacentário, entre a decídua e a placenta, promovendo ainda mais a separação. As contrações uterinas subsequentes separam completamente a placenta da parede uterina, e esta desce para o segmento uterino e, depois, para a vagina, de onde é expelida. O método de separação da placenta (Figura 26.1) não está sob o controle do profissional que conduz o parto, tal evento ocorre fisiologicamente e pode ser observado em duas formas:

1. **Schultze:** forma mais comum, em que a placenta se destaca em um ponto central e escorrega pela vagina através da abertura no saco amniótico. A face fetal aparece na vulva, com as membranas atrás, à medida que se destacam da parede uterina. O sangramento é retroplacentário.[1,11,12]
2. **Duncan:** a placenta escorrega de um dos lados e apresenta-se na vulva com um dos bordos laterais como um botão em uma casa. Observa-se a face materna, e há fuga de sangue, uma vez que não está dentro do saco. É mais comum que haja retenção de partes das membranas. Observa-se também que o processo de separação demora mais tempo e a perda de sangue é maior, em razão da menor quantidade de fibras oblíquas no segmento inferior.[1,11,12]

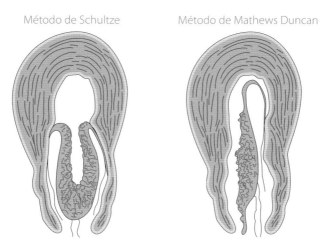

Figura 26.1 – Método de separação da placenta.
Fonte: adaptada da OMS (2005).[11]

A estimativa média de tempo necessário para a dequitação é de 5 minutos; em 90% dos casos, ela ocorre em até 15 minutos; e em 97% dos casos ela termina após 30 minutos. Há um aumento na incidência de complicações hemorrágicas quando ultrapassado o tempo de 30 minutos. Sendo assim, deve-se atentar à presença de sangramento abundante e, caso ocorra essa intercorrência, promover o manejo ativo do terceiro período, que pode incluir a extração manual da placenta.[1,3,11]

ETIOLOGIA

A etiologia segue a regra dos 4 Ts: tono (70%), trauma (19%), tecido (10%) e trombina (1%):[13]

1. **Tônus:** a atonia uterina é a causa mais comum de HPP.
2. **Trauma:** deve sempre ser excluído. Lacerações e hematomas resultam do traumatismo do parto e causam significante perda sanguínea. A episiotomia, especialmente a mediolateral, aumenta o sangramento e deve ser evitada de rotina. Outra causa de trauma puerperal hemorrágico é a rotura uterina, atualmente mais comum nos países desenvolvidos, sendo a pós-cesárea que ocorre no parto vaginal de mulheres anteriormente operadas. Nos países em desenvolvimento, ainda é comum a rotura uterina por parto obstruído.
3. **Tecido:** retenção de tecido placentário ocorre quando a placenta não se descola de seu sítio habitual, total (acretismo) ou parcialmente (restos placentários).
4. **Trombina:** as desordens da coagulação são causas raras de HPP. Coagulopatias hereditárias, como doença de Von Willebrand, púrpura trombocitopênica idiopática, púrpura trombocitopênica trombótica e hemofilia A. A coagulação intravascular disseminada (CID) pode ser vista em pacientes com síndrome HELLP, descolamento prematuro da placenta (DPP), embolia por líquido amniótico (ELA), sepse e retenção prolongada de ovo morto.[13]

DIAGNÓSTICO[10,11,14]

- Inspeção cuidadosa do sistema genital inferior, buscando a presença de lacerações e hematomas.
- Revisão sistemática do canal de parto.
- Sinais de rotura uterina no parto: alterações hemodinâmicas maternas, sangramento vaginal e dor abdominal.
- Retenção placentária.
- Defeitos da coagulação.

NAS LACERAÇÕES DO CANAL DE PARTO[10,11,14]

- Hemostasia e síntese cuidadosa das lesões.
- Compressa de gelo na região perineal.

PROFILAXIA[10,11,14]

- Exame sistemático da placenta após o delivramento.
- Revisão sistemática do canal do parto.
- Ocitocina IV 20 a 40 UI em 500 mL SF 0,9% após o nascimento do concepto.

DIAGNÓSTICOS DE ENFERMAGEM[15]

- **Risco de choque:** fluxo sanguíneo inadequado aos tecidos do corpo, capaz de provocar disfunção celular, com risco à vida. **Fatores relacionados:** hipovolemia e hipotensão.
- **Risco de infecção:** risco aumentado de invasão por organismos patogênicos. **Fatores relacionados:** ferida placentária e destruição de tecidos.
- **Risco de vínculo prejudicado:** distúrbio do processo interativo que promove o desenvolvimento de uma relação recíproca de proteção e cuidado entre pais/pessoa significativa e criança/bebê. **Fator relacionado:** separação devida à condição clínica materna.
- **Ansiedade:** sentimento de apreensão causado pela antecipação de perigo. É um sinal de alerta que chama atenção a um perigo iminente, possibilitando ao indivíduo tomar medidas para lidar

Módulo VII – Casos de Obstetrícia

com a ameaça. **Características definidoras:** incerteza, preocupação e receio. **Fatores relacionados:** ameaça ao estado de saúde e estresse.

- **Risco de binômio mãe-feto perturbado:** com risco de ruptura da díade simbiótica mãe-feto em consequência de comorbidade ou condições relacionadas com a gestação. **Fator relacionado:** complicações do puerpério.
- **Risco de sangramento:** risco de redução no volume de sangue, capaz de comprometer a saúde. **Fator relacionado:** hemorragia pós-parto.
- **Risco de desequilíbrio do volume de líquidos** risco de diminuição, aumento ou rápida mudança de uma localização para outra do líquido intravascular, intersticial e/ou intracelular. Refere-se à perda dos líquidos corporais. **Fatores relacionados:** cirurgia e alterações de volemia em decorrência de sangramento aumentado.
- **Medo:** reação à ameaça percebida que é conscientemente reconhecida como um perigo. **Características definidoras:** relato de apreensão, autossegurança diminuída e tensão aumentada. **Fatores relacionados:** hospitalização e complicações pós-parto.

TRATAMENTO MEDICAMENTOSO OU CIRÚRGICO

MEDICAMENTOS[9-11,14]

O tratamento medicamentoso serve como recurso para o manejo ativo do terceiro período do parto.

A ocitocina é a droga uterotônica que provoca a contração uterina em aproximadamente dois minutos e meio quando administrada por via intramuscular (IM), acelerando a expulsão da placenta, reduzindo a perda sanguínea e diminuindo a HPP em 40 a 70% dos casos. Essa medicação pode ser administrada também por via intravenosa (IV), em infusão rápida diluída em uma solução de SF ou glicosada de 500 mL.

A sintometrina é uma preparação combinada de ergotamina e ocitocina, apresentando maior ação sustentada da droga; porém, pode ocasionar hipertensão temporária e vômitos.

A ergotamina, embora tenha efeitos benéficos, como a contração uterina por um período maior, requer que se leve em consideração o risco de hipertensão arterial relativamente maior em relação às outras drogas.

A prostaglandina também é uma alternativa e mostra-se efetiva no controle da HPP, pois, além de sua eficácia, apresenta baixo custo e bons níveis de segurança quando utilizada; porém, o(a) enfermeiro(a) deve atentar à ocorrência de febre durante seu uso.

A primeira opção de escolha continua sendo a ocitocina, no entanto, o(a) enfermeiro(a) deve atentar a cada efeito colateral das drogas administradas, pois estas podem interferir diretamente nas condições clínicas da puérpera.

CIRÚRGICO[9-11,14]

Em primeiro lugar, deve-se conseguir a estabilidade hemodinâmica da gestante iniciando o ABC da reanimação: vias aéreas pérvias, respiração – fornecer O_2 em máscara a 10 L/minuto ou cateter a 5 L/minuto –, puncionar dois acessos venosos calibrosos, infundindo 1.000 mL de solução cristaloide em cada acesso, na velocidade inicial de 500 mL nos primeiros 10 minutos, e manter com a velocidade de infusão de 250 mL/hora.

Deve-se realizar laparotomia imediatamente, com anestesia geral, para não agravar ainda mais a hipotensão. Em geral, é necessário realizar histerectomia para tratar a hipotonia uterina, quando as intervenções prévias não tiverem êxito no controle da hemorragia.

FÁRMACOS A SEREM UTILIZADOS[9-11,14]

- Expansão de volume com cristaloides (Ringer lactato ou SF) e/ou expansores plasmáticos sintéticos.
- Transfusão de sangue fresco, caso hemoglobina < 7 g%.
- Ocitocina: 20 a 40 mU/minuto em perfusão venosa.
- Ergometrina: 0,2 mg IM.
- Misoprostol: 200 mcg por via retal.

ANÁLISE LABORATORIAL E EXAMES MAIS COMUNS[9-11,14]

- Exames laboratoriais:
    - hematócrito, hemoglobina e coagulograma;
    - amostra de sangue para prova cruzada (transfusão de sangue).

DESTAQUES PARA A ATUAÇÃO DO(A) ENFERMEIRO(A)

Uma medida de auxílio para a redução da HPP é a massagem no fundo do útero com o objetivo de promover a contração uterina. Uma de suas indicações é quando for observada atonia uterina. Conforme já citado, a evolução do sangramento em caso de HPP é extremamente rápida e letal, de modo que, quanto mais precoce a atuação do(a) enfermeiro(a), melhores serão as chances de sucesso. A massagem do fundo do útero é realizada a partir da compressão bimanual, que pode ser interna ou externa, conforme explicitado a seguir.[10-11]

COMPRESSÃO BIMANUAL EXTERNA (FIGURA 26.2)

1. Lave as mãos, explique o procedimento à paciente, coloque as luvas e coloque uma das mãos sobre o fundo do útero.
2. A outra mão deve ser colocada na área acima da sínfise pubiana, apoiando o seguimento inferior do útero.
3. Com a mão sobre o fundo do útero, realize massagens circulares, evitando massagem excessiva e fazendo avaliação da consistência uterina ao toque.
4. Uma pressão delicada pode ser realizada para expulsar coágulos da vagina, porém, deve-se evitar sua retirada caso não se observe contração uterina.
5. Mantenha os sinais de alerta e atente a mudança do estado geral. [10,11]

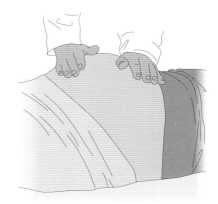

Figura 26.2 – **Compressão bimanual externa.**
Fonte: adaptada de OMS (2005).[11]

COMPRESSÃO BIMANUAL INTERNA (FIGURA 26.3)

É mais eficaz que a compressão externa, sendo indicada nos casos de hemorragia grave se a compressão externa não for eficaz, com anestesia, e se a hemorragia persistir após a remoção manual da placenta.

1. Lave as mãos, calce luvas esterilizadas, de preferência até o cotovelo.
2. Insira uma das mãos na vagina e feche o punho no fórnice vaginal anterior. Aplique pressão contra a parede anterior do útero.

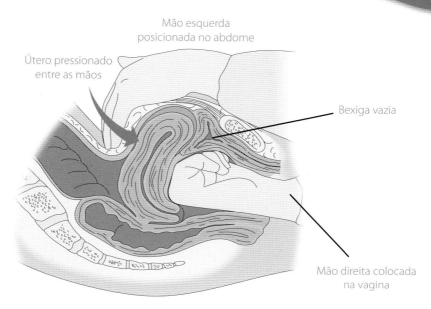

Figura 26.3 – Compressão bimanual interna do útero.
Fonte: adaptada de OMS (2005).[11]

3. Ao mesmo tempo, com a outra mão, comprima o abdome através do fundo do útero e aplique pressão contra a parede posterior do útero.
4. Mantenha a compressão até a hemorragia estar controlada, e o útero, contraído.[10,11]

Quando o sucesso da massagem não for suficiente, fazem-se necessárias a utilização das medicações e uma rápida intervenção da equipe médica.[3,10,11]

RESULTADOS

Corrobora-se a importância de um cuidado de enfermagem minucioso, principalmente no puerpério imediato, pois complicações graves decorrentes da atonia uterina podem ser minimizadas, quando são implementadas intervenções simples, como a aferição dos sinais vitais, da atividade e da altura uterina, além da quantidade de sangramento transvaginal nas primeiras horas após o parto. É essencial saber identificar a condição e intervir com agilidade, como por meio de massagens uterinas intensas e administração de ocitocina, quando prescrita. Destaca-se que a identificação de uma parada cardiorrespiratória e o início precoce da ressuscitação cardiopulmonar são medidas primordiais em qualquer serviço de saúde e devem ser aprimoradas por toda a equipe, para evitar danos permanentes.

A HPP consiste na maior causa de morte materna no mundo. As principais causas de HPP são: a atonia uterina e a retenção de fragmentos placentários e lacerações do canal de parto. Sinais de alerta, como alterações da pressão arterial e do pulso maternos, poderão ocorrer tardiamente, quando grande quantidade de sangue já houver sido perdida. O obstetra deve coordenar uma série de intervenções clínicas e cirúrgicas para o controle da hemorragia pós-parto e contar com o apoio de uma equipe multidisciplinar, incluindo enfermeiros, anestesista, hematologista e banco de sangue.[1,11,16]

COMENTÁRIOS

As hemorragias têm uma grande relevância quando abordado o tema morte materna, visto que este está diretamente ligado à necessidade de aperfeiçoar a assistência obstétrica no parto e no puerpério imediato, reduzindo o índice de morbimortalidade materna relacionado a esse evento.

A maioria das hemorragias do pós-parto podem ser prevenidas ou identificadas precocemente pelo(a) enfermeiro(a), profissional que, além de capacidade técnica e respaldo legal, também tem o cuidar como objeto de trabalho, o que envolve visão holística, função educativa, administrativa e assistencial.[16-17]

CONSIDERAÇÕES FINAIS

Ao identificar as principais causas da mortalidade e verificar que são passíveis de serem evitadas, torna-se o assunto de inteira responsabilidade dos profissionais da área da saúde, com cada profissional dentro de sua atuação, a fim de proteger a mulher no ciclo gravídico-puerperal de um prognóstico fatal.

A presença do(a) enfermeiro(a) como profissional atuante no pré-natal, no parto e na sua condução, bem como no puerpério, é de suma importância na evitabilidade de mortes por causas hemorrágicas, pois o profissional tem conhecimento, raciocínio, julgamento clínico, habilidades e competências capazes de intervir e evitar a tragédia da mortalidade materna.

A assistência do(a) enfermeiro(a) obstetra é embasada por leis que fornecem respaldo legal para atuar, realizar procedimentos e executar os protocolos existentes para uma melhor qualidade na assistência à mulher.

A enfermagem tem se tornado uma profissão empenhada em um despertar social para além das práticas curativas e consolida sua relevância na colaboração para a reversão de indicadores de saúde, em especial os da mortalidade materna.

Sendo assim, os enfermeiros devem lembrar-se da importância de protocolos assistenciais, com a finalidade de estabelecer padrões de qualidade da assistência, que possibilitam muito mais que uma linguagem padronizada para a melhoria da comunicação de fenômenos de interesse da prática de enfermagem, e, sim, um norte para a tomada de decisão, propostas de diagnósticos, seleção de intervenções individualizadas, documentação e avaliação do cuidado.

QUESTÕES PARA DISCUSSÃO DOCENTES/ DISCENTES

- Conceituar HPP.
- Enumerar os fatores de risco da HPP.
- Definir a regra dos 4 Ts para compreender a etiologia da HPP.
- Quais são os métodos para ajudar o útero a contrair?
- Qual é a média de litros de sangue em circulação em uma mulher?
- Quanto sangue a mulher pode perder por minuto em razão da HPP?

REFERÊNCIAS

1. Zugaib M (Ed.). Obstetrícia. 2.ed. Barueri: Manole; 2008.
2. Montenegro CAB, Rezende Filho J. Rezende: obstetrícia fundamental. 12.ed Rio de Janeiro: Guanabara Koogan; 2012.
3. Ricci SS. Enfermagem materno-neonatal e saúde da mulher. Rio de Janeiro: Guanabara Koogan; 2008.
4. Justo MT, Toledo FDR, Tavares BB. Assistência pré-natal: cuidados executados e opinião da usuária do SUS. R Ci Med Biol. 2009;8(3):262-9. Disponível em: https://portalseer.ufba.br/index.php/cmbio/article/view/4457/3314; acessado em 19 de outubro de 2015.
5. Carvalheira APP, Tonete VLP, Parada CMGL. Sentimentos e percepções de mulheres no ciclo gravídico puerperal que sobreviveram à morbidade materna grave. Rev Lat Am Enfermagem. 2010;18(6):[8 telas]. Disponível em: http://www.scielo.br/pdf/rlae/v18n6/pt_20.pdf; acessado em 19 de agosto de 2015.
6. Soares VMN, Martins AL. A trajetória e experiência dos comitês de prevenção da mortalidade materna do Paraná. Rev Bras Saúde Matern Infant. 2006;6(4):453-60. Disponível em: http://www.scielo.br/pdf/rbsmi/v6n4/13.pdf; acessado em 19 de agosto de 2015.
7. Laurenti R, Jorge MHPM, Gotlieb SLD. Mortalidade segundo causas: considerações sobre a fidedignidade dos dados. Rev Panam Salud Publica. 2008;23(5):349-56. Disponível em: http://www.scielosp.org/pdf/rpsp/v23n5/a07v23n5.pdf; acessado em 19 de agosto de 2015.
8. Gomes FA, Nakano AMS, Almeida AM, Matuo YK. Mortalidade materna na perspectiva do familiar. Rev Esc Enferm USP. 2006;40(1):50-6. Disponível em: https://www.revistas.usp.br/reeusp/article/view/41508; acessado em 19 de agosto de 2015.
9. Brasil. Ministério da Saúde. Secretaria de Vigilância em Saúde. Departamento de análise de Situação de Saúde. Guia de vigilância epidemiológica óbito materno. Brasília, DF: Ministério da Saúde; 2009. [Série A. Normas e Manuais Técnicos]. Disponível em: http://bvsms.saude.gov.br/bvs/publicacoes/guia_vigilancia_epidem_obito_materno.pdf; acessado em 19 de agosto de 2015.
10. Brasil. Ministério da Saúde. Secretaria de Políticas de Saúde. Área Técnica da Saúde da Mulher. Urgências e emergências maternas: guia para diagnóstico e conduta em situações de risco de morte materna. 2.ed. Brasília, DF: Ministério da Saúde/Febrasgo; 2000. Disponível em: http://bvsms.saude.gov.br/bvs/publicacoes/0105urgencias.pdf; acessado em 19 de agosto de 2015.
11. Organização Mundial da Saúde (OMS). Hemorragia pós-parto: manual para professores de enfermagem obstétrica. educação para uma maternidade segura: módulos de educação. 2.ed. Genebra: OMS; 2005. Disponível em: http://whqlibdoc.who.int/publications/2005/9248546668_2_por.pdf; acessado em 12 de agosto de 2015.
12. Cunningham FG, Leveno KJ, Bloom ST, Hauth JC, Rouse DJ, Spong CY. Williams obstetrics. 23.ed. New York: McGraw Hill; 2001.

13. Advanced Life Support in Obstetrics – ALSO. The American Academy of Family Physicians; 2013. Disponível em: www.also.com.br; acessado em 19 de agosto de 2015.
14. Brasil. Ministério da Saúde. Secretaria de Atenção à Saúde. Departamento de Ações Programáticas Estratégicas. Área Técnica de Saúde da Mulher. Pré-natal e puerpério: atenção qualificada e humanizada – manual técnico. 3.ed. Ministério da Saúde; 2006 [Série Direitos Sexuais e Direitos Reprodutivos]. Disponível em: http://bvsms.saude.gov.br/bvs/publicacoes/manual_pre_natal_puerperio_3ed.pdf; acessado em 19 de agosto de 2015.
15. North America Nursing Diagnosis Association (NANDA). Diagnóstico de enfermagem da NANDA: definições e classificação 2015-2017. 10.ed. Porto Alegre: Artmed; 2015.
16. Barbastefano PS, Vargens OMC. Prevenção da mortalidade materna: desafio para o enfermeiro. Rev Bras Enferm. 2009;62(2):278-82. Disponível em: http://www.scielo.br/pdf/reben/v62n2/a17v62n2.pdf; acessado em 19 de agosto de 2015.
17. Campos DS, Divino EA, Miranda EF, Nascimento AOB. O enfermeiro no contexto da saúde da família frente à prevenção da mortalidade materna. UNICiências. 2010;14(2):159-75. Disponível em: http://pgsskroton.com.br/seer/index.php/uniciencias/article/download/759/728; acessado em 19 de agosto de 2015.

Síndromes hipertensivas gestacionais

Mônica Bimbatti Nogueira Cesar

HISTÓRIA: PRÉ-ECLAMPSIA GRAVE

Paciente de 40 anos, sexo feminino, obesa, balconista, IG 0P 0A, IG: 37 semanas, deu entrada no pronto-socorro de ginecologia e obstetrícia trazida por uma colega do trabalho relatando diminuição de movimentos fetais, presença de cefaleia, dor epigástrica, escotomas e turvação visual. A acompanhante referiu que a gestante havia apresentado discreta confusão mental, agitação, náuseas e vômitos.

EXAME FÍSICO

A paciente apresentava-se confusa, agitada, com mucosas oculares hipocoradas (3+/4+), edema palpebral, MMSS e MMII (3+/4+), mucosa oral hidratada, adequada higiene bucal, dentição preservada, AC: BRNF em 2T s/s, AP: MV+ s/RA bilateralmente, mamas volumosas, flácidas e mamilos protrusos. Ao exame obstétrico, apresentou AU = 32 cm, MF ausente, BCF = 160-172 bpm. Toque vaginal colo posterior, impérvio, sem perda vaginal. FR = 28 rpm, T = 36,4°C, SatO$_2$ = 97%, FC = 98 bpm, PA = 180 × 120 mmHg.

Foram solicitados os exames de ureia, creatinina, TGO, TGP, bilirrubinas, ácido úrico, plaquetas, Hb/Ht, DHL, amilase, proteinúria de 24 horas, fundo de olho, coagulograma e USG com Dopplerfluxometria.

Cardiotocografia de padrão não tranquilizador (taquicardia fetal persistente), Doppler ainda não realizado. A paciente foi internada para conduta imediata. Observou-se iminência de eclampsia.

AÇÕES PRIORITÁRIAS COM RELAÇÃO AOS ACHADOS

- Proporcionar leito com grades e decúbito elevado em torno de 30°, em ambiente tranquilo e sem estímulos externos.
- Estimular repouso em decúbito lateral esquerdo pelo maior tempo possível.
- Observar queixas como epigastralgia, cefaleia, alterações visuais e níveis de consciência.
- Realizar controle da pressão arterial frequentemente, mantendo, preferencialmente, monitor de pressão arterial média (PAM).
- Avaliar vitalidade fetal por meio de ausculta de batimentos cardíacos e identificação de movimentação fetal.

- Manter acesso venoso periférico calibroso e administrar medicações imediatamente, conforme prescrição médica.
- Proceder à sondagem vesical de demora, conforme prescrição médica.

HIPÓTESES DIAGNÓSTICAS CLÍNICAS E/OU CIRÚRGICAS

O diagnóstico do caso relatado é de doença hipertensiva específica da gravidez (DHEG), moléstia hipertensiva da gravidez (MHEG), síndromes hipertensivas gestacionais (SHEG) ou pré-eclampsia e eclampsia, todas sinonímias.[1-3]

Trata-se de uma elevação dos níveis de pressão arterial acima de 140 mmHg na sistólica e 90 mmHg na diastólica, durante a gestação, e que acontece após a 20ª semana de gestação, desaparecendo até a 6ª semana após o parto.[3,4]

A etiopatogenia ainda não está totalmente comprovada, e as possíveis causas são:[1,4-6]

- Invasão trofoblástica secundária por volta da 22ª semana.
- Ativação do sistema imune por antígenos paternos e fetais, como resposta imuno-histoquímica ao aloenxerto.
- Lesões endoteliais secundárias ao metabolismo das prostaglandinas e prostaciclinas, com vasoespasmo, reatividade vascular, aumento de permeabilidade vascular e ativação do sistema de coagulação.
- Alterações do sistema renina-angiotensina-aldosterona e prostaciclinas-tromboxane.
- Alterações no sistema de antígenos HLA (antígeno leucocitário humano).

Essas alterações favoreceriam a má adaptação placentária e da infiltração de células trofoblásticas nas arteríolas espiraladas e a subsequente hipoperfusão do leito placentário.[7]

A isquemia da circulação uteroplacentária ocasiona liberação de substâncias vasoativas na circulação materna, promovendo dano endotelial e consequente alteração de sua função. Essa lesão do endotélio provoca alterações, incluindo agregação plaquetária, ativação do sistema de coagulação, aumento da permeabilidade da parede do vaso e aumento da reatividade e do tono do músculo liso vascular.[4-7]

Como consequência final, ocorre vasoespasmo arteriolar generalizado, ocasionando alterações funcionais e morfológicas em vários órgãos e resultando na complexa manifestação clínica dessa síndrome.[4-7]

A classificação das síndromes hipertensivas da gravidez é a seguinte:[1,3]

- Hipertensão gestacional.
- Pré-eclampsia leve e grave.
- Eclampsia.
- Síndrome HELLP.

A pré-eclampsia é reconhecida como a doença das múltiplas teorias, decorrente do desconhecimento da etiologia e das múltiplas possibilidades fisiopatológicas já formuladas para a doença ao longo dos anos.[1] É caracterizada pela presença de hipertensão na gestação, após a 20ª semana, associada a proteinúria e edema.[1-3,8,9]

A pré-eclampsia é classificada como leve ou grave, de acordo com o grau de comprometimento. Considera-se grave quando está presente um ou mais dos seguintes critérios:[1-3,8,9]

- Pressão arterial diastólica $\geq$ 110 mmHg.
- Proteinúria $\geq$ 2,0 g em 24 horas ou 2+ em fita urinária.
- Oligúria ($\leq$ 500 mL/dia ou 25 mL/hora).

Módulo VII – Casos de Obstetrícia

- Níveis séricos de creatinina > 1,2 mg/dL.
- Sinais de encefalopatia hipertensiva (cefaleia e distúrbios visuais).
- Dor epigástrica ou no hipocôndrio direito.
- Evidência clínica e/ou laboratorial de coagulopatia.
- Plaquetopenia (< 100.000/mm³).
- Aumento de enzimas hepáticas (AST ou TGO, ALT ou TGP, DHL) e de bilirrubinas.
- Presença de esquizócitos em esfregaço de sangue periférico.

Outros sinais que podem sugerir o diagnóstico são:
- Acidente vascular cerebral (AVC).
- Sinais de insuficiência cardíaca ou cianose.
- Presença de restrição de crescimento intrauterino (RCIU) e/ou oligo-hidrâmnio.

A eclampsia é a manifestação convulsiva ou comatosa da pré-eclampsia, sendo um quadro emergencial, ainda com altas taxas de morbimortalidade materna e perinatal.[4] Consiste na manifestação de uma ou mais crises convulsivas tônico-clônicas generalizadas e/ou coma, em gestante com hipertensão gestacional ou pré-eclampsia, na ausência de doenças neurológicas. Pode ocorrer durante a gestação, na evolução do trabalho de parto e no puerpério imediato.[6,8,9]

Quanto à síndrome HELLP, o termo foi criado por Louis Weinstein em 1982 para caracterizar pacientes com pré-eclampsia que também apresentavam alterações de hemólise (H – *hemolysis*), elevação de enzimas hepáticas (EL – *elevated liver functions tests*) e plaquetopenia grave (LP – *low platelets count*).[8-10]

FATORES DE RISCO[3,5]
- Primigesta.
- Extremos vida reprodutiva.
- Obesidade e tabagismo.
- Hereditariedade.
- Prenhez múltipla.
- História de hipertensão anterior.
- *Diabetes mellitus* e hiperadrenocorticismo (HAC).
- Nefropatias.
- Antecedentes familiares.
- Mudança de parceiro.

Os principais sinais e sintomas da pré-eclampsia são níveis pressóricos ≥ 160/110 mmHg, proteinúria ≥ 2 g/24 horas, creatinina sérica > 1,2 mg, oligúria < 500 mL/24 horas, distúrbios visuais e/ou cerebrais, edema pulmonar ou cianose, dor epigástrica ou no quadrante superior direito do abdome, disfunção hepática, plaquetopenia, eclampsia, restrição de crescimento fetal, cefaleia, náuseas e vômitos e escotomas.[2,9]

A eclampsia é comumente precedida pelos sinais e sintomas de distúrbios do sistema nervoso central – SNC (cefaleia frontal/occipital, torpor, obnubilação e alterações do comportamento), visuais (escotomas, visão turva e amaurose) e gástricos (náuseas, vômitos e dor no hipocôndrio direito ou no epigástrio).[8,9]

As manifestações clínicas da síndrome HELLP podem ser imprecisas, sendo comuns queixas como mal-estar geral, inapetência, náuseas e vômitos. A dor epigástrica é um sintoma bastante fre-

Discussão de Casos Clínicos e Cirúrgicos

quente, relacionado a isquemia e presente em até 80% dos casos, podendo provocar ruptura do fígado (cápsula hepática).[10]

PRINCIPAIS COMPLICAÇÕES[11]

MATERNAS

- Anemia.
- Insuficiência renal.
- Edema agudo pulmão.
- AVC.
- Infarto do miocárdio.
- Insuficiência hepática aguda.
- Coagulopatia – coagulação intravascular disseminada (CIVD).
- Morte materna.

FETAIS

- Sofrimento fetal agudo ou crônico.
- Restrição de crescimento intrauterino (RCIU).
- Enterocolite necrosante.
- Prematuridade.
- Neomortalidade.
- Natimortalidade.
- Sequelas neurológicas.

DIAGNÓSTICOS DE ENFERMAGEM[5,12]

- **Risco de binômio mãe-feto perturbado:** risco de ruptura da díade simbiótica mãe-feto, em consequência de comorbidade ou condições relacionadas à gestação. **Fatores relacionados:** complicações hipertensivas da gestação, metabolismo fetal prejudicado e transporte de O_2 comprometido.
- **Ansiedade:** sentimento de apreensão causada pela antecipação de perigo. É um sinal de alerta que chama atenção para um perigo iminente. **Características definidoras:** relato verbal e fácies de apreensão. **Fatores relacionados:** ameaça de morte, crises situacionais, estresse, mudanças no ambiente e/ou no estado de saúde.
- **Risco de sangramento:** risco de redução no volume de sangue capaz de comprometer a saúde. **Fatores relacionados:** complicações relativas à gravidez e do pós-parto.
- **Risco de redução do débito cardíaco:** tem como fator relacionado o uso de medicamentos anti-hipertensivos.
- **Risco de perfusão tissular cerebral ineficaz:** tem como fator relacionado a irritabilidade do SNC (convulsões).
- **Risco de perfusão tissular renal ineficaz:** tem como fator relacionado o vasoespasmo arteriolar.
- **Risco de comprometimento das trocas gasosas:** tem como fator relacionado o edema pulmonar secundário ao aumento da resistência vascular.

TRATAMENTO MEDICAMENTOSO OU CIRÚRGICO

A resolução da gravidez é recomendada de acordo com a idade gestacional, gravidade da pré-eclâmpsia, bem-estar fetal e presença ou não de complicações. Na maioria das vezes, a via de parto é a cesariana.[11]

Módulo VII – Casos de Obstetrícia

A conduta conservadora é recomendada para melhora das condições perinatais em prematuros. É esperada segurança materna para pacientes de pré-eclampsia grave. A intervenção deve ser cautelosa e levar em consideração a estabilidade materna e da vitalidade fetal, visando, preferencialmente, salvar a vida do binômio (Tabela 27.1).[1-3]

Tabela 27.1 – Indicações para o parto na pré-eclampsia

Maternas	Fetais
• Aumento persistente da pressão arterial até níveis de gravidade • Cefaleia grave e distúrbios visuais persistentes • Dor epigástrica grave persistente, náuseas ou vômitos • Contagem de plaquetas < 100.000/mm³ • Deterioração progressiva da função hepática • Deterioração progressiva da função renal • Suspeita de descolamento da placenta • Trabalho de parto ou sangramento	• Restrição grave do crescimento fetal • Suspeita ou comprometimento da vitalidade fetal • Oligo-hidrâmnio (índice de líquido amniótico < p10 para a idade gestacional) • Idade gestacional confirmada de 40 semanas

Fonte: adaptada de Ministério da Saúde (2012).[3]

FÁRMACOS A SEREM UTILIZADOS[3,6]

- **Hidralazina:** relaxante direto da musculatura lisa. Diluir uma ampola de 20 mg em 9 mL de solução salina ou água bidestilada. Administrar 5 mg (2,5 mL) IV, no máximo a cada 20 minutos, com dose máxima de 40 mg. O efeito hipotensor ocorre de 2 a 6 horas. Os efeitos colaterais incluem rubor facial, cefaleia e taquicardia.

- **Nifedipina:** a dose recomendada é de 5 a 10 mg VO. Repetir a cada 30 minutos, até um total de 30 mg. Os efeitos colaterais incluem rubor facial, cefaleia e taquicardia.

- **Sulfato de magnésio:** terapia anticonvulsivante (droga de escolha). Pode ser utilizado durante o trabalho de parto, o parto e o puerpério, devendo ser mantido por 24 horas após o parto se iniciado. Quando iniciado no puerpério, deve ser mantido por 24 horas após a primeira dose.
  - **Dose de ataque:** 4,0 g (8,0 mL de sulfato de magnésio a 50% com 12,0 mL de água bidestilada) em infusão IV lenta (aproximadamente 15 minutos) ou 5,0 g (10 mL de sulfato de magnésio a 50%) IM em cada nádega.
  - **Dose de manutenção:** 1,0 g/hora (10 mL de sulfato de magnésio a 50% com 490 mL de solução glicosada a 5% a 100 mL/hora em bomba de infusão) ou 2,0 g/hora (20 mL de sulfato de magnésio a 50% com 480 mL de solução glicosada a 5% a 100 mL/hora em bomba de infusão) ou 5,0 g (10 mL de sulfato de magnésio a 50%) intramuscular a cada quatro horas.

- **Gluconato de cálcio (antagonista):** 10 mL a 10% durante 3 minutos IV em casos de intoxicação por sulfato de magnésio. A concentração plasmática do magnésio, além dos valores terapêuticos ideais, pode induzir a efeitos colaterais, culminando com apneia e parada cardíaca.

> Atentar:
> • diurese inferior a 100 mL em quatro horas;
> • reflexo patelar diminuído ou abolido;
> • frequência respiratória menor que 16 incursões por minuto.

ANÁLISE LABORATORIAL E EXAMES MAIS COMUNS (TABELA 27.2)[2-4]

Tabela 27.2 – Avaliação laboratorial e justificativa da realização dos exames

Exame	Justificativa
Hemoglobina e hematócrito	A hemoconcentração apoia o diagnóstico de pré-eclampsia e é um indicador de gravidade. No entanto, os valores podem estar diminuídos se a doença se acompanha de hemólise
Contagem de plaquetas	A trombocitopenia sugere pré-eclampsia
Quantificação da excreção de proteína na urina	Hipertensão na gravidez com proteinúria deve ser considerada pré--eclampsia (pura ou sobreposta) até prova em contrário
Nível sérico de creatinina	Níveis anormais ou em elevação da creatinina, especialmente com oligúria, sugerem pré-eclampsia grave
Nível sérico de ácido úrico	Níveis séricos aumentados de ácido úrico sugerem o diagnóstico de pré-eclampsia e correlacionam-se com restrição de crescimento intrauterino
Níveis séricos de transaminases	Níveis séricos de transaminases em elevação sugerem pré-eclampsia grave com envolvimento hepático
Nível sérico de albumina, desidrogenase lática, esfregaço sanguíneo e perfil de coagulação (TAP, KPTT ou coagulograma)	Em gestantes com doença grave, esses exames indicam a extensão da lesão endotelial (hipoalbuminemia), a presença de hemólise e possível coagulopatias, incluindo trombocitopenia

Fonte: adaptada de Ministério da Saúde (2012).[3]

DESTAQUES PARA A ATUAÇÃO DO(A) ENFERMEIRO(A)[3,5]

PRÉ-ECLAMPSIA GRAVE

- Estimular repouso em decúbito lateral esquerdo pelo maior tempo possível.
- Observar queixas como epigastralgia, cefaleia, alterações visuais e níveis de consciência.
- Realizar controle da pressão arterial frequentemente, conforme a gravidade da paciente.
- Avaliar vitalidade fetal por meio de ausculta de batimentos cardíacos e identificação de movimentação fetal referida pela mãe (profissional habilitado).
- Observar presença de sangramento via vaginal.
- Realizar controle de peso corporal diário (aumento > 500 g/dia).
- Realizar balanço hídrico.
- Realizar controle de diurese por meio de sonda vesical de demora (baixo débito urinário: < 25 mL/hora ou < 100 mL/4 horas).
- Observar presença de edema nas extremidades e na face, como nas pálpebras, anasarca e ascite.
- Puncionar acesso venoso calibroso.

Módulo VII – Casos de Obstetrícia

- Administrar medicações hipotensoras conforme prescrito.
- Controlar bomba de infusão para administração de sulfato de magnésio, conforme prescrição.
- Observar sinais de intoxicação medicamentosa, como alteração do padrão respiratório e reflexo patelar.
- Manter ampola de gluconato ou cloreto de cálcio (10 mL a 10%) em casos de intoxicação por sulfato de magnésio.
- Observar sinais de convulsão.
- Oferecer suporte emocional.

ECLAMPSIA

Além dos itens supracitados o(a) enfermeiro(a) deve atentar a:
- Sinais de falência cardíaca (falta de ar, cansaço, aumento do número de batimentos cardíacos).
- Dor abdominal, principalmente sobre a região do fígado.
- Diminuição do número de plaquetas no sangue e distúrbio dos fatores responsáveis pela coagulação.
- Aumento de enzimas hepáticas.
- Presença de líquido amniótico em quantidade diminuída e feto pequeno para a idade gestacional (menor que o esperado).

No manejo da convulsão junto com a equipe de enfermagem e médica:[3,5]
- Aspirar as secreções e inserir um protetor bucal.
- Administrar 3 L de O_2 por minuto.
- Instalar solução de glicose a 5% em veia periférica.
- Recolher amostra de sangue e urina para avaliação laboratorial.
- Manter a paciente em decúbito lateral.
- Administrar sulfato de magnésio.
- Administrar hidralazina (IV) ou nifedipina (SL) se PA > 160 × 110 mmHg.
- Inserir um cateter vesical contínuo.
- Aguardar a recuperação do sensório.
- Interromper a gestação.

RESULTADOS

A pré-eclampsia é a complicação mais comum na gravidez, estando presente em 5 a 10% das gestantes e sendo responsável pelo maior índice de mortalidade e morbidade maternas e perinatais.[8-9]

É a principal causa de mortalidade materna, chegando a 35% dos óbitos, decorrentes das complicações da eclampsia e da síndrome HELLP, entre estas, a hemorragia cerebral, o edema agudo dos pulmões, a insuficiência renal aguda e as coagulopatias.[4,8-10]

Trata-se da patologia clínica mais frequente, junto com infecções e hemorragias, formando uma tríade responsável por grande parte dos óbitos maternos e fetais.[9-10]

COMENTÁRIOS

A identificação de gestantes com fatores de risco e medidas profiláticas conhecidas em estudos baseados em evidencias ainda não apresentou a eficácia esperada, como o uso Dopplerfluxometria das artérias uterinas no primeiro trimestre, para rastrear pré-eclampsia grave no início da gestação.[3]

Deve-se atentar ao fato de a maioria (80%) das gestantes manifestar sintomas anteriores à convulsão, como cefaleia e alterações visuais, os quais, contudo, estão ausentes em algumas mulheres. É importante lembrar que, em 20 a 38% das gestantes que apresentam convulsões, a pressão arterial tem valores inferiores a 140 × 90 mmHg antes do primeiro episódio convulsivo.[3-6]

CONSIDERAÇÕES FINAIS

A eclampsia pode ser evitada com uma assistência obstétrica adequada, um pré-natal efetivo e de qualidade e, quando necessário, a resolução imediata da gestação.

É imprescindível que as mulheres que desenvolvem hipertensão na gravidez sejam cuidadosamente avaliadas nos meses imediatamente após o parto e aconselhadas a respeito de futuras gestações e risco cardiovascular.

Qualquer anormalidade laboratorial ou no exame físico que não retorne ao normal antes da alta deve ser reavaliada na consulta puerperal. A expectativa é que a hipertensão e outros sinais e sintomas ou disfunção orgânica associados à pré-eclampsia tenham remissão seis semanas após o parto.

QUESTÕES PARA DISCUSSÃO DOCENTES/ DISCENTES

- A etiologia das síndromes hipertensivas ainda é desconhecida, no entanto, alguns fatores são observados. Liste-os e reflita.
- Explique o significado da afirmativa: a pré-eclampsia é uma doença multissistêmica.
- Liste as ações de enfermagem durante a eclampsia, ressaltando o bem-estar do binômio mãe-feto.
- Cite os cuidados durante a administração do sulfato de magnésio e os sinais de intoxicação pela droga.
- Quais as principais complicações gestacionais atribuídas às síndromes hipertensivas?

REFERÊNCIAS

1. Cabral ACV, Cabral MA, Brandão A, Osanan GC, Lopes APBM. Aspectos atuais da fisiopatologia da pré-eclampsia com repercussões na conduta. Femina. 2009;37(6):305-8. Disponível em: http://www.febrasgo.org.br/site/wp-content/uploads/2013/05/femina-v37n6-305.pdf; acessado em 19 de agosto de 2015.
2. Peraçoli JC, Parpinelli MA. Síndromes hipertensivas da gestação: identificação de casos graves. Rev Bras Ginecol Obstet. 2005;27(10):627-34. Disponível em: http://www.scielo.br/pdf/rbgo/v27n10/27578.pdf; acessado em 19 de agosto de 2015.

Módulo VII – Casos de Obstetrícia

3. Brasil. Ministério da Saúde. Secretaria de Atenção à Saúde. Departamento de Ações Programáticas Estratégicas. Gestação de alto risco: manual técnico. 5.ed. Brasília, DF: Ministério da Saúde; 2012. [Série A. Normas e Manuais Técnicos]. Disponível em: http://bvsms.saude.gov.br/bvs/publicacoes/manual_tecnico_gestacao_alto_risco.pdf; acessado em 19 de agosto de 2015.

4. Cavalli RC, Sandrim VC, Santos JET, Duarte G. Predição de pré-eclampsia. Rev Bras Ginecol Obstet. 2009;31(1):1-4. Disponível em: http://www.scielo.br/pdf/rbgo/v31n1/v31n1a01.pdf; acessado em 19 de agosto de 2015.

5. Dix D. Distúrbios hipertensivos na gravidez. In: Lowdermilk DL, Perry SE, Bobak IM. O cuidado em enfermagem materna. 10.ed. Rio de Janeiro: Elsevier; 2013. p. 650-65.

6. Noronha Neto C, Souza ASR, Amorim MMR. Tratamento da pré-eclampsia baseado em evidências. Rev Bras Ginecol Obstet. 2010;32(9):459-68. Disponível em: http://www.scielo.br/pdf/rbgo/v32n9/v32n9a08.pdf; acessado em 19 de agosto de 2015.

7. Alves JAG, Costa FS. Doppler das artérias uterinas de primeiro trimestre na predição de pré-eclampsia. Femina [Internet]. 2009;37(10):563-8. Disponível em: http://files.bvs.br/upload/S/0100-7254/2009/v37n10/a009.pdf; acessado em 19 de agosto de 2015.

8. Novo JLVG, Gianini RJ. Mortalidade materna por eclampsia. Rev Bras Saúde Matern Infant [Internet]. 2010;10(2):209-17. Disponível em: http://www.scielo.br/pdf/rbsmi/v10n2/a08v10n2.pdf; acessado em 19 de agosto de 2015.

9. Soares VMN, Souza KV, Freygang TC, Correa V, Saito MR. Mortalidade materna por pré-eclampsia/eclampsia em um estado do sul do Brasil. Rev Bras Ginecol Obstet. 2009;31(11):566-73. Disponível em: http://www.scielo.br/pdf/rbgo/v31n11/v31n11a07.pdf; acessado em 19 de agosto de 2015.

10. Freitas ACT, Schulz G, Mori R, Coelho JCU. Rotura hepática espontânea na síndrome HELLP. ABCD Arq Bras Cir Dig. 2009;22(3):179-80. Disponível em: http://www.scielo.br/pdf/abcd/v22n3/v22n3a08.pdf; acessado em 19 de agosto de 2015.

11. Melo BCP, Amorim MMR, Katz L, Coutinho I, Veríssimo G. Perfil epidemiológico e evolução clínica pós-parto na pré-eclampsia grave. Rev Assoc Med Bras. 2009;55(2):175-80. Disponível em: http://www.scielo.br/pdf/ramb/v55n2/22.pdf; acessado em 19 de agosto de 2015.

12. North America Nursing Diagnosis Association (NANDA). Diagnóstico de enfermagem da NANDA: definições e classificação 2015-2017. 10.ed. Porto Alegre: Artmed; 2015.

Casos de Pediatria

VIII

Silvia Cristina Fürbringer e Silva

28

Assistência de enfermagem à criança com quadro convulsivo

Ana Paula Dias França Guareschi
Raquel Candido Ylamas Vasques

HISTÓRIA: CRIANÇA COM QUADRO CONVULSIVO

Paciente em idade escolar, sexo masculino, admitido na clínica pediátrica proveniente do pronto--socorro infantil com queixa principal de cefaleia e vômito. Apresentou, nas últimas 18 horas, dois episódios de convulsão de aproximadamente 30 segundos. O paciente estava acompanhado da mãe, que se mostrou angustiada com o quadro da criança, verbalizando que está com medo de que algo grave estivesse acontecendo com o filho.

EXAME FÍSICO

Sinais meníngeos, com rigidez de nuca e púrpura meningocócica em esclera, mantendo temperatura de 39°C. Durante a crise convulsiva, seus braços ficavam fletidos, seu pescoço, estendido, os olhos viravam para cima, ele perdia a consciência, mantinha contrações e relaxamentos da musculatura e intercalava com episódios de abalos e liberação de esfíncter. Apresentava irritação e choro.

AÇÕES PRIORITÁRIAS COM RELAÇÃO AOS ACHADOS

Sinais meníngeos sugestivos de infecção das meninges e convulsão. São importantes o controle da dor e a monitoração neurológica, dos sinais vitais e do equilíbrio hidroeletrolítico.

HIPÓTESES DIAGNÓSTICAS CLÍNICAS E/OU CIRÚRGICAS

A clínica da criança é sugestiva de convulsão generalizada tônico-clônica, de acordo com as manifestações clínicas apresentadas. As convulsões não recorrentes (agudas) podem ter diversas causas, como episódios febris, hemorragia intracraniana, cisto, tumor, edema cerebral agudo, anoxia, toxinas, medicamentos, tétano, encefalopatia por chumbo e alterações metabólicas. Nessa criança, a causa sugere infecção intracraniana (meningite).

As convulsões são provocadas por distúrbios neuronais excessivos e desordenados no cérebro. As convulsões generalizadas envolvem ambos os hemisférios cerebrais e não têm um início localizado. Essa convulsão desenvolve-se quando a excitação neuronal do foco epileptogênico se espalha para o tronco encefálico, particularmente o mesencéfalo e a formação reticular. A criança apresenta perda de consciência na convulsão tônico-clônica.

1. **Fase tônica:** dura em torno de 10 a 20 segundos. Os olhos viram para cima e ocorre imediata perda de consciência. Se estiver em pé, a criança cai no chão, apresenta rigidez na contração tônica generalizada, simétrica e de toda a musculatura corporal. Os braços geralmente ficam flexionados, e as pernas, a cabeça e o pescoço ficam estendidos, podendo a criança apresentar um grito penetrante. Também podem ocorrer apneia e cianose, aumento da salivação e perda do reflexo de deglutição.
2. **Fase clônica:** dura em torno de 30 segundos, podendo chegar a 30 minutos ou mais. A criança apresenta movimentos espasmódicos violentos, enquanto o tronco e as extremidades sofrem contração e relaxamento ritmados, podendo espumar pela boca e apresentar incontinência urinária e fecal (Figura 28.1).

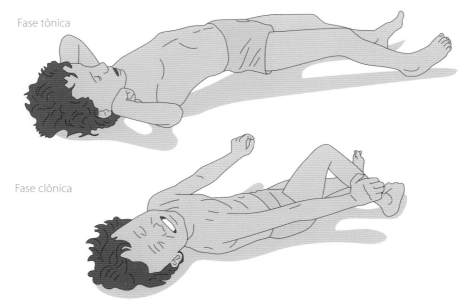

Figura 28.1 – Convulsão tônico-clônica.

Essa criança apresenta sinais sugestivos da meningite bacteriana por meningococo, os quais desencadearam as crises convulsivas.

A meningite é a infecção mais comum do sistema nervoso central (SNC), podendo ser causada por vários agentes e ser bacteriana, viral ou tuberculosa.

A meningite bacteriana representa de 20 a 25% dos casos de meningite e pode ter consequências graves. A meningite bacteriana meningocócica é caracterizada pela presença de púrpura meningocócica. O agente etiológico é o *Neisseria meningitidis*. A prevenção da meningite deve ser realizada por meio da imunização, para todas as crianças a partir dos 2 meses de vida. No primeiro ano, são aplicadas duas doses mais um reforço e, a partir de 1 ano de idade, a vacina é aplicada em dose única.

Sua transmissão ocorre por gotículas das vias aéreas, invasão direta em líquor (p. ex., punção liquórica contaminada) e via hematológica. Os sinais meníngeos clássicos são: cefaleia, vômito em jato e rigidez de nuca.

Existem dois exames clínicos que podem ser realizados para detectar a meningite, representados nas Figuras 28.2 e 28.3.

Módulo VIII – Casos de Pediatria

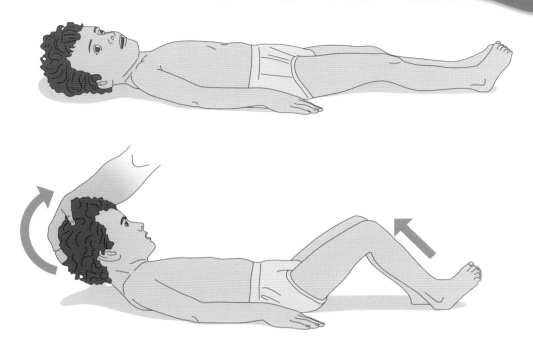

Figura 28.2 – Sinal de Brudzinski.

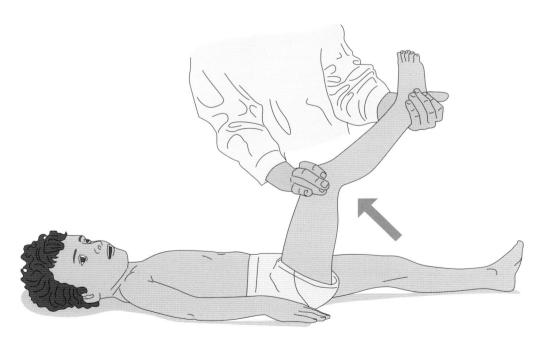

Figura 28.3 – Sinal de Kerning.

DIAGNÓSTICOS DE ENFERMAGEM

- **Risco de lesão:** relacionado com a disfunção do SNC e incapacidade de autocontrole (motor), secundária à convulsão tônico-clônica. **Fatores de risco:** alteração no nível de consciência, desorientação, movimentos clônicos e aura.

- **Risco de aspiração:** relacionado com o comprometimento da atividade motora, perda da consciência e da proteção das vias aéreas. **Fatores de risco:** redução do nível de consciência, depressão do reflexo de tosse, apneia e redução da pressão respiratória.

- **Risco de comportamento infantil desorganizado:** relacionado com a alteração na integração e na modulação dos sistemas de funcionamento fisiológico e comportamental. **Fatores de risco:** dor, procedimentos dolorosos e invasivos.

- **Risco de perfusão tissular ineficaz cerebral:** relacionado com a diminuição da oxigenação, resultando na incapacidade de nutrir os tecidos em nível capilar. **Fatores de risco:** distúrbios neuronais excessivos e desordenados no cérebro.

- **Percepção sensorial perturbada (visual, auditiva, cinestésica, gustativa, tátil e olfativa):** relacionada com a mudança na quantidade ou no padrão dos estímulos que estão sendo recebidos, acompanhada de resposta diminuída ou prejudicada a tais estímulos. **Características definidoras:** diminuição do nível de consciência e mudança na resposta usual aos estímulos.

- **Proteção ineficaz:** relacionada com a redução da capacidade de proteger a si mesmo contra ameaças internas e externas, tais como doenças ou lesões. **Características definidoras:** alteração da coagulação, alteração neurossensorial e desorientação.

- **Hipertermia:** relacionada com a temperatura do corpo elevada acima da variação normal. **Característica definidora:** temperatura de 39°C.

- **Ansiedade/medo (genitor):** relacionados com o caráter potencialmente fatal e incapacitante da atividade convulsiva que a criança está apresentando. **Características definidoras:** angústia, medo, sentimentos de desesperança, preocupação, apreensão, pânico e excitação.

TRATAMENTO MEDICAMENTOSO/CIRÚRGICO

Os quadros convulsivos são tratados com os anticonvulsivantes. Existe uma dificuldade no ajuste da dose, a qual se deve à resposta da criança à ação farmacológica, em função dos níveis basais de excitabilidade neuronal.

Os anticonvulsivantes têm a ação de elevar o limiar do ponto crítico de excitabilidade neuronal e prevenir as convulsões.

Primariamente, são administrados anticonvulsivantes isolados ou combinados em uma dosagem que forneça o efeito desejado, sem gerar os efeitos colaterais indesejáveis ou reações tóxicas.

O tratamento é iniciado com um anticonvulsivante, com eficácia e baixa toxicidade, e a dosagem é gradualmente aumentada até o controle das convulsões ou surgimento dos efeitos colaterais.

A dosagem dos níveis sanguíneos do anticonvulsivante é importante para o controle da dosagem terapêutica e a identificação de uma possível toxicidade.

Para o tratamento da infecção intracraniana dessa criança, inicia-se com antibioticoterapia, antitérmico e analgésico via intravenosa, em razão do quadro de vômito.

FÁRMACOS A SEREM UTILIZADOS

ANTICONVULSIVANTES

- **Diazepam e lorazepam:** agem como depressores do SNC, aumentando ou facilitando a ação do ácido gama-aminobutírico (GABA).

- **Fenitoína:** age no córtex motor, inibindo a propagação da atividade epiléptica.

Módulo VIII – Casos de Pediatria

- **Fenobarbital:** age como depressor do SNC, aumentando ou imitando a ação inibitória do GABA nas sinapses.
- **Midazolam:** aumenta a atividade do neurotransmissor inibitório GABA, deprimindo o SNC.

ANTITÉRMICO/ANALGÉSICO
- **Dipirona:** reduz a febre por meio de ação no SNC (centro hipotalâmico da febre). Bloqueia a dor por ação periférica, inibindo a ciclo-oxigenase e as prostaglandinas.

ANTIBIÓTICOS
- **Penicilina cristalina e ceftriaxona:** bactericidas que inibem a síntese da membrana celular da bactéria.

ANTIEMÉTICO
- **Dimenidrinato:** inibe a acetilcolina nos sistemas vestibular e reticular, responsáveis por provocar náuseas e vômitos na doença do movimento.

ANÁLISE LABORATORIAL E EXAMES MAIS COMUNS
- Líquor cefalorraquidiano (LCR).
- Hemocultura.
- Hemograma.
- Coagulograma.
- Gasometria arterial.
- Glicose e proteínas séricas.
- Proteína C-reativa (PCR).
- Sódio, potássio e cloro.
- Ureia e creatinina.
- Tomografia de crânio.
- Eletroencefalograma (EEG).

DESTAQUES PARA ATUAÇÃO DO(A) ENFERMEIRO(A)
CONDUTAS DE ENFERMAGEM DURANTE A CONVULSÃO TÔNICO-CLÔNICA
- Posicionar e manter as vias aéreas permeáveis.
- Observar cianose e administrar O_2, se necessário.
- Puncionar a veia periférica calibrosa.
- Administrar anticonvulsivante, de acordo com a prescrição médica.
- Dosar a glicemia no momento da punção periférica.
- Proteger contra traumas físicos.
- Observar a duração e o tipo de movimento da crise.
- Observar o nível de consciência e as incontinências fecal e urinária.
- Coletar dados e informações que colaborem com o diagnóstico.
- Oferecer suporte emocional.

CONDUTAS DE ENFERMAGEM APÓS A CONVULSÃO TÔNICO-CLÔNICA

- Anotar o horário, a duração e as características da crise.
- Manter a criança em decúbito lateral e confortável.
- Permanecer com a criança até sua recuperação total.
- Não administrar alimentos até que haja retorno da consciência e do reflexo de deglutição.

O QUE NÃO FAZER DURANTE A CRISE

- Não se devem imobilizar os membros (braços e pernas), sendo necessário deixá-los livres.
- Não tentar "puxar a língua" ou colocar objetos (como colher, caneta, madeira, dedos etc.) na boca para segurar a língua.
- Não dar banhos nem usar compressas com álcool caso haja febre.
- Não medicar a criança pela boca no momento da crise, mesmo que os medicamentos estejam disponíveis, pois os reflexos não estão totalmente recuperados, e ela pode se afogar ao engolir o comprimido e a água.

INTERVENÇÕES DE ENFERMAGEM

- Controle de infecção.
- Monitoração dos sinais vitais.
- Regulação da temperatura.
- Tratamento da febre.
- Controle do ambiente.
- Redução da ansiedade.
- Monitoração neurológica.
- Precauções contra aspiração.
- Controle do vômito.

RESULTADOS

Conhecer a fisiopatologia das principais doenças neurológicas e seu tratamento possibilita ao enfermeiro uma maior compreensão dos achados clínicos e solicitações da equipe médica. Por exemplo, o isolamento respiratório para a criança com meningite deve ser instituído pela enfermagem, não por ser uma rotina ou protocolo, mas porque há o entendimento acerca da doença, de seu agente etiológico e de sua transmissibilidade, de modo que o(a) enfermeiro(a) consegue orientar a família quanto a essa conduta.

As manifestações clínicas, a avaliação dos exames laboratoriais e a anamnese da criança possibilitam ao(à) enfermeiro(a) identificar os achados prioritários de atendimento, visando à realização de um planejamento da assistência de enfermagem com qualidade.

COMENTÁRIOS

Saber atuar nas situações de emergência de convulsão de maneira rápida e assertiva reduz possíveis danos que a criança possa vir a apresentar, melhorando seu prognóstico.

| **QUESTÕES PARA DISCUSSÃO DOCENTES/ DISCENTES** | ■ Discutir sobre a fisiopatologia da meningite e da convulsão e a importância dos cuidados de enfermagem em suas prevenção e detecção. |

- Discutir sobre a fisiopatologia da meningite e da convulsão e a importância dos cuidados de enfermagem em suas prevenção e detecção.
- Refletir sobre a importância de o(a) enfermeiro(a) estar treinado(a) para realizar as avaliações neurológicas.
- Refletir sobre a importância de o(a) enfermeiro(a) associar os exames de laboratoriais à clínica apresentada pelo paciente quando ele foi avaliado.
- Refletir sobre os principais diagnósticos de enfermagem e traçar um plano e cuidados imediatos e mediatos para esse paciente.
- Refletir sobre o papel do(a) enfermeiro(a) no contexto da emergência clínica e suas possibilidades de ação.
- Fazer fichas das principais medicações utilizadas nessa situação.
- Refletir e discutir sobre as possíveis consequências para essa criança caso o(a) enfermeiro(a) do pronto-socorro infantil não tenha conhecimento da fisiopatologia e das intervenções de enfermagem prioritárias para o atendimento de quadro convulsivo decorrente de infecção intracraniana.

BIBLIOGRAFIA CONSULTADA

Caetano N. Guia de remédios. 12.ed. São Paulo: Scala; 2014.

Carvalho WB, Souza N, Souza RL. Emergência e terapia intensiva pediátrica. 3.ed. São Paulo: Atheneu; 2014.

Coutinho HDM. Meningomielocele: aspectos genéticos, clínicos e epidemiológicos. Revista Médica Ana Costa. 2006;11(1):16-21.

Herdman TH (Ed.). Diagnóstico de enfermagem da NANDA: definições e classificação 2012-2014. Porto Alegre: Artmed; 2015.

Hockenberry MJ, Wilson D. Wong, fundamentos de enfermagem pediátrica. 9.ed. Rio de Janeiro: Elsevier; 2014.

Mcloskey JC. Classificação das intervenções de enfermagem. 3.ed. Porto Alegre: Artmed; 2011.

Oliveira RG. Blackbook – Pediatria. Belo Horizonte: Blackbook; 2011.

Infecção de via aérea inferior

Raquel Candido Ylamas Vasques
Ana Paula Dias França Guareschi

HISTÓRIA: INFECÇÃO DE VIA AÉREA INFERIOR – BRONQUIOLITE

Paciente do sexo feminino, 5 meses e 28 dias de vida, acompanhada da madrinha, chorosa à manipulação, apresentando congestão nasal, com rinorreia, tosse produtiva e sinais de desconforto respiratório. A paciente apresentava história pregressa de secreção nasal hialina, irritabilidade e perda de apetite. Tem um irmão mais velho com história de resfriado seguido de pneumonia nos últimos dias.

EXAME FÍSICO

A paciente apresentava-se febril (38,2°C), taquipneica (FR = 64 rpm), $SatO_2$ = 90%, com oxigenoterapia de baixo fluxo, FC = 138 bpm, batimento de asa de nariz, retração de fúrcula e subdiafragmática. À ausculta pulmonar, apresentava murmúrios vesiculares presentes com roncos e sibilos difusos.

Foram realizados três ciclos de Aerolin 3 *puff* a cada 20 minutos, conforme prescrição médica. Painel viral com resultado de vírus sincicial respiratório (VSR). RX de tórax mostrou hiperinsulflação pulmonar e infiltrado brônquico.

AÇÕES PRIORITÁRIAS COM RELAÇÃO AOS ACHADOS

Alterações nos sinais vitais, principalmente FR, e saturação de O_2. É importante retirar a criança da condição de taquipneia, avaliar comprometimento do estado geral e observar sinais de insuficiência respiratória.

HIPÓTESES DIAGNÓSTICAS CLÍNICAS E/OU CIRÚRGICAS

A história clínica desse lactente representa uma infecção de via aérea inferior, no caso, bronquiolite aguda (BA), afecção respiratória desencadeada por vírus sazonais frequentes em crianças com menos de 1 ano de idade. Tem um padrão epidêmico com prevalência no outono e no inverno. Durante o período de inverno, é a causa mais frequente de hospitalização de lactentes. Inicia-se com os sintomas das infecções virais do sistema respiratório (SR) superior (febre e coriza), que progridem em 4 a 6 dias, evoluindo para o acometimento do SR inferior (tosse e chiado).

Crianças com idade inferior a 6 meses apresentam risco de doença grave decorrente da BA. Após uma BA com hospitalização, 40% dos pacientes voltam a apresentar crises de sibilância recorrente ou asma. A doença é sazonal e coincide com as epidemias de infecções secundárias a patógenos respiratórios virais.

A BA tem como características a inflamação e a obstrução dos bronquíolos. O agente etiológico mais frequente é o VSR, mas também pode ser ocasionada por Parainfluenza, Adenovírus, Influenza, *Mycoplasma pneumoniae*, Rinovírus, *Chlamydia pneumoniae*, Metapneumovírus humano e Coronavírus.

O VSR é transmitido a partir da exposição às secreções contaminadas. O VSR pode sobreviver nos fômites por várias horas, e nas mãos, por 30 minutos. O período de incubação é de 2 a 8 dias.

O VSR afeta as células epiteliais do trato respiratório. Os sintomas clínicos de obstrução do SR inferior são consequências da oclusão parcial das vias aéreas (VA) distais. O exame histológico revela: necrose do epitélio respiratório, inflamação monocitária, com edema dos tecidos peribrônquicos, e obstrução das VA distais, com *plugs* de muco e fibrina. Os lactentes são predispostos à BA em razão do pequeno calibre das VA distais e da ausência de imunidade ativa contra o VSR e outros vírus respiratórios.

Após contato com o VSR, as células ciliadas edemaciam, projetam-se para o interior do lúmen e perdem os cílios. A mucosa bronquiolar fica edemaciada e faz que a luz brônquica fique preenchida por muco e exsudato. As paredes do brônquio e dos bronquíolos são infiltradas com células inflamatórias. Os vários graus de obstrução intraluminal causam hiperinsuflação. A dilatação da luz brônquica durante a inspiração fornece espaço insuficiente para a entrada de ar, mas o estreitamento da luz bronquiolar durante a expiração impede a saída de ar dos pulmões. Nessas condições, o ar permanece nos pulmões causando uma hiperinsuflação progressiva (Figura 29.1).

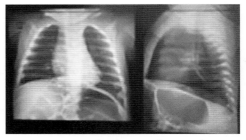

Figura 29.1 – RX de tórax evidenciando bronquiolite aguda.

Fonte: acervo do autor.

A BA por VSR geralmente se inicia com uma infecção de vias aéreas superiores (IVAS) após uma incubação de 5 a 8 dias. Sintomas como secreção nasal e febre baixa, frequentemente, são os primeiros a parecer. Com o tempo, a tosse pode aparecer. Se a doença progride, manifesta-se com os seguintes sintomas:

- **Iniciais:** rinorreia, faringite, tosse e espirros, sibilos, possível drenagem do ouvido ou dos olhos e febre intermitente.
- **Sinais de progressão da doença:** aumento da tosse e sibilos, taquipneia, retrações e cianose.
- **Doença grave:** taquipneia > 70 rpm, letargia, episódios de apneia e troca gasosa prejudicada, além de diminuição dos sons respiratórios.

Os lactentes podem apresentar sintomas de IVAS durante vários dias ou ausência de sintomas, exceto letargia leve, falta de apetite e irritabilidade.

DIAGNÓSTICOS DE ENFERMAGEM

- **Hipertermia:** temperatura corporal central elevada, acima da variação diurna normal, em decorrência de falha na termorregulação. **Características definidoras:** taquicardia e taquipneia. **Fator relacionado:** bronquiolite.

Módulo VIII – Casos de Pediatria

- **Conforto prejudicado:** percepção de falta de conforto, alívio e transcendência nas dimensões física, psicoespiritual, ambiental, cultural e/ou social. **Características definidoras:** irritabilidade e choro à manipulação. **Fator relacionado:** sintomas relativos à doença.
- **Desobstrução ineficaz de vias aéreas:** incapacidade de eliminar secreções ou obstruções do trato respiratório, para manter a via aérea desobstruída. **Características definidoras:** alteração de padrão respiratório, roncos e sibilos difusos. **Fatores relacionados:** exsudato em alvéolos e bronquiolite.
- **Padrão respiratório ineficaz:** inspiração e/ou expiração que não proporcionam ventilação adequada. **Características definidoras:** taquipneia, batimento de asa de nariz, retração de fúrcula e subdiafragmática. **Fator relacionado:** fadiga da musculatura respiratória.
- **Risco de volume de líquidos deficiente:** vulnerabilidade à diminuição do líquido intravascular, intersticial e/ou intracelular, podendo comprometer a saúde. **Fator de risco:** aumento na perda excessiva de líquidos, secundário à febre, à hiperventilação e à respiração pela boca.

TRATAMENTO MEDICAMENTOSO OU CIRÚRGICO

Crianças com bronquiolite recebem tratamento sintomático, com oxigênio umidificado, ingesta hídrica adequada, manutenção de vias aéreas e medicações. A maioria dos casos podem ser tratados em domicílio. A internação hospitalar acontece quando o desconforto respiratório não melhora, mesmo após o início do tratamento, ou para crianças que não mantêm hidratação adequada. Outros motivos para a internação hospitalar incluem condições potenciais para complicações, como sinais clínicos de insuficiência respiratória, hipoxemia (< 92%) e letargia. O lactente com taquipneia ou apneia, retrações acentuadas, aparência apática e desidratação deve ser rigorosamente monitorado para a falência respiratória.

O oxigênio deve ser umidificado e administrado em concentrações suficientes para manter a oxigenação adequada ($SatpO_2 \geq 90\%$), avaliada por meio de oximetria de pulso.

As percussões torácicas de rotina e a drenagem postural não são recomendadas; lactentes com secreção nasal abundante devem ser aspirados periodicamente.

Os broncodilatadores podem ser benéficos por um curto período, mesmo apresentando melhora significativa. Uma única dose de broncodilatador sempre é prescrita para avaliar a reposta clínica; nesse caso, se for observada melhora dos sintomas, podem ser prescritos continuamente.

Antibióticos não fazem parte do tratamento do VSR, a menos que haja uma infecção bacteriana associada, como a otite média.

FÁRMACOS A SEREM UTILIZADOS

- **Oxigenoterapia:** a criança com saturação de oxigênio mantida abaixo de 90% deve receber suplementação de O_2. A terapêutica pode ser suspensa quando o paciente mantém níveis estáveis de oximetria acima de 90% em ar ambiente.
- **Broncodilatadores:** não há evidência que sustente o uso rotineiro de broncodilatadores para melhorar o prognóstico da BA. A epinefrina pode ser utilizada graças a suas ações alfa e beta-agonista. Seu uso deve ser feito em ambiente hospitalar e, se comparada ao albuterol inalatório, pode estar associada à melhora do escore clínico em curto prazo (30-60 minutos) em pacientes ambulatoriais; este tem ação beta-adrenérgica de ação seletiva sobre a musculatura brônquica e destitui de efeitos significativos sobre o sistema cardiovascular.
- **Antitérmico/analgésico:** a dipirona é frequentemente utilizada, pois reduz a febre graças a sua ação no sistema nervoso central (centro hipotalâmico da febre). Bloqueia a dor por ação periférica, inibindo a ciclo-oxigenase e as prostaglandinas.
- **Antimicrobianos:** a ribavirina é uma droga antiviral aprovada para o tratamento de infecção por vírus respiratório sincicial em pacientes graves ou de alto risco. Os efeitos colaterais atribuídos ao

uso de rivabirina inalada incluem náuseas, conjuntivite, cefaleia e piora da broncoconstrição. Antibióticos não devem ser utilizados no tratamento de rotina da bronquiolite.

ANÁLISE LABORATORIAL/DE IMAGEM E EXAMES MAIS COMUNS

- Monitoração de oxigênio não invasivo.
- Gasometria arterial.
- RX de tórax.
- Hemograma.

DESTAQUES PARA A ATUAÇÃO DO(A) ENFERMEIRO(A)

São recomendadas medidas de precaução de contato para a prevenção da transmissão do VSR, incluindo lavagem de mãos, utilização de luvas, máscaras e aventais descartáveis ao entrar no quarto da criança.

É recomendado que os enfermeiros que estejam cuidando de crianças infectadas com o VSR evitem entrar em contato com outras crianças consideradas de alto risco.

Lactentes com infecção pelo VSR costumam ter uma grande quantidade de secreção nasal, dificultando a respiração e a amamentação (ao seio materno ou à mamadeira), provocando preocupações em relação ao ganho de peso ou ao desmame precoce. Nesse caso, deve-se estimular a mãe a continuar a amamentação ou, caso seja contraindicado na fase aguda da doença, orientar a ordenha e o armazenamento de leite materno.

Para controlar os problemas relacionados à febre, ao conforto e à baixa ingesta hídrica, é preciso:

- Orientar o acompanhante a oferecer, com frequência, pequenas quantidades de líquido.
- Avaliar as mucosas.
- Monitorar os sinais vitais, atentando a qualquer alteração de um ou mais parâmetros.
- Avaliar o turgor cutâneo e a umidade das membranas mucosas (lábios e língua).
- Observar os relatos de náuseas e vômitos.
- Administrar antitérmico, conforme prescrito (S/N).
- Orientar o acompanhante para manter a lactente em decúbito elevado.
- Proporcionar um ambiente silencioso e limitar os visitantes durante a fase aguda.
- Auxiliar o acompanhante nas atividades de autocuidado, conforme necessário.

Os pais devem ser instruídos a instilar gotas de solução salina nas narinas antes de amamentar ou oferecer a mamadeira, bem como antes de o paciente dormir.

Cuidados adicionais de enfermagem têm como objetivo monitorar a oxigenação, assegurando que a terapia com broncodilatadores, hidratação e oxigenoterapia (quando necessária) seja eficaz. Sendo assim, o(a) enfermeiro(a) deve:

- Avaliar a frequência e a profundidade das respirações e do movimento torácico.
- Monitorar a frequência e o ritmo cardíaco.
- Realizar a ausculta pulmonar, observando áreas de fluxo aéreo (se diminuído ou ausente) e sons respiratórios adventícios.
- Elevar o decúbito e orientar o acompanhante a mudar a lactente de posição com frequência.
- Aspirar VAS, se necessário.
- Observar cor da pele e mucosas, observando a presença de cianose periférica ou cianose central.
- Observar sinais de hipotensão, palidez, cianose, dispneia grave e inquietação.

RESULTADOS	Deve-se considerar se o paciente está respirando em ar ambiente ou se a saturação está ≥ 90%, se a frequência respiratória está ≤ 60 bpm e se a ingesta hídrica é adequada.

Na maioria das vezes, os lactentes recuperam-se rapidamente da doença e retornam a sua rotina diária, incluindo ingesta hídrica. Essas crianças podem desenvolver novos episódios de sibilos, que podem ou não envolver infecção por VSR.

COMENTÁRIOS

A profilaxia do VSR deve ocorrer no início da estação do VSR e ser concluída no fim da estação. Recomenda-se a profilaxia da infecção grave por VSR com palivizumabe para lactentes que apresentem fatores de risco (prematuridade, displasia broncopulmonar e cardiopatia congênita cianótica/com hipertensão pulmonar), de acordo com o fator de risco, a necessidade de terapêutica para a morbidade que caracteriza o risco e a idade da criança durante a estação viral. O palivizumabe é um anticorpo administrado mensalmente, por via intramuscular, durante a estação de maior incidência de VSR da região (cinco doses, em geral).

QUESTÕES PARA DISCUSSÃO DOCENTES/ DISCENTES

- Familiarizar-se com a epidemiologia da bronquiolite por VSR.
- Discutir sobre a fisiopatologia e os achados clínicos e radiológicos da bronquiolite.
- Conhecer o tratamento para essa condição.
- Refletir sobre as consequências dos agravos e a importância dos cuidados de enfermagem em suas prevenção e detecção.
- Identificar os principais diagnósticos de enfermagem e traçar um plano de cuidados para esse paciente.
- Elencar as principais medicações administradas a crianças nessa situação.

BIBLIOGRAFIA CONSULTADA

American Academy of Pediatrics (AAP). 2009 Report of the Committe on Infectious Deseases. 28.ed. Elk Grove Village: AAP; 2009.

Carvalho WB, Johnston C, Fonseca MC. Bronquiolite aguda, uma revisão atualizada. Rev Assoc Med Bras. 2007 Apr;53(2):182-8.

Hockenberry MJ, Wilson D. Wong, fundamentos de enfermagem pediátrica. 9.ed. Rio de Janeiro: Elsevier; 2014.

Lopez Guinea A, Casado Flores J, Martin Sobrino MA, Espínola Docio B, de la Calle Cabrera T, Serrano A et al. Severe bronchiolitis. Epidemiology and clinical course of 284 patients. An Pediatr (Barc). 2007;67(2):116-22.

Marcondes E, Vaz FAC, Ramos JLA, Okay Y. Pediatria básica: tomo III, pediatria clínica especializada. 9.ed. São Paulo: Sarvier; 2005.

Silva JR, Coutinho SE, Leitão LA, Souza AP, Pinto LA. Bronquiolite aguda e sibilância transitória em lactentes: entidades clínicas diferentes? Bol Cient Pediatr. 2014;03(2):69-74.

Casos de Geriatria

IX

Wana Yeda Paranhos

30

DELIRIUM

Marcos Antonio da Eira Frias
Patrícia Fera

HISTÓRIA

Paciente de 84 anos, sexo masculino, quinto dia de internação por septicemia de provável foco urinário. Conforme relato da filha que o acompanha, no segundo dia de internação o paciente começou a apresentar alterações de comportamento, por vezes agitado, confuso, desorientado no tempo e no espaço, recusando-se a cooperar com o desenvolvimento das atividades de higiene; em outros momentos, apresentou-se bastante sonolento, hipoativo, dislálico e apráxico. Desde o primeiro dia de internação, permanece a maior parte do tempo no leito.

Antecedentes pessoais: diminuição da acuidade auditiva (faz uso de aparelho auditivo), diminuição da acuidade visual (faz uso de lentes corretivas – óculos), hiperplasia prostática e hipertensão arterial sistêmica em uso de amlodipina.

EXAME FÍSICO

O paciente apresenta-se consciente, desorientado no tempo e no espaço, desatento e dislálico. Ausculta cardíaca com bulhas rítmicas e normofonéticas (BRNF) em dois tempos, FC = 110 bpm, PA = 160 × 90 mmHg e pulsos periféricos presentes. Ausculta pulmonar, murmúrio vesicular (MV) presente bilateralmente, ausência de ruídos adventícios e FR = 22 rpm. Exame musculoesquelético: emagrecido, diminuição da massa muscular, pele ressecada, mucosas desidratadas, T = 38,5°C. Refere dor abdominal à palpação profunda nos quadrantes superiores direito e esquerdo. Aceita pouco a dieta e a hidratação oral. Apresenta acesso venoso periférico em membro superior direito para medicação e hidratação. Fezes presentes com característica pastosa, diurese presente e diminuída (oligúria) com perdas no leito. Exames laboratoriais: sódio = 130 mEq/L; potássio = 3,7 mEq/L; ureia = 120 mg/dL; creatinina = 6,0 mg/dL.

AÇÕES PRIORITÁRIAS COM RELAÇÃO AOS ACHADOS

- Identificar e corrigir fatores predisponentes e precipitantes para o *delirium*.
- Estabelecer medidas preventivas.
- Treinamento da equipe para aplicação de escalas de avaliação.

HIPÓTESES DIAGNÓSTICAS CLÍNICAS

- *Delirium.*
- Demência.

FISIOPATOLOGIA

O *delirium* é uma síndrome aguda desencadeada por diversos fatores que induzem um quadro de instabilidade das funções cognitivas caracterizado por períodos de desatenção, pensamento desorganizado, dificuldade de localização temporoespacial, apraxia, dislalia, dificuldade de armazenar informações, ausência ou dificuldade de crítica, alterações do ciclo sono-vigília e rebaixamento do nível de consciência.[1-4]

Por ser de origem multifatorial, a patogenia é difícil de ser determinada, no entanto, sabe-se que esse processo determina alterações metabólicas que culminam com a quebra da homeostase, que interfere na efetividade dos neurotransmissores.[3]

Diferentemente da demência, a sintomatologia do *delirium* tem início repentino e oscilatório, isto é, assim como apareceu, pode amenizar, intensificar ou cessar. O conjunto de sintomas pode durar de dias a semanas após a alta hospitalar. Alguns indivíduos têm regressão espontânea do quadro, no entanto, a identificação precoce possibilita uma intervenção mais efetiva, com consequente redução da duração do quadro, recuperação cognitiva e funcional, diminuição do tempo de permanência hospitalar e redução da morbidade e da mortalidade.[4,5]

A manifestação do *delirium* pode ser desencadeada nas formas hiperativa, hipoativa ou mista. A forma hiperativa é a mais facilmente reconhecida, e a hipoativa, a mais difícil de ser reconhecida, principalmente por profissionais com pouca experiência no atendimento de idosos, já que eles desencadeiam a forma hipoativa mais frequentemente (Quadro 30.1).[4,5]

Quadro 30.1 – Sinais e sintomas de *delirium* de acordo com a forma que se manifesta

Delirium hiperativo	*Delirium* hipoativo	*Delirium* misto
Hiperatividade psicomotora	Apatia	Períodos intercalados de
Oscilação de humor	Hipoatividade psicomotora	hiperatividade e hipoatividade
Agitação	Sonolência	Nível normal de atividade
Recusa em cooperar com os cuidados	Lentidão	psicomotora, mesmo com
	Letargia que se aproxima do estupor	perturbação da atenção e da percepção

Fonte: adaptado de APA (2014);[2] Santos, Malfitano e Bizar (2011);[3] Higa et al. (2013).[4]

Os fatores predisponentes (Quadro 30.2) estão relacionados com os aspectos biológicos, psicológicos e funcionais pertinentes a suas características basais, e os fatores precipitantes estão relacionados com o momento vivido, por exemplo, doenças agudas, o tratamento clínico, cirúrgico ou os medicamentos ao qual o paciente está sendo submetido (Quadro 30.3) ou o próprio ambiente de tratamento, seja ele a enfermaria ou a unidade de terapia intensiva. Tudo isso pode fazer que o indivíduo desenvolva o quadro de *delirium*.

Módulo IX – Casos de Geriatria

Quadro 30.2 – Fatores predisponentes do *delirium*

Fatores predisponentes	Fatores precipitantes
Déficit cognitivo preexistente/demência Idade > 65 anos Episódio prévio de *delirium* Múltiplas comorbidades Doenças crônicas, como hipertensão arterial, insuficiência renal crônica, hepatopatia, doença terminal, desnutrição, depressão etc. Status funcional ruim Polifarmácia Déficits sensoriais: diminuição da acuidade visual, auditiva ou tátil	Medicações Procedimentos médicos/cirurgias Doenças agudas: infecções, infarto agudo, acidente vascular cerebral, trauma etc. Imobilização prolongada no leito Uso de equipamentos invasivos: sonda vesical, sonda nasoenteral Contenção mecânica Desidratação/hipovolemia Iatrogenia: úlcera por pressão, fraturas devido à queda Distúrbios metabólicos: aumento dos níveis de ureia e creatinina Distúrbios hidroeletrolíticos: desidratação, hiponatremia, hipernatremia, hipocalemia Mudanças de ambiente: móveis e objetos não familiares, ausência de calendário e relógio para marcar o tempo Abuso ou abstinência de substâncias (tabaco, álcool, drogas ilícitas) Iluminação excessiva e procedimentos em horário de repouso Privação de sono prolongada Isolamento/afastamento dos familiares/restrição de visita

Fonte: adaptado de Santos et al. (2011);[3] Faustino et al. (2016);[6] Lôbo et al. (2010).[7]

Quadro 30.3 – Drogas relacionadas com o desencadeamento do *delirium*

Agonistas dopaminérgicos	Amantadina Bromocriptina Levodopa Pramipexol
Analgésicos	Opioides
Anticolinérgicos	Anti-histamínicos Atropina Difenidramina Hioscina Tricíclicos
Anticonvulsivantes	Ácido valproico Carbamazepina Fenitoína
Antidepressivos	Mirtazapina Inibidores de recaptação de serotonina Tricíclicos
Anti-inflamatórios	Anti-inflamatórios não esteroides (AINE) Corticosteroides

(Continua)

Quadro 30.3 – Drogas relacionadas ao desencadeamento do *delirium (continuação)*

Antimicrobianos	Aciclovir Aminoglicosídeos Anfotericina Cefalosporinas Macrolídeos Quinolonas Sulfonamidas
Cardiovasculares	Amiodarona Antiarrítmicos Betabloqueadores Bloqueadores de canais de cálcio Clonidina Digitálicos Diuréticos Metildopa Quinidina
Gastrointestinais	Antiespasmódicos Bloqueadores H2 Loperamida Metoclopramida
Sedativos	Barbitúricos Benzodiazepínicos
Outros	Anestésicos halogenados Ciclosporina Donepezil Fenotiazina Fitoterápicos Interferon Lítio Quimioterápicos

Fonte: adaptado de Santos et al. (2011);[3] Higa et al. (2013);[4] Lôbo et al. (2010).[7]

Considerando os fatores predisponentes e precipitantes do *delirium* e a possibilidade de prevenção primária, medidas profiláticas devem ser adotadas pela equipe de saúde para reduzir a incidência.

Dentre as possibilidades de intervenção, destaca-se a detecção precoce de fatores de risco predisponentes, de modo que o exame físico e a anamnese são primordiais na admissão do paciente. As escalas de avaliação também são ferramentas importantes nesse momento, podendo e devendo ser aplicadas pelo(a) enfermeiro(a).

Como medidas secundárias que dizem respeito diretamente à assistência de enfermagem, destacam-se: manter a identidade do paciente, utilizar estratégias para orientação e reorientação do idoso com relação ao tempo e ao espaço; evitar a imobilidade; prevenir o desenvolvimento de lesões por pressão e da dor; estimular a memória; permitir maior tempo de visita sempre que possível.

Módulo IX – Casos de Geriatria

DIAGNÓSTICO DIFERENCIAL

Cabe ao(à) médico(a) o diagnóstico diferencial entre *delirium* e demência e quadros psicóticos agudos, dada a sintomatologia de confusão mental, a dificuldade de localização temporoespacial, a agitação ou o rebaixamento do nível de consciência (Quadro 30.4).[2]

Quadro 30.4 – Diagnóstico diferencial *delirium* × demência

Característica	*Delirium*	Demência
Início	Agudo	Lento
Evolução clínica	Oscilatória	Progressiva
Duração	Reversível em poucos dias a semanas	Irreversível
Capacidade de atenção e concentração	Incapaz	Capaz na fase inicial
Consciência	Geralmente alterada	Preservada na fase inicial
Praxia	Alterada	Inalterada na fase inicial
Afasia	Geralmente presente	Ausente na fase inicial
Reversão do quadro	Reversível	Irreversível
Fator precipitante	Presente	Ausente

Fonte: adaptado de APA (2014).[2]

ANÁLISE LABORATORIAL E EXAMES MAIS COMUNS

Considerando as condições clínicas que podem ser fatores predisponentes ou precipitantes do quadro de *delirium*, deve-se ampliar a investigação clínica por meio de exames laboratoriais e de imagem (Quadro 30.5).

Quadro 30.5 – Exames laboratoriais e de imagem mais utilizados

Exames primários	Exames secundários
Hemograma	Cálcio
Sódio	Vitamina B12
Potássio	Enzimas cardíacas
Ureia	Gasometria arterial
Creatinina	Exames da função da tiroide
Glicemia	Exames de função e lesão hepática
Urina tipo I	Sorologia para HIV e sífilis
Urocultura	Líquor
Radiografia de tórax	Tomografia de crânio
Eletrocardiograma	Eletroencefalograma

Fonte: adaptado de Santos et al. (2011)[3]; Higa et al. (2013).[4]

DIAGNÓSTICOS DE ENFERMAGEM

O paciente com *delirium* apresenta diagnósticos de enfermagem determinados pelo quadro clínico, nos quais o(a) enfermeiro(a) deve se basear para o planejamento da assistência de enfermagem. É importante ressaltar que a individualização da assistência preconiza que os diagnósticos de enfermagem sejam levantados considerando aspectos individuais e, portanto, não consideram apenas a condição patológica do paciente (Quadro 30.6).

Quadro 30.6 – Diagnósticos de enfermagem para o paciente com *delirium* considerando a Taxonomia II NANDA

Domínio 5: percepção/cognição
Classe 4: cognição
Diagnóstico: confusão aguda
Características definidoras:
• agitação
• alteração na função cognitiva
• alteração na função psicomotora
• alteração no nível de consciência
• alucinações
• inquietação
• percepções errôneas
Fatores relacionados:
• *delirium*
• idade ≥ 60 anos

Domínio 11: segurança/proteção
Classe 2: lesão física
Diagnóstico: risco de lesão
Fatores de risco:
• alteração da função cognitiva
• extremo de idade

Domínio 11: segurança/proteção
Classe 2: lesão física
Diagnóstico: risco de queda
Fatores de risco:
• idade ≥ 65 anos
• alteração na função cognitiva

Observação: outras características definidoras e outros fatores relacionados e de risco devem ser considerados individualmente.
Fonte: NANDA (2015).[8]

TRATAMENTO MEDICAMENTOSO

A literatura aponta os antipsicóticos como drogas de escolha para o tratamento do *delirium*, e entre eles o haloperidol é a droga mais utilizada. É possível utilizar também a risperidona, a quetiapina ou a olanzapina.[3,4,7]

■ **Haloperidol:** antipsicótico indicado, entre outros, para o tratamento de delírio, alucinações, agitação e agressividade no idoso. A sedação psicomotora está relacionada com o bloqueio dos receptores dopaminérgicos. Quando administrado por via intramuscular, os níveis plasmáticos

Módulo IX – Casos de Geriatria

ocorrem por volta de 20 minutos, e por via oral, de 2 a 6 horas. Em idosos, podem ocorrer sintomas extrapiramidais, tais como tremor, rigidez, hipersalivação, bradicinesia (lentidão anormal dos movimentos voluntários), acatisia (incapacidade de sentar-se) e distonia (distúrbio do tônus muscular) aguda.[9]

- **Risperidona**: antipsicótico indicado para o tratamento da confusão, alucinações, distúrbios da percepção e isolamento social. Diminui a ansiedade, a tensão e as alterações do estado mental, pode ser utilizada em quadros agudos ou crônicos. Tem afinidade pelos receptores serotoninérgicos 5-HT2 e dopaminérgicos D2. O pico de concentração plasmática ocorre entre 1 e 2 horas após a administração por via oral. A hipotensão ortostática é um efeito colateral possível e, em virtude da ação alfa-adrenérgica, o uso concomitante de hipotensor pode provocar hipotensão severa. Apresenta menor risco para o desenvolvimento de sintomas extrapiramidais.[9]
- **Quetiapina**: antipsicótico atípico com afinidade pelos receptores de serotonina (5HT2) e pelos receptores de dopamina D1 e D2 no cérebro. Apresenta baixa suscetibilidade aos efeitos extrapiramidais.[9]
- **Olanzapina**: antipsicótico atípico; em caso de superdosagem, os sinais e sintomas mais comuns são taquicardia, agitação, agressividade, disartria (distúrbio da articulação da fala), sintomas extrapiramidais e redução do nível de consciência, que pode ir da sedação ao coma.[9]

TRATAMENTO NÃO MEDICAMENTOSO

O tratamento não medicamentoso deve ser a base para o cuidado de enfermagem. Intervenções comportamentais, como manter o ambiente mais calmo e tranquilo e permitir a presença de familiares ao lado do paciente, devem ser aplicadas. Um ambiente tranquilo reduz a estimulação ambiental, prevenindo que o paciente se torne mais confuso.

O contato físico e uma comunicação efetiva, de maneira simples e direta e estabelecendo contato visual, podem beneficiar o paciente. Nesse sentido, deve-se encorajar o uso de próteses auditivas e óculos, quando necessário.

Dirigir-se ao paciente pelo seu nome, mencionando datas e locais frequentemente ao longo do dia promove a consciência de si próprio e do ambiente.

A reorientação pode ser feita com o uso de relógios e calendários atrelados à orientação sobre a rotina e os horários de assistência. É importante que se estabeleça uma rotina assistencial constante, com mínimas alterações na equipe.

Deve-se considerar a transferência para quarto privativo e o mais próximo possível da equipe de enfermagem, visando a uma melhor supervisão do paciente e minimizando o risco de queda e de lesões.

DESTAQUES PARA A ATUAÇÃO DO(A) ENFERMEIRO(A)

Conhecer os sinais e sintomas de *delirium*, de acordo com o modo como se manifesta, e reconhecer precocemente a presença de fatores predisponentes e precipitantes são pontos importantes na assistência de enfermagem geriátrica e gerontológica. Dessa maneira, o(a) enfermeiro(a) não pode se abster de avaliar o paciente em sua admissão.

Para uma melhor avaliação, os enfermeiros podem contar com um instrumento que auxilia na detecção do *delirium*, o *Confusion Assessment Method* (CAM). Esse instrumento é de uso simples e rápido e avalia o início e o curso da confusão, atenção, pensamento, nível de consciência, orientação, memória, percepção sensorial, atividade psicomotora e ciclo sono-vigília.[10]

RESULTADOS ESPERADOS	Com os tratamentos medicamentoso e não medicamentoso, espera-se que o paciente apresente um estado crescente de calma e mostre-se mais orientado em relação a si e ao ambiente. Com a supervisão atenta da equipe de enfermagem, espera-se que o paciente mantenha sua integridade física e não apresente quedas. O(a) enfermeiro(a) deve orientar os membros da família sobre os fatores desencadeantes do *delirium* e sua potencial gravidade. Estes devem demonstrar a compreensão sobre a importância de procurar atendimento de saúde quando os sintomas ocorrerem.
COMENTÁRIOS	O *delirium* é uma manifestação relacionada com situações clínicas com potencial de gravidade. Sendo assim, é importante que seja detectado precocemente, tanto para a instituição do tratamento do fator causal, como para o manejo adequado da condição de confusão aguda. Muitas vezes, o *delirium* passa despercebido ou é mal diagnosticado. Os enfermeiros devem ser orientados sobre essa condição, compreendendo sua importante atuação tanto na detecção como no tratamento do quadro de *delirium*.
QUESTÕES PARA DISCUSSÃO DOCENTES/ DISCENTES	■ Como o(a) enfermeiro(a) pode reconhecer os sintomas de *delirium*? ■ Qual a importância de se reconhecerem precocemente os sintomas de *delirium*? ■ Qual a relação entre o quadro clínico de septicemia apresentado e o quadro de *delirium*? ■ Quais são pontos de atenção da equipe de enfermagem com relação à terapia medicamentosa indicada?

REFERÊNCIAS

1. Van Rompaey B, Schuurmans MJ, Shortridge-Baggett LM, Truijen S, Elseviers M, Bossaert L. A comparison of the CAM-ICU and the NEECHAM Confusion Scale in intensive care delirium assessment: an observational study in non-intubated patients. Crit Care. 2008;12(1). Disponível em: https://www.ncbi.nlm.nih.gov/pmc/articles/PMC2374628/pdf/cc6790.pdf; acessado em 20 de julho de 2017.

2. American Psychiatric Association (APA). Manual diagnóstico e estatístico de transtornos mentais – DSM-5. Porto Alegre: Artmed; 2014.

3. Santos CAF, Malfitano FT, Bizar PRBC. Delirium no idoso. In: Ramos LR, Cendoroglo MS (Coords.). Guia de geriatria e gerontologia. 2.ed. Barueri: Manole; 2011.

4. Higa SEM, Atallah NA, Bafi AT, Mancuso FJN, Schiavon LL (Coords.). Guia de medicina de urgência. 3.ed. Barueri: Manole; 2013.

5. Pedroso JL, Félix EPV, Ferraz MEMR. Delirium. In: Bertolucci PHF, Ferraz HB, Félix EPV, Pedroso JL (Coords.). Neurologia. Barueri: Manole; 2011.

Módulo IX – Casos de Geriatria

6. Faustino TN, Pedreira LC, Silva RMO, Freitas YS. Conhecimentos e práticas da equipe de enfermagem para prevenção e monitorização do Delirium em idosos. Rev Baiana de Enfermagem. 2016;30(3):1-10. Disponível em: https://portalseer.ufba.br/index.php/enfermagem/article/view/15794/pdf_61; acessado em 20 de julho de 2017.

7. Lôbo RR, Silva Filho SRB, Lima NKC, Ferriolli E, Moriguti JC. Delirium. Medicina (Ribeirão Preto). 2010;43(3):249-57. Disponível em: http://revista.fmrp.usp.br/2010/vol43n3/Simp4_Delirium.pdf; acessado em 20 de julho de 2017.

8. North America Nursing Diagnosis Association (NANDA). Diagnóstico de enfermagem da NANDA: definições e classificação 2015-2017. 10.ed. Porto Alegre: Artmed; 2015.

9. Brasil. Ministério da Saúde. Agência Nacional de Vigilância Sanitária. Bulário eletrônico. Disponível em: http://www.anvisa.gov.br/datavisa/fila_bula/index.asp#; acessado em 09 de agosto de 2017.

10. Fabbri RMA, Moreira MA, Garrido R, Almeida OP. Validity and reliability of the Portuguese version of the confusion assessment method (CAM) for the detection of delirium in the elderly. Arq Neuropsiquiatr. 2001;59(2-A):175-9. Disponível em: http://www.scielo.br/scielo.php?script=sci_arttext&pid=S0004-282X2001000200004; acessado em 20 de agosto de 2017.

Incontinência urinária

Valéria Pastre Alencar
Patrícia Fera
Marcos Antonio da Eira Frias

HISTÓRIA

Paciente do sexo feminino, 63 anos, queixa-se que há seis meses vem apresentando perdas urinárias de volume variável relacionadas a tosse, espirro, gargalhada, pegar peso e execução de movimentos com o corpo, como levantar e sentar na cadeira. O hábito miccional não se alterou, sendo as micções em frequência de cerca de seis por dia, em volume e aspecto inalterados. Atualmente, utiliza, em média, três absorventes femininos por dia como proteção da roupa que troca quando estão molhados. Frequentemente apresenta fezes ressecadas e dificuldade para evacuar.

Ao estudo urodinâmico, apresenta bexiga de boa capacidade, boa complacência e sensibilidade preservada; ausência de contrações vesicais involuntárias; apresentou perdas urinárias com *Valsalva leak point pressure* (VLPP) de 85 cmH$_2$O; micção com bom fluxo e baixa pressão detrusora.

Antecedentes pessoais: hipertensão há 20 anos, mantendo bom controle com uso de atenolol (50 mg/dia). Menopausa aos 55 anos, sem fazer reposição hormonal. Teve duas gestações e dois partos vaginais, sendo o último há 30 anos. Nega outras comorbidades e cirurgias prévias.

EXAME FÍSICO

No exame físico geniturinário, a paciente apresentou períneo íntegro e não mostrou evidências de distopias pélvicas ou divertículos uretrais. No toque vaginal bidigital, apresentou contração do assoalho pélvico moderada, classificada na escala de Oxford modificada como grau de força 3.

AÇÕES PRIORITÁRIAS COM RELAÇÃO AOS ACHADOS

Descartar infecções urinárias de repetição.

Solicitar o preenchimento de um diário miccional de 3 a 7 dias consecutivos, assinalando o horário das micções e dos episódios e as características das perdas urinárias (pequeno, médio ou grande escape de urina), além das circunstâncias que geraram as perdas, a fim de documentar a frequência e as características da incontinência antes e depois do tratamento proposto e dar mais precisão ao diagnóstico específico.

HIPÓTESE DIAGNÓSTICA CLÍNICA

■ Incontinência urinária aos esforços.

FISIOPATOLOGIA

A Sociedade Internacional de Incontinência (ICS) define incontinência urinária como qualquer perda involuntária de urina pelo meato uretral, caracterizando um sintoma (a queixa de perda urinária), um sinal (a demonstração objetiva da perda de urina) e indicando uma doença de base que deve ser investigada.[1]

A incontinência urinária de esforço é definida como perda involuntária de urina durante esforço, prática de exercício, ao tossir ou espirrar. Essa condição pode ser atribuída a duas causas: hipermotilidade uretral relacionada à fraqueza do assoalho pélvico e/ou deficiência esfincteriana intrínseca, geralmente associada à desnervação do assoalho pélvico, à diminuição dos níveis estrogênicos e a procedimentos cirúrgicos.[2]

Em mulheres, existe uma série de fatores de risco que podem afetar a integridade do assoalho pélvico e do esfíncter urinário, como envelhecimento, obesidade, características genéticas, etnia (em mulheres caucasianas) e menopausa.[3]

Também a gestação e o parto podem afetar a inervação perineal e a anatomia pélvica, por esmagamento e tração dos nervos pudendos e seus ramos, perda da eficiência dos ligamentos cardinais e uterossacrais, possibilitando a rotação anterior do útero sob esforços, perda da sustentação vaginal adequada, tração e ruptura dos músculos levantadores do ânus.[3]

Outros fatores que promovem o risco para incontinência urinária são: constipação, por apresentar um efeito mecânico, anatômico, neuropático e funcional; doenças pulmonares e tabagismo (tossidoras crônicas); infecção do trato urinário; doenças neurológicas; demência; debilidade física; esforços ocupacionais e recreacionais, com atividades de alto impacto; e uso de drogas e medicações, como álcool, psicotrópicos, diuréticos, alfabloqueadores, entre outros.[4,5]

DIAGNÓSTICO DIFERENCIAL

A partir da queixa de perda urinária, o(a) médico(a) deve realizar o diagnóstico diferencial entre os tipos de incontinência urinária. Na mulher, os tipos de incontinência mais comuns são incontinência urinária de esforço, incontinência por urgência (urgeincontinência) e incontinência urinária mista.

O Quadro 31.1 apresenta os sintomas diferenciais entre esses três tipos de incontinência urinária.

Quadro 31.1 – Sintomas diferenciais entre as incontinências

Incontinência urinária de esforço	Incontinência urinária por urgência	Incontinência urinária mista
Perda involuntária de urina em situações nas quais ocorram aumentos da pressão abdominal (tosse, espirro, mudanças abruptas de posição, esforços físicos) na ausência de desejo miccional prévio	Perda involuntária de urina após desejo súbito de urinar	Associação dos sintomas de incontinência urinária de esforço e de urgência

A história clínica deve abranger a descrição das situações em que ocorrem as perdas urinárias, a duração e a intensidade, os sintomas urinários associados, as histórias obstétrica e ginecológica, as comorbidades e as medicações em uso.

Para o diagnóstico diferencial, completam a história clínica o exame físico abdominal, para detectar aumento de volume vesical ou massas abdominais/pélvicas, o exame perineal e o exame digital da vagina ou do reto.

Considera-se também avaliar a situação estrogênica da mulher e o funcionamento intestinal.

O diário miccional reforça a história clínica e pode apontar a coexistência de outras alterações miccionais. Recomenda-se que seja realizado por um período de 3 a 7 dias.

ANÁLISE LABORATORIAL E EXAMES MAIS COMUNS

- Exame qualitativo de urina deve ser realizado em todos os pacientes e pode evidenciar a presença de diabetes ou lesão renal, dando-se importância à hematúria (infecção, câncer ou litíase), à glicosúria (diabetes), à piúria/bacteriúria (infecção) e à proteinúria (nefropatia).
- Exames de sangue, como ureia, creatinina e glicemia podem ser úteis na avaliação básica de pacientes com diagnóstico ou suspeita de diabetes, obstrução urinária ou insuficiência renal.
- Entre os testes que podem ser realizados, destacam-se:
  - estudo urodinâmico,
  - uretrocistoscopia;
  - radiografias do trato urinário;
  - ultrassom de vias urinárias.

O estudo urodinâmico é um método diagnóstico bastante utilizado para a avaliação funcional do trato urinário inferior. Compreende vários testes para avaliação das fases de enchimento e esvaziamento vesical e a ação das estruturas relacionadas. Os testes básicos incluem fluxometria livre, cistometria de enchimento e estudo miccional. Um dos testes importantes diante da queixa de perda urinária relacionada aos esforços é a medida da pressão de perda abdominal ou VLPP, cujos valores podem ajudar a definir a gênese da incontinência urinária de esforço.

DIAGNÓSTICOS DE ENFERMAGEM

O paciente com incontinência urinária apresenta diagnósticos de enfermagem determinados pelo quadro clínico, nos quais o(a) enfermeiro(a) deve se basear para o planejamento da assistência de enfermagem. Outros diagnósticos que consideram aspectos individuais podem ser levantados mediante a avaliação do paciente. O Quadro 31.2 apresenta os diagnósticos de enfermagem relacionados com a situação principal descrita.

TRATAMENTO MEDICAMENTOSO

O tratamento medicamentoso é realizado com medicamentos que aumentam o tônus da musculatura lisa uretral. Fármacos com ação adrenérgica (alfaestimulante) podem promover elevação da pressão de fechamento uretral e trazer benefícios a esse grupo de pacientes. A imipramina, antidepressivo tricíclico, pode ser utilizada com esse objetivo.

A duloxetina também é um antidepressivo e tem o efeito de estimular o núcleo medular responsável pela inervação do rabdoesfíncter – núcleo de Onuf. Esse estímulo provoca elevação do tônus uretral e de sua pressão de fechamento.

Quadro 31.2 – Diagnósticos de enfermagem para o paciente com incontinência urinária considerando a Taxonomia II NANDA (2015-2017)

Domínio 3: eliminação e troca
Classe 1: função urinária
Diagnóstico: incontinência urinária de esforço
Caracterizada por relato de perda involuntária de volume variável de urina ao tossir, espirrar, rir e fazer esforços. Relacionada ao aumento na pressão intra-abdominal (fezes ressecadas e dificuldade para evacuar), enfraquecimento da musculatura pélvica (baixa pressão detrusora) e mudanças degenerativas da musculatura pélvica (duas gestações, dois partos vaginais, menopausa e envelhecimento)

Domínio 3: eliminação e troca
Classe 1: função urinária
Diagnóstico: eliminação urinária prejudicada
Caracterizada por relato de incontinência. Relacionada a múltiplas causas (partos vaginais, alteração hormonal pela menopausa, enfraquecimento da musculatura pélvica

Domínio 3: eliminação e troca
Classe 2: função gastrintestinal
Diagnóstico: constipação
Caracterizada por esforço para evacuar, fezes ressecadas, ocorrências atípicas em adultos idosos (incontinência urinária). Relacionada a enfraquecimento da musculatura pélvica e perturbação emocional (desconforto)

Domínio 6: autopercepção
Classe 2: autoestima
Diagnóstico: risco de baixa autoestima situacional
Fator de risco prejuízo funcional (enfraquecimento da musculatura pélvica, baixa pressão detrusora e incontinência urinária)

Domínio 12: conforto
Classe 1: conforto físico
Classe 3: conforto social
Diagnóstico: conforto prejudicado
Caracterizado por sensação de desconforto (perda urinária). Relacionado com a falta de controle situacional e recursos insuficientes (conhecimento)

Domínio 11: segurança/proteção
Classe 2: lesão física
Diagnóstico: risco de integridade da pele prejudicada
Fator de risco excreção (perda urinária involuntária), pele úmida/umidade e extremo de idade

Fonte: adaptado de NANDA (2015).[6]

TRATAMENTO NÃO MEDICAMENTOSO

A reabilitação do trato urinário inferior é definida pela International Continence Society (ICS) como o tratamento não cirúrgico e não farmacológico para o trato urinário inferior. Essa modalidade terapêutica compreende: treinamento para o assoalho pélvico, *biofeedback* e modificações comportamentais.

O treinamento do assoalho pélvico consiste na realização de exercícios de contração e relaxamento repetidos da musculatura do assoalho pélvico, com a finalidade de aumentar a resistência uretral e melhorar os elementos de sustentação dos órgãos pélvicos. Um plano de exercícios individualizado deve ser proposto pelo(a) enfermeiro(a) para o paciente.

O *biofeedback* é um aparelho que informa ao paciente, por meio de sinais visuais ou sonoros, a atividade dos músculos do assoalho pélvico durante os exercícios. Possibilita a conscientização da função muscular e é utilizado como recurso adicional.

Módulo IX – Casos de Geriatria

As modificações comportamentais abrangem mudanças do comportamento com relação aos hábitos miccionais e aos fatores que contribuem para a incontinência urinária, como ingestão de líquidos, consumo de alimentos irritantes vesicais e manejo da constipação por meio da ingestão de fibras na dieta.

Outros recursos terapêuticos, como a eletroestimulação e o uso de cones vaginais, também podem ser utilizados pelo(a) enfermeiro(a) no manejo da incontinência urinária. A adaptação a absorventes e o uso de protetores de pele adequados também são indicados para manter a integridade da pele durante a persistência da incontinência.

Reabilitação do trato urinário inferior deve ser o tratamento de primeira escolha quando é possível de ser aplicado.

Tratamentos cirúrgicos devem ser considerados quando necessário, sempre com avaliação do risco e custo-benefício.

Vale ressaltar que a decisão do tratamento deve ser tomada em comum acordo entre médico(a) e paciente.

DESTAQUES PARA A ATUAÇÃO DO(A) ENFERMEIRO(A)

O(a) enfermeiro(a) pode efetivar a reabilitação do trato urinário inferior por meio de consultas de enfermagem em seus consultórios, clínicas ou em ambulatórios hospitalares.

Essa atuação encontra respaldo no Conselho Federal de Enfermagem que, mediante o Parecer n. 04/2016/CTAS/COFEN.[7] declara não encontrar "impeditivo legal para a execução desses procedimentos por profissional enfermeiro e/ou enfermeiro estomaterapeuta".

Enfermeiros de diferentes especialidades, como urologia, estomaterapia, gerontologia e saúde da mulher, têm se dedicado à prática e ao estudo desse tratamento e contribuído para o avanço científico na abordagem do paciente com incontinência urinária.

RESULTADOS ESPERADOS	■ Continência urinária. ■ Integridade da pele preservada. ■ Regularização do hábito intestinal. ■ Bem-estar pessoal. ■ Estado de conforto físico e social. ■ Autoestima preservada.
COMENTÁRIOS	A incontinência urinaria de esforço é uma situação que traz desconforto e impacto negativo à qualidade de vida da mulher. Essa condição não deve ser considerada um sintoma normal do envelhecimento e deve receber tratamento adequado. O(a) enfermeiro(a) capacitado(a) pode auxiliar no diagnóstico dessa situação e participar de seu tratamento, contribuindo para uma melhor qualidade de vida.
QUESTÕES PARA DISCUSSÃO DOCENTES/ DISCENTES	■ O que significa VLPP? Explicar como é feito o teste. ■ O que são distopias pélvicas e divertículos uretrais? ■ Descrever os sinais e sintomas que diferenciam os diversos tipos de incontinência urinária (incontinência por ur-

gência miccional, incontinência mista – esforço e urgência – e incontinência urinária com sintomas associados de dificuldade miccional).

- Explicar como é feita a avaliação funcional do assoalho pélvico.
- Descrever a técnica para fazer a avaliação da atividade contrátil da musculatura perineal.
- Explicar a gradação da classificação da atividade contrátil da musculatura perineal.

REFERÊNCIAS

1. Abrams P, Cardozo L, Fall M, Griffiths D, Rosier P, Ulmsten U, van Kerrebroeck P et al. The standardisation of terminology of lower urinary tract function: report from the Standardisation Sub-committee of the International Continence Society. Neurourol Urodyn. 2002;21(2):167-78.
2. Rios LAS, Gomes HP. Incontinência urinária de esforço. In: Zerati Filho M, Nardozza Júnior A, Reis RB (Eds.). Urologia fundamental. São Paulo: Planmark; 2010. p.259-65.
3. Bruschini H, Nunes LV. Etiopatogenia e classificação da incontinência urinária feminina. In: Ribeiro R, Trindade JC, Amaro JL, Haddad J. Reabilitação do assoalho pélvico nas disfunções urinárias e anorretais. 2.ed. São Paulo: Segmento Farma; 2012.
4. Silva L, Lopes MHBM. Urinary incontinence in women: reasons for not seeking treatment. Rev Esc Enferm USP. 2009;43(1):68-74. Disponível em: http://www.scielo.br/pdf/reeusp/v43n1/en_09.pdf; acessado em 20 de agosto de 2017.
5. Oliveira EG, Marinheiro LPF, Silva KS. Diabetes melito como fator associado às disfunções do trato urinário inferior em mulheres atendidas em serviço de referência. Rev Bras Ginecol. Obstet. 2011;33(12):414-20. Disponível em: http://www.scielo.br/pdf/rbgo/v33n12/v33n12a07; acessado em 20 de agosto de 2017.
6. North America Nursing Diagnosis Association (NANDA). Diagnóstico de enfermagem da NANDA: definições e classificação 2015-2017. 10.ed. Porto Alegre: Artmed; 2015.
7. Brasil. Conselho Federal de Enfermagem. Câmara Técnica de Atenção à Saúde. Parecer n. 04/2016/CTAS/COFEN – Manifestação sobre procedimentos da área de enfermagem. Brasília, DF: CFE; 2016.

BIBLIOGRAFIA CONSULTADA

Sacomani CAR, Almeida FG, Resplande J, Carvalho M, Simões R, Bernardo WM. Incontinência urinária de esforço: tratamento não-cirúrgico e não-farmacológico. Dirterizes da SBU. Disponível em: http://sbu.org.br/pdf/diretrizes/novo/incontinencia_urinaria_de_esforco_tratamento_nao_cirurgico_e_nao_farmacologico.pdf; acessado em 13 de julho de 2017.

Glashan RQ, Lelis MAS, Fera P, Bruschini H. Intervenções comportamentais e exercícios perineais no manejo da incontinência urinária em mulheres idosas. Sinopse de Urologia. 2002;6(5):102-6.

Caso de Psiquiatria

X

Wana Yeda Paranhos

32

Esquizofrenia

Simone Granado Alonso

HISTÓRIA

Paciente do sexo masculino, aproximadamente 35 anos, chegou ao serviço de emergência psiquiátrica trazido por policiais e algemado. O paciente apresentava-se agitado e agressivo, com higiene precária, vestes e comportamentos bizarros, dizendo que tudo tinha sido "encomendado pelo governador" e que ninguém deteria seu amor. Os policiais diziam que ele foi encontrado correndo entre os carros, gesticulando e gritando, como se estivesse discutindo com alguém. Eles solicitaram que parasse, mas ele continuou correndo. Após avaliação do psiquiatra, foi medicado com uma ampola de haloperidol 5 mg IM e uma ampola de prometazina 50 mg IM, contido mecanicamente e colocado em observação. No dia seguinte, já não apresentava mais agitação psicomotora; porém, ainda estava muito agressivo verbalmente, desconfiado e com solilóquios, e por vezes gesticulava e tapava os ouvidos com as mãos. Repetia que o governador estava por trás daquela situação. Quando os profissionais da equipe terapêutica conseguiam conversar com o paciente, logo ele apresentava novo quadro de agitação. Recusava alimentação e hidratação e, quando abordado, suas palavras eram ofensivas e irônicas. Com relação aos aspectos sociais, não sabia ou não queria precisar de seu endereço ou o de seus familiares.

EXAME FÍSICO

Quando o paciente apresenta algum transtorno psiquiátrico e se encontra em fase aguda, um exame físico completo pode não ser realizado. As condições que determinam a possibilidade de realização do exame físico dependem da gravidade dos sintomas físico e psíquico.

Na observação: consciente, PA = 130 × 80 mmHg, FC = 120 bpm, FR = 23 rpm, T = 36°C, glicemia capilar = 89 mg/dL, negava dor. À inspeção, verificaram-se ferimento corto contuso em hálux esquerdo com sangramento ativo, escoriações e hematomas pelo corpo. O paciente apresentava-se desidratado, descorado, sem alterações em olhos, nariz ou boca, com tórax simétrico, abdome plano e movimentos preservados. Negava doenças prévias ou alergias.

EXAME PSÍQUICO

Apresentação: homem de aproximadamente 35 anos, pele branca, cabelos pretos, medindo aproximadamente 1,75 m, emagrecido. Apresentava higiene precária, cabelos sujos e em desalinho, vestuário adequado para a idade e o clima, cuidados pessoais negligenciados. Mantém fácies crispada, desconfiada, arrogante e musculatura tensa. Sua atitude para com os profissionais é desconfiada. Por vezes, mostra-se irritado com a equipe de enfermagem. Responde somente o que lhe é perguntado, algumas vezes com tom sarcástico ou debochado. Recusa alimentação ou hidratação.

Apresentava estreitamento do campo vivencial, orientado no tempo e no espaço, atenção espontânea aumentada e atenção voluntária preservada, com alucinações auditivas presentes. Curso do pensamento acelerado, com ideias delirantes de conteúdo persecutório com relação à polícia e ao governador, e acredita que pode ser envenenado por meio de qualquer alimento. Refere também que ele e a filha do governador pretendem "ficar juntos".

Apresentava linguagem compreensível, bem articulada, de tom irônico e ofensivo com relação aos profissionais. Afeto incongruente e humor irritado. Apresentava episódios de agitação psicomotora e heteroagressividade. Vontade e pragmatismo preservados. Crítica abolida com relação à morbidade.

AÇÕES PRIORITÁRIAS COM RELAÇÃO AOS ACHADOS

- **Controle dos períodos de heteroagressividade:** períodos de hetero ou autoagressividade colocam em risco a integridade física do paciente e demais pessoas que tentam intervir em seu tratamento.
- **Monitoração da expressão das ideias delirantes:** os pensamentos delirantes interferem diretamente em seu julgamento e em suas ações. O processo de tratamento desse aspecto é longo; porém, conforme o paciente apresente controle ou crítica sobre as ideias, aumenta a possibilidade de intervenção verbal por parte da equipe terapêutica. Estratégias para possibilitar a alimentação e hidratação são prioritárias.
- **Monitoração das alterações de sensopercepção:** essas alterações são responsáveis por muitas atitudes de esquiva, agressividade ou medo e devem, se possível, ser dizimadas, para que o paciente possa interagir socialmente sem interferências.
- **Monitoração da capacidade de autocuidado:** a capacidade de autocuidado está intimamente relacionada à capacidade de preservação e manutenção da vida. A observação desse aspecto é preponderante para que a enfermagem possa pautar suas intervenções de acordo com a autonomia do paciente, tendo como eixo norteador a capacidade de autocuidado.
- **Crítica com relação à morbidade:** perceber que a "estranheza" que o cerca, na maioria das vezes, advém da morbidade apresentada. O paciente que adquire crítica sobre sua doença agirá colaborativamente para o tratamento proposto.
- **Cuidados com ferimento:** limpeza local e realização de curativo em hálux do pé esquerdo. A evolução de curativo deve ser feita e registrada diariamente pelo(a) enfermeiro(a) e, caso haja necessidade, o(a) médico(a) deve ser solicitado(a) para estabelecer a conduta médica.

HIPÓTESES DIAGNÓSTICAS

- Esquizofrenia paranoide.
- Psicose não orgânica e não especificada.

PSICOPATOLOGIA

A esquizofrenia é um transtorno mental grave que afeta mais de 21 milhões de pessoas em todo o mundo, mas não é tão comum como outros transtornos. Segundo a Organização Mundial de Saúde, a proporção é de 12 milhões de homens para 9 milhões de mulheres, sendo que se manifesta em homens mais jovens em relação às mulheres.[1]

É considerada uma doença crônica, com períodos de exacerbação e remissão dos sintomas. A repercussão funcional e social na vida do paciente é muito acentuada, portanto, são necessárias diferentes abordagens de tratamento, como tratamento medicamentoso e intervenções psicossociais.

Módulo X – Caso de Psiquiatria

Como etiopatogenia, encontram-se estudos sobre processos neurodegenerativos e neurodesenvolvimento, estudos de neuroimagem e neuroimagem funcional, fatores genéticos, interação ente ambiente e a genética e a fisiopatologia, considerando a hipótese dopaminérgica. Com relação às alterações relacionadas com o neurodesenvolvimento e com a neurodegeneração, o período entre o aparecimento dos sintomas (início da psicose) e o início do tratamento é denominado "duração da psicose não tratada" (DUP). Associa-se a um maior comprometimento do desenvolvimento psicopatológico e a uma pior adaptação social a esse período da DUP.

As fases de desenvolvimento da esquizofrenia, sendo esta considerada um transtorno do desenvolvimento são fase pré-mórbida, que aparece no início da doença, como atraso no desenvolvimento motor e retardo na fala; fase prodrômica, caracterizada por alteração da personalidade e sintomas depressivos, culminando com o aparecimento de um episódio psicótico. Seguem-se as fases progressiva e crônica, sendo a progressiva caracterizada pelo aparecimento de delírios e alucinações, e a fase crônica, ainda sujeita a recaídas.

Em sua classificação no CID-10, existem subtipos, sendo a esquizofrenia paranoide caracterizada por sintomas como delírios persecutórios, de grandeza, ciúme, de referência, geralmente acompanhados por alucinações auditivas que contêm ameaças ao paciente e ordens imperativas.

DIAGNÓSTICOS DE ENFERMAGEM

Com relação à promoção da saúde, o caso mostra pouca interação familiar e, no momento, falta de condições do paciente em informar sua história pregressa da doença. Portanto, nesse momento, não é possível fazer um diagnóstico adequado quanto a esse domínio, mas é importante que o paciente consiga manter sua saúde e seu tratamento.

- **Proteção ineficaz**: diminuição na capacidade de proteger-se de ameaças internas ou externas, como doenças ou lesões. **Características definidoras:** desorientação e inquietação. **Fator relacionado:** nutrição inadequada (ideias delirantes).
- **Nutrição desequilibrada (inferior às necessidades corporais):** ingestão insuficiente de nutrientes para satisfazer as necessidades metabólicas. **Característica definidora:** interesse insuficiente pelos alimentos. **Fator relacionado:** transtorno psicológico.
- **Risco de volume de líquidos deficiente**: vulnerabilidade à diminuição do líquido intravascular, intersticial e/ou intracelular, podendo comprometer a saúde. **Fator relacionado:** barreira ao acesso a líquidos (ideia delirante).
- **Risco de constipação**: vulnerabilidade à diminuição na frequência normal de evacuação, acompanhada de eliminação de fezes difícil ou incompleta, podendo comprometer a saúde. **Fator de risco:** agentes farmacológicos.
- **Confusão crônica**: deterioração irreversível, prolongada e/ou progressiva do intelecto e da personalidade, caracterizada por capacidade diminuída para a interpretação dos estímulos ambientais e para processos de pensamento intelectual, manifestada por distúrbios de memória, orientação e comportamento. **Características definidoras:** resposta alterada a estímulos, funcionamento social prejudicado e interpretação alterada. **Fator relacionado:** doença psiquiátrica (alteração de pensamento – ideia delirante).
- **Controle de impulso ineficaz**: padrão de uso de reações rápidas e não planejadas a estímulos internos ou externos, sem levar em conta as consequências negativas dessas reações ao indivíduo impulsivo ou aos outros. **Características definidoras:** comportamento violento e irritabilidade. **Fator relacionado:** distúrbio psiquiátrico (alteração de pensamento – ideia delirante).
- **Identidade pessoal perturbada**: incapacidade de manter uma percepção integrada e completa de si mesmo. **Características definidoras:** confusão quanto a valores ideológicos, estratégias de enfrentamento ineficazes e relações ineficazes. **Fator relacionado:** transtorno psiquiátrico.

- **Interação social prejudicada**: quantidade insuficiente ou excessiva ou qualidade ineficaz de troca social. **Característica definidora:** interação disfuncional com outras pessoas. **Fator relacionado:** processo de pensamento perturbado.
- **Enfrentamento defensivo**: projeção repetida de uma autoavaliação falsamente positiva, baseada em um padrão autoprotetor que defende contra ameaças subjacentes percebidas à autoestima positiva. **Características definidoras:** alteração em teste de realidade, atitude superior em relação aos outros, dificuldades para estabelecer relacionamentos e distorção da realidade. **Fatores relacionados:** conflito entre autopercepção e sistema de valores e expectativas não realistas.
- **Enfrentamento familiar incapacitado**: comportamento de pessoa significativa (membro da família, pessoa significante ou amigo íntimo) que inabilita suas próprias capacidades e as capacidades do paciente para tratar, de maneira eficaz, das tarefas essenciais para a adaptação de qualquer uma dessas pessoas ao desafio da doença. **Características definidoras:** abandono e deserção. **Fator relacionado:** desorganização familiar.
- **Integridade da pele prejudicada**: epiderme e/ou derme alteradas. **Característica definidora:** alteração na integridade da pele (lesão em hálux do pé esquerdo). **Fator relacionado:** fator mecânico/lesão.
- **Risco de lesão**: vulnerabilidade à lesão física por condições ambientais que interagem com os recursos adaptativos e defensivos do indivíduo, podendo comprometer a saúde. **Fatores relacionados:** alterações na função psicomotora e na orientação afetiva.
- **Risco de violência direcionada aos outros**: vulnerabilidade a comportamentos nos quais um indivíduo demonstra que pode ser física, emocional e/ou sexualmente nocivo a outros. **Fatores relacionados:** impulsividade, linguagem corporal negativa, padrão de ameaça de violência, padrão de violência direta e indireta e transtorno psicótico.

TRATAMENTO MEDICAMENTOSO

O tratamento medicamentoso deve ser realizado com antipsicóticos, sendo as drogas neurolépticas ou antipsicóticas o tratamento de escolha para essa doença. Essas drogas têm uma taxa de resposta de 60 a 80%, fator este que demonstra a necessidade de associação de outras intervenções, como os tratamentos psicossociais. Os passos para o tratamento farmacológico com antipsicóticos em episódios agudos são os seguintes (Figura 32.1):

- Monoterapia com antipsicóticos típicos ou atípicos.
- Ajuste da dose.
- Troca do antipsicótico (pelo menos três drogas).
- Clozapina (seguir as diretrizes de uso).
- Combinação com outras drogas.
- Eletroconvulsoterapia (ECT).

Os pacientes que utilizam antipsicóticos como efeito colateral podem apresentar reações extrapiramidais. Nesse caso, associa-se droga anticolinérgica. Ainda não há consenso sobre a utilização inicial e concomitante dessas drogas com os antipsicóticos. Dependendo do efeito colateral, podem-se utilizar antiparkinsoniano, benzodiazepínico ou a troca do neuroléptico.

Para o tratamento de manutenção, alguns antipsicóticos têm a apresentação *depot* (liberação prolongada), que deve ser considerada principalmente quando há baixa adesão ao tratamento por parte do paciente.

Módulo X – Caso de Psiquiatria

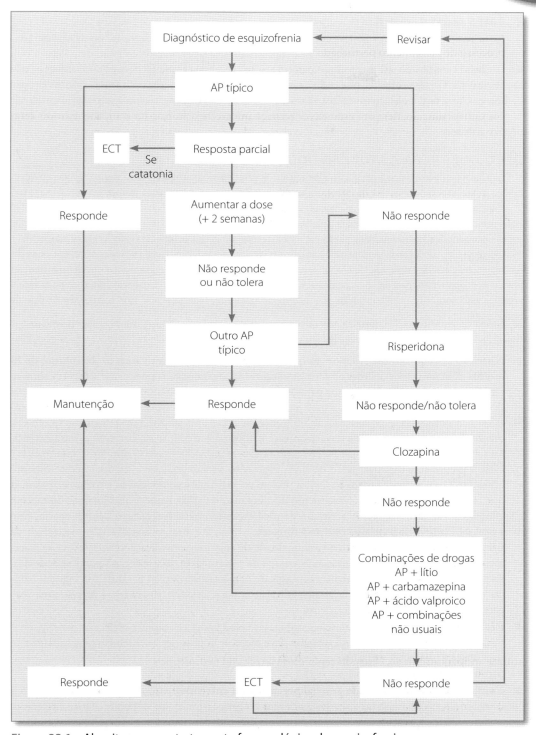

Figura 32.1 – Algoritmo para o tratamento farmacológico da esquizofrenia.

AP = antipsicótico; ECT = eletroconvulsoterapia.
Fonte: adaptada de Cordioli (2005).[2]

Discussão de Casos Clínicos e Cirúrgicos

EXAMES MAIS COMUNS

Com relação às doenças mentais em geral, não existe um exame laboratorial ou exame de imagem que seja decisivo para a elaboração do diagnóstico. A tomografia por emissão de pósitron tem sido utilizada em estudos de fluxo sanguíneo em regiões cerebrais frontais; porém, essas imagens não são exclusivas da esquizofrenia, podendo aparecer em exames de pacientes portadores de transtorno de humor. Ademais, o alto custo desses exames inviabiliza sua utilização para a população em geral.

Os exames clínicos para exclusão de causa orgânica são necessários para a elaboração do diagnóstico médico.

DESTAQUES PARA A ATUAÇÃO DO(A) ENFERMEIRO(A)

Cuidados relacionados à aceitação alimentar. As alterações de juízo e pensamento favorecem alterações nesse aspecto. Deve-se monitorar a melhora relacionada a aceitação alimentar.

Cuidados com as condições físicas do paciente devem ser destacados na atuação do(a) enfermeiro(a). Os sinais e sintomas apresentados pelo paciente e o controle dos parâmetros vitais e das necessidades humanas básicas do paciente devem ser ações prioritárias do(a) enfermeiro(a).

Os registros de enfermagem relacionados com o comportamento que o paciente apresenta nas diferentes situações de atividade de vida diária a que é exposto durante o tratamento são determinantes para o acompanhamento de sua evolução. Os profissionais da equipe terapêutica pautam suas intervenções não somente na observação que fazem do paciente, mas também nos relatos da equipe de enfermagem.

INTERVENÇÕES DE ENFERMAGEM

- **Nutrição desequilibrada (menor do que as necessidades corporais e risco de volume de líquidos deficiente):** os delírios ou ideias delirantes são responsáveis por tornar a ingesta alimentar ou hídrica elementos perigosos para o paciente, que teme a possibilidade de envenenamento. A enfermagem deve estar atenta a esse aspecto e compreender por que o paciente não se alimenta ou não se hidrata, pois somente assim poderá realizar uma intervenção adequada. O oferecimento de líquidos e alimentos deve acontecer conforme a aceitação do paciente e, muitas vezes, fora do horário padronizado pelo serviço e em porções individualizadas (alimento e quantidade). Caso a recusa aconteça por medo de envenenamento, estratégias que indiquem que o alimento oferecido é o mesmo de outros pacientes podem ser utilizadas, como levá-lo à cozinha e permitir que se sirva diretamente ali; oferecimento de alimentos íntegros, como frutas integras ou mesmo alimentos industrializados. A aceitação da medicação também se relaciona com a ingesta, com a possibilidade de ingerir algo que pode prejudicá-lo ou até mesmo matá-lo. A incapacidade de perceber sua morbidade ou mesmo a dificuldade de entender a medicação como forma de tratamento contribui para a não aceitação. A equipe de enfermagem deve atentar à possibilidade de o paciente burlar a tomada de medicação e agir de maneira efetiva para garantir sua ingesta. Muitas vezes, a forma de administração da medicação se faz necessária, e para isso é preciso uma ação conjunta entre médico(a) e enfermeiro(a).
- **Risco de constipação:** as medicações utilizadas pelos pacientes muitas vezes são constipantes. Para minimizar esse efeito, a enfermagem deve oferecer líquidos frequentemente (desde que não haja restrição hídrica), estimular caminhadas e participação em atividades físicas e solicitar avaliação com nutricionista.
- **Confusão crônica, identidade pessoal perturbada e enfrentamento defensivo:** as intervenções de enfermagem devem estar voltadas a orientar e a proporcionar um ambiente seguro e tolerante às dificuldades apresentadas pelo paciente. Tais dificuldades podem ser com relação ao ambiente, a outras pacientes ou mesmo à equipe terapêutica. Deve-se reforçar a localização, a função e a segurança do ambiente onde o paciente está e permanecer disponível para atendê-lo nas diferen-

Módulo X – Caso de Psiquiatria

tes necessidades, além de manter o ambiente livre de muitos estímulos; porém, com realização de atividades supervisionadas.

- **Interação social prejudicada e enfrentamento familiar incapacitado:** esse diagnóstico de enfermagem relaciona-se à dificuldade que o paciente apresenta em interagir socialmente. A enfermagem deve atuar como facilitadora, para que o paciente possa tentar interagir, treinar a interação, ser estimulado a interagir. Essa atuação deve acontecer, inicialmente, com a própria equipe de enfermagem, e gradualmente o paciente deve ser acompanhado, encaminhado e estimulado a participar das atividades terapêuticas e recreacionais do serviço. A investigação quanto à família acontecerá interdisciplinarmente com o restante da equipe terapêutica, com ênfase no serviço social.
- **Integridade da pele prejudicada:** realização de curativo e avaliação diária da lesão. Muitas vezes, lesões físicas são negligenciadas em razão da gravidade do quadro psíquico.
- **Controle de impulso ineficaz, risco de lesão e risco de violência direcionada aos outros:** a falta de controle dos impulsos pode gerar atitudes violentas contra os demais. A enfermagem deve estar sempre atenta para impedir atitudes violentas por parte do paciente, a fim de evitar lesões contra si mesmo e contra os outros. A observação constante do paciente é o instrumento fundamental para uma adequada avaliação do risco. A intervenção verbal deve ser a primeira escolha da enfermagem. Caso o paciente não apresente escuta com relação às orientações fornecidas, o(a) enfermeiro(a) deve continuar o processo de avaliação. A diminuição de estímulos pode ser necessária nesse momento, a fim de evitar que o ambiente seja mais uma fonte de estímulos para o paciente. Avaliar também a necessidade de medicação é outra conduta. A melhora de um sintoma somente com ações ambientais nem sempre é possível. A interdisciplinaridade mostra-se necessária. A avaliação médica deve ser realizada, e o paciente, medicado, caso seja a indicação. A contenção mecânica também deve ser considerada, caso o paciente continue oferecendo risco, e a atuação enfermeiro-médico é imprescindível para a tomada de decisão dessa conduta.

RESULTADOS	As ideias delirantes por si só, ou associadas a alterações de sensopercepção, impedem que o paciente realize julgamentos adequados à realidade, e muitas vezes suas reações aos estímulos podem ser agressivas, incoerentes ou exageradas. Nesse momento agudo, em geral, a escuta do paciente está comprometida, de modo que as possibilidades de intervenções verbais terapêuticas são reduzidas ou não são efetivas. A medicação atua sobre os sintomas e possibilitará a atuação da equipe terapêutica. A observação é um instrumento de grande valia para a enfermagem, pois é a partir dela que se verifica a aceitação da medicação ou de mudanças sutis de comportamento que influenciam nas condutas que serão tomadas em relação a esse paciente, seja pelo(a) enfermeiro(a) ou pela equipe toda. A reabilitação psicossocial é a meta final do tratamento do paciente que sofre de transtorno mental.
COMENTÁRIOS	Os transtornos mentais são interessantes, assustadores e, muitas vezes, incompreensíveis. Os profissionais deparam-se com esses transtornos nas diferentes situações de atendimento, na clínica médica e cirúrgica, nas situações de emergência,

no ambulatório etc. Conseguir identificar situações que mereçam atenção profissional é atribuição do(a) enfermeiro(a) nos diferentes ambientes. Em saúde mental, é fundamental conhecer a rede de atenção disponível e participar do trabalho em saúde e interdisciplinar, com o objetivo de encontrar possibilidades de tratamento em diferentes cenários sociais.

QUESTÕES PARA DISCUSSÃO DOCENTES/ DISCENTES

- Elaborar uma prescrição de enfermagem que contemple os diagnósticos elencados.
- Elaborar um plano de alta, considerando os encaminhamentos nos diferentes serviços e o trabalho conjunto com a equipe interdisciplinar.
- Discutir sobre os diferentes psicofármacos, considerando o algoritmo apresentado, e a interação entre eles.
- Discutir a assistência de enfermagem no uso de psicofármacos, considerando os efeitos colaterais e a aderência do paciente ao tratamento.
- Discutir as possibilidades de continuidade do tratamento no âmbito extra-hospitalar, considerando os aspectos sociais, familiares, econômicos, clínicos e quaisquer outras possibilidades que favoreçam a reintegração social do paciente.

REFERÊNCIAS

1. Organização Mundial de Saúde (OMS). Centro de imprensa. Esquizofrenia: nota descritiva n. 397. Genebra: OMS; 2016. Disponível em: http://www.who.int/mediacentre/factsheets/fs397/es/; acessado em 24 de julho de 2017.
2. Cordioli AV. Psicofármacos: consulta rápida. 3.ed. Porto Alegre: Artmed; 2005.

BIBLIOGRAFIA CONSULTADA

Brasil. Ministério da Saúde. Lei n. 10216, de 6 de abril de 2001. Dispõe sobre a proteção e os direitos das pessoas portadoras de transtornos mentais e redireciona o modelo assistencial em saúde mental. Disponível em: http://www.planalto.gov.br/ccivil_03/leis/leis_2001/l10216.htm; acessado em 23 de julho de 2017.

Brasil. Ministério da Saúde. Portaria n. 3.088, de 23 de dezembro 2011. Institui a Rede de Atenção Psicossocial para pessoas com sofrimento ou transtorno mental e com necessidades decorrentes do uso de crack, álcool e outras drogas, no âmbito do Sistema Único de Saúde (SUS). Disponível em: http://bvsms.saude.gov.br/bvs/saudelegis/gm/2011/prt3088_23_12_2011_rep.html; acessado em 23 de julho de 2017.

Forenza EV, Miguel EC. Compêndio de clínica psiquiátrica. Barueri: Manole; 2012.

Miguel EC, Gentil V, Gattaz WF (Eds.). Clínica psiquiátrica. Barueri: Manole; 2011.

North America Nursing Diagnosis Association (NANDA). Diagnóstico de enfermagem da NANDA: definições e classificação 2015-2017. 10.ed. Porto Alegre: Artmed; 2015.

Stefanelli MC, Fukuda IMK, Arantes EC. Enfermagem psiquiátrica em suas dimensões assistenciais. Barueri: Manole; 2008.

Caso de
Distúrbios Metabólicos
XI

Silvia Cristina Fürbringer e Silva

33

Diabetes mellitus

Consuelo Garcia Corrêa
Eneida Tramontina Valente Cerqueira

HISTÓRIA

Paciente de 68 anos, sexo masculino, recebido no pronto atendimento com história de desmaio em um restaurante, sendo trazido pela família com quadro de confusão mental, fala arrastada, alterações visuais, fraqueza, cansaço, sudorese intensa, náuseas e vômitos. Refere ser portador de *diabetes mellitus* (DM) tipo 2 e fazer uso de hipoglicemiante oral e insulina, de maneira irregular.

EXAME FÍSICO

O paciente apresentava PA = 100 × 70 mmHg, FC = 124 bpm, FR = 18 rpm, T = 36,5°C, $SatO_2$ = 98%, Glasgow 12, pele seca e com turgor diminuído; refere sede intensa e diurese clara em grande quantidade. Realizou-se glicemia capilar, com resultado "HI".

Solicitaram-se hemograma, glicemia, sódio, potássio, ureia, creatinina, gasometria arterial e tomografia computadorizada de crânio.

AÇÕES PRIORITÁRIAS COM RELAÇÃO AOS ACHADOS

Nível de consciência alterado, alterações discretas de sinais vitais e glicemia capilar inconclusiva, com sinais e sintomas indicativos de hipoglicemia ou hiperglicemia. Nesse caso, é importante o controle de glicemia capilar, a avaliação neurológica, a observação de alterações de sinais vitais e a monitoração do estado hidroeletrolítico. O foco da conduta colaborativa é estabilizar o quadro clínico, com regularização do nível glicêmico e reposição de volemia.

HIPÓTESES DIAGNÓSTICAS CLÍNICAS E/OU CIRÚRGICAS

O paciente apresenta uma descompensação clínica que indica hipótese diagnóstica de hipoglicemia ou hiperglicemia, em função de sinais como alterações de nível de consciência, sudorese intensa e alteração inespecífica de glicemia capilar e história de DM tipo 2. Fazem-se necessários o aprofundamento da história, a avaliação clínica focalizada e a obtenção de resultados dos exames.

A condição clínica observada no paciente apresenta como relevante a queda do nível de consciência, associada ao fato de ser diabético tipo 2, em uso irregular de insulina. O quadro somente poderá ser esclarecido após os resultados dos exames laboratoriais, pois a principal hipótese recai sobre o desenvolvimento de complicação aguda: hipoglicemia ou hiperglicemia. Assim, faz-se necessária a revisão de conceitos e considerações para definição, quadro clínico e diagnóstico diferencial de tais complicações.

Segundo as Diretrizes da Sociedade Brasileira de Diabetes (SBD) o *"diabetes mellitus* (DM) não é uma única doença, mas um grupo heterogêneo de distúrbios metabólicos que apresenta em comum a *hiperglicemia*, resultada de defeitos na ação da insulina, na secreção de insulina ou em ambas".[1]

Atualmente, segundo a SBD, estima-se que a população mundial com a doença é da ordem de 387 milhões de pessoas e que deverá atingir 471 milhões em 2035. Cerca de 80% dos indivíduos com DM vivem em países em desenvolvimento, onde a epidemia tem maior intensidade, com crescente proporção de pessoas afetadas em grupos etários mais jovens.[1] Dados brasileiros de 2011 mostram que as taxas de mortalidade por DM (por 100 mil habitantes) são de 30,1 para a população geral – 27,2 nos homens e 32,9 nas mulheres –, com acentuado aumento conforme a progressão da idade. Em 2014, estimou-se que existiriam 11,9 milhões de pessoas, na faixa de 20 a 79 anos, com diabetes no Brasil.

Diante de sua natureza crônica, a gravidade das complicações e os meios necessários para controlá-las, a DM é uma doença muito onerosa, não apenas para os indivíduos afetados e suas famílias, mas também para o sistema de saúde, sendo necessária a compreensão de seu processo e da magnitude que envolve seu diagnóstico, seu tratamento e sua monitoração.

Teorias atuais associam as causas do diabetes, individualmente ou em combinação, a fatores genéticos, autoimunes e ambientais (p. ex., viral, obesidade). Independentemente de sua causa, o diabetes é, basicamente, um distúrbio do metabolismo da glicose relacionado à ausência ou insuficiência do suprimento de insulina e/ou à má utilização da insulina disponível.

A classificação do DM proposta pela Organização Mundial da Saúde (OMS) e pela American Diabetes Association (ADA) estabelece quatro tipos diferentes de diabetes. Os dois tipos mais comuns são classificados como tipo 1 (DM1) e tipo 2 (DM2). As duas outras classificações observadas com mais frequência na prática clínica são o diabetes gestacional e outros tipos específicos de diabetes 2. Existem, ainda, duas categorias referidas como pré-diabetes, que são a glicemia de jejum alterada e a tolerância à glicose diminuída. Essas categorias não são entidades clínicas, mas fatores de risco para o desenvolvimento de DM e doenças cardiovasculares.

O DM1, forma presente em 5 a 10% dos casos, é o resultado da destruição de células betapancreáticas, com consequente deficiência de insulina. Na maioria dos casos, essa destruição de células beta é mediada por autoimunidade, porém, existem casos em que não há evidências de processo autoimune, sendo referidos como forma idiopática de DM1. Neste capítulo, dar-se-á destaque especial ao DM2.

O DM2 é a forma presente em 90 a 95% dos casos e caracteriza-se por defeitos na ação e na secreção da insulina. A maioria dos pacientes com essa forma de DM apresenta sobrepeso ou obesidade, sendo que a cetoacidose raramente se desenvolve de modo espontâneo, ocorrendo apenas quando se associa a outras condições, como infecções. O DM2 pode ocorrer em qualquer idade, mas é geralmente diagnosticado após os 40 anos. Os pacientes não dependem de insulina exógena para sobreviver; porém, podem necessitar de tratamento com insulina para obter o controle metabólico adequado.

No aspecto fisiológico do metabolismo orgânico, a insulina é um hormônio produzido pelas células beta nas ilhotas de Langerhans do pâncreas. Em condições normais, a insulina é liberada continuamente na corrente sanguínea em pequenos incrementos pulsáteis (taxa basal), com o aumento da liberação (*bolus*) quando há ingestão de alimentos. A ação da insulina liberada diminui o nível de glicose sanguínea e facilita uma faixa de glicose estável, normal, de aproximadamente 70 a 120 mg/dL.

Outros hormônios (glucagon, epinefrina, hormônio do crescimento e cortisol) atuam em oposição aos efeitos da insulina, sendo classificados, muitas vezes, como "hormônios contrarreguladores

Módulo XI – Caso de Distúrbios Metabólicos

da insulina". Esses hormônios trabalham para aumentar os níveis de glicose sanguínea, estimulando a produção e a liberação de glicose pelo fígado e diminuindo o movimento da glicose para dentro das células.

A insulina e esses hormônios contrarreguladores proporcionam uma liberação sustentada, porém regulada, da glicose para a geração de energia durante a ingestão alimentar e os períodos de jejum, geralmente mantendo os níveis de glicose sanguínea dentro da faixa normal.

A evolução do *diabetes mellitus* tipo 2 (DM2) ocorre ao longo de um período variável, passando por estágios intermediários que recebem as denominações "glicemia de jejum alterada" e "tolerância à glicose diminuída". Tais estágios seriam decorrentes de uma combinação de resistência à ação insulínica e disfunção de células beta. Atualmente, são três os critérios aceitos para o diagnóstico de DM com utilização da glicemia como marcador de referência:

1. Sintomas de poliúria, polidipsia e perda ponderal, acrescidos de glicemia casual > 200 mg/dL (compreende-se por glicemia casual aquela realizada a qualquer hora do dia, independentemente do horário das refeições).
2. Glicemia de jejum ≥ 126 mg/dL.
3. Glicemia de duas horas pós-sobrecarga de 75 g de glicose > 200 mg/dL.

Em 2010, a ADA recomendou o uso do teste de hemoglobina glicada (HbA1c) para diagnosticar o diabetes. A medição da hemoglobina glicada indica a quantidade de glicose que tem sido acoplada às moléculas de hemoglobina e permanece acoplada ao eritrócito durante sua vida útil (90 a 120 dias anteriores), sendo útil para determinar os níveis glicêmicos ao longo do tempo. As recomendações atuais são as seguintes:

- Diabetes – HbA1c > 6,5% a ser confirmada em outra coleta (dispensável em caso de sintomas ou glicemia > 200 mg%).
- Indivíduos com alto risco para o desenvolvimento de diabetes – HbA1c entre 5,7 e 6,4%.

Na Tabela 33.1 observam-se os parâmetros de referência para a glicose plasmática de acordo com a SBD.

Tabela 33.1 – Valores referenciais de glicose plasmática (mg/dL) para diagnóstico de *diabetes mellitus* (DM) e seus estágios pré-clínicos

Categoria	Jejum*	2 horas após 75 g de glicose	Casual**
Glicemia normal	≤ 100	≤ 140	
Tolerância à glicose diminuída	≥ 100 a ≤ 126	≥ 140 a ≤ 200	
Diabetes mellitus	> 126	≥ 200	≥ 200 (com sintomas clássicos)***

* O jejum é definido como falta de ingestão calórica por no mínimo 8 horas.
** Glicemia plasmática casual é aquela realizada a qualquer hora do dia, sem se observar o intervalo desde a última refeição.
*** Os sintomas incluem poliúria, polidipsia e perda de peso não explicada.
Nota: o diagnóstico de DM deve ser sempre confirmado pela repetição do teste em outro dia, a menos que haja hiperglicemia inequívoca com descompensação metabólica aguda ou sintomas óbvios de DM.
Fonte: adaptada de Oliveira e Vencio (2016).[1]

As complicações agudas do DM surgem dos eventos associados à hiperglicemia e à insulina insuficiente. Uma situação clínica que pode surgir do excesso de insulina ou de dose excessiva de um agente oral é a hipoglicemia. A Tabela 33.1 compara as manifestações, as causas, o gerenciamento e a prevenção da hiperglicemia e da hipoglicemia.

Tabela 33.1 – Comparação entre hiperglicemia e hipoglicemia

Hiperglicemia	Hipoglicemia
Manifestações*	
Glicose sanguínea elevada	Glicose sanguínea < 70 mg/dL (3,9 mmol/L)
Aumento da micção	Pele fria e úmida
Aumento do apetite, seguido de falta de apetite	Entorpecimento dos dedos das mãos, dedos dos pés e boca
Fraqueza, fadiga	Batimento cardíaco rápido
Visão turva	Alterações emocionais
Dor de cabeça	Dor de cabeça
Glicosúria	Nervosismo, tremores
Náuseas e vômitos	Desmaio, vertigem
Câimbras abdominais	Marcha instável, fala arrastada
Progressão para cetoacidose diabética (CDA) ou síndrome hiperglicêmica hiperosmolar (SHH)	Fome
	Alterações visuais
	Convulsões, coma
Causas	
Doença, infecção	Ingestão de álcool sem alimento
Corticosteroides	Muito pouco alimento – ingestão atrasada, omitida, inadequada
Alimentos demais	Excesso de medicação para o diabetes
Muito pouca ou nenhuma medicação para o diabetes	Exercício demais sem compensação
	Medicações para o diabetes ou alimento ingerido na hora errada
Inatividade	Perda ponderal sem mudança na medicação
Estresse emocional e físico	Uso de betabloqueadores adrenérgicos, interferindo no reconhecimento dos sintomas
Má absorção da insulina	
Tratamento	
Obter atendimento médico	Ingerir imediatamente 15-20 g de carboidratos simples
Continuar com a medicação para o diabetes, conforme prescrito	Ingerir outros 15-20 g de carboidratos simples em 15 minutos, se não houver alívio dos sintomas
Verificar a glicose sanguínea frequentemente e verificar a presença de cetonas na urina; anotar os resultados	Contatar o(a) médico(a) se não houver alívio dos sintomas
	Discutir a dosagem da medicação com o(a) médico(a)
Beber líquidos pelo menos de hora em hora	
Medidas de prevenção	
Tomar a dose de medicação prescrita no horário adequado	Tomar a dose de medicação prescrita no horário adequado
Administrar com precisão a insulina/agente oral	Administrar com precisão a insulina/agente oral
Manter a dieta	Ingerir todos os alimentos recomendados no horário adequado
Manter uma boa higiene pessoal	Compensar o exercício
Aderir às regras para quando estiver doente	Ser capaz de reconhecer os sintomas e tratá-los imediatamente
Verificar a glicose sanguínea, conforme prescrito	Transportar carboidratos simples
Contatar o médico com relação à cetonúria	Informar a família e o cuidador sobre os sintomas e o tratamento
Usar identificação de portador do diabetes	Verificar a glicose sanguínea conforme a prescrição
	Usar identificação de alerta médico (diabético)

Fonte: Michel (2013).[2]

Módulo XI – Caso de Distúrbios Metabólicos

A hipoglicemia, ou glicose sanguínea baixa, ocorre quando há insulina demais em proporção à glicose disponível no sangue. Isso faz com que o nível de glicose sanguínea reduza para menos de 70 mg/dL, os hormônios neuroendócrinos sejam liberados, e o sistema nervoso autônomo, ativado. A supressão da secreção de insulina e a produção de glucagon e epinefrina proporcionam defesa contra a hipoglicemia. A liberação de epinefrina causa manifestações que incluem tremores, palpitações, nervosismo, diaforese, ansiedade, fome e palidez. Como o cérebro necessita de um suprimento constante de glicose, podem-se observar concomitantes manifestações neurológicas, como dificuldade para falar, distúrbios visuais, torpor, confusão e coma.

Por outro lado, como complicação aguda da descompensação caracterizada por hiperglicemia, a síndrome hiperglicêmica hiperosmolar (SHH) pode ocorrer no paciente com diabetes que seja capaz de produzir insulina suficiente para evitar a cetoacidose diabética (CAD), mas insuficiente para evitar a hiperglicemia grave, a diurese osmótica e o esgotamento do fluido extracelular.

Fundamentalmente, o que ocorre é a redução na concentração efetiva de insulina circulante associada à liberação excessiva de hormônios contrarreguladores, entre eles, o glucagon, as catecolaminas, o cortisol e o hormônio de crescimento. Em resumo, essas alterações hormonais desencadeiam o aumento da produção hepática e renal de glicose e redução de sua captação nos tecidos periféricos sensíveis à insulina, resultando em hiperglicemia e consequente hiperosmolalidade no espaço extracelular. Portanto, a hiperglicemia é resultante de três mecanismos: ativação da gliconeogênese e da glicogenólise e redução da utilização periférica de glicose.

Na SHH, a concentração de insulina que é inadequada para promover a utilização de glicose nos tecidos periféricos é, ao mesmo tempo, suficiente para sustar a lipólise acentuada e a cetogênese, como normalmente ocorre de maneira intensa na CAD. Finalmente, em ambas as situações, na CAD e na SHH observam-se desidratação e glicosúria de graus variáveis, diurese osmótica e perda de fluidos e eletrólitos.

A SHH relaciona-se, muitas vezes, ao comprometimento da sensação de sede e/ou incapacidade funcional para repor os fluidos. Geralmente, há uma história de ingestão hídrica inadequada, depressão mental crescente e poliúria. Os valores laboratoriais da SHH incluem um nível de glicose sanguínea acima de 600 mg/dL, osmolalidade sérica aumentada (> 320 mOsm/kg), pH > 7,30 e cetonemia leve ou ausente. O paciente típico de tal complicação é geralmente idoso e adentra as unidades de emergência por acentuação das alterações de consciência, crises convulsivas e sintomas sugestivos de acidentes vasculares cerebrais. Os sinais de desidratação grave, provocando alterações sensoriais graves e choque circulatório, são sempre muito evidentes ao exame físico do paciente.

Diante das considerações sobre o DM2, pode-se avaliar que, de acordo com os indicadores clínicos e laboratoriais, o paciente apresentou quadro de hiperglicemia em progressão para um quadro de SHH, demonstrados pelos sinais de desidratação, alteração do estado da consciência, fraqueza e alterações visuais, entre outros.

Os exames laboratoriais reforçam o diagnóstico de SHH, com glicemia plasmática sérica de 688 mg/dL, gasometria arterial com pH de 7,38 e HCO_3 de 22 mEq/L, indicando discretas cetonemia e acidose, o que pode justificar as náuseas e vômitos descritos no caso. Na bioquímica sanguínea, apresentou sódio sérico de 150 mEq/L, potássio sérico de 5,5 mEq/L, ureia de 35 mg/dL e creatinina de 1,2 mg/dL, compatíveis com discreta elevação dos eletrólitos por desidratação e aumento da osmolaridade sanguínea. A urinálise demonstrou cetonúria fracamente positiva compatível com o quadro de estado hiperglicêmico, bem como hemograma com discreta leucocitose. A tomografia de crânio não apresentou anormalidades, afastando comprometimento neurológico (trauma e lesões) que justificasse os sintomas de alteração do nível de consciência.

DIAGNÓSTICOS DE ENFERMAGEM

Ao propor o atendimento ao paciente, o(a) enfermeiro(a) utiliza uma estrutura/método de solução de problemas para que o cuidado seja efetuado de maneira individualizada e contextualizada, conhecida como "processo de enfermagem". Essa atividade é predominantemente de cunho intelectual, o que exige o desenvolvimento de habilidades cognitivas (inteligência, raciocínio lógico, pensamento crítico), técnicas, interpessoais (comunicação, interação), ética (crenças, julgamentos) e capacidade de tomada de decisão.

O raciocínio clínico permeia todo o processo de tomada de decisão envolvido nas fases do processo de enfermagem. Utilizando o raciocínio clínico diante de determinada situação, o(a) enfermeiro(a) é capaz de decidir quais dados coletar e, a partir deles, determinar diagnósticos de enfermagem e metas, planejar e implementar intervenções adequadas àquela situação e avaliar os resultados obtidos. O processo de enfermagem segue as etapas do método lógico de resolução de problemas, que incluem a investigação ou coleta de dados, o diagnóstico, o planejamento, a implementação das ações e a avaliação de resultados.

Portanto, a partir da história apresentada pelo paciente, é possível definir as necessidades de cuidado (diagnósticos de enfermagem) e as ações (intervenções de enfermagem) possíveis e apropriadas, com base na Classificação de Linguagem de Enfermagem NANDA-I.[3]

Considerando-se os dados objetivos e subjetivos suprarreferidos, bem como a fundamentação dos aspectos fisiopatológicos envolvidos, o(a) enfermeiro(a) utiliza o raciocínio clínico para a formulação das hipóteses diagnósticas que devem direcionar a proposição das ações prioritárias na assistência ao paciente.

O(a) enfermeiro(a) deve se perguntar:

■ Diante do quadro de descompensação diabética, quais respostas humanas esse paciente está apresentando?

■ Quais ações são necessárias diante de tais respostas?

■ Que resultados podem ser obtidos a partir da intervenção de enfermagem?

No modelo biomédico, direcionado à patologia, existem diversas hipóteses diagnósticas e ações de enfermagem que se relacionam diretamente com os pacientes que apresentam descompensação de DM2. Na abordagem de enfermagem, são consideradas as respostas humanas individualizadas que o paciente, a família e a comunidade apresentam diante do processo saúde-doença, determinadas como diagnósticos de enfermagem. A Tabela 33.2 apresenta os diagnósticos de enfermagem (DE) frequentemente relacionados a essa condição patológica, os quais podem ser utilizados como base para a identificação das hipóteses diagnósticas do paciente.

Tabela 33.2 – Diagnósticos de enfermagem na taxonomia NANDA-I, relacionados com o paciente portador de *diabetes mellitus*			
Diagnóstico de enfermagem	NANDA I	Definição	Características definidoras/fatores de risco/relacionados
Risco de glicemia instável	Domínio 2. Nutrição Classe 4. Metabolismo	Vulnerabilidade à variação dos níveis de glicose/açúcar no sangue em relação à variação normal, que pode comprometer a saúde	Alteração do estado mental Condição de saúde física comprometida
Risco desequilíbrio eletrolítico	Domínio 2. Nutrição Classe 5. Hidratação	Vulnerabilidade a mudanças nos níveis de eletrólitos séricos, capaz de comprometer a saúde	Disfunção regulatória endócrina (p. ex., intolerância à glicose) Mecanismo regulador comprometido Regime de tratamento Ingestão alimentar insuficiente Controle insuficiente do diabetes

(continua)

Módulo XI – Caso de Distúrbios Metabólicos

Tabela 33.2 – Diagnósticos de enfermagem na taxonomia NANDA-I, relacionados com o paciente portador de *diabetes mellitus (continuação)*

Diagnóstico de enfermagem	NANDA I	Definição	Características definidoras/fatores de risco/relacionados
Volume de líquidos deficiente	Domínio 2. Nutrição Classe 5. Hidratação	Diminuição do líquido intravascular, intersticial e/ou intracelular. Refere-se apenas à desidratação e à perda de água, sem mudança no sódio	Alteração do turgor da pele Alteração no estado mental Aumento na frequência cardíaca Diminuição da pressão sanguínea Fraqueza Mucosas secas Sede
Nutrição desequilibrada (inferior às necessidades corporais)	Domínio 2. Nutrição Classe 1. Ingestão	Ingestão insuficiente de nutrientes para satisfazer às necessidades metabólicas	Ingestão de alimentos menor que a porção diária recomendada Fatores biológicos Incapacidade de absorver nutrientes
Risco de sobrepeso	Domínio 2. Nutrição Classe 1. Ingestão	Vulnerabilidade a acúmulo anormal ou excessivo de gordura para a idade e o sexo, capaz de comprometer a saúde	IMC aproxima-se de 25 kg/m² Comportamentos alimentares desordenados inadequados Gasto de energia abaixo da ingestão de energia *Diabetes mellitus*
Controle ineficaz da saúde	Domínio 1. Promoção à saúde Classe 2. Controle da saúde	Padrão de regulação e integração à vida diária de um regime terapêutico para tratamento de doenças e suas sequelas, insatisfatório para alcançar metas específicas de saúde	Dificuldade com o regime prescrito Falha em incluir o regime de tratamento à vida diária
Risco de integridade da pele prejudicada	Domínio 11. Segurança/proteção Classe 2. Lesão física	Vulnerabilidade à alteração na epiderme e/ou derme, podendo comprometer a saúde	Hidratação Circulação prejudicada Alteração no metabolismo Nutrição inadequada
Risco de disfunção neurovascular periférica	Domínio 11. Segurança/proteção Classe 2. Lesão física	Vulnerabilidade a distúrbio na circulação, na sensibilidade e no movimento de uma extremidade, podendo comprometer a saúde	Imobilização Trauma
Confusão aguda	Domínio 5. Percepção/Cognição Classe 4. Cognição	Início abrupto de distúrbios reversíveis de consciência, atenção, cognição e percepção, que ocorrem durante um breve período	Alteração na função cognitiva Alteração na função psicomotora Alteração no nível de consciência
Fadiga	Domínio 4. Atividade/repouso Classe 3. Equilíbrio de energia	Sensação opressiva e prolongada de exaustão e capacidade diminuída para realizar trabalho físico e mental no nível habitual	Cansaço Condição fisiológica (p. ex., doença)
Risco de lesão	Domínio 11. Segurança/proteção Classe 2. Lesão física	Vulnerabilidade à lesão física por condições ambientais que interagem com os recursos adaptativos e defensivos do indivíduo, podendo comprometer a saúde	Alteração nos sentidos (*diabetes mellitus*) Disfunção bioquímica

Considerando os dados indicados na história clínica e no exame físico, avaliados no primeiro atendimento, podem ser identificados os diagnósticos de enfermagem do paciente. Em razão do quadro de alteração do estado mental e do resultado de glicemia capilar elevado, identifica-se o diagnóstico de risco de glicemia instável. A história de desmaio em restaurante, confusão mental, fala arrastada e alterações visuais identificam o diagnóstico de confusão aguda. O fato de ser portador de DM2 e de fazer uso de hipoglicemiante oral e insulina de maneira irregular resulta no diagnóstico de controle ineficaz da saúde. As alterações hemodinâmicas de aumento da FC e diminuição da PA, associadas a pele seca e turgor diminuído, sede intensa e diurese clara em grande quantidade, indicam o diagnóstico de volume de líquidos deficiente. As alterações laboratoriais de sódio e potássio, bem como o descontrole glicêmico, indicam o diagnóstico de risco de desequilíbrio eletrolítico. Tais diagnósticos são prioritários nessa situação e devem direcionar as ações propostas pelo(a) enfermeiro(a). Os demais diagnósticos propostos devem ser abordados gradativamente a partir da estabilização do quadro clínico e da progressão da assistência de enfermagem.

Ressalta-se que o paciente apresenta quadro clínico evolutivo de síndrome hiperglicêmica hiperosmolar e, portanto, é preciso monitorar e prevenir as complicações potenciais relacionadas a essa condição, tais como edema cerebral, convulsões, coma, desidratação e choque hipovolêmico.

TRATAMENTO MEDICAMENTOSO E CLÍNICO

Os objetivos do gerenciamento do diabetes são diminuir os sintomas, promover o bem-estar, evitar complicações agudas da hiperglicemia e impedir ou retardar o início e a progressão das complicações de longo prazo. Esses objetivos são mais prováveis de serem alcançados quando o paciente é capaz de manter o nível de glicose sanguínea o mais próximo possível do normal. O diabetes é uma doença crônica que exige decisões diárias a respeito da ingestão alimentar, teste da glicose sanguínea, medicação e exercício. A orientação dada ao paciente, que lhe permite tornar-se participante mais ativo no próprio cuidado, é essencial para um plano de tratamento bem-sucedido. A terapia nutricional, a terapia medicamentosa, o exercício e a automonitoração da glicose sanguínea são as ferramentas utilizadas no gerenciamento do diabetes. Os dois tipos principais de agentes redutores da glicose utilizados no tratamento do diabetes são a insulina e os agentes orais. Para indivíduos com diabetes tipo 2, um regime nutricional adequado, atividade física regular e manutenção do peso corporal desejável podem ser suficientes para alcançar um nível ideal de controle da glicose sanguínea. Para a maioria, porém, será necessária a terapia medicamentosa. O tratamento do paciente com DM tipo 2 inclui:

- Instrução do paciente e do cuidador e programas de acompanhamento.
- Terapia nutricional.
- Exercícios terapêuticos.
- Automonitoração da glicose sanguínea.
- Terapia medicamentosa:
    - insulina;
    - agentes hipoglicemiantes orais e outros agentes;
    - ácido acetilsalicílico com revestimento entérico;
    - inibidores da enzima de conversão da angiotensina;
    - bloqueadores do receptor da angiotensina II;
    - medicamentos anti-hiperlipidêmicos.

Na terapia nutricional, não há uma estratégia ou método comprovado que possa ser recomendado de maneira uniforme. Um plano alimentar nutricionalmente adequado, com redução da gordura total, especialmente as gorduras saturadas e açúcares simples, pode trazer uma diminuição do consu-

Módulo XI – Caso de Distúrbios Metabólicos

mo calórico e de carboidratos. Uma perda ponderal de 5 a 7% do peso corporal muitas vezes melhora o controle glicêmico, mesmo que o peso corporal desejado não seja alcançado. A melhor maneira de tentar perder peso é a partir da diminuição moderada nas calorias e do aumento no gasto calórico. O exercício regular e a aprendizagem de novos comportamentos e atitudes podem ajudar a facilitar as mudanças de estilo de vida em longo prazo.

Na prática clínica, a avaliação do controle glicêmico é feita mediante a utilização de dois recursos laboratoriais: os testes de glicemia e os de hemoglobina glicada (HbA1c), cada um com seu significado clínico específico e ambos considerados recursos complementares para a correta avaliação do estado de controle glicêmico em pacientes diabéticos. Os testes de glicemia refletem o nível glicêmico atual e instantâneo no momento exato em que foram realizados, ao passo que os testes de HbA1c revelam a glicemia média pregressa dos últimos dois a quatro meses. A faixa de normalidade varia de 4 a 6%, e a meta clínica definida é de um nível de HbA1c < 6,5% ou < 7%, conforme recomendações de diferentes sociedades médicas.

A automonitoração da glicose sanguínea proporciona uma leitura atual da glicose sanguínea e capacita o paciente a tomar decisões de autogestão relativas a alimentação, exercício e medicação, sendo importante para detectar hiperglicemia e hipoglicemia episódicas. Os monitores portáteis de glicose sanguínea (medidores) são utilizados no leito hospitalar e pelos pacientes para a automonitoração. Encontra-se disponível uma ampla variedade de monitores. As lancetas descartáveis são utilizadas para obter uma pequena gota de sangue capilar (usualmente da polpa digital) que é colocada sobre uma tira reagente. Após determinado tempo, o monitor exibe uma leitura digital da glicemia capilar.

FÁRMACOS A SEREM UTILIZADOS

AGENTES HIPOGLICEMIANTES ORAIS

São substâncias que, quando ingeridas, têm a finalidade de baixar a glicemia e mantê-la normal (jejum < 100 mg/dL e pós-prandial < 140 mg/dL). Conforme esse conceito amplo, de acordo com o mecanismo de ação principal, os hipoglicemiantes orais podem ser classificados em: aqueles que incrementam a secreção pancreática de insulina (sulfonilureias e glinidas); os que reduzem a velocidade de absorção de glicídios (inibidores das alfaglicosidases); os que diminuem a produção hepática de glicose (biguanidas); e/ou os que aumentam a utilização periférica de glicose (glitazonas).

A esses hipoglicemiantes orais foram adicionadas outras duas classes de substâncias, sendo a primeira com ação baseada no efeito das incretinas. O efeito incretínico é mediado pelos hormônios GLP-1 (*glucagon-like peptide-1*) e GIP (*gastric inibitory polypeptide*) considerados peptídios insulinotrópicos dependentes de glicose. Assim, são capazes de aumentar a secreção de insulina apenas quando a glicemia se eleva. O efeito incretínico é o responsável pela maior redução na glicemia verificada após ingestão oral de glicose, em comparação à mesma quantidade injetada via venosa em pessoas não diabéticas.

A segunda classe de substância, lançada recentemente, compreende os inibidores do contratransporte sódio glicose 2 nos túbulos proximais dos rins. Essa nova classe de drogas reduz a glicemia via inibição da recaptação de glicose nos rins, promovendo glicosúria. Assim, pode-se controlar a glicemia independentemente da secreção e da ação da insulina, com consequente menor risco de hipoglicemia, podendo favorecer a perda de peso. Essa classe é conhecida como inibidor de SGLT2.

Para pacientes com diagnóstico recente, as diretrizes das sociedades americana, europeia e brasileira de diabetes são coincidentes nas recomendações iniciais de modificações do estilo de vida associadas ao uso de metformina.

A escolha do medicamento deve levar em conta:

■ O estado geral do paciente e as comorbidades presentes (complicações do diabetes ou outras complicações).

■ Os valores das glicemias de jejum e pós-prandial e da HbA1c.

- O peso e a idade do paciente.
- As possíveis interações com outros medicamentos, reações adversas e contraindicações.

INSULINA

A insulina exógena é necessária quando o paciente tem insulina inadequada para satisfazer a suas necessidades metabólicas específicas. No DM1, há necessidade de uso contínuo da insulina exógena. Entretanto, sendo o DM2 uma doença progressiva, ao longo do tempo a combinação de terapia nutricional, exercício e agentes orais pode não controlar mais os níveis de glicose sanguínea. Nesse ponto, a insulina exógena será acrescentada como uma parte permanente do plano de controle.

Atualmente, a insulina exógena disponível no mercado é a insulina humana, preparada por meio de engenharia genética. A insulina é derivada das células de bactérias comuns (p. ex., *Escherichia coli*) ou de leveduras utilizando a tecnologia de DNA recombinante. As insulinas diferem em relação ao início, ao pico e à duração da ação, sendo categorizadas como de ação rápida, lenta, intermediária e prolongada. As propriedades específicas de cada tipo de insulina são combinadas com a dieta e a atividade de cada paciente. Várias combinações dessas insulinas podem ser utilizadas para ajustar o tratamento aos níveis de glicose sanguínea, ao estilo de vida, à alimentação e aos padrões de atividade específicos do paciente. Os tipos diferentes de insulina estão padronizados na Diretrizes da SBD 2015-2016.[1]

A insulina NPH (*neutral protamine Hagedor*) de ação intermediária e os análogos de ação prolongada (glargina e detemir) também são utilizados como insulina basal, que tem duração de 10 a 16 horas. A desvantagem é que ela alcança o pico em 4 a 10 horas, podendo resultar em hipoglicemia. Apenas a insulina basal pode ser misturada com as insulinas de ação lenta e rápida. A NPH é uma insulina turva, que deve ser agitada cuidadosamente antes da administração.

Elas são utilizadas na administração subcutânea uma vez ao dia (o detemir pode ser administrado duas vezes ao dia). Como não apresentam um período de pico da ação, o risco de hipoglicemia a partir dessas insulinas é muito menor. A glargina e o detemir não devem ser diluídos ou misturados com qualquer outra insulina ou solução.

Os análogos sintéticos da insulina de ação rápida, que incluem o lispro, o asparte e a glulisina, têm início de ação em aproximadamente 15 minutos e devem ser injetados de 0 a 15 minutos antes da refeição. Os análogos de ação rápida simulam mais de perto a secreção natural da insulina em resposta a uma refeição. A insulina regular de ação lenta tem início de ação de 30 a 60 minutos, e deve ser injetada 30 a 45 minutos antes de uma refeição, para garantir que o início da ação coincida com a absorção da refeição. Como a sincronização de injeção de 30 a 45 minutos antes de uma refeição é difícil para a maioria das pessoas incorporar em seus estilos de vida, muitas vezes a insulina de ação rápida é preferida pelas pessoas que tomam insulina às refeições.

TERAPIA COMBINADA

Para as pessoas que não querem usar mais de uma ou duas injeções por dia, dois tipos diferentes de insulina podem ser misturados na mesma seringa.

A insulina de ação lenta ou rápida costuma ser misturada com a insulina de ação intermediária, para proporcionar cobertura na hora das refeições e basal, sem que seja necessário administrar duas injeções separadamente. Os pacientes podem misturar dois tipos de insulina por conta própria ou utilizar uma fórmula pré-misturada, disponível comercialmente. Essas fórmulas prontas oferecem conveniência aos pacientes e são especialmente úteis para as pessoas que não têm habilidades visuais, manuais ou cognitivas para misturar as insulinas por conta própria.

No entanto, a conveniência dessas fórmulas sacrifica o potencial de controle ideal da glicose sanguínea, porque há menos oportunidades para flexibilizar a dosagem de acordo com as necessidades. Os pacientes também podem utilizar outros tipos de insulina combinados (ação prolongada e rápida), mas essas combinações devem ser administradas como injeções separadamente.

Para corrigir a hiperglicemia, como no caso do paciente em questão, a via de escolha é a infusão intravenosa contínua de insulina regular, e a dose, em média, é de 0,1 U/kg/h. Em casos leves ou moderados, pode-se utilizar insulina regular, IM, a cada uma hora, ou análogos ultrarrápidos SC, a cada uma ou duas horas.

VIAS DE APLICAÇÃO

A via utilizada para a aplicação diária de insulina é a subcutânea. A extensa rede de capilares possibilita a absorção gradativa da insulina e garante o perfil farmacocinético descrito pelo fabricante. A via IM é uma opção utilizada às vezes em pronto-socorro, e a via IV, em unidade de terapia intensiva (UTI), onde o paciente permanece devidamente monitorado. A insulina de ação rápida é a única opção para ser utilizada na aplicação IM e na IV.

As regiões recomendadas para a aplicação da insulina são as que ficam afastadas das articulações, dos ossos, dos grandes vasos sanguíneos e dos nervos, devendo ser de fácil acesso para a autoaplicação. O local da injeção deve ser rigorosamente inspecionado antes da aplicação e estar livre de sinais de lipodistrofia, edema, inflamação e infecção.

As regiões recomendadas (Figura 33.1) são:
- **Braços:** face posterior, três a quatro dedos abaixo da axila e acima do cotovelo (considerar os dedos da pessoa que receberá a injeção de insulina).
- **Nádegas:** quadrante superior lateral externo.
- **Coxas:** faces anterior e lateral externa superior, quatro dedos abaixo da virilha e acima do joelho.
- **Abdome:** regiões laterais direita e esquerda, distante três a quatro dedos da cicatriz umbilical.

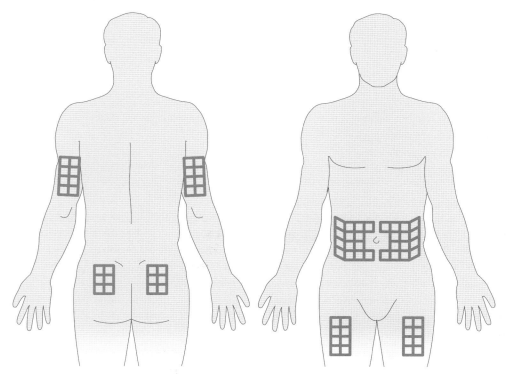

Figura 33.1 – Locais de aplicação de insulina.
Fonte: adaptada de Michel (2013).[2]

O rodízio nos pontos de aplicação é fator decisivo para um tratamento seguro e eficaz com insulina, além de prevenir a lipo-hipertrofia e a consequente hiperglicemia. Entretanto, se realizado de maneira indiscriminada, causa uma variabilidade importante na absorção da insulina, dificultando o controle glicêmico.

Recomenda-se, para múltiplas aplicações, fixar uma região para cada horário e alternar entre os pontos de aplicação da mesma região. Para uma ou duas aplicações ao dia, a mesma área poderá ser utilizada, alternando-se os lados direito e esquerdo e os pontos de aplicação.

ARMAZENAGEM DA INSULINA

Como qualquer proteína, a insulina exige condições especiais de armazenagem. O calor e o congelamento alteram a molécula da insulina. Os frascos de insulina devem ser mantidos em temperatura ambiente por até quatro semanas, exceto se a temperatura ambiente for maior do que 30°C ou abaixo do congelamento (menos de 0°C). A exposição prolongada à luz solar direta deve ser evitada. Após aberto o frasco, a insulina extra deve ser armazenada no refrigerador. Os mesmos princípios aplicam-se aos pacientes que estejam viajando. A insulina pode ser armazenada em uma garrafa térmica ou no refrigerador para mantê-la fria (não congelada), caso estejam viajando para lugares de clima quente.

ANÁLISE LABORATORIAL E EXAMES MAIS COMUNS

Para a avaliação diagnóstica de acompanhamento do paciente portador de DM2, sugere-se os seguintes exames:

- História e exame físico.
- Bioquímica sanguínea, incluindo glicose sanguínea em jejum, glicose sanguínea pós-prandial, hemoglobina glicada (A1C), perfil lipídico, ureia sanguínea e creatinina sérica, eletrólitos e TSH.
- Urinálise completa, microalbuminúria e acetona.
- Pressão arterial.
- ECG.
- Exame fundoscópico – exame da pupila dilatada.
- Exame dentário.
- Exame neurológico, incluindo teste de monofilamentos para sensação nas extremidades inferiores.
- Índice tornozelo-braquial.
- Exame do pé (podiátrico).
- Monitoração ponderal.

Em especial para a avaliação glicêmica sérica:

Teste de hemoglobina glicada – A1C $\geq$ 6,5%: a glicose sanguínea liga-se à molécula de hemoglobina. Quanto maior for o nível de glicose na circulação, maior será a ligação da glicose com a hemoglobina. O resultado do teste de A1C é dado em porcentagem de hemoglobina ligada à glicose.

- A1C entre 4 e 6% = faixa de resultados normais;
- A1C entre 6 e 7% = diabetes moderadamente controlado;
- A1C > 7% = diabetes mal controlado.
- Nível de glicose plasmática em jejum (FPG) $\geq$ 126 mg/dL.
- Jejum é definido como nenhuma ingestão calórica por pelo menos oito horas.
- Em crise hiperglicêmica, glicose plasmática aleatória $\geq$ 200 mg/dL.

Módulo XI – Caso de Distúrbios Metabólicos

DESTAQUES PARA A ATUAÇÃO DO(A) ENFERMEIRO(A)

Os cuidados de enfermagem do paciente em descompensação diabética devem ser direcionados à estabilização da condição aguda, bem como à prevenção de complicações potenciais da doença, considerando ser esta uma condição crônica degenerativa. Nesse sentido, o(a) enfermeiro(a) deve fazer uma avaliação clínica ampliada para identificar as necessidades de cuidado (diagnósticos de enfermagem) de maneira individualizada, considerar os resultados a serem alcançados e propor intervenções adequadas, priorizando as ações que possam oferecer ao paciente o melhor resultado possível.

No quadro clínico do paciente estudo, que apresenta quadro agudo de descompensação e sinais de complicação em SHH, propõem-se as seguintes intervenções para a fase aguda:

- Garantia de vias aéreas permeáveis – posicionamento e desobstrução, se necessário;
- Administração de oxigênio suplementar via cânula nasal ou máscara;
- Estabelecimento de acesso venoso com cateter de grande calibre;
- Inicialização de ressuscitação hídrica conforme protocolo, com solução salina a 0,9% ou 0,45% de NaCl a 1 L/h (conforme estado hemodinâmico e déficit hídrico), até a estabilização de pressão arterial e o débito urinário chegar a 30-60 mL/h;
- Inicialização de infusão de insulina regular a 0,1 U/kg/h (após o início da reposição hídrica);
- Investigação da história de diabetes, horário da última refeição e horário/quantidade da última dose de insulina ou hipoglicemiante oral;
- Monitoração e reposição de eletrólitos, conforme necessário;
- Monitoração contínua de sinais vitais, nível de consciência, ritmo cardíaco, saturação de oxigênio e débito urinário;
- Avaliação de sons respiratórios quanto à sobrecarga hídrica;
- Monitoração do potássio sérico e administração de potássio, para corrigir hipocalemia;
- Monitoração da glicose sanguínea e urinária, bem como cetonúria.

A partir da estabilização do quadro com regularização dos níveis de glicose sanguínea, estado hídrico, equilíbrio eletrolítico e hemodinâmico, as ações de enfermagem devem estar voltadas à manutenção dos padrões funcionais de saúde e à promoção de saúde de maneira independente. As intervenções de enfermagem propostas relacionam-se aos diagnósticos de enfermagem identificados e apresentam objetivos globais de que o paciente: (1) seja participante ativo no controle terapêutico do diabetes; (2) apresente poucos ou nenhum episódios de hiperglicemia aguda ou emergência hipoglicêmica; (3) mantenha os níveis glicêmicos normais ou quase normais; (4) evite, minimize ou retarde a ocorrência de complicações crônicas do diabetes; e (5) ajuste o estilo de vida para atender ao regime do diabetes com mínimo estresse.

- Avaliar o nível de conhecimento atual do paciente relacionado ao processo da doença e complicações.
- Descrever a fundamentação das recomendações sobre controle, terapias e tratamento do diabetes.
- Discutir mudanças no estilo de vida, para evitar complicações.
- Orientar sobre sinais e sintomas que indiquem as complicações agudas.
- Determinar os sentimentos/atitudes do paciente diante da dieta prescrita e o grau de adesão.
- Auxiliar o paciente a adaptar as preferências alimentares à dieta prescrita.
- Informar o paciente sobre o propósito e os benefícios da atividade/exercício.
- Assistir o paciente na incorporação do regime de atividade/exercício à rotina diária.
- Ensinar o paciente a monitorar os sintomas de hiperglicemia e hipoglicemia.
- Fornecer informações sobe a relação entre neuropatia, lesão e doença vascular e risco de ulceração.

33 — Discussão de Casos Clínicos e Cirúrgicos

- Discutir a monitoração da glicose sanguínea, considerando os recursos e a capacidade do paciente.
- Definir com o paciente a meta específica de glicemia, a frequência da monitoração e a importância do registro.
- Ensinar o paciente a administrar e armazenar a insulina.
- Encaminhar o paciente para acompanhamento ambulatorial e domiciliar de equipe multiprofissional [médico(a), enfermeiro(a) e nutricionista].

COMENTÁRIOS

O reconhecimento rápido das alterações glicêmicas é essencial para diminuir a morbidade e a mortalidade dos pacientes diabéticos. Muitos desses episódios podem ser prevenidos com o controle metabólico do *diabetes mellitus* por meio de tratamento adequado com insulinas, orientação educacional aos familiares a ao próprio paciente, para conduzir a automonitoração glicêmica.

Nesse cenário, a atuação do(a) enfermeiro(a) é fundamental na avaliação das histórias clínica e funcional do paciente para a elaboração de um plano de assistência individualizado, ajustado às necessidades identificadas no contexto físico, psicológico e social do paciente. Considerando-se as dificuldades impostas pelo regime terapêutico, que são características das condições crônico-degenerativas, o(a) enfermeiro(a) deve desenvolver suas ações visando ao autocuidado e à independência do paciente e da família, reforçando as estratégias de enfrentamento apresentadas por eles.

Para o paciente estudado neste capítulo, a abordagem inicial estava centrada na identificação da complicação presente em condição aguda crítica, ou seja, diferenciar o quadro de hipoglicemia da hiperglicemia. Após o diagnóstico de hiperglicemia ser estabelecido com a hipótese de síndrome hiperglicêmica hiperosmolar, as condutas a serem realizadas são de abrangência de equipe multidisciplinar, seguindo-se os protocolos estabelecidos para tais condições críticas. O papel do(a) enfermeiro(a) é colaborar no tratamento e na monitoração contínua do paciente, além do controle e da prevenção da complicação. Na evolução para uma condição de estabilidade, o(a) enfermeiro(a) deve avaliar as necessidades de cuidado e identificar os diagnósticos de enfermagem pertinentes e propor intervenções de cuidado e ensino, com o objetivo de preparar o paciente para a alta e encaminhá-lo ao sistema de contrarreferência (atenção básica de saúde) para a continuidade do tratamento e o acompanhamento multiprofissional.

QUESTÕES PARA DISCUSSÃO DOCENTES/ DISCENTES

- Revisar a fisiologia do equilíbrio metabólico e a relação da glicemia com a ingesta alimentar.
- Discutir a importância da coleta da história do paciente que permita a diferenciação entre hipoglicemia e hiperglicemia.

- Rever as principais complicações agudas do DM2 e seus fatores desencadeantes.
- Discutir as recomendações de tratamento e suas combinações a partir dos consensos das sociedades de especialistas.
- Elaborar um mapa conceitual dos dados clínicos que indicam os principais diagnósticos identificados no caso.
- Discutir a adequação das intervenções propostas para a conduta do(a) enfermeiro(a).
- Discutir um plano de assistência de enfermagem após a alta do paciente, para a manutenção do controle glicêmico por meio da automonitoração.

REFERÊNCIAS

1. Oliveira JEPO, Vencio S (Orgs.). Diretrizes da Sociedade Brasileira de Diabetes (2015-2016). São Paulo: A.C. Farmacêutica; 2016. Disponível em: http://www.diabetes.org.br/profissionais/images/docs/DIRETRIZES-SBD-2015-2016.pdf; acessado em 19 de julho de 2018.
2. Michel B. Condutas de enfermagem diabetes melito. In: Lewis SL, Dirksen SR, Heitkemper MM, Bucher L, Camera IM. Tratado de enfermagem médico-cirúrgica: avaliação e assistência dos problemas clínicos. Rio de Janeiro: Elsevier, 2013.
3. North America Nursing Diagnosis Association (NANDA). Diagnóstico de enfermagem da NANDA: definições e classificação 2015-2017. 10.ed. Porto Alegre: Artmed; 2015.

BIBLIOGRAFIA CONSULTADA

Corrêa CG, Cruz DALM, Silva RCG. Processo de enfermagem em UTI. In: Padilha KG, Vattimo MFF, Silva SC, Kimura M. Enfermagem em UTI: cuidando do paciente crítico. Barueri: Manole; 2009.

Casos de Trauma

XII

Wana Yeda Paranhos

Silvia Cristina Fürbringer e Silva

Pré-hospitalar

Wana Yeda Paranhos

HISTÓRIA

Paciente de 56 anos, sexo masculino, ciclista, vítima de atropelamento por automóvel. Segundo informações dos populares, o carro estava em alta velocidade. O carro está bastante deformado.

EXAME FÍSICO

À chegada, a equipe encontrou o paciente com nível de consciência rebaixado, reagindo somente à dor, não respondendo a comandos verbais, sudorético, com a pele fria e pegajosa, um grande ferimento na região frontal da cabeça, frequência respiratória rápida e superficial e deformidade na coxa direita. Foi imobilizado em prancha longa e colocou-se colar cervical. Sinais vitais na cena: FR = 44 vpm superficial, PA = 84 ×48 mmHg, FC = 148 bpm, fino, ECGl = 9 (AO = 2; MRV = 3; MRM = 4).

AÇÕES PRIORITÁRIAS COM RELAÇÃO AOS ACHADOS

O mecanismo de trauma pode sugerir um paciente com lesões graves. Os sinais apresentados referem-se a um choque hipovolêmico. A coxa, provavelmente, é uma das fontes de sangramento, mas é importante relacionar o mecanismo de trauma a outras fontes de sangramento.

HIPÓTESES DIAGNÓSTICAS

- Trauma craniencefálico.
- Choque hipovolêmico.

CHOQUE HIPOVOLÊMICO

O passo inicial na abordagem de um paciente em estado de choque é reconhecer sua presença.

O estado de choque define-se por má perfusão tecidual (oxigenação), que provoca perda da produção de energia necessária para manutenção da vida. É uma mudança na função celular de metabolismo aeróbico para metabolismo anaeróbico. O sistema de perfusão tem três componentes: o coração, como bomba, o volume e os vasos sanguíneos. Dessa maneira, o choque pode ser classificado como hipovolêmico, cardiogênico, distributivo ou vasogênico.

O estado de choque mais frequente no paciente de trauma é o choque hipovolêmico hemorrágico. A hemorragia é a causa mais comum no paciente traumatizado, até prova em contrário.

34

Discussão de Casos Clínicos e Cirúrgicos

Quando ocorre perda aguda de sangue em virtude de desidratação (perda de plasma) ou hemorragia (perda de hemácias), há desequilíbrio entre volume de líquido e o tamanho do contingente. O contingente continua com seu tamanho normal, mas o volume de líquido fica diminuído.

Quando ocorre perda de sangue da circulação, o coração tenta compensar essa perda aumentando a frequência cardíaca, por meio da liberação de adrenalina. O sistema nervoso simpático libera noradrenalina, que desencadeia a constrição dos vasos, reduzindo o tamanho dos vasos, e mantém-se a pressão arterial (período de compensação). Nesse momento, o paciente apresenta pressão arterial normal, a pele fica fria e a perfusão tecidual fica diminuída na periferia, para manter a perfusão nos órgãos nobres (coração, pulmão e cérebro). Esses mecanismos funcionam bem até determinado ponto; quando eles falham, acontece a queda da pressão arterial e, especialmente, a alteração do nível de consciência.

O choque hemorrágico pode ser classificado de acordo com as perdas sanguíneas (Tabela 34.1).

Tabela 34.1 – Perda estimada de sangue*

	Classe I	Classe II	Classe III	Classe IV
Quantidade de sangue perdido (% do volume total de sangue)	< 750 mL (15%)	750-1.500 mL (15-30%)	1.500-2.000 mL (30-40%)	> 2.000 mL (> 40%)
Frequência cardíaca (bpm)	< 100	100-120	120-140	> 140
Frequência ventilatória (vpm)	14-20	20-30	30-40	> 35
Pressão arterial sistólica (mmHg)	Normal	Normal	Diminuída	Diminuída
Pressão de pulso (mmHg)	Normal ou aumentada	Diminuída	Diminuída	Diminuída
Débito urinário (mL/hora)	30	20-30	5-15	Mínimo
Nível de consciência	Levemente ansioso	Moderadamente ansioso	Ansioso, confuso	Confuso, letárgico

* Para um homem de 70 kg.
Fonte: adaptada de American College of Surgeons (2012).[1]

Os órgãos têm diferentes tolerâncias à ausência de sangue, conforme visto na Tabela 34.2.

Tabela 34.2 – Órgãos e as tolerâncias à ausência de sangue

Órgão	Tempo de isquemia quente
Coração, cérebro, pulmões	4-6 minutos
Rins, fígado, trato gastrointestinal	45-90 minutos
Músculo, osso, pele	4-6 horas

Fonte: PHTLS (2017).[2]

O choque hemorrágico pode ser causado por perda de sangue de diversas partes do corpo, ferimentos cortocontusos, lesões de órgãos internos e fraturas. A Tabela 34.3 mostra a perda estimada de sangue nas fraturas.

Módulo XII – Casos de Trauma

34

Tabela 34.3 – Perda de sangue estimada em fraturas de ossos longos	
Fratura	**Perda sanguínea (mL)**
Costela única	125
Rádio ou ulna	250–500
Úmero	750
Tíbia ou fíbula	500-1.000
Fêmur	1.000-2.000
Pelve	Maciça

Fonte: PHTLS (2017).[2]

DIAGNÓSTICOS DE ENFERMAGEM

- **Risco para infecção:** domínio 11 – vulnerabilidade a invasão e multiplicação de organismos patogênicos, podendo comprometer à saúde. **Fatores de risco:** diminuição da hemoglobina, por fatores de procedimentos invasivos, fraturas e lesões de pele.
- **Volume de líquido deficiente (isotônico):** domínio 2 – diminuição de líquido intravascular, intersticial e/ou intracelular. Relacionado à perda de sangue e à falência de mecanismos reguladores. **Características definidoras:** estado de choque, alteração do estado mental, aumento da frequência cardíaca, diminuição do volume urinário e diminuição do volume de pulso. **Fator relacionado:** perda ativa de volume de líquido.
- **Integridade da pele prejudicada:** domínio 11 – epiderme e/ou derme alterada. **Característica definidora:** Alteração da integridade da pele. **Fatores relacionados:** circulação prejudicada, feridas traumáticas e procedimentos invasivos.
- **Troca de gases prejudicada:** déficit de oxigenação. **Características definidoras:** dispneia e agitação. **Fator relacionado:** mecanismo de trauma.
- **Risco de integridade tissular prejudicada:** domínio 11 – vulnerabilidade a dano em membrana mucosa, córnea, sistema tegumentar, fáscia muscular, músculo, tendão, osso, cartilagem, capsula articular e/ou ligamento, podendo comprometer a saúde. **Fatores de risco:** circulação prejudicada e volume de líquido insuficiente.

TRATAMENTO MEDICAMENTOSO OU CIRÚRGICO

O atendimento dado ao traumatizado no pré-hospitalar é também baseado no atendimento da ATLS, seguindo a regra do ABCDE.

Mecanismo de trauma grave? Choque hipovolêmico? Fratura de fêmur?

Atendimento pré-hospitalar: o atendimento pré-hospitalar tem como prioridade atender as vítimas de trauma o mais rápido possível e evitar complicações e mais lesões.

Como princípio, a equipe de pré-hospitalar deve, antes de entrar na cena da ocorrência, verificar as condições de segurança para a equipe e o paciente. As perguntas feitas são:

- A cena está segura?
- Há vazamento de combustível?
- O motor do carro está desligado?
- Há fio de alta tensão sobre o carro?
- O trânsito foi parado, e a cena, sinalizada?

Discussão de Casos Clínicos e Cirúrgicos

Resumindo, as perguntas sobre a cena devem sempre verificar com a equipe todas as possibilidades de uma ocorrência que possa agravar a situação.

Outra coisa que se deve verificar é se a equipe está utilizando equipamento de proteção individual, dado o risco de contato com fluidos e secreções corpóreas.

O tratamento a um doente vítima de trauma grave requer avaliação rápida das lesões e início de medidas terapêuticas de suporte a vida. O tempo é essencial e a abordagem deve ser sistematizada, seguindo o mnemônico dos ABCDE.

AVALIAÇÃO DA PERMEABILIDADE DAS VIAS AÉREAS E CONTROLE DA COLUNA CERVICAL

A via aérea deve ser checada quanto a permeabilidade, retirada de secreções e corpo estranho. Assegurar uma via aérea pérvia é a primeira prioridade no tratamento e na reanimação do traumatizado.

AVALIAÇÃO DA VENTILAÇÃO E DA OXIGENAÇÃO

Administrar oxigênio aos pulmões eficazmente para iniciar o processo metabólico. A hipóxia pode ser resultante de ventilação inadequada e falta de oxigênio nos tecidos, por isso, é necessário avaliar se o paciente está respirando e verificar a qualidade da ventilação em amplitude e frequência. O oxigênio deve ser oferecido sob máscara, 10 a 15 L/minuto.

CIRCULAÇÃO E PERFUSÃO

Deve-se avaliar o comprometimento ou a falência do sistema circulatório. Nessa fase, é preciso identificar e controlar a hemorragia externa. O controle da hemorragia é prioritário, pois cada hemácia é fundamental. O controle da hemorragia deve ser feito por compressão direta. Caso essa manobra não resolva, o uso do torniquete é indicado. Se o pessoal do pré-hospitalar suspeitar de hemorragia interna, deve expor o abdome e avaliar, procurando lesões.

A intervenção é limitada na cena, e a prioridade é transferir o paciente para o hospital mais próximo e adequado para o atendimento, sendo possível iniciar a reposição volêmica, que deve ser feita com cristaloides.

AVALIAÇÃO NEUROLÓGICA

Depois de avaliar e corrigir o que for possível em ambiente pré-hospitalar, os fatores envolvidos no transporte de oxigênio aos pulmões e a circulação dele, aproxima-se a fase de avaliação da função cerebral por meio da escala de coma de Glasgow.

O nível de consciência alterado deve ser sinal de alerta para quatro possibilidades: (1) oxigenação cerebral inadequada; (2) lesão do sistema nervoso central; (3) intoxicação por álcool e drogas; e (4) distúrbios metabólicos.

FÁRMACOS A SEREM UTILIZADOS

O tratamento no pré-hospitalar resume-se à reposição volêmica com cristaloide, que pode ser soro fisiológico ou Ringer lactato.

Soro fisiológico é uma solução isotônica em relação aos líquidos corporais que contêm 0,9%, em massa, de NaCl em água destilada, ou seja, cada 100 mL da solução aquosa contém 0,9 g de sal.

A solução Ringer lactato renova a composição catiônica do líquido extracelular e age quando ocorre um desvio do equilíbrio acidobásico no sentido da acidose. Exerce ação restauradora dos líquidos e dos eletrólitos, quando ocorre perda dos mesmos. Essa solução contém lactato de sódio, que tem efeito metabólico alcalinizante. O sódio é o cátion principal do líquido extracelular, com função no controle de distribuição de água, equilíbrio do fluido e pressão osmótica dos líquidos do corpo. O sódio também é associado ao cloreto e ao bicarbonato na regulação do equilíbrio ácido-base do líquido do corpo.

Módulo XII – Casos de Trauma

ANÁLISE LABORATORIAL E EXAMES MAIS COMUNS

Em ambiente pré-hospitalar não são realizados exames.

DESTAQUES PARA A ATUAÇÃO DO(A) ENFERMEIRO(A)

O(a) enfermeiro(a) que atua em pré-hospitalar faz parte de uma equipe cujo objetivo é manter o paciente em condições de ser tratado em hospital adequado e próximo da ocorrência. Deve reconhecer as lesões que colocam em risco a vida e saber realizar os procedimentos básicos para a manutenção da vida.

RESULTADOS	Espera-se que o paciente seja mantido vivo até a chegada a um hospital de referência para trauma, que a hemorragia externa seja controlada, a oxigenação mantida e o paciente receba o tratamento definitivo.
COMENTÁRIOS	O paciente traumatizado pode vir a óbito em três momentos, o que é chamado de distribuição trimodal das mortes por trauma. O primeiro pico de mortalidade se dá no momento do trauma, a intervenção possível seria a prevenção, por meio de campanhas de orientações e políticas públicas que prevejam as medidas educativas. O segundo pico de mortalidade ocorre horas e até dias após o trauma, e é nesse pico que o atendimento pré-hospitalar pode evitar, porque o atendimento bem feito no momento do trauma pode prevenir sequelas e até a morte do paciente. O terceiro pico ocorre de dias até semanas após o trauma, e também pode ser evitado com um bom atendimento pré--hospitalar.
QUESTÕES PARA DISCUSSÃO DOCENTES/ DISCENTES	■ Discutir a importância de conhecer o mecanismo de trauma para o atendimento ao traumatizado. ■ Discutir sobre medidas de segurança no atendimento pré-hospitalar. ■ Discutir a importância do trabalho de enfermagem no serviço de atendimento pré-hospitalar. ■ Rever a fisiopatologia do choque. ■ Discutir sobre técnicas de atendimento de suporte básico e avançado no ambiente pré-hospitalar. ■ Refletir sobre medidas educativas para prevenção do trauma.

REFERÊNCIAS

1. American College of Surgeons. Committee on Trauma. Advanced Trauma Life Support Program (ATLS®). Student manual. 9.ed. Chicago: American College of Surgeons; 2012.
2. PHTLS. Atendimento pré-hospitalar ao traumatizado. NAEMT. 8.ed. São Paulo: Elsevier; 2006.

BIBLIOGRAFIA CONSULTADA

Carpenito LJ. Planos de cuidados de enfermagem e documentação: diagnósticos de enfermagem e problemas colaborativos. 4.ed. Porto Alegre: Artmed; 2006.

Doenges ME, Moorhouse MF, Geissler AC. Planos de cuidado de enfermagem: orientações para o cuidado individualizado do paciente. 5.ed. Rio de Janeiro: Guanabara Koogan; 2003.

Hirano ES, Mantovani M, Morandin RC, Fontelles MJP. Modelo experimental de choque hemorrágico. Acta Cir Bras São Paulo. 2003;18(5):465-70. Disponível em: http://www.scielo.br/pdf/acb/v18n5/17442.pdf; acessado em 31 de maio de 2009.

North America Nursing Diagnosis Association (NANDA). Diagnóstico de enfermagem da NANDA: definições e classificação 2015-2017. 10.ed. Porto Alegre: Artmed; 2015.

Intra-hospitalar

Cristiane de Alencar Domingues

HISTÓRIA

Paciente de 30 anos de idade, masculino, vítima de queda de motocicleta em via de alta velocidade – utilizava capacete. Foi trazido ao centro de trauma pela unidade de resgate em prancha rígida, com protetor lateral de cabeça e colar cervical. Recebeu oxigênio por máscara não reinalante (10 L/minuto).

EXAME FÍSICO

AVALIAÇÃO PRIMÁRIA

A. Paciente apresenta fala entrecortada.
B. Respiração rápida (FR = 28 ipm) e superficial, expansibilidade torácica simétrica, escoriação em tórax à direita; crepitação de 5º e 6º arcos costais à direita; som claro pulmonar e murmúrios vesiculares presentes bilateralmente.
C. Sem hemorragias externas; abdome plano, flácido, sem dor à palpação; à palpação da pelve, dor e crepitação; pele fria, pálida e pegajosa; pulso radial rápido (P = 120 bpm) e fraco; PA = 90 × 50 mmHg.
D. Escore na Escala de Coma de Glasgow (ECGl) de 13 (abertura ocular: 3; resposta verbal: 4); pupilas isocóricas e fotorreagentes.
E. Múltiplas escoriações pelo corpo e deformidade em tornozelo direito.

AÇÕES PRIORITÁRIAS COM RELAÇÃO AOS ACHADOS

Trata-se de um trauma com alta transferência de energia e possíveis lesões graves. De acordo com os achados na avaliação primária, o doente apresenta choque hipovolêmico, cuja principal fonte deve ser a fratura de pelve. Pode apresentar também trauma craniencefálico.

REANIMAÇÃO

À medida que a avaliação inicial é realizada, as seguintes medidas de reanimação devem ser implementadas, também seguindo a sequência do ABCDE:

A. A via aérea do paciente está desobstruída, no entanto, deve ser avaliada constantemente para possível obstrução por rebaixamento do nível de consciência. A imobilização cervical deve ser mantida, e o fluxo de oxigênio, aumentado para 15 L/minuto.

B. O paciente apresenta provável fratura de arcos costais; tão logo seja possível, deve ser realizada radiografia de tórax na sala de trauma para excluir pneumotórax ou hemotórax e avaliar a fratura dos arcos costais. A respiração superficial pode estar associada à dor causada pelas fraturas, sendo preciso considerar a administração de analgesia. Monitorar a saturação periférica de oxigênio por meio da oximetria de pulso – valores satisfatórios estão acima de 95%. A saturação do paciente está em 92%. Esse valor de saturação pode ser devido à respiração superficial e ao choque.

C. O paciente apresenta instabilidade pélvica, que deve ser imobilizada com cinta pélvica ou, caso não esteja disponível, lençol (Figura 35.1).

Realizar radiografia anteroposterior de bacia na sala de trauma. A equipe de ortopedia deve ser acionada imediatamente. A realização da ultrassonografia direcionada para trauma (FAST) deve ser realizada na sala de trauma e permitirá a identificação de líquido livre na cavidade. Caso a FAST não esteja disponível, pode ser realizada a lavagem peritoneal diagnóstica (LPD). O FAST do paciente deu negativo para líquido livre na cavidade, descartando trauma abdominal associado a fratura de bacia. Devem ser puncionados dois acessos venosos calibrosos e administrar 1 L de Ringer lactato aquecido (37 a 41°C). Durante a punção venosa, deve-se coletar sangue para tipagem e prova cruzada. Caso se tratasse de uma paciente do sexo feminino em idade fértil, também seria necessário coletar sangue para o teste de gravidez. Se possível, coletar sangue arterial para realização de gasometria. Esse paciente provavelmente necessitará de transfusão de sangue – disponibilizar o quanto antes e, caso ele não responda à infusão do cristaloide, iniciar a transfusão de concentrado de hemácias, plasma e plaquetas.

A sondagem vesical de demora também deve ser realizada e possibilitará a avaliação da resposta do doente à reanimação. Esse procedimento somente poderá ser realizado após a avaliação do períneo e do toque retal para exclusão de lesão de uretra.

D. Reavaliar constantemente o escore na ECGl. Uma vez que a perfusão cerebral tenha melhorado, espera-se melhora no nível de consciência. Assim que o paciente apresente normalização do estado hemodinâmico, deve realizar um tomografia computadorizada de crânio, sendo necessária a avaliação precoce do neurocirurgião. Como o paciente não apresentou melhora do quadro hemodinâmico após a administração de 1 L de cristaloide, iniciou-se a transfusão dos componentes do sangue.

E. Proteger o paciente quanto à hipotermia por meio da administração de cristaloides aquecidos e cobertores ou mantas térmicas. Imobilização do tornozelo direito e avaliação pelo ortopedista.

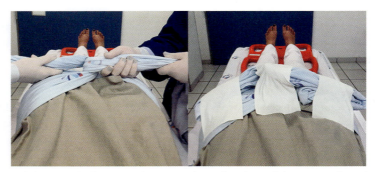

Figura 35.1 – Imobilização de fratura pélvica com lençol. O lençol deve ser colocado na altura do trocânter.

Fonte: acervo do autor.

AVALIAÇÃO SECUNDÁRIA

Após a reavaliação do ABCDE e tão logo o paciente tenda à normalização das funções vitais, deve ser realizada a avaliação secundária: reavaliação dos sinais vitais, história AMPLA [A – alergias; M – medicamentos em uso; P – passado médico (antecedentes pessoais); L – líquidos e alimentos (hora em que foram ingeridos pela última vez); A – ambiente (eventos relacionados ao trauma)] e exame físico cefalopodálico.

A avaliação secundária e a realização de exames não devem retardar a transferência para o tratamento definitivo no centro cirúrgico – fixação da pelve e possível angioembolização.

HIPÓTESES DIAGNÓSTICAS

FRATURA DE ARCOS COSTAIS

As fraturas de arcos costais são muito comuns no doente traumatizado. O principal objetivo de seu tratamento é a diminuição da dor, permitindo que o paciente fique confortável e respire de maneira adequada, melhorando sua oxigenação e diminuindo o risco de pneumonia. O alívio da dor pode ser obtido por meio de bloqueio intercostal, anestesia epidural e analgésicos sistêmicos, como os opioides. A fixação interna tem sido cada vez mais utilizada, mostrando diminuição das complicações associadas a fratura de arcos costais.

Deve-se atentar a possíveis lesões de órgãos subjacentes às fraturas.

CHOQUE HIPOVOLÊMICO

O choque é definido como um estado de hipoperfusão celular generalizado provocado por redução da oferta de oxigênio. Se esse estado não for corrigido, o metabolismo celular será alterado de aeróbico para anaeróbico, com diminuição da produção de adenosina trifosfato e elevação dos níveis séricos de lactato, consequente acidose metabólica e morte celular.

No trauma, a principal causa de choque é a perda sanguínea, com diminuição da volemia e da pré-carga, e também da capacidade de transporte do oxigênio por meio da perda das hemácias.

Essa perda de volume é compensada, inicialmente, pela vasoconstrição cutânea, muscular e visceral, para que os órgãos mais nobres (cérebro, coração e rins) sejam perfundidos, e pelo aumento da frequência cardíaca, na tentativa de aumentar o débito cardíaco. A taquicardia costuma ser o sinal mais precoce de choque. A liberação de catecolaminas endógenas aumenta a resistência vascular periférica, que, por sua vez, aumenta a pressão arterial diastólica e, consequentemente, diminui a pressão de pulso. Entretanto, esse aumento na pressão não é suficiente para garantir a oxigenação tecidual.

Os mecanismos compensatórios são limitados, e a maneira adequada de garantir a perfusão tecidual é por meio do controle da fonte de sangramento e da reposição dos componentes do sangue.

A avaliação da perda sanguínea, dos mecanismos compensatórios e das manifestações clínicas pode ser avaliada na Tabela 35.1.

Considerando as fontes de hemorragia interna (tórax, abdome, retroperitônio, pelve e ossos longos), uma vez que o paciente apresenta FAST negativo e não apresenta deformidade nos ossos longos, a possível fonte de hemorragia é a pelve, que deve ser estabilizada no centro cirúrgico.

A reposição volêmica deve ser realizada com parcimônia, e o doente que não apresentar melhora após a administração de 1 L de cristaloide deve receber concentrado de hemácias, plasma e plaquetas, na proporção de 1:1:1. A administração agressiva de cristaloides causa hemodiluição e consequente coagulopatia.

A avaliação do débito urinário é um dos parâmetros para avaliar a resposta do doente à reposição volêmica inicial; um débito de 0,5 mL/kg/hora significa perfusão renal adequada.

Tabela 35.1 – Perda estimada de sangue* baseada na condição inicial do doente

	Classe I	Classe II	Classe III	Classe IV
Perda sanguínea (mL)	Até 750	750-1.500	1.500-2.000	> 2.000
Perda sanguínea (% volume sanguíneo)	Até 15%	15-30%	30-40%	> 40%
Frequência de pulso (bpm)	< 100	100-120	120-140	> 140
Pressão arterial (mmHg)	Normal	Normal	Diminuída	Diminuída
Pressão de pulso (mmHg)	Normal ou aumentada	Diminuída	Diminuída	Diminuída
Frequência respiratória (ipm)	14-20	20-30	30-40	> 35
Diurese (mL/h)	> 30	20-30	5-15	Desprezível
Estado mental	Levemente ansioso	Moderadamente ansioso	Ansioso, confuso	Confuso, letárgico
Reposição volêmica	Cristaloide	Cristaloide	Cristaloide e sangue	Cristaloide e sangue

* Para um homem de 70 kg.
Fonte: American College of Surgeons (2012).[1]

FRATURA DE PELVE

Fraturas de pelve podem ocasionar hemorragia significativa. O trauma do plexo venoso lombossacral e o sangramento pelas bordas da fratura são as causas mais comuns de hemorragia, embora lesões das artérias ilíacas e de seus ramos também possam ser observadas. A fratura pélvica pode acontecer de acordo com três mecanismos (Figura 35.2):

- Rotação externa: compressão anteroposterior.
- Rotação interna: compressão lateral.
- Cisalhamento vertical: trauma axial sobre os membros inferiores, com elevação e posteriorização da hemipelve acometida.

Durante o exame físico, os seguintes achados sugerem fratura do anel pélvico: lesão de uretra (hematoma perineal ou escrotal ou sangue no meato uretral), discrepância no comprimento dos membros inferiores, deformidade rotacional sem fratura óbvia do membro, laceração de reto e/ou vagina. Nesses casos, deve-se evitar a manipulação da pelve, para que um coágulo não seja solto e aumente o sangramento.

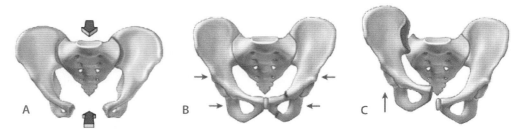

Figura 35.2 – Mecanismos das fraturas pélvicas. A. Compressão anteroposterior; B. Compressão lateral; C. Cisalhamento vertical.

Fonte: American College of Surgeons (2017).[2]

Módulo XII – Casos de Trauma

A palpação da pelve deve ser realizada com cuidado, no sentido medial, e de modo a avaliar crepitação e dor. Essa avaliação deve ser feita uma única vez e, caso seja identificada alguma alteração, cintas pélvicas comerciais ou lençóis podem ser utilizados na tentativa de diminuir o volume pélvico e o acúmulo de sangue. A radiografia anteroposterior deve ser realizada para identificar o padrão da fratura pélvica.

O tratamento definitivo da fratura de pelve é sua fixação no centro cirúrgico. A angioembolização deve ser considerada para controle do sangramento.

TRAUMA CRANIENCEFÁLICO

A alteração do nível de consciência do paciente pode estar relacionada à inadequada perfusão cerebral, no entanto, dado o mecanismo de trauma, deve-se considerar a presença de trauma craniencefálico.

O trauma de crânio deve ser considerado quanto às lesões primárias e secundárias. As primárias são aquelas que acontecem no momento do trauma e estão associadas a trauma direto às estruturas craniencefálicas. As lesões secundárias são decorrentes de oxigenação e circulação inadequadas.

Após a administração dos componentes do sangue, o paciente apresentou melhora do nível de consciência e o escore na ECGl foi para 15. Após a fixação da pelve no centro cirúrgico, esse paciente deve ser transportado ao setor de radiologia para realização da tomografia computadorizada de crânio e coluna e retirada dos dispositivos de imobilização cervical, caso não sejam encontradas lesões vertebromedulares.

FRATURA DE TORNOZELO

As lesões de tornozelo, fraturas e lesões ligamentares são muito comuns nos traumas envolvendo motociclistas. No exame físico, deve-se atentar à presença de lesões da pele e avaliar a sensibilidade, a motricidade e a perfusão do membro. É preciso realizar o alinhamento do membro e imobilizá-lo até que o ortopedista esteja disponível para a avaliação, cujo diagnóstico será confirmado por meio de estudo radiográfico e consequente estabilização cirúrgica. As fraturas de tornozelo não colocam a vida do doente em risco, portanto, seu tratamento será realizado apenas após o controle das lesões com risco à vida.

DIAGNÓSTICOS DE ENFERMAGEM

- Padrão respiratório ineficaz relacionado a dor e deformidade da parede do tórax, caracterizado por dispneia, pressão inspiratória e expiratória diminuídas.
- Risco de choque relacionado a vulnerabilidade a fluxo sanguíneo inadequado para os tecidos do corpo, podendo provocar disfunção celular com risco à vida e comprometer a saúde.
- Risco para infecção relacionado com defesas primárias e secundárias inadequadas, procedimentos invasivos, exposição ambiental a patógenos aumentada e trauma.
- Integridade da pele prejudicada relacionada com fatores mecânicos evidenciados por destruição das camadas da pele.
- Risco de disfunção neurovascular periférica relacionada com fraturas, trauma e cirurgia ortopédica.
- Mobilidade física prejudicada relacionada com prejuízo musculoesquelético caracterizado por capacidade limitada para desempenhar atividades motoras.
- Risco de desequilíbrio da temperatura corporal relacionado com inatividade e sedação.
- Dor aguda: experiências sensoriais e emocionais desagradáveis que surgem de lesão tissular real, potencial ou descrita em termos de tal dano; apresenta início súbito ou lento, de intensidade leve a intensa, com término antecipado ou previsível e duração de menos de seis meses, caracterizado por agente lesivo como as fraturas.

AÇÕES DO(A) ENFERMEIRO(A)

A atuação do(a) enfermeiro(a) no atendimento ao doente traumatizado visa à identificação precoce das lesões que ameaçam a vida do doente, bem como seu tratamento definitivo com brevidade. Para isso, é preciso:

- Associar o mecanismo de trauma às possíveis lesões que o doente possa apresentar.
- Garantir que todos os recursos necessários para o doente estejam disponíveis a sua chegada.
- Assegurar a permeabilidade da via aérea e a manutenção da imobilização da coluna até que lesões vertebromedulares sejam descartadas.
- Avaliar o paciente e garantir que as lesões que colocam a troca gasosa em risco sejam diagnosticadas e tratadas precocemente.
- Identificar e controlar as fontes de hemorragia e cuidar para que a reposição volêmica e de componentes do sangue garantam a perfusão tecidual.
- Reavaliar constantemente o nível de consciência do doente e atentar a alterações.
- Manter o doente aquecido.
- Reavaliar o doente com frequência para que qualquer alteração de seu estado seja identificada precocemente.

O papel do(a) enfermeiro(a) no atendimento ao doente traumatizado vai além da ação assistencial. O(a) enfermeiro(a) é peça fundamental na gestão de todo o sistema de trauma necessário para o atendimento desse doente, que tem maior chance de sobrevida desde que receba um atendimento adequado.

REFERÊNCIAS

1. American College of Surgeons. Committee on Trauma. Advanced Trauma Life Support Program (ATLS®). Student manual. 9.ed. Chicago: American College of Surgeons; 2012.
2. American College of Surgeons. Committee on Trauma. Advanced Trauma Life Support Program (ATLS®). Student manual. 10.ed. Chicago: American College of Surgeons; 2017.

BIBLIOGRAFIA CONSULTADA

American College of Surgeons Committee on Trauma. Resource for the optimal care of the injured patient. Chicago: American College of Surgeons; 2014.

Bemelman M, de Kruijf MW, van Baal M, Leenen L. Rib fractures: to fix or not to fix? An evidence-based algorithm. Korean J Thorac Cardiovasc Surg. 2017;50:229-34.

Godinho M, Garcia, DFV, Parreira, JG, Fraga GP, Nascimento B, Rizoli S. Management of hemorrhage in patients with pelvic fracture and hemodynamically unstable. Revista do Colégio Brasileiro de Cirurgiões. 2012;39(3):238-42.

Hebert S, Barros Filho TP, Xavier R, Junior AG. Ortopedia e traumatologia: princípios e prática. 4.ed. Porto Alegre: Artmed; 2011.

National Association of Emergency Medical Technicians. Atendimento pré-hospitalar ao traumatizado. Porto Alegre: Artmed; 2016.

Society of Trauma Nurses. Advanced Trauma Care for Nurses (ATCN®). Student manual. Lexington: Society of Trauma Nurses; 2013.

Sousa RMC, Domingues CA, Nogueira LS. Traumatismo craniencefálico e intervenções de enfermagem. In: Diccini S. Enfermagem em neurologia e neurocirurgia. Rio de Janeiro: Atheneu; 2017. p.165-78.

Tanuguchi LU. Choque hipovolêmico e reposição volêmica. In: Azevedo LC, Taniguchi LU, Ladeira J (Eds.). Medicina intensiva: abordagem prática. 2.ed. Barueri: Manole; 2015. p.174-83.

Queimadura

Wana Yeda Paranhos

HISTÓRIA

Homem de 60 anos é retirado de sua casa em chamas. Ele está consciente, agitado, tossindo e com expectoração carbonácea. Tem queimaduras extensas no corpo.

EXAME FÍSICO

Ao exame físico, o paciente apresentava-se acordado, com taquipneia (FR = 32 mpm), superficial e ruidosa, com os pelos do rosto queimados, incluindo vibrissas nasais, sobrancelhas e cabelo. Está com a fala rouca e expectoração carbonácea. Tem queimadura em face e pescoço, tronco anterior com bolhas, áreas de necrose, MMSS com bolhas e muita dor. À ausculta pulmonar, apresenta roncos e estertores. Pulso radial rápido e fraco. PA = 90/50 mmHg.

Nega doenças de base, alergias e uso de substâncias. Dados antropométricos:
- Peso: 80 kg.
- Altura: 1,70 m.

COMO CALCULAR A ÁREA CORPÓREA QUEIMADA

Área de superfície corpórea: "regra dos nove" – regra básica (Figura 36.1). Cada membro superior tem, no total, 9% de superfície, cada membro inferior tem 18%, o tronco tem 36%, a cabeça tem 9% e o períneo tem 1%.

Portanto, a porcentagem de área queimada é:
- MMSS = 9% cada (18%).
- Cabeça = 9%.
- Tronco = 18%.
- Total = 45%.

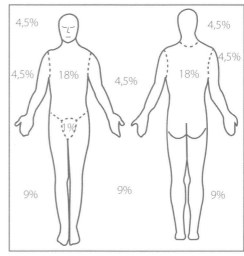

Figura 36.1 – Esquema da regra dos nove.

36 — Discussão de Casos Clínicos e Cirúrgicos

AÇÕES PRIORITÁRIAS COM RELAÇÃO AOS ACHADOS

Desconforto respiratório, pulso rápido e fino e queimaduras em face e tórax sugerem risco para queimaduras de vias aéreas, ou seja, função respiratória prejudicada. Deve-se verificar a extensão e a profundidade da queimadura e iniciar a reposição volêmica o mais precocemente possível.

HIPÓTESES DIAGNÓSTICAS

- Queimaduras de vias aéreas.
- Queimaduras de segundo e terceiro graus.
- Inalação de fumaça.
- Choque hipovolêmico grau I.

FISIOPATOLOGIA

Queimaduras são feridas traumáticas causadas, na maioria das vezes, por agentes térmicos, químicos, elétricos ou radioativos. Atuam nos tecidos de revestimento do corpo humano, determinando destruição parcial ou total da pele e seus anexos, podendo atingir camadas mais profundas, como tecido celular subcutâneo, músculos, tendões e ossos. As queimaduras são classificadas de acordo com sua profundidade e seu tamanho, sendo, geralmente, mensuradas pelo percentual da superfície corporal acometida. As queimaduras são consideradas as mais assustadoras e terríveis das lesões. O calor coagula proteínas. Esse é o mecanismo primário do trauma por queimaduras. As mudanças causadas pela destruição celular agravam-se com o processo inflamatório agudo e a infecção subjacente. A mudança brusca da temperatura resulta em respostas locais dos vasos sanguíneos, em uma tentativa de dissipar o calor com vasodilatação, aumento da permeabilidade capilar e, consequentemente, maior atividade osmótica celular.

Os tecidos que circundam a área queimada sofrem diminuição da perfusão tecidual. Isso pode progredir para perda total da pele, provocada pela liberação de mediadores químicos, como as cininas, os oxidantes e os ácidos aractônicos produzidos pela área queimada. Esses mediadores causam estase vascular, em razão da dilatação venosa e arteriolar, seguida por agregação plaquetária. Portanto, a fisiopatologia essencial ocorre nas mudanças das células endoteliais da membrana basal do sistema da microcirculação e nas alterações da bomba de sódio e potássio, que ocasionam uma diminuição do potencial da membrana. Esse aumento acarreta perda proteica para o tecido intersticial, aumentando a formação do edema local. Tal perda é maior nas primeiras 4 a 6 horas e diminui gradativamente nas próximas 18 a 24 horas. As mudanças vasculares são responsáveis pela hipovolemia, que diminui a capacidade de transporte de oxigênio, resultando em hipóxia tecidual.

TRATAMENTO

ESTABILIZAÇÃO DO PACIENTE GRANDE QUEIMADO

- **Vias aéreas:** as manifestações de lesões de vias aéreas podem ser sutis e não aparecer nas primeiras horas pós-queimadura. Por isso, é necessário que a equipe tenha um alto índice de suspeição e não espere por evidências para providenciar o tratamento definitivo das vias aéreas. No caso do paciente em questão, ele apresenta queimadura de face e rouquidão e sinais precoces de queimadura de vias aéreas.
- **Respiração:** sempre se deve considerar a exposição ao monóxido de carbono. O tratamento precoce da lesão por inalação pode exigir intubação traqueal, e o(a) enfermeiro(a) deve deixar sempre à mão o material necessário para esse procedimento. Coleta de gasometria arterial deve ser feita imediatamente, e antes desse procedimento deve-se instalar oxigênio a 100%.
- **Circulação:** a estimativa da área queimada e a reposição volêmica prontamente iniciada. Os acessos devem ser periféricos e adequados para infusão de grandes volumes (dois acessos calibrosos

Módulo XII – Casos de Trauma

com cateter curto n. 14 ou 16). Quando isso não for possível, uma via intraóssea deve ser mantida. Em um queimado, até mesmo a medida da pressão arterial pode ser difícil. A monitoração do débito urinário é um dos métodos mais fidedignos de se avaliar a qualidade do volume circulante. Torna-se obrigatória, então, a sondagem vesical nos queimados com mais de 20% de superfície corpórea queimada. A diurese recomendada é de 1 mL/kg/h para crianças com menos de 30 kg ou 30 a 50 mL/hora para os adultos. A estimativa do volume a ser infundido pode ser feita por meio da fórmula:

$$Vol. = 4\ mL \times peso\ (kg) \times \%\ corporal\ queimada$$
$$Vol. = 4 \times 80 \times 45$$
$$Vol. = 14.400\ mL\ nas\ primeiras\ 24\ horas$$

- Esse volume deve ser infundido com solução de Ringer lactato.
- Nas primeiras 8 horas após a queimadura, o paciente deve receber 50% do volume calculado; nas outras 16 horas, deve receber os outros 50%.
- 7.200 mL nas primeiras 8 horas; ou seja 900 mL/h.
- O restante: 7.200 mL e, nas próximas 16 horas, 450 mL/h.

> Esse volume deve ser calculado desde o momento da queimadura, e não da hora da chegada ao hospital; se possível, a infusão deve ser iniciada com a equipe pré-hospitalar.

As soluções utilizadas:
- **Soro fisiológico:** solução isotônica em relação aos líquidos corporais contendo 0,9%, em massa de NaCl em água destilada, ou seja, cada 100 mL da solução aquosa contém 0,9 g de sal. 100 mL de soro fisiológico contém 0,354 g de Na^+ e 0,546 g de Cl^-, com pH = 6,0.
- **Ringer lactato:** solução isotônica ao plasma sanguíneo, formada por eletrólitos. Pode conter sódio, potássio, cálcio, magnésio, cloreto, glicose e tampões, como acetato ou citrato, para manter as condições mais próximo às do sangue. É bom lembrar que essa fórmula serve somente para estimar o volume necessário; o objetivo final é garantir volume circulante e perfusão tecidual avaliada por meio do débito urinário.
- **Coloides:** devem ser administrados depois das primeiras 24 horas, porque o endotélio retoma a permeabilidade seletiva, visando repor a pressão oncótica vascular. A droga de escolha é a albumina 5% 0,5 mL/kg/% de área queimada.

TRATAMENTO DA DOR

Para o tratamento da dor, a droga de escolha é a morfina, pelos seguintes motivos:
- Trata-se de um opiáceo (substância derivada do ópio) que atua nos receptores opioides neuronais, produzindo analgesia. Os opiáceos são utilizados, principalmente, na terapia da dor crônica e da dor aguda de alta intensidade.
- Os opioides são agonistas dos receptores opioides, os quais existem em neurônios de algumas zonas do cérebro, na medula espinal e nos sistemas neuronais do intestino.
- Os receptores opioides são importantes na regulação normal da sensação da dor. Sua modulação é feita pelos opioides endógenos (fisiológicos), como as endorfinas e as encefalinas, que são neurotransmissores.

Depois do tratamento geral e da reanimação de fluidos, a medicação para dor deve ser feita. A morfina é a medicação de escolha, mas, se o paciente for alérgico a ela, fentanil é a opção.

A dose usual em adultos é de 3 a 5 mg IV, repetindo com intervalo de 5 a 10 minutos, até a dor ser controlada. Depois de cada dose de morfina, o paciente deve ser reavaliado: frequência respiratória, pulso, pressão arterial e nível de consciência. Vale lembrar que a hipovolemia pode aumentar o feito da droga.

TRATAMENTO TÓPICO

Os protocolos para tratamento de feridas provocadas por queimaduras podem variar de um hospital para outro. Aspectos que indicam a gravidade da ferida, como localização, profundidade, extensão, presença ou não de infecção, agente causador do trauma, estado nutricional dos pacientes, presença de doenças crônicas degenerativas e faixa etária, afetam o processo de cicatrização e influenciam na escolha do tratamento da ferida.

Os curativos de pacientes que sofreram lesões térmicas têm sido realizados, frequentemente, por profissionais de enfermagem com base em uma rotina preestabelecida nos serviços especializados em queimaduras. Nesse sentido, surge a necessidade de atualização desses profissionais, para que possam atuar com eficiência e implementar ações fundamentadas em pesquisas.

O mercado oferece uma diversidade de produtos para tratamento de queimaduras, o que tem provocado insegurança nos profissionais da saúde sobre qual opção é a mais indicada.

Vale considerar que a literatura apresenta alguns questionamentos sobre o tratamento das queimaduras, ainda sem respostas, e há controvérsias que merecem ser esclarecidas. Em adição, alguns estudiosos mencionam a escassez de informações específicas acerca da indicação e efeitos adversos dos produtos convencionalmente utilizados em queimaduras, de maneira que seja possível relacionar essas informações com o tipo e a fase da queimadura.

Assim, conclui-se que é preciso conhecer a eficiência de cada produto mediante a diversidade de situações. Cabe destacar que o sucesso do tratamento depende, entre outros fatores, de uma escolha criteriosa, bem como da adequada utilização dos produtos selecionados.

Tem-se afirmado que "o cuidado com as feridas não pode ser um procedimento automático, mas um 'exercício científico', em que o enfermeiro deve atuar de maneira consciente visando aplicar medidas que possam facilitar o processo de cicatrização".

A seguir, serão descritos os agentes tópicos e os tipos de cobertura recomendados no tratamento de queimaduras e discutidas as implicações do uso desses produtos no processo de cicatrização.

AGENTES TÓPICOS

O termo "agente tópico" refere-se uma substância utilizada na superfície da pele que pode ter ação antimicrobiana ou não. Alguns agentes tópicos ajudam no desbridamento dos tecidos.

Entre os diferentes tipos de agentes tópicos, destacam-se os cremes que são constituídos por emulsões de água e óleo, em que a quantidade de água é superior à de óleo.

Há consenso na literatura quanto à utilização da sulfadiazina de prata 1% para o tratamento de queimaduras, com a finalidade de desbridar tecidos necrosados e combater infecção local. Trata-se de um composto de nitrato de prata e sulfadiazina de sódio, efetivo contra uma ampla microbiota de Gram-negativas, como *Escherichia coli*, *Enterobacter*, *Klebsiella* sp. e *Pseudomonas aeruginosa*, além de incluir bactérias Gram-positivas, como *Staphylococus aureus* e *Candida albicans*.

Outros cremes utilizados são o acetato de sulfanamida 10%, a nitrofurazona 0,2% e o creme de gentamicina 0,1%. Apresentam ampla ação bacteriostática, embora menor que a da sulfadiazina de prata 1%.

Assim, sua utilização em feridas limpas, com presença de tecido de granulação, pode ser contraindicada em razão da dor provocada após a aplicação. Esse creme pode causar dermatite de contato (prurido e edema).

Módulo XII – Casos de Trauma

Na literatura, também está documentado o uso de acetato de sulfanamida 10% e creme de gentamicina 0,1%. O acetato de sulfanamida 10% foi amplamente utilizado em tratamento de queimaduras antes do advento da sulfadiazina de prata 1%. Esse creme ainda é considerado uma alternativa importante no combate à infecção, entretanto, pode causar acidose metabólica, pela inibição da anidrase carbônica, e é doloroso à aplicação.

Entre as diversas opções para tratamento de queimaduras, observa-se a recomendação da utilização das pomadas enzimáticas e dos ácidos graxos essenciais (AGE), que são compostos por ácido linoleico, ácido caprílico, vitaminas A e E e lecitina de soja. Os AGE são precursores de substâncias farmacologicamente ativas envolvidas no processo de divisão celular e diferenciação epidérmica. Podem modificar reações inflamatórias e imunológicas, alterando funções leucocitárias e acelerando o processo de granulação tecidual.

Os AGE podem ser utilizados diretamente sobre o leito da ferida ou embebidos em gases estéreis, devendo ser trocados, no máximo, a cada 24 horas. Já as pomadas enzimáticas, como a colagenase, apresentam caráter enzimático e desbridante, estimulando, indiretamente, a formação do tecido de granulação e, posteriormente, a reepitelização.

Paralelamente ao uso dos agentes tópicos, devem-se instituir práticas que incluam a avaliação precisa das lesões, não apenas no que se refere à descrição de suas características e da evolução diária, mas também à descrição das reações e dos efeitos colaterais que esses agentes podem provocar.

Outro agente tópico utilizado é a papaína, um complexo de enzimas proteolíticas retirado do látex do mamão papaia (*Carica papaya*), cujo sítio ativo é portador de um radical sulfidrila (SH), o que torna difícil sua associação com outro recurso terapêutico, visto que ela sofre oxidação pela substituição do enxofre, por derivados de ferro, oxigênio e iodo. Seu mecanismo de ação ocorre por meio da dissociação das moléculas de proteína, resultando em desbridamento químico. Por ser uma enzima de fácil deterioração, deve ser sempre mantida em lugar fresco, seco, ventilado e protegido da luz.

O carvão ativado, outro agente muito utilizado em feridas infectadas, tem a ação de absorver o exsudato da lesão e diminuir seu odor fétido.

SOLUÇÕES

As soluções são utilizadas para a realização de antissepsia de pele e mucosas com a finalidade de prevenir a colonização. Porém, algumas vezes, também são utilizadas em curativos úmidos. Entre as soluções, encontram-se o ácido acético, a solução de Dakin, o nitrato de prata, a tripla solução de antibiótico (sulfametoxazol trimetoprima 50.000 U, polimixina B 200.000 U e neomicina 40 mg), o gluconato de clorexidina e a solução de polivinil pirrolidona iodada (PVP-I). O ácido acético 0,5% tem ação bactericida para microrganismos Gram-negativos e Gram-positivos, em especial para *P. aeruginosa*.

É importante destacar que a utilização PVP-I deve ser cuidadosa, com especial atenção à possibilidade de desenvolvimento de reações alérgicas e ao fato de que seu uso pode ser limitado pela absorção sistêmica, acarretando problemas renais e de tireoide.

A solução de clorexidina é outro agente tópico que age em bactérias Gram-positivas e Gram-negativas. É contraindicada para o tratamento de feridas abertas, mas deve ser utilizada na prevenção da colonização dos locais de inserção de cateteres vasculares e fixadores externos.

A tripla solução de antibiótico (sulfametoxazol trimetoprima 50.000 U, polimixina B 200.000 U e neomicina 40 mg) pode ser utilizada nos curativos de feridas infectadas graves. Tem ação bactericida moderada para Gram-negativas e Gram-positivas e é indicada por provocar sensação de frescor. A solução de gluconato de clorexidina tem ação bactericida para diferentes tipos de cepas positivas e negativas, no entanto, seu uso pode causar dermatite de contato.

SUBSTITUTOS TEMPORÁRIOS DE PELE

Os substitutos temporários de pele são materiais eficazes no tratamento de queimaduras superficiais recentes e na cobertura da pele, enquanto se aguarda o enxerto definitivo. Podem ser trocados a intervalos regulares ou mantidos até a cicatrização ou o enxerto, caso a aderência seja boa ou não haja infecção.

Consideram-se três linhas de substitutos temporários de pele:

1. Substitutos de origem animal, como enxerto homólogo, membrana amniótica, pele de porco, pele de embrião bovino e colágeno.
2. Substitutos elaborados à base de substâncias sintéticas, como silicone, poliuretano e *hydrom*.
3. Substitutos associados a matéria orgânica e película sintética, como colágeno e silicone.

As propriedades dos substitutos de pele devem ser: aderência, transporte do vapor de água, elasticidade, durabilidade, baixas antigenicidade e toxicidade, capacidade hemostática e ação antibacteriana. Podem, ainda, ser classificados em:

- Substitutos biológicos: aloenxertos (homoenxertos), xenoenxertos (heteroenxertos) e membrana amniótica.
- Substitutos sintéticos: membranas de polímero de silicone, membranas de cloreto de polivinil, metilmetacrilato, membrana de polipropileno com poliuretano, membrana de silicone com *nylon* ligado a peptídios de colágeno dérmico e membrana impermeável com camada profunda de partículas de hidroativos agregados em polímero inerte.
- Substitutos biossintéticos: película microfibrilar de celulose pura e membrana de silicone com matriz dérmica de colágeno e glicosaminaglicanos.

Alguns substitutos temporários de pele disponíveis, como Opsite® e Tegaderm®, são constituídos por filmes de poliuretano, membrana de cloreto de polivinil e filmes de cloreto de polivinil, que conferem ao material maior elasticidade e permeabilidade ao vapor de água, sendo que esses filmes aderem à pele, e não à ferida.

Há, ainda, outros produtos, como: membrana de polipropileno com poliuretano, um material de dupla constituição que contém um filme de polipropileno microporoso, na superfície, laminado a uma camada profunda de espuma de poliuretano, membrana de silicone com *nylon* ligado a peptídio do colágeno dérmico, material semipermeável, com boas aderência e flexibilidade e que alivia a dor em 90% dos pacientes, o hidrocoloide constituído por partículas hidroativas agregadas em polímero inerte e que funciona como um curativo hidroativo, constituído por duas camadas, uma externa impermeável à água e uma interna formada por partículas hidroativas agregadas a um polímero inerte. Esse tipo de cobertura adere à pele normal, e as partículas protegem o leito cruento. O exsudato liberado pelo ferimento interage com as partículas hidroativas, formando um gel úmido que facilita a migração de células epiteliais, estimulando a cicatrização.

Os substitutos de pele têm sido considerados úteis no tratamento de queimaduras superficiais, pois reduzem a frequência de troca do curativo. Entretanto, esses materiais têm alto custo e não são eficazes para o tratamento de queimaduras profundas.

Deve-se considerar a relação custo-benefício como critério de escolha. Nesse sentido, a equipe de saúde que atua em unidades de queimados necessita manter-se atualizada, não se prendendo a tratamentos convencionais, sem fundamentação científica. É imprescindível usar o raciocínio crítico na tomada de decisão e na implementação de ações com vistas à efetividade do tratamento. Portanto, a indicação e a aplicação de produtos químicos em queimaduras devem ser realizadas com base na avaliação criteriosa da ferida e das condições clínicas do paciente, bem como na análise sistemática das evidências da literatura.

Módulo XII – Casos de Trauma

DIAGNÓSTICOS DE ENFERMAGEM

- **Risco para déficit de volume de líquidos:** estado em que o indivíduo apresenta ou está em risco de apresentar desidratação vascular, intersticial ou intracelular. **Fator relacionado:** perda de fluidos através da lesão.

- **Risco para infecção:** estado em que o indivíduo apresenta o risco de ser invadido por um agente oportunista ou patogênico, de fontes externas, endógenas ou exógenas. **Fatores relacionados:** comprometimento das defesas do hospedeiro, pele rompida e destruição de tecido.

- **Integridade da pele prejudicada:** estado em que o indivíduo apresenta dano ao tecido epidérmico e/ou dérmico. **Característica definidora:** perda do tecido. **Fator relacionado:** queimadura.

- **Padrão respiratório ineficaz:** estado em que o indivíduo apresenta perda real ou potencial de ventilação adequada relacionada com alteração do padrão respiratório. **Fatores relacionados:** modificações da frequência ou no padrão respiratório e respirações limitadas pelas áreas queimadas.

- **Dor aguda:** estado em que o indivíduo apresenta e relata presença de desconforto severo ou sensação desconfortável durante um segundo ou até seis meses. **Característica definidora:** descritores de dor, verbal ou codificada. **Fator relacionado:** queimadura.

- **Perfusão tissular renal alterada:** estado em que o indivíduo apresenta ou está em risco de apresentar diminuição na nutrição e na respiração em nível celular periférico, em virtude da diminuição no suprimento sanguíneo. **Característica definidora:** diminuição do volume urinário. **Fatores relacionados:** choque hipovolêmico e queimadura.

- **Nutrição desequilibrada (inferior às necessidades corporais):** estado em que o indivíduo apresenta ou está em risco de apresentar ingestão ou metabolismo inadequado dos nutrientes para as necessidades metabólicas. **Características definidoras:** necessidades metabólicas maiores e perda de peso. **Fatores relacionados:** necessidade de cicatrização e reconstrução dos tecidos lesados.

- **Risco para hipotermia:** vulnerabilidade à falha da termorregulação que pode resultar em temperatura corporal central abaixo da variação diurna normal, podendo comprometer a saúde. **Fatores de risco:** trauma e queimaduras.

AÇÕES DE ENFERMAGEM

- Obter história da lesão, observar a presença de condições respiratórias pré-existentes e verificar história de fumo. **Justificativa:** o agente causador da queimadura e a duração da exposição em espaço aberto ou fechado predizem a lesão por inalação.

- Monitorar sinais vitais. Observar enchimento capilar e a força dos pulsos periféricos. **Justificativa:** são parâmetros para reposição volêmica e resposta cardiovascular.

- Monitorar a eliminação urinária. Observar a cor e a presença de hematúria. **Justificativa:** a reposição volêmica deve ser adequada para manter um volume urinário de 30 a 50 mL por hora.

- Estimar perdas insensíveis, especialmente pelo exsudato. **Justificativa:** o paciente queimado perde a proteção cutânea e as perdas insensíveis são de grande relevância para o controle hídrico do paciente.

- Fazer controle do balanço hídrico. **Justificativa:** a permeabilidade aumentada, a transferência de proteína, o processo inflamatório e as perdas por evaporação afetam o volume circulante e a eliminação urinária, especialmente nas primeiras 24 a 72 horas após a queimadura.

- Fazer controle rigoroso (avaliação) da dor. Em casos de queimadura com dor intensa – indicação de morfina.

- Implementar técnicas de isolamento adequadas. **Justificativa:** dependendo do tipo e da extensão da lesão e da escolha do tipo de tratamento, o isolamento tem o propósito de reduzir o risco de contaminação cruzada e a exposição a agentes infecciosos.

- Trocar os curativos conforme rotina e verificar a lesão pelo menos uma vez ao dia. **Justificativa:** identifica a presença de tecido de granulação e possibilita a detecção precoce de infecção.

COMENTÁRIOS

Cumprir todas etapas do ATLS é fundamental para que o(a) enfermeiro(a) conheça a sistematização, seja um provedor e preveja com antecedência a importância de sua atuação. Também é fundamental para um bom trabalho em equipe.

É muito importante realizar frequentemente avaliações quanto ao funcionamento das funções vitais: padrão respiratório, padrões hemodinâmicos e prevenção de choque hipovolêmico. Deve-se também acompanhar a administração de fluidos da reposição volêmica e promover rigoroso controle do débito urinário para a manutenção da perfusão tecidual adequada.

O alívio da dor é de fundamental importância para prevenir o choque neurogênico, manter a qualidade de vida e diminuir o sofrimento do paciente. A prevenção de infecção em procedimentos de risco também é necessária, pois o paciente grande queimado é considerado um imunodeprimido, portanto, é importante manter o rigor nas técnicas, mesmo durante sua permanência no pronto-socorro.

QUESTÕES PARA DISCUSSÃO DOCENTES/ DISCENTES

- Quais são os tipos de queimaduras existentes?
- Quais são as principais complicações das queimaduras?
- Traçar um plano de cuidados para um paciente queimado.
- Discutir sobre ações educacionais com famílias e pacientes para prevenção de queimaduras.
- Promover discussão sobre sequelas físicas e emocionais do paciente queimado.
- Discutir sobre a adequação dos cuidados tópicos.

BIBLIOGRAFIA CONSULTADA

American College of Surgeons. Committee on Trauma. Advanced Trauma Life Support Program (ATLS®). Student manual. 9.ed. Chicago: American College of Surgeons; 2012.

Martins VR. Manejo medicamentoso do paciente queimado: uma revisão da literatura [trabalho de conclusão de curso]. Ceilândia: Universidade de Brasília; 2016. Disponível em http://bdm.unb.br/handle/10483/15999; acessado em 15 de setembro de 2017.

North America Nursing Diagnosis Association (NANDA). Diagnóstico de enfermagem da NANDA: definições e classificação 2015-2017. 10.ed. Porto Alegre: Artmed; 2015.

PHTLS. Atendimento pré-hospitalar ao traumatizado. NAEMT. 8.ed. São Paulo: Elsevier; 2006.

Santos CA, Santos AA. Assistência de enfermagem no atendimento pré-hospitalar ao paciente queimado: uma revisão da literatura. Rev Bras Queimaduras. 2017;16(1):28-33.

Atropelamento

Silvia Cristina Fürbringer e Silva

EXAME FÍSICO

Paciente de 25 anos, sexo masculino, vítima de atropelamento por motocicleta, chegou ao pronto-socorro trazido pelo resgate em prancha rígida, com colar cervical. No local do acidente, perdeu a consciência por aproximadamente cinco minutos, de acordo com testemunhas, mas, quando da chegada da equipe de resgate, apresentava-se consciente, porém, confuso (ECGl 14, AO = 4, MRV = 4, MRM = 6). Queixava-se de dor no braço esquerdo, com deformidade, e foi imobilizado no local.

AÇÕES PRIORITÁRIAS COM RELAÇÃO AOS ACHADOS

Perda de consciência, com confusão subsequente ao trauma, sugerindo trauma craniencefálico (TCE). A avaliação neurológica desse paciente deve ser realizada com frequência. O braço esquerdo provavelmente sofreu uma fratura e deve ser mantido imobilizado, com observação da perfusão periférica e aquecimento do membro.

HIPÓTESES DIAGNÓSTICAS CLÍNICAS E/OU CIRÚRGICAS

- Provável TCE:
  - concussão;
  - hematoma;
  - contusão;
  - fratura craniana.
- Fratura de braço esquerdo.

CONCUSSÃO CEREBRAL

Trata-se de uma síndrome que envolve uma forma leve de lesão cerebral difusa; é uma disfunção neurológica temporária e reversível, com ou sem perda da consciência.

O paciente pode apresentar-se desorientado e confuso por um curto período. Outros sintomas incluem cefaleia, incapacidade de concentração, problemas de memória, tonteira e irritabilidade. A maioria dos pacientes recupera-se completa e rapidamente, mas alguns desenvolvem síndrome pós-concussão e podem continuar a apresentar sintomas durante vários meses.

CONTUSÃO CEREBRAL

Nos estágios iniciais (contusões recentes), são caracterizadas por hemorragias perivasculares puntiformes na superfície cortical. Em casos de maior intensidade, a hemorragia pode estender-se para dentro da substância branca.

Pode ser observada com maior frequência após traumatismo craniano, sendo definida também como uma grande área que produz um efeito tipo massa observado à tomografia computadorizada e pode causar alterações profundas na pressão intracraniana (PIC), elevando a taxa de mortalidade para até 45%. Os sinais e sintomas dependem da localização e do grau.

Pode haver contusões pequenas, localizadas, resultando em déficits neurológicos focais, ou pode haver áreas maiores envolvidas.

Essas áreas maiores podem expandir-se durante 2 a 3 dias após a lesão e criar disfunções disseminadas em virtude do edema cerebral crescente.

Foi realizada tomografia computadorizada (TC) de crânio do paciente que revelou pequena contusão em região frontal esquerda e pequenos pontos de sangramento em hemisfério esquerdo, com hematoma de partes moles, conforme TC mostrada na Figura 37.1.

Realizou-se também RX do braço esquerdo, que mostrou fratura cominutiva em antebraço esquerdo (osso radial). Manteve-se imobilização do membro superior esquerdo (MSE), até o tratamento definitivo ser possível, após estabilização neurológica (Figura 37.2).

O paciente foi mantido na UTI com monitoração cardíaca, respiratória e neurológica; porém, o nível de consciência começou a rebaixar após 24 horas, com ECGl = 9 (AO = 2, MRV = 3, MRM = 4). Foi sedado, intubado e encaminhado para nova TC de crânio, que revelou um aumento do sangramento, com edema importante e ligeiro desvio de linha média, conforme a Figura 37.3.

O paciente, então, foi encaminhado ao centro cirúrgico para drenagem da contusão, apresentando; porém, edema importante, tendo-se optado por realizar uma craniectomia descompressiva (Figura 37.4). A calota craniana foi alojada no tecido subcutâneo do abdome do paciente, e este retornou à UTI intubado, sob sedação contínua, com sonda vesical de demora (SVD) e ventilação mecânica. Passou-se sonda nasoenteral (SNE) para administração de dieta.

DIAGNÓSTICOS DE ENFERMAGEM

- **Capacidade adaptativa intracraniana diminuída:** os mecanismos da dinâmica dos fluídos intracranianos, que normalmente compensam os aumentos de volume intracraniano, estão comprometidos, resultando em repetidos aumentos desproporcionais na pressão intracrania-

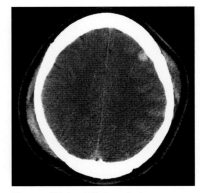

Figura 37.1 – TC de crânio mostrando contusão.

Fonte: acervo do autor.

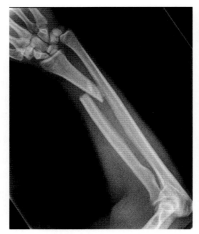

Figura 37.2 – RX do antebraço esquerdo.

Fonte: acervo do autor.

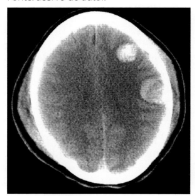

Figura 37.3 – TC de crânio mostrando aumento das contusões.

Fonte: acervo do autor.

Módulo XII – Casos de Trauma

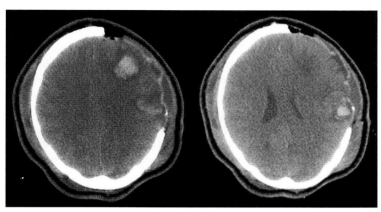

Figura 37.4 – TC mostrando retirada da calota craniana (craniectomia).

Fonte: acervo do autor.

na em resposta a uma variedade de estímulos nocivos e não nocivos. **Características definidoras:** rebaixamento do nível de consciência e PIC aumentada evidenciada pela TC de crânio, sendo necessário craniectomia descompressiva. **Fator relacionado:** evolução das contusões.

- **Risco para integridade de pele prejudicada:** vulnerabilidade a alteração na epiderme e/ou derme, que pode comprometer a saúde. **Fatores de risco:** imobilidade no leito, circulação prejudicada e nutrição inadequada (emagrecimento).
- **Risco para infecção:** vulnerabilidade a invasão e multiplicação de organismos patogênicos, podendo comprometer a saúde. **Fatores de risco:** alteração na integridade da pele (cateteres venosos e arteriais) e procedimentos invasivos (sonda vesical de demora, IOT, drenagem ventricular externa, cirurgia).
- **Mobilidade no leito prejudicada:** limitação para movimentar-se de maneira independente de uma posição para outra no leito. **Característica definidora:** capacidade prejudicada de reposicionar-se na cama (necessidade de ter o decúbito mudado por terceiros a cada duas horas, por não conseguir fazê-lo sozinho). **Fator relacionado:** sedação contínua.
- **Nutrição desequilibrada (menor que as necessidades corporais):** ingestão insuficiente de nutrientes para satisfazer as necessidades metabólicas. **Características definidoras:** perda de peso, apesar de estar recebendo dieta enteral. **Fatores relacionados:** sedação contínua, o que pode diminuir o peristaltismo e, consequentemente, a absorção de nutrientes.
- **Proteção ineficaz:** diminuição da capacidade de proteger-se de ameaças internas ou externas, como doenças ou lesões. **Características definidoras:** imobilidade e tala gessada em fratura de MSE. **Fatores relacionados:** terapias com medicamentos (sedação) e fratura de MSE.
- **Confusão aguda:** início abrupto de distúrbios reversíveis de consciência, atenção, cognição e percepção, que ocorrem durante um breve período. **Características definidoras:** rebaixamento do nível de consciência, agitação psicomotora e inquietação aumentada. **Fatores relacionados:** aumento da PIC e sedação contínua por longo tempo.
- **Padrão respiratório ineficaz:** inspiração e/ou expiração que não proporcionam ventilação adequada. **Características definidoras:** rebaixamento do nível de consciência, ausência de ventilação espontânea e necessidade de ventilação mecânica. **Fatores relacionados:** hipertensão intracraniana (HIC) e uso de sedação contínua, que inibe o centro nervoso da respiração.
- **Risco de disfunção neurovascular periférica:** vulnerabilidade a distúrbio na circulação, na sensibilidade ou no movimento de uma extremidade, podendo comprometer a saúde. **Fatores de**

risco: imobilidade no leito e ausência de movimentação espontânea no leito, secundária à sedação contínua por longo tempo.

- **Comunicação verbal prejudicada:** capacidade diminuída, retardada ou ausente para receber, processar, transmitir e utilizar um sistema de símbolos. **Características definidoras:** diminuição do nível de consciência e intubação orotraqueal (IOT), pela necessidade de ventilação mecânica. **Fatores relacionados:** alteração do sistema nervoso central e barreiras físicas (IOT).
- **Déficit de autocuidado para banho/higiene:** capacidade prejudicada de realizar ou completar as atividades de banho/higiene por si mesmo. **Características definidoras:** incapacidade de levantar do leito, rebaixamento do nível de consciência. **Fatores relacionados:** prejuízo cognitivo e perceptivo, sedação contínua.
- **Enfrentamento individual ineficaz:** incapacidade de desenvolver uma avaliação válida dos estressores, escolha inadequada das respostas praticadas e/ou incapacidade de utilizar os recursos disponíveis. **Características definidoras:** incapacidade de satisfazer necessidades básicas, mudança nos padrões habituais de comunicação, resolução de problemas inadequada e rebaixamento do nível de consciência. **Fatores relacionados:** nível inadequado de percepção de controle e sedação contínua.
- **Processos familiares interrompidos:** mudança nos relacionamentos e/ou no funcionamento da família. **Características definidoras:** mudanças na participação na resolução de problemas e na tomada de decisões, diminuição do nível de consciência, internação hospitalar. **Fatores relacionados:** troca dos papéis na família, internação hospitalar.

TRATAMENTO MEDICAMENTOSO OU CIRÚRGICO

- Manter monitoração hemodinâmica, neurológica e respiratória.
- Manter decúbito elevado, entre 15 e 30°, e alinhamento corporal, facilitando o retorno venoso, o que favorece a diminuição da PIC.
- Sedação contínua: a redução do metabolismo cerebral é necessário para diminuir o consumo de O_2 e, consequentemente a liberação de CO_2, que é um potente vasodilatador e aumenta o afluxo de sangue para o encéfalo, aumentando a PIC.
- Ventilação mecânica: manter normoventilação.
- Manitol: solução osmótica utilizada para diminuir a PIC, promovendo aumento da diurese e diminuição do edema cerebral.
- Drogas vasoativas: utilizadas em casos de instabilidade hemodinâmica. Deve-se evitar a hipotensão, uma vez que a manutenção da pressão de perfusão cerebral (PPC) também depende de uma pressão arterial (PA) em níveis aceitáveis.
- Correção da doença de base: diminuição do edema e melhora da hemorragia subaracnóidea (HSA).

FÁRMACOS A SEREM UTILIZADOS

- **Manitol:** diurético osmótico, age como diurético, elevando a osmolaridade do filtrado glomerular e impedindo a reabsorção de água; aumenta a excreção de sódio e cloreto. Utilizado para diminuir o edema cerebral.
- **Midazolan:** hipnótico sedativo, aumenta a atividade do neurotransmissor inibitório ácido gama--aminobutírico (GABA). Deprime o sistema nervoso central.
- **Fentanil:** analgésico narcótico, opiáceo, derivado sintético do ópio; liga-se a receptores opioides no cérebro, na medula e na musculatura intestinal, inibindo o trajeto do impulso.

Módulo XII – Casos de Trauma

- O midazolan e o fentanil frequentemente são utilizados em associação, porque o midazolan induz ao sono e o fentanil atua mais como analgésico. De acordo com o paciente, essa associação acontece em soros separados, correndo o volume de cada um deles, dependendo da necessidade do paciente.

- **Propofol:** anestésico de curta duração (alquifenol). É o sedativo de eleição para o paciente neurológico reduzir sua demanda metabólica cerebral e proteção neuronal, porque, como sua ação é curta, quando desligado, é possível fazer uma avaliação neurológica adequada do paciente.

- **Pentobarbital sódico:** bastante utilizado (graças ao baixo custo se comparado ao propofol) para manter o coma barbitúrico, que reduz a atividade elétrica e a demanda metabólica, reduzindo o consumo de O_2 e protegendo os neurônios. Porém, o pentobarbital fica armazenado no tecido subcutâneo e, mesmo depois de desligado, o paciente levará bastante tempo para acordar (de 24 a 48 horas), pois a medicação que está no tecido subcutâneo continua sendo liberada mesmo depois da droga desligada.

- **Drogas vasoativas:** as mais utilizadas são:
  - Dopamina: é uma catecolamina que tem efeito dose-dependente e pode atuar diretamente nos receptores B1 do coração, aumentando a força de contração (efeito inotrópico positivo) ou podendo estimular os receptores alfa 1 e 2, aumentando a vasocontrição no músculo liso e, consequentemente, a pressão arterial.
  - Noradrenalina: é uma catecolamina que estimula de modo potente e direto os receptores alfa e beta adrenérgicos.

- **Fenitoína:** anticonvulsivante, age no córtex motor, inibindo a propagação da atividade epiléptica.

- **Dexametasona:** anti-inflamatório esteroide, corticosteroide, utilizado nos pacientes com HIC para diminuir o edema cerebral.

ANÁLISE LABORATORIAL E EXAMES MAIS COMUNS

- Gasometria arterial.
- TC de crânio de controle.
- ECG.
- Hemograma: atenção ao aumento de leucócitos.
- Perfil bioquímico: sódio, potássio, ureia, creatinina.
- RX de tórax.

DESTAQUES PARA A ATUAÇÃO DO ENFERMEIRO

- O paciente com HIC deve ter os cuidados de enfermagem fracionados, ou seja, os cuidados prestados ao paciente, principalmente os que sabidamente causam aumento da PIC (mudanças de decúbito, aspiração traqueal, banho etc.), devem ser realizados com um intervalo entre um e outro, para que a PIC não permaneça elevada por muito tempo e possa retornar ao valor normal. Evitar procedimentos que aumentem a PIC: manobras de Valsalva; manter o paciente alinhado no leito; controlar sedação e dor.

- Controle rigoroso dos sinais vitais: verificar sinais clínicos de HIC.

- Realizar avaliações neurológicas frequentes, pois podem estar prejudicadas pelo uso de sedação; então, deve-se verificar o diâmetro pupilar – se houver aumento da PIC com compressão do III par craniano, haverá dilatação da pupila ipsolateral.

- Como já comentado nos capítulos anteriores, a escala mais largamente utilizada para avaliação sequencial do paciente é a Escala de Coma de Glasgow (ECGl) (Tabela 37.1).

Tabela 37.1 – Escala de Coma de Glasgow

Abertura ocular	Melhor resposta verbal	Melhor resposta motora
Espontânea (4)	Orientado (5)	Obedece comandos verbais (6)
Estímulos verbais (3)	Confuso (4)	Localiza estímulos (5)
Estímulos dolorosos (2)	Palavras inapropriadas (3)	Retirada inespecífica (4)
Ausente (1)	Sons ininteligíveis (2)	Padrão flexor (3)
	Ausente (1)	Padrão extensor (2)
		Ausente (1)

Fonte: adaptada de Matamoros e Manreza (2011).[1]

- Manter o paciente em decúbito elevado, entre 15 e 30°, para melhorar o retorno venoso e diminuir a PIC.
- Manter as vias aéreas permeáveis: a aspiração traqueal deve ser rápida, em menos de dez segundos (de preferência, em duas pessoas), observando alterações da PIC; não deve ser realizada em horários fixos, mas, sim, quando o paciente estiver com secreção; é indicado o aumento da FiO_2 para 100% antes da aspiração, retornando à FiO_2 anterior ao término do procedimento; o aumento da sedação, nesse momento, também pode ser indicado, a fim de evitar que o paciente tussa.
- Capnógrafo: atualmente, a maioria das equipes opta pela normocapnia ($PaCO_2$ entre 30 e 34 mmHg); com $PaCO_2$ abaixo de 25 mmHg, há falência do mecanismo, a qual provoca vasodilatação.
- Manter normoventilação: a hiperventilação pode ser realizada quando houver aumento da PIC e mantida até que a PIC normalize, de acordo com a conduta da equipe da neurologia.
- A mudança de decúbito é necessária e deve ser realizada quando o paciente estiver com a PIC mais estável, sempre mantendo alinhamento no leito; mesmo assim, o uso de colchões especiais (de ar, perfilados) é indicado para esses pacientes.
- Manter meias elásticas no paciente, já, que via de regra, é alguém que poderá ficar muito tempo acamado, de modo que a prevenção de trombose venosa profunda se faz necessária.
- Manter o carrinho de emergência próximo e checado.
- Manter um biombo ou similar, assegurando a privacidade do paciente, bem como atendimento e proteção aos demais pacientes que porventura estejam no mesmo quarto.
- Manter o paciente em leito de fácil visualização, de preferência em um leito em que seja possível visualização direta.

RESULTADOS

Espera-se que, com todo o planejamento de cuidados a esse paciente, seja possível um resultado bom, que o paciente possa retornar a suas atividades do dia a dia normalmente, com o mínimo de déficits motores ou cognitivos.

COMENTÁRIOS

Os pacientes traumatizados com contusões cerebrais merecem especial atenção da equipe de saúde, as avaliações neurológicas e de imagens devem ser feitas rigorosamente, porque as contusões, apesar de parecerem menos graves que um hematoma, acabam sendo "uma caixinha de surpresas", causando sérios danos neurológicos.

Módulo XII – Casos de Trauma

Os pacientes mais idosos, que sofrem quedas e têm história de perda de consciência temporária, devem ser avaliados quando de sua entrada e, se TC de crânio normal, devem ser mantidos em observação, com avaliações neurológicas frequentes e repetição da TC depois de algumas horas. Muitas vezes, nesses pacientes os sintomas não são tão definidos, porque, dada a idade, existe uma diminuição do parênquima encefálico, restando, então, um pouco mais de espaço, que os jovens não têm e acabam sinalizando mais precocemente o agravamento das contusões.

QUESTÕES PARA DISCUSSÃO DOCENTES/ DISCENTES

- Conhecer o processo fisiopatológico da contusão cerebral e da HIC.
- Discutir os cuidados de enfermagem relacionados à fisiopatologia da HIC.
- Refletir sobre os principais diagnósticos de enfermagem e traçar um plano de cuidados imediatos e mediatos para esse paciente.
- Refletir sobre os aspectos emocionais desse paciente e seus familiares após esse evento.
- Refletir sobre o papel do(a) enfermeiro(a) no contexto da emergência clínica e de suas possibilidades de ação quanto ao atendimento e ao prognóstico para esse paciente.
- Fazer fichas das principais medicações utilizadas nessa situação.
- Estudar os aspectos relacionados aos dados laboratoriais e de imagem.

REFERÊNCIAS

1. Matamoros MR, Manreza LA. Noções sobre a monitoração da pressão intracraniana. In: Stávale MA (Ed.). Bases da terapia intensiva neurológica. 2. ed. São Paulo: Santos; 2011. p.321-32.

BIBLIOGRAFIA CONSULTADA

Cabrera HTN, Stávale M. Fisiopatologia básica da hipertensão intracraniana. In: Stávale M. Bases da terapia intensiva neurológica. 2.ed. São Paulo: Santos; 2011. p.33-51.

Capone NA, Silva E. Monitorização neurológica intensiva. In: Knobel E (Ed.). Terapia intensiva – neurologia. São Paulo: Atheneu; 2002. p.39-57.

Cross S. Stroke care: a nursing perspective. Nursing Standard. 2008;22(23):47-56.

Diccini S, Koizumi MS, Lima APRSX. Hipertensão intracraniana. In: Diccini S. Enfermagem em neurologia e neurocirurgia. São Paulo: Atheneu; 2017. p.89-104.

Diccini S, Resque AP, Ribeiro RM. Monitorização neurológica. In: Diccini S. Enfermagem em neurologia e neurocirurgia. São Paulo: Atheneu; 2017. p.105-22.

Diccini S, Romano MC, Siqueira EMP. Intervenções de enfermagem no paciente submetido a tratamento neurocirúrgico. In: Diccini S. Enfermagem em neurologia e neurocirurgia. São Paulo: Atheneu; 2017. p.145-62.

Diccini S, Silva SCF, Koizumi MS, Ribeiro RM. Intervenções de enfermagem na hipertensão intracraniana e na monitorização neurológica. In: Diccini S. Enfermagem em neurologia e neurocirurgia. São Paulo: Atheneu; 2017. p.123-33.

Hafsteinsdóttir TB, Grypdonck MHF. NDT Competence of nurses caring for patients with stroke. J Neurosci Nurs. 2004;36(5):289-94.

Herrmann LL, Zabramski JM. Nonaneurismal subarachnoid hemorrhage: a review of clinical course and outcome in two hemorrhage patterns. J Neurosci Nurs. 2007;39(3):135-42.

Hickey JV, Olson DM. Intracranial hypertension: theory and management of increased intracranial pressure. In: Hickey JV (Ed.). The clinical practice of neurological and neurosurgical nursing. 6.ed. Philadelphia: Wolters Kluwer/Lippincott Williams & Wilkins; 2009. p.270-307.

North America Nursing Diagnosis Association (NANDA). Diagnóstico de enfermagem da NANDA: definições e classificação 2015-2017. 10.ed. Porto Alegre: Artmed; 2015.

Presciutti M. Nursing priorities in caring for patients with intracerebral hemorrhage. J Neurosci Nurs. 2006;38(4):296-9.

Stávale M. Hemodinâmica encefálica na hipertensão intracraniana. In: Stávale M. Bases da Terapia Intensiva Neurológica. 2.ed. São Paulo: Santos; 2011. p.65-78.

Stewart-Amidei C. Neurologic monitoring in the ICU. Crit Care Nurs Q. 1998;21(3):47-60.

Thompson HJ, Kirkness CJ, Mitchell PA, Webb DJ. Fever management practices of neuroscience nurses: national and regional perspectives. J Neurosci Nurs. 2007;39(3):151-62.

Uchino K, Pary J, Grotta J. Acidente vascular encefálico. Rio de Janeiro: Revinter; 2008.

Acidente vascular encefálico por trauma

Silvia Cristina Fürbringer e Silva

HISTÓRIA

Paciente do sexo masculino, 25 anos, retornava para sua residência em um motocicleta, sem capacete, quando colidiu com um veículo ao ultrapassar um semáforo fechado. Foi atendido pelo resgate, que o trouxe para o hospital em prancha longa com colar cervical.

Na avaliação neurológica inicial pela Escala de Coma de Glasgow (ECGl), no local se encontrava com ECGl 14 (AO 4 + MRV 4 + MRM 6), com escoriações em tronco e membros superiores, além de ferida corto-contusa em região parietal direita. Durante o transporte, apresentou rebaixamento do nível de consciência para ECGl 11 (AO 3 + MRV 3 + MRM 5) e vômitos.

Ao chegar ao pronto-socorro verifica-se que o paciente estava com ECGl 7 (AO 2 + MRV 2 + MRM 3) e não recebeu sedação durante a remoção para o hospital.

EXAME FÍSICO

- **No momento:** o paciente encontra-se em prancha longa com coluna cervical imobilizada com colar.
- **Ao exame:** pupilas isocóricas fotorreagentes, ECGl de 7 (2+3+2), apresentando escoriações em tronco e membros superiores, além de ferida corto-contusa em região parietal esquerda. Acianótico, afebril, hipocorado (+/4+), hidratado. FC = 50 bpm; PA = 196 × 120 mmHg; FR = 24 ipm; SatO$_2$: 87%. Paciente apresentando movimentos ventilatórios bilateralmente, com roncos difusos à ausculta. O abdome encontra-se peristáltico, plano, sem fácies de dor à palpação, sem massas e/ou visceromegalias. MMII: sem edemas, pulsos presentes. MMSS: Escoriações superficiais, pulsos presentes.

AÇÕES PRIORITÁRIAS COM RELAÇÃO AOS ACHADOS

Diminuição importante do nível de consciência desde o momento do trauma até a avaliação no hospital, com ECGl = 7, vômitos, hipertensão arterial, bradicardia e taquipneia (sinais clínicos de hipertensão intracraniana), mas ainda com pupilas isocóricas.

HIPÓTESES DIAGNÓSTICAS CLÍNICAS E/OU CIRÚRGICAS

Trauma craniencefálico (TCE) com provável processo expansivo que está aumentando a pressão intracraniana (PIC): hemorragia; lesão axonal difusa (LAD).

São sinais clínicos de lesão cerebral: nível de consciência alterado, confusão, anormalidades pupilares, reflexo de vômito alterado ou ausente, início súbito de déficits neurológicos, alterações nos sinais vitais, incluindo padrão respiratório alterado, hipertensão, bradi ou taquicardia, hipertermia ou hipotermia, disfunção sensorial, cefaleia, vertigem e convulsões.

Encaminhado para tomografia computadorizada (TC) de crânio, que mostrou hemorragia epidural em região parietal esquerda, com edema importante, conforme mostra a tomografia da Figura 38.1.

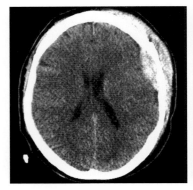

Figura 38.1 – TC de crânio mostrando hemorragia epidural.

Fonte: acervo do autor.

Observa-se também pneumoencéfalo (característico de fratura de crânio), confirmado pela TC sem contraste (Figura 38.2), além de pequenas contusões no lado contralateral e grande hematoma de partes moles, conforme imagem da Figura 38.3.

Podem ocorrer os seguintes tipos de hemorragias (Figura 38.4):

- **Epidural**: um acúmulo de sangue no espaço entre a tábua interna do crânio e a camada mais externa das meninges, a dura-máter. Esses hematomas ocorrem em virtude da ruptura de pequenos ramos da artéria meníngea média ou da artéria meníngea frontal. Os sinais clássicos incluem uma breve perda de consciência no momento do impacto, seguida por um período relativamente lúcido, de minutos a horas. E, então, há presença de obnubilação, hemiparesia contralateral, dilatação pupilar ipsilateral e, se não for tratado, pode evoluir para rigidez descerebrada, hipertensão arterial sistêmica (HAS), sofrimento respiratório e morte.

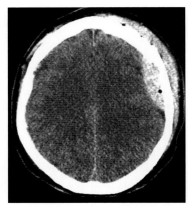

Figura 38.2 – TC de crânio mostrando hemorragia epidural e pneumoencéfalo.

Fonte: acervo do autor.

- **Subdural**: é um acúmulo de sangue abaixo da camada meníngea da dura-máter e acima do revestimento aracnoide do encéfalo; é causado pela ruptura de veias superficiais ou deslocamento de acúmulos de sangue venoso (denominados seios) que são encontrados nessa área. Frequentemente, está associado a uma contusão cerebral subjacente por aceleração e desaceleração e forças rotacionais de impacto. Caracteriza-se por manifestações de uma lesão expansiva e rápida, aumento da PIC, exigindo intervenção de emergência. Os pacientes geralmente não têm sua condição agravada até o ponto de herniação ou compressão do tronco encefálico.

- **Intracerebral**: é uma coleção de sangue de 25 mL ou mais dentro do parênquima encefálico. Causas traumáticas incluem: fraturas do crânio com afundamento, lesões penetrantes por projéteis e movimentos súbitos de aceleração e desaceleração. Foi encaminhado ao centro cirúrgico para

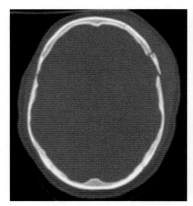

Figura 38.3 – TC com janela óssea, mostrando fratura linear de crânio.

Fonte: acervo do autor.

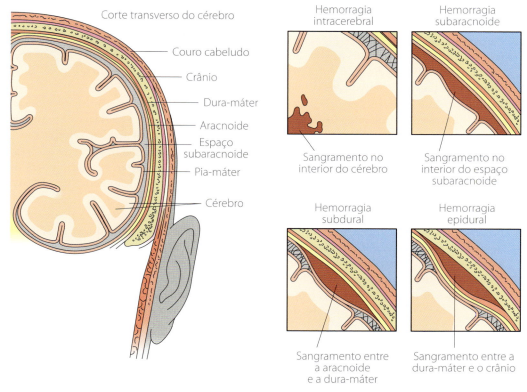

Figura 38.4 – Tipos de hemorragias cerebrais.

drenagem do hematoma epidural e retornou para a UTI com intubação orotraqueal (IOT), sob ventilação mecânica, sedação contínua (Ramsay 6), sonda vesical de demora (SVD) e sonda nasoenteral (SNE) para iniciar dieta.

DIAGNÓSTICOS DE ENFERMAGEM

- **Capacidade adaptativa intracraniana diminuída:** os mecanismos da dinâmica dos fluídos intracranianos, que normalmente compensam os aumentos de volume intracraniano, estão comprometidos, resultando em repetidos aumentos desproporcionais na pressão intracraniana em resposta a uma variedade de estímulos nocivos e não nocivos. **Características definidoras:** aumento da PIC, presença da tríade de Cushing (hipertensão, bradicardia e alteração da frequência respiratória). **Fatores relacionados:** hemorragia epidural e edema.
- **Integridade tissular prejudicada:** dano a membranas mucosas, córnea, pele ou tecidos subcutâneos. **Características definidoras:** escoriações em tronco e membros superiores, além de ferida corto-contusa em região parietal E. **Fator relacionado:** fatores mecânicos (trauma e abrasão).
- **Risco para infecção:** vulnerabilidade a invasão e multiplicação de organismos patogênicos, podendo comprometer a saúde. **Fatores de risco:** alteração na integridade da pele (cateteres venosos e arteriais) e procedimentos invasivos (SVD, IOT, drenagem ventricular externa, cirurgia).
- **Mobilidade no leito prejudicada:** limitação para movimentar-se de maneira independente de uma posição para outra no leito. **Característica definidora:** capacidade prejudicada de reposicio-

nar-se na cama (necessidade de ter o decúbito mudado por terceiros a cada duas horas, por não conseguir fazê-lo sozinho). **Fator relacionado:** sedação contínua, mantendo Ramsay 6.

- **Nutrição desequilibrada (inferior às necessidades corporais):** ingestão insuficiente de nutrientes para satisfazer as necessidades metabólicas. **Características definidoras:** perda de peso, apesar de estar recebendo dieta enteral. **Fatores relacionados:** sedação contínua, o que pode diminuir o peristaltismo e, consequentemente, a absorção de nutrientes.
- **Padrão respiratório ineficaz:** inspiração e/ou expiração que não proporcionam ventilação adequada. **Características definidoras:** ausência de ventilação espontânea e necessidade de ventilação mecânica. **Fator relacionado:** uso de sedação contínua, que inibe o centro nervoso da respiração.
- **Risco de disfunção neurovascular periférica:** vulnerabilidade a distúrbio na circulação, na sensibilidade ou no movimento de uma extremidade, podendo comprometer a saúde. **Fatores de risco:** imobilidade no leito e ausência de movimentação espontânea no leito, secundária a sedação contínua por longo tempo.
- **Comunicação verbal prejudicada:** capacidade diminuída, retardada ou ausente para receber, processar, transmitir e utilizar um sistema de símbolos. **Características definidoras:** diminuição do nível de consciência e IOT, pela necessidade de ventilação mecânica. **Fatores relacionados:** alteração do sistema nervoso central e barreiras físicas (IOT).
- **Déficit de autocuidado para banho/higiene:** capacidade prejudicada de realizar ou completar as atividades de banho/higiene por si mesmo. **Características definidoras:** incapacidade de levantar do leito e rebaixamento do nível de consciência. **Fatores relacionados:** prejuízo cognitivo e perceptivo e sedação contínua.
- **Enfrentamento individual ineficaz:** incapacidade de desenvolver uma avaliação válida dos estressores, escolha inadequada das respostas praticadas e/ou incapacidade de utilizar os recursos disponíveis. **Características definidoras:** incapacidade de satisfazer necessidades básicas, mudança nos padrões habituais de comunicação, resolução de problemas inadequada e rebaixamento do nível de consciência. **Fatores relacionados:** nível inadequado de percepção de controle e sedação contínua.
- **Processos familiares interrompidos:** mudança nos relacionamentos e/ou no funcionamento da família. **Características definidoras:** mudanças na participação na resolução de problemas e na tomada de decisões, diminuição do nível de consciência e internação hospitalar. **Fatores relacionados:** troca dos papéis na família e internação hospitalar.

TRATAMENTO MEDICAMENTOSO OU CIRÚRGICO

- Manter monitoração hemodinâmica, neurológica e respiratória.
- Observar sinais clínicos de aumento da PIC.
- Manter decúbito elevado, entre 15 e 30°, e alinhamento corporal, facilitando o retorno venoso, o que favorece a diminuição da PIC.
- Sedação contínua: a redução do metabolismo cerebral é necessário para diminuir o consumo de O_2 e, consequentemente a liberação de CO_2, que é um potente vasodilatador e aumenta o afluxo de sangue para o encéfalo, aumentando a PIC.
- Ventilação mecânica: manter normoventilação.
- Manitol: solução osmótica utilizada para diminuir a PIC, promovendo aumento da diurese e diminuição do edema cerebral.
- Drogas vasoativas: utilizadas em casos de instabilidade hemodinâmica. Deve-se evitar a hipotensão, uma vez que a manutenção da pressão de perfusão cerebral (PPC) também depende de uma pressão arterial (PA) em níveis aceitáveis.
- Correção da doença de base: drenagem do hematoma epidural.

Módulo XII – Casos de Trauma

FÁRMACOS A SEREM UTILIZADOS

- **Manitol:** diurético osmótico, age como diurético, elevando a osmolaridade do filtrado glomerular e impedindo a reabsorção de água; aumenta a excreção de sódio e cloreto. Utilizado para diminuir o edema cerebral.
- **Midazolan:** hipnótico sedativo, aumenta a atividade do neurotransmissor inibitório ácido gama-aminobutírico (GABA). Deprime o sistema nervoso central.
- **Fentanil:** analgésico narcótico, opiáceo, derivado sintético do ópio; liga-se a receptores opioides no cérebro, na medula e na musculatura intestinal, inibindo o trajeto do impulso. O midazolan e o fentanil frequentemente são utilizados em associação, porque o midazolan induz ao sono e o fentanil atua mais como analgésico. De acordo com o paciente, essa associação acontece em soros separados, correndo o volume de cada um deles, dependendo da necessidade do paciente.
- **Propofol:** anestésico de curta duração (alquifenol). É o sedativo de eleição para o paciente neurológico reduzir sua demanda metabólica cerebral e proteção neuronal, porque como sua ação é curta, quando desligado, é possível fazer uma avaliação neurológica adequada do paciente.
- **Pentobarbital sódico:** bastante utilizado (graças ao baixo custo se comparado ao propofol) para manter o coma barbitúrico, que reduz a atividade elétrica e a demanda metabólica, reduzindo o consumo de O_2 e protegendo os neurônios. Porém, o pentobarbital fica armazenado no tecido subcutâneo e, mesmo depois de desligado, o paciente levará bastante tempo para acordar (de 24 a 48 horas), pois a medicação que está no tecido subcutâneo continua sendo liberada mesmo depois da droga desligada.
- **Drogas vasoativas:** as mais utilizadas são:
  - Dopamina: é uma catecolamina que tem efeito dose-dependente e pode atuar diretamente nos receptores B1 do coração, aumentando a força de contração (efeito inotrópico positivo) ou podendo estimular os receptores alfa 1 e 2, aumentando a vasocontrição no músculo liso e, consequentemente, a pressão arterial.
  - Noradrenalina: é uma catecolamina que estimula de modo potente e direto os receptores alfa e beta adrenérgicos.
- **Fenitoína:** anticonvulsivante, age no córtex motor, inibindo a propagação da atividade epiléptica.
- **Dexametasona:** anti-inflamatório esteroide, corticosteroide, utilizado nos pacientes com hipertensão intracraniana (HIC) para diminuir o edema cerebral.

ANÁLISE LABORATORIAL E EXAMES MAIS COMUNS

- Gasometria arterial;
- TC de crânio de controle;
- ECG;
- Perfil bioquímico: sódio, potássio, ureia, creatinina;
- RX de tórax.

DESTAQUES PARA A ATUAÇÃO DO(A) ENFERMEIRO(A)

- Fracionar os cuidados prestados ao paciente, principalmente os que sabidamente causam aumento da PIC (mudanças de decúbito, aspiração traqueal, banho, evitar manobras de Valsalva; manter o paciente alinhado no leito; controlar sedação e dor etc.). Esses cuidados devem ser realizados com um intervalo entre um e outro, para que a PIC não permaneça elevada por muito tempo e possa retornar ao valor normal.

38

Discussão de Casos Clínicos e Cirúrgicos

- Controle rigoroso dos sinais vitais:
  - manter PA normal em relação ao basal da paciente; atentar a alterações pressóricas repentinas. A hipotensão, em especial, deve ser controlada, principalmente se a paciente recebe sedação;
  - manter normotermia: $\Uparrow T \Rightarrow \Uparrow$ metabolismo $\Rightarrow \Uparrow PaCO_2 \Rightarrow$ piora a HIC (vasodilatação) $\Rightarrow \Downarrow$ resistência vascular cerebral $\Rightarrow \Uparrow$ FSC independentemente de quanto está a $PaCO_2$;
  - controle de PVC $\Rightarrow$ volemia;
  - frequência cardíaca $\Rightarrow$ maior atenção para bradicardia.
- Realizar avaliações neurológicas frequentes. Estas podem estar prejudicadas pelo uso de sedação, então, deve-se verificar o diâmetro pupilar – se houver aumento da PIC com compressão, haverá dilatação da pupila ipsolateral.
- Como já comentado nos capítulos anteriores, a escala mais largamente utilizada para avaliação sequencial do paciente é a Escala de Coma de Glasgow (ECGl) (Tabela 38.1).

Tabela 38.1 – Escala de Coma de Glasgow

Abertura ocular	Melhor resposta verbal	Melhor resposta motora
Espontânea (4)	Orientado (5)	Obedece comandos verbais (6)
Estímulos verbais (3)	Confuso (4)	Localiza estímulos (5)
Estímulos dolorosos (2)	Palavras inapropriadas (3)	Retirada inespecífica (4)
Ausente (1)	Sons ininteligíveis (2)	Padrão flexor (3)
	Ausente (1)	Padrão extensor (2)
		Ausente (1)

Fonte: adaptada de Matamoros e Manreza (2011).[1]

- Manter o paciente em decúbito elevado, entre 15 e 30°, para melhorar o retorno venoso e diminuir a PIC.
- Manter as vias aéreas permeáveis: a aspiração traqueal deve ser rápida, em menos de dez segundos (de preferência, em duas pessoas), observando alterações da PIC; não deve ser realizada em horários fixos, mas, sim, quando o paciente estiver com secreção; é indicado o aumento da FiO_2 para 100% antes da aspiração, retornando à FiO_2 anterior ao término do procedimento; o aumento da sedação, nesse momento, também pode ser indicado, a fim de evitar que o paciente tussa.
- Capnógrafo: atualmente, a maioria das equipes opta pela normocapnia ($PaCO_2$ entre 30 e 34 mmHg); com $PaCO_2$ abaixo de 25 mmHg, há falência do mecanismo, a qual provoca vasodilatação.
- Manter normoventilação: a hiperventilação pode ser realizada quando houver aumento da PIC e mantida até que a PIC normalize, de acordo com a conduta da equipe da neurologia. Manter acesso venoso calibroso (central ou periférico) pérvio.
- Realizar mudanças de decúbito a cada duas horas, sempre mantendo alinhamento no leito; fazer uso de colchões especiais (de ar, perfilado), se possível, lembrando que isso não substitui a mudança de decúbito.
- Manter meias elásticas no paciente, para prevenção de trombose venosa profunda.
- Manter o carrinho de emergência próximo e checado.
- Manter um biombo ou similar, assegurando a privacidade do paciente, bem como atendimento e proteção aos demais pacientes que porventura estejam no mesmo quarto.

Módulo XII – Casos de Trauma

RESULTADOS

Espera-se que o cuidado do(a) enfermeiro(a) a esse paciente faça realmente a diferença em seu prognóstico, pois um(a) enfermeiro(a) treinado(a) e que sabe reconhecer os sinais neurológicos da HIC salva a vida do paciente. Deve fazer parte da avaliação do(a) enfermeiro(a) a avaliação dos exames de laboratório e de imagem, para acompanhar a evolução do paciente. O(a) enfermeiro(a) deve ter ciência de que a sistematização da assistência de enfermagem (SAE), as intervenções e as ações de enfermagem são dinâmicas, ou seja, podem mudar de acordo com a evolução do paciente. Portanto, as avaliações realizadas pelo(a) enfermeiro(a) são fundamentais e devem norteá-lo(a) para manter ou alterar sua prescrição de enfermagem, bem como suas intervenções e ações, de modo a contemplar as necessidades do paciente.

COMENTÁRIOS

É comum a equipe de enfermagem pensar que, pelo fato de o hematoma ser epidural, ou seja, entre a calota craniana e a dura-máter, não terá um caráter tão compressivo; esse é um engano comum, e o(a) enfermeiro(a) deve pensar que qualquer alteração nos volumes intracranianos, que foram amplamente apresentados no Capítulo 1, pode fazer efeito de massa, com resultados bastante ruins para o paciente.

QUESTÕES PARA DISCUSSÃO DOCENTES/ DISCENTES

- Diferenciar as principais causas etiológicas de sangramento no TCE.
- Discutir a epidemiologia do TCE no Brasil e no mundo.
- Discutir se é possível que o(a) enfermeiro(a) saiba avaliar um exame por imagem para poder traçar um plano de cuidados adequados ao paciente.
- Refletir sobre os principais diagnósticos de enfermagem e traçar um plano de cuidados imediatos e mediatos para esse paciente.
- Refletir sobre o papel do enfermeiro no contexto da emergência clínica e de suas possibilidades de ação.
- Fazer fichas das principais medicações utilizadas nessa situação.

REFERÊNCIA

1. Matamoros MR, Manreza LA. Noções sobre a monitoração da pressão intracraniana. In: Stávale MA (Ed.). Bases da terapia intensiva neurológica. 2.ed. São Paulo: Santos; 2011. p.321-32.

BIBLIOGRAFIA CONSULTADA

Cabrera HTN, Stávale M. Fisiopatologia básica da hipertensão intracraniana. In: Stávale M. Bases da terapia intensiva neurológica. 2.ed. São Paulo: Santos; 2011. p.33-51.

Capone NA, Silva E. Monitorização neurológica intensiva. In: Knobel E (Ed.). Terapia intensiva – neurologia. São Paulo: Atheneu; 2002. p.39-57.

Cross S. Stroke care: a nursing perspective. Nursing Standard. 2008;22(23):47-56.

Diccini S, Koizumi MS, Lima APRSX. Hipertensão intracraniana. In: Diccini S. Enfermagem em neurologia e neurocirurgia. São Paulo: Atheneu; 2017. p.89-104.

Diccini S, Resque AP, Ribeiro RM. Monitorização neurológica. In: Diccini S. Enfermagem em neurologia e neurocirurgia. São Paulo: Atheneu; 2017. p.105-22.

Diccini S, Romano MC, Siqueira EMP. Intervenções de enfermagem no paciente submetido a tratamento neurocirúrgico. In: Diccini S. Enfermagem em neurologia e neurocirurgia. São Paulo: Atheneu; 2017. p.145-62.

Diccini S, Silva SCF, Koizumi MS, Ribeiro RM. Intervenções de enfermagem na hipertensão intracraniana e na monitorização neurológica. In: Diccini S. Enfermagem em neurologia e neurocirurgia. São Paulo: Atheneu; 2017. p.123-33.

Hafsteinsdóttir TB, Grypdonck MHF. NDT Competence of nurses caring for patients with stroke. J Neurosci Nurs. 2004;36(5):289-94.

Herrmann LL, Zabramski JM. Nonaneurismal subarachnoid hemorrhage: a review of clinical course and outcome in two hemorrhage patterns. J Neurosci Nurs. 2007;39(3):135-42.

Hickey JV, Olson DM. Intracranial hypertension: theory and management of increased intracranial pressure. In: Hickey JV (Ed.). The clinical practice of neurological and neurosurgical nursing. 6.ed. Philadelphia: Wolters Kluwer/Lippincott Williams & Wilkins; 2009. p. 270-307.

North America Nursing Diagnosis Association (NANDA). Diagnóstico de enfermagem da NANDA: definições e classificação 2015-2017. 10.ed. Porto Alegre: Artmed; 2015.

Presciutti M. Nursing priorities in caring for patients with intracerebral hemorrhage. J Neurosci Nurs. 2006;38(4):296-9.

Stávale M. Hemodinâmica encefálica na hipertensão intracraniana. In: Stávale M. Bases da Terapia Intensiva Neurológica. 2.ed. São Paulo: Santos; 2011. p.65-78.

Stewart-Amidei C. Neurologic monitoring in the ICU. Crit Care Nurs Q. 1998;21(3):47-60.

Thompson HJ, Kirkness CJ, Mitchell PA, Webb DJ. Fever management practices of neuroscience nurses: national and regional perspectives. J Neurosci Nurs. 2007;39(3):151-62.

Uchino K, Pary J, Grotta J. Acidente vascular encefálico. Rio de Janeiro: Revinter; 2008.

Principais diagnósticos de enfermagem em vítimas de trauma

Ana Maria Calil Sallum

INTRODUÇÃO

O perfil epidemiológico brasileiro mostra que as causas externas estão entre as líderes na lista de mortalidade e morbidade nas últimas quatro décadas.[1]

Um exemplo desses números refere-se aos acidentes de trânsito que, no ano de 2015, foram 283.371, com um número de acidentados de 413.510, o que projeta, em média, 1.006 acidentes/dia e 1.250 vítimas/dia (1,10 vítima por acidente), representando 14,2% das hospitalizações por lesões, o que mostra o impacto desses ferimentos.[1]

Muitas dessas situações caracterizam-se por emergências e urgências e são atendidas no pronto-socorro, local de primeiro atendimento para a maioria dos pacientes. Nesse contexto, a qualidade da assistência prestada e o tempo desse atendimento poderão definir o prognóstico e a presença de sequelas.[2]

O(a) enfermeiro(a), como coordenador(a) da equipe de enfermagem, deve programar e priorizar a assistência a ser prestada, considerando as diferenças que se apresentam nessas vítimas, e estabelecer medidas preventivas e reparadoras, em um cenário em que o tempo entre a vida e a morte é tênue.[3]

Estudar as causas e as consequências de uma doença é essencial para estabelecer um diagnóstico e contribuir para a adoção de medidas de prevenção, controle, assistência e educação.[4] Nesse sentido, conhecer a incidência dos diagnósticos de enfermagem nessas vítimas mostra-se coerente com o perfil de morbimortalidade nacional, além de fornecer subsídios para uma atuação com maior segurança e o estímulo à pesquisa.

As primeiras seis horas pós-trauma compreendem o segundo pico de mortes causadas por lesões potencialmente tratáveis, sendo esse período considerado a hora de ouro do trauma, dada a potencialidade de tratamento das lesões características das pessoas que morrem nessa fase,[5] e por essa razão foi escolhida para ser analisada neste capítulo. Conhecer os diagnósticos de enfermagem mais frequentes, as características definidoras e os fatores de risco nas primeiras seis horas após o evento traumático é de grande valia na prática clínica e poderá servir de base para o desenvolvimento de medidas intervencionistas no cenário da emergência, com vistas à otimização do atendimento.

Diagnósticos de enfermagem são um julgamento clínico sobre as respostas do indivíduo, da família ou da comunidade a problemas de saúde/processos vitais reais ou potenciais.[6] Os diagnósticos de enfermagem proporcionam a sustentação para a seleção de intervenções de enfermagem visando obter resultados pelos quais a enfermagem é responsável.[7,8]

Serão apresentados os principais diagnósticos de enfermagem identificados em uma população de 407 pacientes vítimas de causas externas que se encontravam nas primeiras seis horas após o evento traumático, com idade superior ou igual a 18 anos, vindas diretamente da cena do evento. As causas externas de interesse para essa investigação foram: acidentes de transporte, agressões, tentativas de suicídio, quedas e queimaduras. O estudo foi realizado no pronto-socorro cirúrgico de um hospital terciário, de porte extragrande localizado no município de São Paulo.

A coleta de dados foi realizada por meio de um instrumento criado a partir de uma lista construída pela autora e, posteriormente, julgada por sete enfermeiras especialistas em diagnósticos de enfermagem e trauma. Chegou-se à definição final do instrumento com 42 diagnósticos de enfermagem e inúmeras características definidoras e fatores de risco associados ao período de seis horas após o trauma.

A literatura referente aos diagnósticos de enfermagem, a validação de instrumentos de coleta de dados, a avaliação do paciente de trauma e a avaliação do paciente crítico em situação de emergência definiu o modelo (construção) do instrumento de coleta.[9-12]

Utilizou-se a NANDA 2009-11 como guia para a seleção de diagnósticos.[6]

A amostra permitiu estabelecer um nível de confiança de 5%.

Testes estatísticos (Fisher e qui-quadrado) foram utilizados para verificar a correlação entre variáveis estudadas.

RESULTADOS (TABELAS 39.1 A 39.5)

Tabela 39.1 – Distribuição de vítimas (N e %) segundo gênero, idade e causa externa – São Paulo, 2010		
Variável	**N**	**%**
Gênero		
Masculino	301	78
Feminino	106	22
Idade		
18-27	102	25
28-37	108	26,5
38-47	76	18,7
48-57	45	11,1
58-67	39	9,6
68-77	20	4,9
78-87	10	2,5
88-97	4	1
Acima de 98	3	0,7
Causa externa		
Ocupante de moto	122	30
Queda	88	20,4
Atropelamento	78	19,2
Ocupante de auto	62	15,1
Agressão	36	9,3
Bicicleta	8	2
Queimadura	8	2
Tentativa de suicídio	5	1,2
TOTAL	**407**	**100**

Módulo XII – Casos de Trauma

Quanto ao gênero, houve predomínio de homens (78%), em uma proporção de 3,5 homens para cada mulher envolvida. As idades inferiores a 38 anos corresponderam a 44% de toda a população do estudo, com maior frequência para a faixa etária de 28 a 37 anos (26,5%). Os ocupantes de moto representaram 30% do total da amostra, seguidos pelas quedas (20,4%).

Após a coleta de dados, 20% da amostra (80 prontuários) foi avaliada por uma especialista em diagnósticos de enfermagem, obtendo 98% de concordância com os dados coletados pela autora. Essa análise foi realizada a partir da descrição das características definidoras, fatores relacionados e fatores de risco dos casos para estabelecer os diagnósticos de enfermagem.

Tabela 39.2 – Diagnósticos de enfermagem na população do estudo – São Paulo, 2010

Diagnósticos de enfermagem	N	%
Risco de infecção	344	84,5
Integridade da pele prejudicada	317	77,9
Dor aguda	291	71,5
Conforto prejudicado	278	68,3
Integridade tissular prejudicada	220	54,1
Mobilidade física prejudicada	172	42,3
Ansiedade	155	38,1
Risco de sangramento	150	36,9
Risco de aspiração	129	31,7
Capacidade de transferência prejudicada	117	28,7
Risco de disfunção neurovascular periférica	92	22,6
Risco de perfusão cerebral ineficaz	90	22,3
Medo	88	21,6
Risco de desequilíbrio no volume de líquido	86	21,3
Padrão respiratório ineficaz	84	20,6
Ventilação espontânea prejudicada	84	20,6
Memória prejudicada	77	18,9
Risco de confusão aguda	74	18,2
Capacidade adaptativa intracraniana ⇓	74	18,2
Risco de choque	65	16,0
Comunicação verbal prejudicada	62	15,2
Confusão aguda	61	15,0
Percepção sensorial perturbada (cinestésica e visual)	57	14,0
Risco de desequilíbrio na temperatura corporal	53	13,0
Mucosa oral prejudicada	50	12,3
Perfusão tissular periférica ⇓	50	12,3
Débito cardíaco ⇓	47	11,5
Troca de gases prejudicada	45	11,1
Hipotermia	39	9,6
Desobstrução ineficaz de vias aéreas	37	9,3
Risco de perfusão renal ineficaz	32	7,9

(continua)

Tabela 39.2 – Diagnósticos de enfermagem na população do estudo – São Paulo, 2010 (continuação)

Diagnósticos de enfermagem	N	%
Dentição prejudicada	31	7,6
Risco de perfusão cardíaca ⇓	27	6,6
Risco de desequilíbrio eletrolítico	25	6,3
Conhecimento deficiente	25	6,3
Risco de perfusão gastrointestinal ineficaz	24	5,9
Volume de líquido deficiente	22	5,4
Termorregulação ineficaz	19	4,7
Náusea	18	4,4
Sofrimento moral	9	2,2
Pesar	8	2,0
Risco de díade mãe-feto prejudicada	1	0,2

Observam-se, na Tabela 39.3, todos os diagnósticos de enfermagem listados e, em destaque, aqueles frequentes em pelo menos ¾ da população do estudo.

Tabela 39.3 – Fatores relacionados com os diagnósticos de enfermagem mais frequentes identificados nos pacientes de causas externas – São Paulo, 2010

Diagnóstico de enfermagem	Fatores relacionados/risco
Risco de infecção*	Procedimentos invasivos, trauma, exposição a patógenos
Integridade da pele prejudicada	Trauma, imobilização física, sensações prejudicadas
Dor aguda	Agentes lesivos
Conforto prejudicado**	Dor, ansiedade, inquietação, falta de satisfação com a situação
Integridade tissular prejudicada	Trauma, imobilidade física prejudicada, circulação alterada
Mobilidade física prejudicada	Prejuízo musculoesquelético e neuromuscular, dor, trauma, desconforto, força muscular diminuída
Ansiedade	Ameaça ao estado de saúde, estresse, mudança na saúde
Risco de sangramento*	Trauma, história de queda
Risco de aspiração*	Nível de consciência reduzido, situações que impedem a parte superior do corpo, presença de sonda endotraqueal, trauma, trauma facial, trauma oral
Capacidade de transferência prejudicada	Prejuízo musculoesquelético e neuromuscular, dor

* Fatores de risco.
** Não tem FR (CD).

Módulo XII – Casos de Trauma

Tabela 39.4 – Frequência dos diagnósticos de enfermagem em vítimas de trauma segundo a condição de saída – São Paulo, 2010

Diagnósticos de enfermagem	Frequência N (%)	Óbitos N (%)	Sobrevida N (%)	p
Desobstrução ineficaz de via aérea	37 (9,1)	14 (31,8)	23 (6,3)	* 0,000
Risco de aspiração	129 (31,7)	29 (65,8)	100 (24,5)	** 0,000
Padrão respiratório ineficaz	84 (20,6)	36 (81,8)	48 (13,2)	** 0,000
Troca de gases prejudicada	45 (11,1)	23 (52,3)	22 (6,1)	* 0,000
Ventilação espontânea prejudicada	84 (20,6)	34 (77,3)	50 (13,8)	** 0,000
Débito cardíaco diminuído	47 (11,5)	26 (59,1)	21 (5,8)	** 0,000
Risco de choque	65 (16,0)	28 (63,6)	37 (10,2)	** 0,000
Risco de sangramento	150 (36,9)	35 (79,5)	115 (31,7)	** 0,000
Risco de perfusão renal ineficaz	32 (7,9)	14 (31,8)	18 (5,0)	* 0,000
Risco de perfusão cerebral ineficaz	90 (22,1)	29 (65,9)	61 (16,8)	** 0,000
Risco de perfusão gastrointestinal ineficaz	24 (5,9)	14 (31,8)	10 (2,8)	* 0,000
Perfusão tissular periférica ineficaz	50 (12,3)	12 (27,3)	38 (10,5)	** 0,000
Risco de perfusão cardíaca diminuída	27 (6,6)	15 (34,1)	12 (3,3)	* 0,000
Volume de líquido deficiente	22 (5,4)	12 (27,3)	10 (2,8)	* 0,000
Risco de desequilíbrio no volume de líquido	86 (21,1)	21 (47,7)	65 (17,9)	** 0,000
Confusão aguda	61 (15,0)	10 (22,7)	51 (14,0)	** 0,128
Risco de confusão aguda	74 (18,2)	3 (6,8)	71 (19,6)	** 0,039
Capacidade adaptativa intracraniana ⇩	74 (12,8)	34 (77,3)	40 (13,2)	** 0,000
Memória prejudicada	77 (18,9)	4 (9,1)	73 (21,1)	** 0,078
Comunicação verbal prejudicada	62 (15,2)	7 (15,9)	55 (15,2)	** 0,895
Conforto prejudicado	278 (68,3)	8 (18,2)	270 (74,4)	** 0,000
Percepção sensorial perturbada (visual e cinestésica)	57 (14,0)	5 (11,4)	52 (14,3)	** 0,593
Mobilidade física prejudicada	172 (42,3)	6 (13,6)	166 (45,7)	** 0,000
Dor aguda	291 (71,5)	8 (18,2)	283 (78,0)	** 0,000
Hipotermia	39 (9,6)	21 (47,7)	18 (5,0)	** 0,000
Risco de infecção	344 (84,5)	42 (95,5)	302 (83,5)	** 0,334
Risco de disfunção neurovascular periférica	92 (22,6)	13 (29,5)	79 (21,8)	** 0,248
Integridade da pele prejudicada	317 (77,9)	37 (84,1)	280 (77,1)	** 0,294
Integridade tissular prejudicada	220 (54,1)	30 (68,2)	190 (52,3)	** 0,046
Sofrimento moral	9 (2,2)	1 (2,3)	8 (2,2)	* 1,000

(continua)

Discussão de Casos Clínicos e Cirúrgicos

Tabela 39.4 – Frequência dos diagnósticos de enfermagem em vítimas de trauma segundo a condição de saída – São Paulo, 2010

Diagnósticos de enfermagem	Frequência N (%)	Óbitos N (%)	Sobrevida N (%)	p
Pesar	8 (2,0)	1 (2,3)	7 (1,9)	** 0,877
Ansiedade	155 (38,1)	4 (9,1)	151 (41,6)	** 0,000
Medo	88 (21,6)	2 (4,5)	86 (23,7)	** 0,000
Conhecimento deficiente	25 (6,1)	1(2,3)	24 (6,6)	** 0,501
Náusea	18 (4,4)	2 (4,5)	16 (4,4)	* 1,000
Risco de desequilíbrio eletrolítico	25 (6,1)	8 (18,2)	17 (4,7)	* 0,003
Risco de desequilíbrio na temperatura corporal	53 (13,0)	16 (36,4)	37 (10,2)	** 0,000
Mucosa oral prejudicada	50 (12,3)	9 (20,5)	41 (11,3)	** 0,080
Termorregulação ineficaz	19 (4,7)	7 (15,9)	12 (3,3)	* 0,002
Capacidade de transferência prejudicada	117 (28,7)	7 (15,9)	110 (30,3)	** 0,046
Risco de díade mãe-feto perturbada	1 (0,2)	0 (0,0)	1 (0,3)	* 1,000
Dentição prejudicada	31 (7,6)	7 (15,9)	24 (6,6)	* 0,063

* Fischer.
** Qui-quadrado.

A ordem de apresentação dos diagnósticos de enfermagem da Tabela 39.4 seguiu a mesma orientação de apresentação do instrumento de coleta de dados, a qual proporcionou uma avaliação sequencial dos pacientes como a proposta pelos manuais de atendimento às vítimas de trauma.

Observa-se, na Tabela 39.4, que diferenças estatísticas significativas ocorreram para a população do estudo. Apenas para oito diagnósticos de enfermagem não houve diferença entre a condição de saída por alta ou óbito (comunicação verbal prejudicada, percepção sensorial perturbada – visual e cinestésica, sofrimento moral, pesar, conhecimento deficiente, risco de díade mãe-feto perturbada e náusea).

Essas diferenças ocorreram tanto em relação ao diagnóstico ter mais relevância na população que sobreviveu frente ao N total, como para aqueles que evoluíram para óbito frente ao N total e entre os que sobreviveram ou evoluíram para óbito.

Nota-se, por exemplo, que os 16 primeiros diagnósticos de enfermagem pontuados na Tabela 39.4 são de extrema importância para os indivíduos que evoluíram para óbito, ao passo que os diagnósticos de enfermagem ansiedade, medo, mobilidade física prejudicada, memória prejudicada, risco de confusão aguda e dor aguda se destacam para os sobreviventes.

Obviamente, esses achados encontram relação com a gravidade e a complexidade do trauma. Para um paciente com rebaixamento do nível de consciência, seja pela gravidade das lesões ou por choque hipovolêmico, diagnósticos de enfermagem como ansiedade e medo não se apresentam como relevantes; o contrário pode ocorrer com um paciente de trauma leve.

Nesse sentido, este capítulo, além de apontar os DE mais frequentes na população vitimada pelo trauma nas primeiras seis horas após o evento, mostra aqueles mais relevantes a serem pensados pela equipe de saúde diante dos pacientes que evoluíram para óbito e os diagnósticos de enfermagem mais incidentes na população que sobreviveu, o que significa pensar em medidas intervencionistas ante as diversas gravidades do trauma.

Módulo XII – Casos de Trauma

O número de diagnósticos de enfermagem para o grupo com condição de saída por óbito é 68%, maior do que o do grupo com condição de saída sobrevida, quando consideradas as médias, e de 75%, quando consideradas as medianas (Tabela 39.5).

Tabela 39.5 – Média, mediana e desvio-padrão dos diagnósticos de enfermagem mediante a condição de saída do paciente por sobrevida ou óbito – São Paulo, 2010

Condição de saída	N	Média	Mediana	Desvio-padrão
Sobrevida	363	8,6	4,6	8
Óbito	44	14,5	4,8	14

DISCUSSÃO

O perfil epidemiológico dos pacientes assemelha-se aos achados obtidos em outros estudos no que diz respeito ao gênero masculino e às faixas etárias mais acometidas em causas externas.[13] As ocorrências nos homens foram de 78%, e as faixas etárias inferiores a 38 anos correspondem a 51,5% da amostra.

Com relação ao tipo de evento, as ocorrências envolvendo vítimas de acidentes de moto somaram 30%, seguidas pelas quedas (20,4%). É importante salientar que a taxa de mortalidade de motocicleta foi a que apresentou maior aumento no período de 1996 a 2005 (540%), ao passar de 0,5 para 3,2 a cada 100.000.[1,13]

Quanto aos diagnósticos de enfermagem, observa-se que os dados apresentados na Tabela 39.2 mostram todos os diagnósticos, com destaque para os mais frequentes em ¾ da amostra estudada, e por essa razão merecem destaque nessa discussão.

As razões para a utilização dos diagnósticos de enfermagem são muitas: conhecer as reais necessidades do paciente, traçar planos de cuidados com objetividade, prover qualidade à avaliação e ao método de documentar as ações realizadas, estabelecer prioridades diante dos problemas detectados, individualizar o cuidado, prover maior satisfação ao cliente/paciente, detectar os resultados das ações planejadas, detectar carências de conhecimento do paciente e da família, prover educação específica sobre um tema e documentar o processo de enfermagem.[7-8]

As vítimas de trauma são atendidas no Brasil, há cerca de 20 anos, segundo protocolos internacionais desenvolvidos para esse fim, mas o cuidar individualizado é uma necessidade que todos os personagens que atuam na área de emergência reconhecem como necessário na busca de indícios que otimizem esse atendimento.[3] Nesse sentido, os fatores relacionados e de risco podem contribuir para o raciocínio clínico e o planejamento das ações nos cenários da emergência.

O diagnóstico de enfermagem – "risco de infecção" – que apareceu como o mais frequente – teve como principais fatores de risco procedimentos invasivos, trauma e exposição ambiental aumentada a patógenos. Esse achado, o qual encontra concordância com outros estudos,[14,15] aponta a necessidade urgente de medidas de segurança nas intervenções invasivas no setor de emergência e no atendimento pré-hospitalar, em razão do elevado número de procedimentos invasivos que podem ocorrer junto às vítimas de trauma e a exposição ambiental aumentada aos patógenos.

A necessidade de rapidez nos procedimentos não deveria impedir que fossem realizados de modo a ferir os preceitos exigidos de assepsia e antissepsia nas técnicas, uma vez que poderão ter repercussões negativas na evolução do paciente, sobretudo em razão de sua capacidade vital diminuída. Protocolos de enfermagem mediante os procedimentos invasivos mais comuns deverão ser desenvolvidos/aplicados e ter seus resultados divulgados e refinados, com vistas à melhoria das ações, realizadas, por vezes, de maneira mecânica e pouco reflexiva.[15]

Cumpre ressaltar que a infecção e a falência de múltiplos órgãos são fatores relacionados ao terceiro pico de mortalidade do trauma, que ocorre algumas semanas após o evento.[10,14]

Os diagnósticos de enfermagem "integridade da pele prejudicada" e "integridade tissular prejudicada", que apresentaram imobilidade física prejudicada, sensações prejudicadas, circulação alterada e o próprio trauma como fatores relacionados, encontram estreita relação com as lesões de superfície externa e de membros inferiores e superiores.[14] As lesões nesses segmentos corpóreos são descritas como algumas das mais frequentes em todos os tipos de trauma, e os cuidados com esses tipos de agravos – que vão desde uma simples abrasão até a destruição total de tecidos – têm sido pouco discutidos nos eventos relacionados com o trauma.

A perspectiva de intervenções específicas diante desses diagnósticos apresenta-se como uma necessidade urgente em nosso meio.

O diagnóstico de dor aguda e o de conforto prejudicado podem ser analisados em conjunto, uma vez que, para 92% dos entrevistados, a principal característica definidora para o desconforto foi a presença de dor. Esse dado foi de importância para os sobreviventes e não foi identificado nos casos que evoluíram para óbito. Esse achado pode ser explicado pelo fato de os pacientes de maior gravidade encontrarem-se inconscientes e sedados e de terem sido encaminhados para o centro cirúrgico em caráter de emergência, não tendo a dor avaliada no período proposto.

A literatura aponta o problema da subavaliação e do subtratamento da dor aguda no setor de emergência, que, em nosso meio, é de aproximadamente 70%. Uma das razões para a reduzida importância conferida à analgesia no setor de emergência são as próprias situações de urgência e emergência, nas quais os aspectos de ressuscitação e estabilização do quadro impõem-se como prioritários. São inquestionáveis as prioridades no atendimento ao politraumatizado, mas é fundamental o questionamento sobre outros aspectos que favoreçam a qualidade da assistência, tais como a inclusão da avaliação e controle da dor, a utilização de instrumentos objetivos para a avaliação da intensidade dolorosa, a utilização de protocolos e os benefícios dessas práticas.[3,16]

A observação dos prontuários permitiu identificar alguns aspectos intrigantes e preocupantes, como a falta de padronização quanto à analgesia, ou seja, para pacientes com o mesmo tipo de lesão, como uma fratura exposta isolada, pacientes estáveis hemodinamicamente e escore 15 pela Escala de Coma de Glasgow, foram encontradas quatro prescrições distintas, a saber: (1) nenhuma prescrição analgésica; (2) uso exclusivo de dipirona; (3) uso exclusivo de anti-inflamatório não hormonal; e (4) uso de opioide (morfina).

Quanto ao diagnóstico de enfermagem "mobilidade física prejudicada", observou-se que os fatores relacionados mais encontrados foram: dor, prejuízos neuromuscular e musculoesquelético, desconforto e trauma.

Para o diagnóstico de enfermagem "capacidade de transferência prejudicada", merecem destaque a dor e os prejuízos neuromuscular e musculoesquelético.

Esses dados eram esperados, uma vez que as lesões decorrentes do trauma, especialmente as musculoesqueléticas e vasculares, impedem os pacientes de se movimentarem, e muitas outras exigem repouso.[14] No entanto, esse achado pode ser de grande valia quanto às medidas gerenciais ante o número de funcionários fixos que atuam nos serviços de emergência, independentemente da demanda dos plantões.

Observa-se a relevante presença da dor como um fator relacionado em outras categorias diagnósticas.

O diagnóstico de ansiedade foi um achado importante, dada a necessidade de maior investigação em nosso meio sobre os aspectos emocionais e cognitivos relacionados com os pacientes no cenário da emergência em decorrência de trauma. Os fatores relacionados mais relevantes foram: ameaça ao estado de saúde, estresse e mudança no estado de saúde. Muitos pacientes relataram o descontentamento com a espera no tratamento, a falta de privacidade e a falta de clareza nas explicações oferecidas pelas equipes de saúde.

Estudos que avaliem o estado emocional (ansiedade, medo e pesar), bem como aspectos cognitivos (conhecimento deficiente) em vítimas de trauma não foram encontrados em nosso meio.

O diagnóstico de enfermagem "risco de sangramento" teve como fator de risco praticamente único o próprio trauma, seguido por história de queda. O sangramento é um evento comum no setor de emergência, nem sempre visível e, por essa razão, conhecer o mecanismo de trauma e o sinergismo do impacto é fundamental para que medidas preventivas sejam adotadas. O risco de sangramento nos pacientes que evoluíram para a alta localizou-se em sangramentos pequenos relacionados com a superfície externa.

O risco de sangramento nos pacientes de maior gravidade foi encontrado em outro estudo,[2,14] assim como medidas intervencionistas relacionadas.

Observa-se que muitos diagnósticos de enfermagem identificados neste capítulo estão relacionados com as três primeiras etapas do atendimento inicial ao politraumatizado, ou seja, estabelecem relações com desobstrução de vias aéreas, oferta de oxigênio, controle de sangramento e oferta de volume. Outra maneira de interpretar os achados poderia revelar as alterações fisiopatológicas resultantes da inadequada oferta de oxigênio ao organismo, as alterações de perfusão em vários órgãos e tecidos em decorrência de hipóxia ou hipoxemia, bem como as repercussões do choque hipovolêmico, que se apresentam, ainda, como um dos grandes inimigos a serem vencidos no atendimento às vítimas de trauma.[17,18]

Muitos pacientes são encaminhados ao setor de pronto-socorro em decorrência de lesões por causas externas. Esses atendimentos constituem um desafio diário para as equipes que atuam nos cenários de pré e intra-hospitalar, o que se deve, sobretudo, à gravidade das lesões e ao tempo até a chegada ao hospital para um encaminhamento cirúrgico.[19]

A variedade e a possível gravidade das condições clínicas que se manifestam no trauma fazem com que seja primordial um diagnóstico rápido e preciso de suas causas. A diferenciação entre as lesões e o potencial de gravidade que oferecem risco de vida (trauma craniencefálico, lesão torácica e abdominal) é crítica para definir o início imediato do tratamento e liberação ou a admissão do paciente no hospital.[17-19]

Embora a apresentação clínica de pacientes com lesões decorrentes de acidentes de transporte possa ser muito diversa, sobretudo em função das respostas orgânicas advindas de estado de choque, alteração de parâmetros hemodinâmicos, neurológicas e respiratórios, cerca de 50% apresentam lesão em membros, e cerca de 40%, mais de uma lesão.[20-22]

Outro achado importante refere-se ao número de diagnósticos nas vítimas que evoluíram para óbito (média de 14) em relação àqueles que tiveram alta hospitalar (média de 8). Esses dados fornecem pistas sobre as ações e intervenções que devem ser adotadas pela equipe de enfermagem diante das diferentes apresentações de um paciente politraumatizado.

Compreender a abrangência dos eventos que circundam as vítimas de trauma não é tarefa fácil, posto que se trata de um fenômeno complexo, com picos distintos de mortalidade, relacionado com gravidade das lesões, capacitação das equipes, recursos humanos e materiais, rapidez do atendimento e gerência, entre tantos outros fatores.

A necessidade de uma busca constante de ferramentas que indiquem caminhos para a melhoria da qualidade de nossas ações é um dever de todo profissional de saúde envolvido com sua prática.[21]

A proposta de desenvolver um estudo que pontue os diagnósticos de enfermagem prevalentes no período de ouro para o atendimento ao trauma (primeiras 6 horas após o evento) busca fornecer às equipes de emergência um panorama dos problemas prioritários que incidem nessas vítimas, não apenas do ponto de vista de frequência, mas também aqueles relacionados aos casos fatais.

Espera-se que esses achados possam ser questionados, testados, replicados e refinados por outros pesquisadores e que o somatório desses conhecimentos reflitam na melhoria do atendimento para uma parte significativa da população brasileira, que é afetada diariamente por esse grave problema de saúde pública: o trauma decorrente de causas externas.

CONCLUSÃO

Os diagnósticos de enfermagem mais frequentes para as vítimas de trauma no período das primeiras seis horas após o evento foram: risco de infecção, integridade da pele prejudicada, dor aguda, conforto prejudicado, integridade tissular prejudicada, mobilidade física prejudicada, ansiedade, risco de sangramento, risco de aspiração e capacidade de transferência. Diferenças estatísticas importantes surgiram com relação aos diagnósticos de enfermagem ante a condição de saída por alta ou óbito, além da média do número de diagnósticos, fato que direciona as equipes de saúde para medidas intervencionistas, qualitativas e de planejamento de ações distintas mediante a complexidade do trauma.

REFERÊNCIAS

1. Bacchieri G, Barros AJD. Acidentes de trânsito no Brasil de 1998 a 2010: muitas mudanças e poucos resultados. Rev Saúde Pública. 2011;45(5):949-63.
2. Cyrillo RMZ. Intervenções de enfermagem para situações de volume de líquidos deficientes: aplicabilidade da NIC no atendimento avançado pré-hospitalar móvel [tese de doutorado]. Ribeirão Preto: Escola de Enfermagem da USP-RP; 2009.
3. Garlet ER, Lima MADS, Santos JLG, Marques GQ. Organização do trabalho de uma equipe de saúde no atendimento ao usuário em situações de urgência e emergência. Texto Contexto Enfermagem. 2009;18(2):266-72.
4. Nogueira LS, Domingues CA, Campos MA, Sousa RMC. Ten years of new injury severity score (NISS): is it a possible change?. Rev Latino-Am Enfermagem. 2008;16(4):314-19.
5. Macfarlane C, Benn CA. Evaluation of emergency medical system: a classification to assist in determination of indicators. Emerg Med J. 2013;20(2):188-91.
6. North America Nursing Diagnosis Association (NANDA). Diagnóstico de enfermagem da NANDA: definições e classificação 2015-2017. 10.ed. Porto Alegre: Artmed; 2015.
7. Müller-Staub M, Lavin MA, Needham I, Achterberg T. Nursing diagnoses, interventions and outcomes-application and impact on nursing practice: systematic review. J Advanced Nursing. 2006;56(6):514-31.
8. Goyatá SLT, Rossi LA, Dalri MCB. Diagnósticos de enfermagem de familiares de pacientes adultos queimados no período próximo à alta hospitalar. Rev Latino-Am Enfermagem. 2006;14(1):102-9.
9. Calil AM, Costa ALS, Leite RCBO, Moretto AS. Paciente cirúrgico na situação de emergência. Rev SOBECC. 2010;15(2):10-5.
10. Carvalho EC. Relações entre a coleta de dados, diagnóstico e prescrição de enfermagem a pacientes adultos de uma UTI. Rev Latino-Am Enfermagem. 2008;16(4):700-6.
11. Demetriades D, Kuncir E, Murray J, Velmahos GC, Rhee P, Chan L. Mortality prediction of head injury score and glasgow coma scale: analysis of 7.764 injuries. Am Coll Surg. 2004;199(2):216-22.
12. Meislin H. Fatal injury: characterístics and prevention of deaths in the scene. J Trauma. 1999;46(3): 457-61.
13. Brasil. Ministério da Saúde. DATASUS. Informações de Saúde. Estatísticas de mortalidade. Óbitos por ocorrência segundo causas externas de morbidade e mortalidade do Brasil. Brasília, DF; 2008. Disponível em: http://tabnet.datasus.gov.br/cgi/tabcgi.exe?sim/cnv/extuf.def; acessado em 10 de julho de 2010.
14. Cyrillo RMZ. Diagnósticos de enfermagem em vítimas de trauma no atendimento avançado pré-hospitalar móvel [dissertação de mestrado]. Ribeirão Preto: Escola de Enfermagem da USP-RP; 2005.
15. Moraes MS. Prevenção de infecção em procedimentos de risco. In: Sallum AMC, Paranhos WY (Orgs.). O enfermeiro e as situações de emergência. 2.ed. São Paulo: Atheneu; 2010. p.205-15.
16. Calil AM, Pimenta CAM. A importância da avaliação e padronização analgésica em serviços de emergência. Acta Paul Enferm. 2010;65(1):132-8.
17. American College of Surgeons (ACS). Committe on Trauma. Advanced trauma life support manual. 8.ed. Chicago: American College of Surgeons; 2006.

Módulo XII – Casos de Trauma

18. Sallum EA, Birolini D, Coimbra R, Poli F, Rocha e Silva M. Blood loss and transcapillary refill in uncontrolled treated hemorrhage. Clinics. 2010;69(1):187-95.

19. Malvestio MAA, Sousa RMC. Sobrevivência após acidente de trânsito: impacto das variáveis clínicas pré-hospitalares. Rev Saúde Pública. 2008;42(6):639-47.

20. Calil AM, Sallum EA, Nogueira LS, Domingues CA. Mapeamento de lesões em vítimas de acidentes de transporte: revisão sistemática da literatura. Rev Latino-Am Enferm. 2009;17(1):120-5.

21. Lunardi VL, Lunardi Filho WD. Método, ferramentas e técnicas da gestão da qualidade total: aplicação na organização de trabalho da enfermagem em um serviço de pronto atendimento. Texto Contexto Enfermagem. 2003;12(4):510-8.

22. Sallum AMC, Santos JLF, Lima FD. Nursing diagnoses in trauma victims with fatal outcomes in the emergency scenario. Rev Latino-Am Enferm. 2012;20(1):3-10.

BIBLIOGRAFIA CONSULTADA

Domingues CA, Sousa RM, Nogueira LS, Poggetti RS, Fontes B, Muñoz D. The role of the New Trauma and Injury Severity Score (NTRISS) for survival prediction. Rev Esc Enferm USP. 2011 Dec;45(6):1353-8.

Nogueira LS, Padilha KG, Silva DV, Lança EF, Oliveira EM, Sousa RM. Padrão de intervenções de enfermagem realizadas em vítimas de trauma segundo o Nursing Activities Score. Rev Esc Enferm USP. 2015 Feb;49 Spec No:29-35.

Oliveira NLB, Sousa RMC. Fatores associados ao óbito de motociclistas nas ocorrências de trânsito. Rev Esc Enferm USP. 2012 Dec;46(6):1379-86.

Reiniger LO, Sousa RMC, Nogueira LS, Costa ALS. Vítimas de ocorrência de trânsito submetidas a procedimentos cirúrgicos: características e intercorrências transoperatórias. Rev Esc Enferm USP. 2012;46 (no.spe):58-64.

Ribeiro MC, Pereira CU, Sallum AM, Alves JA, Albuquerque MF, Fujishima PA. Knowledge of doctors and nurses on pain in patients undergoing craniotomy. Rev Lat-Am Enferm. 2012 Nov-Dec;20(6):1057-63.

Ribeiro MCO, Pereira CU, Sallum AMC, Martins-Filho PRS, Nunes MS, Carvalho MBT. Dor pós-operatória em pacientes submetidos à craniotomia eletiva. Rev Dor. 2012;13(3):229-34.

Ribeiro NC, Barreto SC, Hora EC, Sousa RM. O enfermeiro no cuidado à vítima de trauma com dor: o quinto sinal vital. Rev Esc Enferm USP. 2011;45(1):146-52.

Sallum AMC, Garcia DM, Sanches M. Acute and chronic pain: a narrative review of the literature. Acta Paul. Enferm. 2012;25(no.spe1):150-4.

Sallum AMC, Sousa RMC. Diagnósticos de enfermagem em vítimas de trauma nas primeiras seis horas após o evento. Acta Paul Enferm. 2012;25(2):256-62.

Silva JS, Cruz TAF, Ribeiro CJN, Santos VS, Alves JAB, Ribeiro MCO. Dor em pacientes atendidos na classificação de risco de um serviço de urgência. Rev Dor. 2016;17(1):34-8.

Silva SCF, Settervall CHC, Sousa RMC. Amnésia pós-traumática e qualidade de vida pós-trauma. Rev Esc Enferm USP. 2012;46(no.spe):30-7.

Vieira RC, Hora EC, de Oliveira DV, Ribeiro Mdo C, de Sousa RM. Quality of life of victims of traumatic brain injury six months after the trauma. Rev Lat Am Enfermagem. 2013 Jul-Aug;21(4):868-75.

Caso de Infectologia XIII

Wana Yeda Paranhos

40

Tuberculose

Marceli Vituri Marques

CASO

Paciente de 45 anos, sexo feminino, casada, mãe de um filho, natural e procedente de Betim (MG). É responsável por vigiar as instituições prisionais e manter a integridade física e a saúde das mulheres com privação de liberdade. Trabalha há cinco anos em um complexo penitenciário, de segunda a sexta-feira, das 8h às 17h. Apresenta tosse há mais de duas semanas, hemoptise e perda de peso. Há aproximadamente um mês, referiu apresentar tosse com expectoração purulenta, cursando há 15 dias para hemoptise, associada a febre alta vespertina, dor torácica e sudorese noturna. Conhecedora das principais patologias que acometem as mulheres do presídio, procura a unidade básica de saúde para acolhimento* e coleta de exame de escarro, pois suspeita estar com tuberculose, visto que seu local de trabalho tem pouca ventilação e iluminação e as celas estão superlotadas com "três presas" portadoras de tuberculose em tratamento. Referiu também que trabalhou muito nos últimos meses, fazendo horas extras no período noturno, para conseguir um bônus no salário, pois seu esposo está desempregado e sua família está morando de aluguel em uma casa de alvenaria em uma comunidade.

HISTÓRICO DE ENFERMAGEM

A paciente deu entrada na unidade básica de saúde acompanhada de seu esposo e do filho de 7 anos. Relatou que há um mês iniciou quadro clínico de tosse com expectoração amarelada, tendo procurado o serviço médico de um pronto-socorro, fazendo tratamento com antibióticos e analgésicos por 10 dias. Foi diagnosticada com sinusite.

Ex-tabagista (parou de fumar há cinco anos – usava uma caixa de cigarros por dia), nega uso de bebidas alcóolicas ou drogas. Nega comorbidades. Faz uso de anticoncepcional injetável a cada três meses. Realizou Papanicolau em 2016. Sem histórico de câncer, hipertensão e diabetes na família. Reside em área urbana, em uma casa com quatro cômodos, saneamento básico, higiene corporal adequada, frequência de dois banhos ao dia, higiene oral após as refeições; dorme, em média, seis horas por noite, não

---

* Existem várias definições de acolhimento, tanto nos dicionários quanto em setores como a saúde. O acolhimento é uma prática presente em todas as relações de cuidado, nos encontros reais entre trabalhadores de saúde e usuários, nos atos de receber e escutar as pessoas, podendo acontecer de maneiras variadas ("há acolhimentos e acolhimentos").[1]

se queixa de insônia, não pratica atividades físicas, sem dificuldade para interação social, tem crença religiosa, ouve música, assiste à televisão e vai ao parque municipal ao ar livre nos fins de semana, faz quatro refeições diárias, em média, come carnes vermelhas e brancas, gosta de verduras e frutas, pouca ingesta hídrica, duas a três relações sexuais na semana. Esses hábitos sofreram alterações no último mês.

EXAME FÍSICO

Usuária verbalizando, consciente, orientada, hipocorada, emagrecida (perda de aproximadamente 8 kg no último mês), respirando espontaneamente em ar ambiente. Inapetente, apresenta cansaço físico e fraqueza. No momento, tem hipertermia (38°C), frequência respiratória de 24 rpm, normotensa (110 × 70 mmHg) e frequência cardíaca de 88 bpm. Altura de 1,65 m e peso de 48 kg. Higiene adequada. Couro cabeludo íntegro, com cabelos ressecados, conduto auditivo com presença de cerume e membrana timpânica de coloração clara. Lábios ressecados. Região cervical sem alterações. Tórax simétrico (relata dor no "peito" ao tossir). Tosse produtiva com expectoração amarelada e com raias de sangue. Ausculta cardíaca bulhas rítmicas normofonéticas (BRNF) em dois tons. Ausculta pulmonar apresenta diminuição do murmúrio vesicular, roncos e estertores no terço superior do pulmão direito. Abdome plano com ruídos hidroaéreos presentes (relata eliminações vesicointestinais, conforme o habitual). Genitália não examinada (nega presença de leucorreia ou lesões). Amenorreia causada por anticoncepcional. Membros superiores e inferiores com força motora preservada. Ausência de cicatriz de BCG em membro superior direito. Sudorese noturna.

SUSPEITA DIAGNÓSTICA – TUBERCULOSE

A tuberculose é uma doença infecciosa e transmissível causada pelo microrganismo Mycobacterium tuberculosis, ou bacilo de Koch (BK).

Diversos órgãos podem ser acometidos pelo bacilo de Koch; porém, os mais atingidos são pulmões, laringe, gânglios, pleura, rins, cérebro e ossos. O bacilo da tuberculose é um patógeno intracelular aeróbico que necessita de oxigênio para crescer e se multiplicar, por isso, o pulmão é o principal órgão de escolha.

Dificilmente podem ser corados pelo método Gram; porém, são considerados bactérias Gram-positivas, por apresentarem características peculiares à espécie em sua parede celular.

A apresentação pulmonar, além de ser mais frequente, é a mais relevante para a saúde pública, pois é a principal responsável pela transmissão da doença.

A Figura 40.1 traz um esquema resumido da fisiopatologia da tuberculose.

A Figura 40.2 traz o fluxo de atendimento do suspeito de tuberculose na unidade de saúde.

RELAÇÃO DOS DETERMINANTES SOCIAIS, ECONÔMICOS, CULTURAIS AMBIENTAIS NO PROCESSO SAÚDE-DOENÇA CONFORME MINISTÉRIO DA SAÚDE

A seguir, será descrita a relação dos determinantes que se enquadram no caso clínico estudado:

- As fontes de infecção encontram-se, principalmente, entre os doentes bacilíferos, responsáveis pela transmissão, ocorrendo, na maioria das vezes, por via aerógena, em ambientes fechados, aglomerados e pouco iluminados, por meio de contatos prolongados.
- A infecção, para se tornar uma doença sintomática, depende do agente, das fontes de infecção, da suscetibilidade dos hospedeiros (baixa imunidade) e das condições para a transmissão.
- A tuberculose está associada a baixas condições econômicas, a más condições de vida e de habitação e à aglomeração humana.
- Mesmo nos países mais desenvolvidos, a tuberculose ainda é um problema quase restrito aos imigrantes dos países pobres e outras populações marginalizadas (desabrigados, alcoolistas, prisioneiros etc.).
- Atualmente, mais de 90% de incidência de tuberculose ocorre nos países subdesenvolvidos, e aproximadamente 80% desses casos acontece na população economicamente ativa (entre 15 e 59 anos).

Módulo XIII – Caso de Infectologia

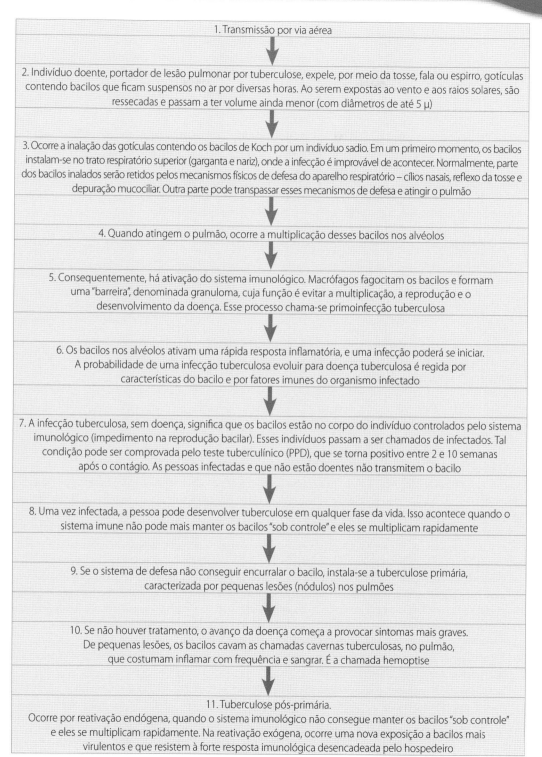

Figura 40.1 – Fisiopatologia da tuberculose.
Fonte: elaborada pela autora.

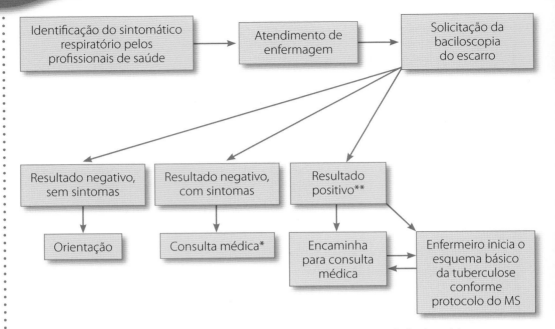

Figura 40.2 – Fluxo de atendimento do suspeito de tuberculose na unidade de saúde.
* Os casos de sintomáticos respiratórios com baciloscopia negativa e persistência dos sintomas respiratórios, encaminhar ao médico para avaliação e conduta.
** No caso de o serviço ter médico, encaminhar o paciente imediatamente para a consulta, caso contrário, o enfermeiro inicia o tratamento e agenda a consulta para o médico a seguir.
Fonte: Ministério da Saúde (2011).[2]

AÇÕES PRIORITÁRIAS COM RELAÇÃO AOS ACHADOS

É função do(a) enfermeiro(a) do programa de controle da tuberculose organizar e cumprir as recomendações do Ministério da Saúde e, segundo a Portaria n. 648, de 28 de março de 2006, o diagnóstico de tuberculose nos serviços de saúde está implícito nas atribuições desse profissional: "Conforme protocolos ou outras normativas técnicas estabelecidas pelo gestor municipal ou do Distrito Federal, observadas as disposições legais da profissão, realizar consulta de enfermagem, solicitar exames complementares e prescrever medicações".[3]

1. **Cadastramento familiar na Estratégia da Saúde da Família (ESF):** serão identificados os componentes familiares, a morbidade referida, as condições de moradia, saneamento e ambientais das áreas onde essa família está inserida. Essa etapa dá início ao vínculo da unidade de saúde/equipe com o paciente, a qual será informada da oferta de serviços disponíveis e dos locais, dentro do sistema de saúde, que, prioritariamente, deverão ser sua referência.
2. **Abertura de prontuário na unidade:** visa registrar as informações pertinentes às consultas ou procedimentos realizados na unidade.
3. **Solicitação de exames para diagnóstico:** os exames para diagnosticar a tuberculose são totalmente gratuitos e estão disponíveis na maior parte dos postos de saúde do município. Alguns exames poderão ser solicitados pelo(a) enfermeiro(a), já outros requerem guia de Serviço de Apoio Diagnóstico e Terapêutico (SADT), carimbados e assinados pelo(a) médico(a).

Módulo XIII – Caso de Infectologia

4. **Derivado proteico purificado (PPD, do inglês *purified protein derivative*) – teste tuberculínico:** com leitura após 48 a 72 horas na unidade básica de saúde. A tuberculina utilizada é o PPD-RT 23, aplicado por via intradérmica no terço médio da face anterior do antebraço esquerdo, na dose de 0,1 mL.

■ A aplicação e a leitura da prova tuberculínica devem ser realizadas por profissionais treinados. O maior diâmetro transverso da área do endurado palpável deve ser medido com régua milimetrada transparente, e o resultado, registrado em milímetros.

■ Alguns fatores interferem nas reações falsamente negativas e positivas à prova tuberculínica. Quando respondem com reações falso-negativas, tais causas estão, geralmente, ligadas às condições das pessoas testadas, à própria tuberculina, àquelas relacionadas ao método de administração, à leitura e/ou à anotação dos resultados.

■ **Radiografia de tórax nas incidências PA e perfil:** encaminhamento para serviço de apoio de diagnóstico (âmbito municipal ou regional). Diferentes achados radiológicos apontam para a suspeita de doença em atividade ou doença no passado, além do tipo e da extensão do comprometimento pulmonar. Permite também a diferenciação de imagens sugestivas de tuberculose ou de outra doença.

5. **Baciloscopia do escarro:** coletar duas amostras de escarro, uma no momento da identificação, e outra, no dia seguinte (atenção para a orientação ao paciente sobre como coletar o escarro e qual o local apropriado de coleta).

6. **Testes rápidos para HIV, sífilis e hepatites B e C:** realizados na unidade básica, com liberação instantânea dos resultados.

7. **Cultura para micobactéria:** indicada nos seguintes casos:

■ Suspeita clínica e/ou radiológica de tuberculose com baciloscopia repetidamente negativa.

■ Suspeitos de tuberculose com amostras paucibacilares (poucos bacilos).

■ Suspeitos de tuberculose com dificuldades de obtenção da amostra (p. ex., crianças).

■ Suspeitos de tuberculose extrapulmonar; casos suspeitos de infecções causadas por micobactérias não tuberculosas (MNT).

Além dos exames recomendados no diagnóstico de tuberculose pelo Ministério da Saúde, outros testes de imagem, fenotípicos, imunossorológicos ou moleculares podem ser solicitados.

ORIENTAÇÕES PARA COLETA DE ESCARRO

Conforme o *Manual de recomendações para o controle da tuberculose no Brasil*, a unidade de saúde deve contar com pessoal capacitado para fornecer informações claras e simples ao paciente quanto à coleta do escarro, devendo proceder da seguinte maneira:[2]

1. Entregar o recipiente ao paciente, devidamente identificado (nome, data da coleta, unidade básica responsável e número da amostra).

2. Orientar o paciente a inspirar profundamente, retendo o ar nos pulmões por alguns instantes.

3. Tossir e escarrar diretamente no pote. Esse procedimento deverá ser repetido 3 vezes, até que se obtenha a quantidade necessária ao exame (5 a 10 mL), com cuidado para que o material não escorra para fora do pote.

4. Após a coleta, o paciente deverá entregar o pote ao profissional de saúde, que deverá verificar a quantidade e a qualidade da amostra, sem abrir o pote. Caso a quantidade seja insuficiente, deve-se pedir para que o paciente repita a operação até obter uma amostra adequada.

5. Ao final, o paciente deverá lavar as mãos.

6. O paciente deverá receber protocolo para retirada do resultado de exames.

No caso de a coleta ser realizada em domicílio, as orientações serão as mesmas, incluindo que, ao despertar pela manhã, o paciente deverá lavar bem a boca, inspirar profundamente, prender a respiração por um instante e escarrar após forçar a tosse.

> Observação: na impossibilidade de envio imediato da amostra para o laboratório ou unidade de saúde, esta deverá ser conservada em geladeira comum, por 5 até no máximo 7 dias.

Nos casos de pacientes com pouca secreção, seguir as recomendações dos manuais do Ministério da Saúde para indução do escarro.

1. Estabelecer fluxo para consultas e requisição de exames para tuberculose em sistema próprio – Sistema Gerenciador de Ambiente Laboratorial (GAL): deverão ser preenchidos os campos pertinentes aos dados da paciente, as informações clínicas (diagnóstico ou controle) e os dados referentes à amostra.
2. Registrar as atividades nos instrumentos padronizados pelo Ministério da Saúde e pela unidade. Agendamento prioritário de consulta com o médico da equipe preconizada pela ESF.
3. Administrar medicação conforme prescrição médica ou protocolo para hipertermia. Conforme o art. 11 da Lei n. 7.498, de 25 de junho de 1986, é permitida a prescrição de medicamentos estabelecidos em programas de saúde pública e em rotina aprovada pela instituição de saúde.[4]
4. Poderão ser solicitados exames laboratoriais com urgência: hemograma, PCR, VHS, glicemia, ureia, creatinina, TGO, TGP, entre outros. Vale lembrar que o fluxo de coleta de sangue em uma unidade básica de saúde é diferente, por exemplo, de um pronto-socorro. A coleta de sangue tem dia e horário estipulados pela unidade de saúde, e os resultados são liberados depois de alguns dias, mediante apresentação de protocolo.
5. Orientações gerais à paciente, referentes a fisiopatologia, transmissão e tratamento proposto para tuberculose: fornecer informações para medidas de controle da doença, como cobrir a boca e o nariz ao tossir ou espirrar, utilizar, preferencialmente, lenço descartável ou máscaras cirúrgicas para reduzir a geração de partículas infectantes no ambiente; medidas de higiene e etiqueta respiratória.
6. A unidade básica de saúde é responsável por realizar o contato assim que o resultado de baciloscopia estiver pronto. A paciente deverá ser informada de que, caso o quadro clínico "piore" e a unidade de saúde estiver fechada, ela deverá procurar o pronto-socorro de referência. A liberação do resultado de baciloscopia depende do método utilizado e pode variar de 2 a 24 horas. Em caso de suspeita de tuberculose pulmonar, até que o diagnóstico seja excluído ou considerado não infectante, o paciente deve permanecer afastado de suas atividades.
7. Atendimento aos comunicantes.
8. Não administrar a vacina: quando administrada, a vacina não protege os indivíduos já infectados pelo *Mycobacterium tuberculosis*, nem evita o adoecimento, seja por infecção endógena ou exógena.
9. Realizar contato com o complexo penitenciário para verificar se as pacientes portadoras de tuberculose estão em tratamento e acompanhamento pela unidade de saúde da região abrangente.

ANÁLISE LABORATORIAL E EXAMES MAIS COMUNS

- **Resultado da baciloscopia:** positivo.
- **RX de tórax:** infiltrado pulmonar no ápice e cavitação em lobo superior direito, sugestivo de tuberculose pulmonar.
- **PPD:** 13 mm.

Módulo XIII – Caso de Infectologia

O resultado, registrado em milímetros, classifica-se como:

- 0 a 4 mm – não reator: indivíduo não infectado pelo *M. tuberculosis* ou com hipersensibilidade reduzida;
- 5 a 9 mm – reator fraco: indivíduo vacinado com BCG ou infectado pelo *M. tuberculosis* ou por outras micobactérias;
- 10 mm ou mais – reator forte: indivíduo infectado pelo *M. tuberculosis*, que pode estar doente ou não, e indivíduos vacinados com BCG nos últimos dois anos.

- **Testes rápidos para HIV, sífilis e hepatites B e C:** resultados negativos.
- **Exames laboratoriais:** destaque para valor de VHS aumentado. Os demais, sem alterações significativas.

DIAGNÓSTICO DE ENFERMAGEM

Para este capítulo, será utilizada a Classificação Internacional da Prática de Enfermagem em Saúde Coletiva (Cipesc), um instrumento de trabalho do(a) enfermeiro(a) em saúde coletiva para a implementação da nomenclatura de diagnósticos e intervenções (Tabela 40.1).

A Cipesc foi uma contribuição brasileira desenvolvida pela Associação Brasileira de Enfermagem (ABEn) à Classificação Internacional para as Práticas de Enfermagem (Cipe).

A construção dos diagnósticos de enfermagem e a elaboração do plano assistencial são organizadas a partir da seleção dos principais problemas de enfermagem e da organização das informações segundo as necessidades afetadas.

- **Problemas de enfermagem:** hipocorada, hipertermia, cansaço físico e fraqueza, emagrecimento, sudorese, tosse com expectoração e raias de sangue, frequência respiratória = 24 rpm e "dor no peito" ao tossir.

Tabela 40.1 – Classificação Internacional da Prática de Enfermagem em Saúde Coletiva (Cipesc)

Necessidade	Diagnóstico de enfermagem	Intervenção Cipesc	Responsável
Oxigenação	Respiração alterada em suspeito de tuberculose	Estimular aumento da ingestão hídrica	Usuário
		Esclarecer sobre formas de transmissão da tuberculose	Enfermeiro
		Investigar perda de peso e sudorese noturna	Enfermeiro
		Investigar tosse: frequência e tipo de expectoração	Enfermeiro
		Manter as janelas da casa abertas	Usuário
		Solicitar exames para diagnóstico	Enfermeiro
		Orientar coleta de escarro para exame	Enfermeiro
		Orientar quanto à importância de um ambiente arejado e ventilado	Usuário
		Orientar repouso com a cabeceira elevada	Usuário
		Retornar em dia e horário de consultas agendadas	Usuário
		Etiqueta respiratória	Usuário

(continua)

Discussão de Casos Clínicos e Cirúrgicos

Tabela 40.1 – Classificação Internacional da Prática de Enfermagem em Saúde Coletiva (Cipesc) *(continuação)*

Necessidade	Diagnóstico de enfermagem	Intervenção Cipesc	Responsável
Nutrição	Emagrecimento	Avaliar condições de moradia e ambiente familiar	Enfermeiro
		Consumir frutas, vitaminas, sucos, farelo, aveia e leite	Usuário
		Comer várias vezes ao dia e em pequenas quantidades	Usuário
		Estimular o consumo de frutas e verduras	Enfermeiro
		Investigar hábitos alimentares individuais e familiares	Enfermeiro
		Monitorar peso corporal	Enfermeiro
		Preparar os alimentos dando uma boa aparência	Usuário
		Promover discussão sobre os determinantes do emagrecimento	Enfermeiro
Percepção	Dor "no peito ao tossir"	Avaliar frequência, intensidade e localização da dor	Enfermeiro
		Orientar a paciente quanto ao uso de analgésicos, conforme prescrição médica	Enfermeiro
		Orientar técnicas de imobilização ao paciente enquanto tosse	Enfermeiro
Exercício e atividade física	Atividade motora alterada	Esclarecer dúvidas sobre alterações na atividade motora	Enfermeiro
		Identificar fatores desencadeantes da atividade motora alterada	Enfermeiro
		Estimular períodos de repouso, principalmente antes das atividades cotidianas do lar	Enfermeiro
Terapêutica	Controle do regime terapêutico adequado de tuberculose	Tratamento padronizado com a supervisão da tomada da medicação e apoio ao paciente. Seguir rotina de checagem e registro de documentos específicos	Enfermeiro ou técnico de enfermagem
		Uso da medicação conforme prescrição (para tratamento da tuberculose, febre e, se necessário, medicamentos que diminuem os efeitos adversos produzidos pela medicação anti-tuberculose)	Usuário
		Estimular o aumento da ingestão hídrica	Enfermeiro
		Investigar a coloração da urina, desconfortos gástricos, dores articulares, alterações cutâneas e icterícia	Enfermeiro
		Observar a cor da urina	Usuário
		Orientar o paciente sobre a interação medicamentosa com o álcool e outros medicamentos	Enfermeiro
		Reforçar a importância da manutenção do tratamento para cura	Enfermeiro
		Orientação sobre o horário da ingesta da medicação	Enfermeiro

(continua)

Módulo XIII – Caso de Infectologia

40

Tabela 40.1 – Classificação Internacional da Prática de Enfermagem em Saúde Coletiva (Cipesc) *(continuação)*			
Necessidade	**Diagnóstico de enfermagem**	**Intervenção Cipesc**	**Responsável**
Terapêutica	Controle do regime terapêutico adequado de tuberculose	Orientação sobre os possíveis efeitos colaterais provocados pelos medicamentos e a necessidade de retornar ao serviço de saúde na presença de algum sintoma que identifique como possivelmente associado ao uso destes	Enfermeiro
		Retornar no dia e no horário agendados	Usuário
		Fornecimento e gestão eficaz de medicamentos	Enfermeiro
		Notificação compulsória do caso e manter o "Livro de Controle de Tratamento dos Casos de Tuberculose" atualizado	Enfermeiro
		Orientação a carta de direito do paciente. Oferecer assistência humanizada conforme Política Nacional de Humanização – PNH que se insere no SUS	Enfermeiro
		Sistema de monitoração e avaliação do paciente (controle de peso, baciloscopia a cada mês, controle dos comunicantes, coleta de exames laboratoriais para avaliação da função hepática e renal)	Enfermeiro
		Avaliação dos contatos*	Enfermeiro

* Os contatos e suas respectivas idades devem ser listados. O tipo de convívio deve ser estabelecido (casa, ambiente de trabalho, escola etc.) e as formas de localização devem ser identificadas (endereço e/ou telefone). Todos os contatos serão convidados a comparecer à unidade de saúde para serem avaliados. Essa avaliação consiste na realização de criteriosos anamnese e exame físico. A partir daí, as normas de condutas para sintomáticos e assintomáticos estipuladas pelo Ministério da Saúde deverão ser seguidas.

TRATAMENTO MEDICAMENTOSO PARA TUBERCULOSE

As informações a seguir obedecem aos protocolos estabelecidos pelo Ministério da Saúde. Em 2009, o Programa Nacional de Controle da Tuberculose reviu o sistema de tratamento no Brasil, em função do aumento de casos resistentes.

- O tratamento, desde que seguido corretamente, tem chance de cura de 100% nos casos novos.
- Sua finalidade é curar o doente e interromper a cadeia de transmissão por meio de atividade bactericida, além de prevenção de resistência dos bacilos e atividade esterilizante.
- Alguns estudos descrevem que, após 15 dias de tratamento, o paciente não transmite mais a doença, podendo ser considerado não infectante, no entanto, com base em evidências de transmissão da tuberculose resistente às drogas, recomenda-se que seja considerada a negativação da baciloscopia.
- Existem diferentes esquemas de tratamento, porém, em todos a medicação é de uso diário e administrada em uma única tomada. O número de comprimidos é de acordo com o peso da paciente (48 kg) (Tabela 40.2).
- A hospitalização, nesse caso, não foi recomendada. O esquema prescrito terá seis meses de duração.

Tabela 40.2 – Esquema I para tratamento de tuberculose em pacientes adultos

Regime	Fármacos	Faixa de peso	Unidade/dose	Meses
2RHZE Fase intensiva	RHZE 150/75/400/275 mg (comprimido em dose fixa combinada)	20-35 kg	2 comprimidos	2
		36-50 kg	3 comprimidos	
		> 50 kg	4 comprimidos	
4RH Fase de manutenção	RH 300/200/150/100 mg (comprimido ou cápsula)	20-35 kg	1 comprimido ou cápsula 300/200 mg	4
		36-50 kg	1 comprimido ou cápsula 300/200 mg + 1 comprimido ou cápsula 150/100 mg	
		> 50 kg	2 comprimidos ou cápsulas 300/200 mg	

Fonte: adaptada de Ministério da Saúde (2011).[2]

Vale ressaltar que os protocolos de tratamento oferecem outros tipos de esquemas, por exemplo, esquemas II e III, e opções de substituição ou suspensão de medicamento em casos de reações adversas importantes ou resistência bacteriana. Como curiosidade, para crianças, o tratamento poderá ser administrado em solução.

MODALIDADE DE TRATAMENTO DIRETAMENTE OBSERVADO (TDO)

A paciente foi orientada a comparecer todos os dias pela manhã à unidade básica de saúde para receber e tomar os medicamentos sob supervisão da equipe de enfermagem ou agente comunitário.

Aos fins de semana e feriados, os medicamentos serão entregues à paciente para que sua administração ocorra em seu domicílio.

O esquema TDO apresenta como vantagens:

- Possibilidade de adesão, garantindo a cura.
- Redução da taxa de abandono.
- Rompimento da cadeia de transmissão da doença.
- Diminuição do surgimento de bacilos multirresistentes.
- Atendimento individualizado.
- Corresponsabiliza o indivíduo, a família e a comunidade nas ações de saúde.
- Possibilidade de acompanhamento, pelos profissionais de saúde, da evolução da doença, por meio da análise da ficha de acompanhamento da tomada diária da medicação.
- Identificação dos efeitos adversos, da frequência da tomada dos medicamentos e das intercorrências.

Vale ressaltar que a pessoa que administra os medicamentos deverá ser identificada e aceita pelo paciente.

O paciente deverá ter ciência dos nomes dos medicamentos administrados.

O medicamento deverá ser entregue ao doente com um copo de água. A ingesta deverá ser observada, e a ficha de acompanhamento, preenchida. Lembrar de estabelecer rotina de controle de peso para ajustes de doses.

DESTAQUE PARA ATUAÇÃO DO(A) ENFERMEIRO(A)

O desempenho do(a) enfermeiro(a) no atendimento do paciente com tuberculose em uma unidade básica de saúde é bastante amplo e envolve diversas atividades.

Suas atribuições são respaldadas pelo Conselho Federal de Enfermagem, em protocolos de atendimento definidos pelo Ministério da Saúde e pela Vigilância Epidemiológica.

Entre as competências, estão a organização da equipe e do processo de trabalho nas atividades de diagnóstico, controle e tratamento da doença.

A organização da equipe garante que as ações realizadas sejam sistematizadas, contínuas e resolutivas e devem contemplar as especificidades locais e a dinâmica da unidade.

O registro das informações dos usuários sob investigação ou tratamento devem ser claros, objetivos, corretos e estar guardado em local de fácil acesso. Entre os principais impressos, destacam-se:

- Registro de sintomático respiratório no serviço de saúde.
- Registro de Pacientes e Acompanhamento de Tratamento dos Casos de Tuberculose.
- Ficha de Notificação/Investigação de Tuberculose (Sinan).
- Registro dos Contatos.
- Boletim de Acompanhamento de Casos de Tuberculose (Sinan).
- Ficha de Acompanhamento da Tomada Diária da Medicação.
- Agenda para Marcação de Consulta.
- Boletim de Transferência para os Casos Necessários.

Das atividades privativas do(a) enfermeiro(a), como já discutido anteriormente, destacam-se a consulta de enfermagem e a elaboração do plano assistencial. Entre outras, vale ressaltar:

- Planejar e realizar a visita domiciliar.
- Educação e orientação a pessoas e famílias com tuberculose.
- Educação popular.
- Busca ativa.
- Medidas de controle da doença.
- Realização de testes rápidos.
- Notificação compulsória.
- Programação anual em conjunto com a Vigilância Epidemiológica do Município para o programa de controle da tuberculose.
- Participação nos programas de imunização.
- Realização de diagnóstico de tuberculose em casos suspeitos.
- Organização de estoque de medicamentos específicos para os doentes inscritos no programa de tuberculose.
- Informar a Secretaria Municipal de Saúde acerca dos casos atendidos e da situação de encerramento.
- Convocação do doente faltoso à consulta.

RESULTADOS OBTIDOS MEDIANTE O PLANO ASSISTENCIAL PROPOSTO E O ESQUEMA DE TRATAMENTO

Após o início do tratamento, em cerca de 12 a 15 dias houve melhoras clínica e radiológica.

A paciente tem ciência e esclarecimento sobre a tuberculose. No início, quando confirmado o diagnóstico, apresentou-se assustada, pois temia transmitir a doença para seu filho.

Tem etiqueta respiratória e controla as secreções com tosse eficaz. Aumentou sua ingesta hídrica. Não apresentou mais hipertermia e relata alívio da dor torácica. Está conseguindo realizar as principais atividades domésticas, sem períodos prolongados de repouso. Adere ao esquema terapêutico, e seus comunicantes também compareceram à unidade para as consultas e a realização de exames agendados.

A paciente cumpre com as atividades programadas, o que facilita o acompanhamento da evolução da doença, da utilização correta dos medicamentos e do sucesso terapêutico. Tem realizado as baciloscopias de controle, monitoração de peso e de função renal e hepática. Nos primeiros 15 dias de tratamento, apresentou epigastralgia, sendo associado, pela médica da ESF, protetor gástrico ao esquema. Foi liberada para voltar às atividades trabalhistas. Segue em acompanhamento na unidade.

COMENTÁRIOS

No Brasil, a tuberculose é um sério problema da saúde pública. O dia 24 de março é considerado o Dia Mundial da Tuberculose. O risco de adoecer é maior em:

- Crianças menores de 5 anos de idade.
- Idosos.
- Portadores de outras doenças imunodepressoras (como aids e *diabetes*).
- Pessoas que realizam tratamentos com imunossupressores para doenças autoimunes, transplantes e câncer.
- Grupos populacionais privados de liberdade (população presa), pessoas em situação de rua, indígenas, usuários de drogas, profissionais do sexo e classe econômica menos favorável.

A cada ano, muitos casos novos são notificados, e ainda ocorrem mortes em decorrência da doença. A tuberculose tem cura, e o tratamento é gratuito e disponibilizado pelo Sistema Único de Saúde (SUS).

QUESTÕES PARA DISCUSSÃO DOCENTES/ DISCENTES

As respostas poderão ser consultadas nos principais manuais de protocolos de atendimento a tuberculose, elaborados pelo Ministério da Saúde.

1. Por que são necessários diferentes tipos de medicações (4 na fase de ataque e 2 na fase de manutenção) e seis meses de tratamento para tuberculose?

2. Quais são as formas graves da doença?
3. Quais são as consequências da interrupção do tratamento?
4. Por que os pacientes abandonam o tratamento?
5. Quando podemos considerar abandono de tratamento?
6. Quais são as precauções necessárias para as pessoas que entram no quarto de um paciente hospitalizado infectado pelo *Mycobacterium tuberculosis*? Descrever as precauções para os profissionais de saúde e para os visitantes.
7. Paciente com tuberculose, não hospitalizado, no quarto dia de tratamento, deverá utilizar máscara? Se a resposta for positiva, descrever o tipo de máscara e a quantidade de dias necessários.
8. Após o término do tratamento, o paciente necessita ser acompanhado pela unidade básica de saúde? Se a resposta for positiva, descrever por quanto tempo e quais são as condutas que o(a) enfermeiro(a) deverá adotar.

REFERÊNCIAS

1. Brasil. Ministério da Saúde. Secretaria de Atenção à Saúde. Departamento de Atenção Básica. Acolhimento à demanda espontânea. Brasília, DF: Ministério da Saúde; 2013. (Cadernos de Atenção Básica, n. 28, v. I).
2. Brasil. Ministério da Saúde. Secretaria de Vigilância em Saúde. Departamento de Vigilância Epidemiológica. Manual de recomendações para o controle da tuberculose no Brasil. Brasília, DF: Ministério da Saúde; 2011.
3. Brasil. Ministério da Saúde. Portaria GM/MS n. 648, de 28 de março de 2006. Brasília, DF; 2006. Aprova a Política Nacional de Atenção Básica, estabelecendo a revisão de diretrizes e normas para a organização da Atenção Básica para o Programa Saúde da Família (PSF) e o Programa Agentes Comunitários de Saúde. Disponível em: http://bvsms.saude.gov.br/bvs/saudelegis/gm/2006/prt0648_28_03_2006.html; acessado em 24 de julho de 2017.
4. Conselho Federal de Enfermagem (Cofen). Lei n. 7.498, de 25 de junho de 1986. Dispõe sobre a regulamentação do exercício da Enfermagem e dá outras providências.

BIBLIOGRAFIA CONSULTADA

Albuquerque LM, Cubas MR. Classificação internacional de práticas de enfermagem em saúde coletiva-CIPESC – Consultas de Diagnóstico de Enfermagem – extraído do livro Cipescando em Curitiba. Disponível em: ile:///C:/Users/sergi_000/Downloads/CIPESC_DIAGNOSTICOS%20(8).PDF. Acesso em 29/07/2017.

Brasil. Ministério da Saúde. Portal da Saúde. Tuberculose. Brasília, DF: Ministério da Saúde; 2017. Disponível em: http://portalsaude.saude.gov.br/index.php/oministerio/principal/secretarias/svs/tuberculose; acessado em 24 de julho 2017.

Brasil. Ministério da Saúde. Secretaria de Vigilância em Saúde. Departamento de Vigilância Epidemiológica. Manual técnico para o controle da tuberculose. Brasília, DF: Ministério da Saúde; 2002.

Brasil. Ministério da Saúde. Secretaria de Vigilância em Saúde. Departamento de Vigilância Epidemiológica. Tratamento diretamente observado (TDO) da tuberculose na atenção básica. Brasília, DF: Ministério da Saúde; 2011.

Cubas MR, Egry EY. Classificação internacional de práticas de enfermagem em saúde coletiva – CIPESC®. Revista da Escola de Enfermagem da USP. 2008;42(1):181-6.

Egry EY. Cipescando rumo à equidade: reflexões acerca da Classificação Internacional de Práticas de Enfermagem em Saúde Coletiva. Revista Brasileira de Enfermagem. 2009;62(5):762-5.

Ferreira SRS, Glasenapp R, Flores R (Orgs.). Tuberculose na atenção primária à saúde. Brasília, DF: Ministério da Saúde; 2011.

Garcia TR (Org.). Classificação Internacional para a Prática de Enfermagem CIPE®: versão 2015. Porto Alegre: Artmed; 2016.

Casos de Oncologia
XIV

Wana Yeda Paranhos

41

Câncer de pele

Adriano Aparecido Bezerra Chaves

HISTÓRIA

Paciente de 64 anos, sexo feminino, ambulante, moradora da cidade de São Paulo, procura o serviço de hospital especializado após passar em consulta com clínico na Unidade Básica de Saúde. Após a avaliação do dermatologista, é solicitada interconsulta da paciente com um oncologista para investigação de uma lesão cervical posterior e de antebraço direito.

EXAME FÍSICO

Paciente de estatura mediana, de cor clara, olhos e cabelos também claros, apresenta lesão na região cervical de aproximadamente 8 cm de largura por 3 cm de altura, com bordas irregulares e de colorações diversas, textura irregular com pontos de necrose e formação de pequena crosta de coloração escurecida ao centro. No antebraço direito, uma lesão de aproximadamente 5 cm de diâmetro, com bordas e textura irregulares, alterações de colorações diversas e com perda de sensibilidade local. A paciente relata que pensava tratar-se de feridas do tipo "escoriações" ou "perebas" que demoraram a cicatrizar. Acabou procurando o serviço de saúde após insistência dos amigos, que perceberam demorar muito para cicatrizar, apesar de ter realizado vários tratamentos diferentes com indicações populares, como borra de café, pasta-d'água, creme de papaia, unguentos etc. Além disso, há um crescimento local progressivo nos últimos meses. Segundo a paciente, a ferida começou pequena há oito meses e evoluiu consideravelmente de tamanho nos últimos três meses.

AÇÕES PRIORITÁRIAS COM RELAÇÃO AOS ACHADOS
- Formulação de hipótese diagnóstica.
- Realização de biópsia para confirmação diagnóstica.
- Descrição completa de exame físico dermatológico.
- Descrição completa de aspecto e tamanho da ferida.
- Investigação da história familiar e de vida do doente.
- Estadiamento do tumor.

HIPÓTESES DIAGNÓSTICAS
- Carcinoma basocelular.

41 Discussão de Casos Clínicos e Cirúrgicos

- Carcinoma epidermoide.
- Melanoma.

Em 2016, o câncer de pele, no Brasil, apresentou uma estimativa de aproximadamente 81.000 casos novos para homens e 95.000 casos para mulheres, com um risco estimado de 81,66 e 91,98 casos novos para cada 100 mil homens e mulheres, respectivamente, sendo a região Sul o palco da maior incidência. Apesar de sua baixa letalidade, quando descoberto na fase inicial, pode provocar deformidades significativas.

Estão relacionados com diversos fatores, como radiação (ultravioleta e outras), fatores químicos, genéticos, imunossupressão, xeroderma pigmentoso (doença genética caracterizada pela deficiência de mecanismo de reparo do DNA, em decorrência, principalmente, da radiação UV), exposição ao arsênico e história prévia de câncer.

DIAGNÓSTICOS DE ENFERMAGEM

Conforme classificação da North American Nurse Diagnosis Association (NANDA), é possível que, nesses casos, os pacientes tenham uma propensão maior a estarem alteradas suas necessidades humanas nos domínios e classes (taxonomia II) mostrados na Tabela 41.1.

Tabela 41.1 – Classificação da North American Nurse Diagnosis Association (NANDA)

Domínio	Classe	Diagnósticos
Promoção à saúde	Controle da saúde	Controle ineficaz do regime terapêutico Manutenção ineficaz da saúde
Atividade/repouso	Sono/repouso	Padrão de sono perturbado
	Atividade/exercício	Mobilidade física prejudicada
	Autocuidado	Déficit do autocuidado para vestir-se/arrumar-se
Autopercepção	Autoconceito	Distúrbios da identidade pessoal Sentimento de impotência Risco para sentimento de impotência Desesperança
	Autoestima	Baixa autoestima crônica Baixa autoestima situacional Risco para baixa autoestima situacional
	Imagem corporal	Distúrbios na imagem corporal
Enfrentamento/tolerância ao estresse	Respostas pós-trauma	Risco de síndrome de estresse por mudança
	Respostas de enfrentamento	Medo Ansiedade Tristeza crônica Enfrentamento ineficaz Enfrentamento defensivo
Segurança e proteção	Infecção	Risco para infecção
	Lesão física	Integridade da pele prejudicada Proteção ineficaz
Conforto	Conforto físico	Dor aguda Dor crônica Náusea
	Conforto social	Isolamento social

EXEMPLOS

- **Integridade da pele prejudicada:** epiderme e/ou derme alteradas. **Características definidoras:** destruição das camadas da pele, ruptura da superfície cutânea e invasão das estruturas corporais. **Fator relacionado:** radiação (fatores externos). **Neste caso:** lesão na região cervical de aproximadamente 8 cm de largura por 3 cm de altura, com bordas irregulares e de colorações diversas, textura irregular, com pontos de necrose e formação de pequena crosta de coloração escurecida ao centro e lesão de aproximadamente 5 cm de diâmetro, com bordas e textura irregulares, alterações de colorações diversas e com perda de sensibilidade no antebraço direito.

- **Risco para ansiedade:** um vago e incômodo sentimento de desconforto ou temor, acompanhado por resposta autonômica (a fonte é, frequentemente, não específica ou desconhecida para o indivíduo); sentimento de apreensão causado pela antecipação de perigo. É um sinal de alerta que chama atenção para um perigo iminente e permite ao indivíduo tomar medidas para lidar com a ameaça. **Fatores relacionados:** crises situacionais, ameaça de morte e estresse.

TRATAMENTO MEDICAMENTOSO OU CIRÚRGICO

- Retirada cirúrgica do tumor.
- Radioterapia para tumores localizados.
- Quimioterapia para metástases.
- Crioterapia (utilização de nitrogênio líquido para congelamento a aproximadamente – 196°C de temperatura na retirada de tumores tegumentares e outros tipos).
- Eletrocoagulação (utilização de material eletrocirúrgico para retirada de tumores de pele, principalmente os muito vascularizados, geralmente associado à curetagem).
- Cauterização química.
- 5-Fluoroucracil (5FU).

As técnicas cirúrgicas podem incluir ressecção, curetagem, crioterapia, cirurgia micrográfica de Mohs etc. Não há consenso sobre a margem de ressecção, devendo ser observadas as características do tumor e as áreas de metástase comprometidas.

O 5-fluorouracil (5-FU) é um antineoplásico análogo pirimídico tópico que age por meio de três mecanismos: incorporação ao material genético (DNA ou RNA), inibindo a enzima timidilato sintase, pode ser convertido em seu metabólito ativo e também inibir a mesma enzima e estimular a síntese de timidina monofosfato e desbalancear os nucleotídeos da cadeia de DNA.

FÁRMACOS A SEREM UTILIZADOS

Entre os tumores cutâneos, o melanoma de graus III e IV são os mais graves e, em princípio, o grau IV não é passível de cura. Nos pacientes com melanoma grau III, o tratamento pode incluir a utilização de quimioterápicos e imunoterapia utilizando interferon (IFN) e interleucinas (IL). Nos melanomas de grau IV, a utilização de poliquimioterapia (DTIC – dacarbazina –, agente antineoplásico que interfere na síntese de DNA como agente alquilante não específico de ciclo celular ou como análogo da purina) é um agente bastante utilizado e associado à vinblastina (agente citotóxico atuante na fase mitótica do ciclo celular). Também são associados a outros agentes, como cisplatina (CDDP), carmustina (BCNU) e fotemustina. A utilização de agentes como IL-2 e IFN-alfa em formas de vacinas ou por infusão contínua.

Cada uma dessas alternativas segue protocolos de tratamentos predefinidos, conforme o estadiamento e a classificação tumoral.

Durante o tratamento, a utilização de analgésicos opioides e derivados da morfina pode ser necessária; assim como a utilização de benzodiazepínicos para controle do ciclo sono-vigília.

Caso haja poliquimioterapia, serão administrados conjuntamente antieméticos de ação central e infusão de volumes, evitando o desequilíbrio hidroeletrolítico, além de antibioticoterapia, a fim de evitar ou combater as infecções oriundas do tratamento.

ANÁLISE LABORATORIAL E EXAMES MAIS COMUNS

- **Hemograma:** considerar condição hematológica de séries branca e vermelha, com a finalidade de atentar à resposta clínica do doente ao tratamento (leucocitose, leucopenia, anemia etc.).
- **Anatomopatológico da biópsia:** importante para conhecer as características histológicas e a extensão do tumor para uma indicação de tratamento adequada.
- **Tomografia computadorizada:** observação importante de estruturas vizinhas, principalmente aquelas associadas a rede vascular, músculos, ossos e nervos, principalmente em face.
- **Ressonância magnética:** maior definição da imagem de partes moles e precisão das estruturas anteriores.
- **Biópsia de congelação:** para uma melhor avaliação das margens cirúrgicas, principalmente em tumores de bordas mal definidas e com comprometimento de mucosas.

DESTAQUES PARA A ATUAÇÃO DO(A) ENFERMEIRO(A)

Exame físico dermatológico completo no paciente com tumores dermatológicos, bem como atenção na palpação ganglionar e inspeção de mucosas e áreas de exposição tegumentar.

Orientação antecipada sobre os procedimentos cirúrgicos a serem realizados, como biópsias, ressecção, cauterização e congelamento, a fim de diminuir a ansiedade e o medo sobre o procedimento.

Orientação para as fases do tratamento, desde o diagnóstico, estadiamento, tratamento em si e prognóstico que diferem de acordo com cada caso.

Assistência direta durante a administração de quimioterápicos, realização de exames de imagem, procedimentos cirúrgicos, radioterapia e controle de reações adversas das terapias adotadas.

É muito importante o conhecimento dos procedimentos adequados de preparo, infusão e controle de quimioterápicos, principalmente as drogas vesicantes, com uma monitoração atenta da via de acesso vascular, seja qual for o dispositivo utilizado.

Controle da área de bombardeio radioterápico antes, durante e após cada seção, atentando aos cuidados com a pele, anotando as modificações ocorridas, principalmente no perímetro delimitado nas seções, e atenção a quadros álgicos (utilização de escala de dor para melhor acompanhamento).

Troca de curativos das feridas operatórias, utilizando as coberturas e componentes avaliados conjuntamente com a equipe multiprofissional e atentando à anotação adequada de todos os aspectos da evolução da ferida, esteja ela aberta ou fechada.

RESULTADOS	Os resultados estão relacionados ao tamanho do tumor, ao diagnóstico precoce, ao tipo histológico, à classificação, ao estadiamento e ao tratamento utilizado. O conjunto desses fatores permite uma avaliação mais apropriada sobre o prognóstico do doente.
COMENTÁRIOS	O caso clínico apresentado traz evidências já constatadas na literatura a respeito da pouca informação e do desconhecimento da maior parte da população sobre as causas, sinais e sintomas e evolução dos quadros de câncer dermatológico.

Módulo XIV – Casos de Oncologia

Apesar das inúmeras campanhas, dos dados estatísticos e do trabalho constante do Ministério da Saúde para alertar a população sobre os malefícios da radiação solar UV sobre a pele, há um aumento progressivo dos casos de câncer de pele associados às características apresentadas pela paciente: pele de cor clara, exposição constante ao sol em horários de maior incidência de raios UV, ausência de utilização de coberturas físicas ou proteção química contra os raios UV, negligência quanto a sinais e sintomas, assim como a adoção de medidas populares sem fundamentação, em razão do desconhecimento da verdadeira causa do mal acometido.

QUESTÕES PARA DISCUSSÃO DOCENTES/ DISCENTES

- Discutir o perfil epidemiológico do câncer de pele.
- Analisar a repercussão da evolução da doença.
- Entender os mecanismos de carcinogênese desse tipo específico de tumor.
- Estudar os mecanismos de tratamento do câncer de pele.
- Estudar as estratégias de prevenção do câncer de pele.
- Refletir sobre o papel do(a) enfermeiro(a) no contexto do tratamento clínico e cirúrgico e suas possibilidades de ação.
- Realizar portfólio das principais medicações utilizadas no tratamento do câncer dermatológico.
- Estudar os aspectos relacionados aos exames mais comuns: leucocitose, leucopenia, anemia, metástase e alterações histopatológicas.
- Refletir sobre o papel do(a) enfermeiro(a) no desenvolvimento de programas de prevenção e controle do câncer.

BIBLIOGRAFIA CONSULTADA

Cezar-Vaz MR, Bonow CA, Piexak DR, Kowalczyk S, Vaz JC, Borges AM. Skin cancer in rural workers: nursing knowledge and intervention. Rev. Esc. Enferm. USP. 2015 Aug;49(4):564-71. Disponível em: http://www.scielo.br/scielo.php?script=sci_arttext&pid=S0080-62342015000400564&lng=en. http://dx.doi.org/10.1590/S0080-623420150000400005; acessado em 05 de setembro de 2017.

Ferreira CG, Rocha JC. Oncologia molecular. São Paulo: Atheneu; 2004.

Instituto Nacional do Câncer (INCA). Incidência de câncer no Brasil – estimativa 2016. Disponível em: http://www.inca.gov.br/estimativa/2016/; acessado em 05 de setembro de 2017.

Iranzo CC, Rubia-Ortí JE De La, Castillo SS, Firmino-Canhoto J. Lesões cutâneas malignas e pré-malignas: conhecimentos, hábitos e campanhas de prevenção solar. Acta Paul. Enferm. 2015 Feb; 28(1):2-6. Disponível em: http://www.scielo.br/scielo.php?script=sci_arttext&pid=S0103-21002015000100002&lng=en. http://dx.doi.org/10.1590/1982-0194201500002; acessado em 05 de setembro de 2017.

Johnson M, Moorhead S, Bulecheck G, Butcher H, Maas M, Swanson E. Ligações entre NANDA, NOC e NIC – diagnósticos, resultados e intervenções de enfermagem. Porto Alegre: Artmed; 2009.

Kowalsk LP (Org.). Manual de condutas diagnósticas e terapêuticas em oncologia. 2.ed. São Paulo: Hospital A.C. Camargo; 2002.

Lopes A, Chammas R, Iyeyasu H. Oncologia para a graduação. 2.ed. São Paulo: Tecmedd; 2008.

Mohallem AGC, Rodrigues AB. Enfermagem oncológica. Barueri: Manole; 2007.

North America Nursing Diagnosis Association (NANDA). Diagnóstico de enfermagem da NANDA: definições e classificação 2015-2017. 10.ed. Porto Alegre: Artmed; 2015.

Câncer de pulmão

Adriano Aparecido Bezerra Chaves

HISTÓRIA

Paciente de 53 anos, sexo masculino, casado, pai de três filhos, executivo de uma multinacional do setor automotivo, começa a apresentar dispneia e tosse frequente aos esforços (subindo escadas e jogando tênis nos fins de semana, não conseguindo terminar as atividades) e procura o médico assustado, pois nas últimas semanas apresentou crises de "falta de ar", impedindo de continuar o que estava realizando, e expectorou uma substância sanguinolenta de odor um pouco forte, o que lhe causou medo. Relata também que tem certa dificuldade para dormir em decúbito dorsal horizontal, perda de apetite progressiva nos últimos três meses e perda de peso acentuada no último mês (8 kg). Refere ser tabagista inveterado, fazendo uso de um maço de cigarros ao dia, e que seu pai faleceu por infarto, mas antes desenvolveu um câncer de laringe por causa do uso de tabaco. Após exame físico inicial, o paciente é internado para avaliação diagnóstica e controle do quadro clínico atual.

EXAME FÍSICO

O paciente apresenta dispneia leve, baixa complacência pulmonar, respiração superficial, com algia à respiração profunda, discreta cianose em mucosas e extremidades de MMSS, sem presença de dedos em "baquetas", ausculta pulmonar com presença de estertoração fina em bases bilaterais e discretos sibilos na base esquerda, demais áreas com MV presentes, discreta taquicardia rítmica, BRNF, pulsos cheios, enchimento capilar menor que dois segundos; altura: 1,72 m, peso: 62 kg.

AÇÕES PRIORITÁRIAS COM RELAÇÃO AOS ACHADOS

- Formulação de hipótese diagnóstica.
- Coleta de bioquímica, hemograma e gasometria para avaliação da condição clínica do doente.
- Realização de radiografia torácica para investigação diagnóstica.
- Realização de tomografia computadorizada para confirmação diagnóstica.
- Investigação da história familiar e de vida do doente para determinar os antecedentes e avaliar condutas.

- Controle do quadro clínico atual para melhora do desequilíbrio apresentado pelo doente utilizando oxigênio, se necessário, para evitar acidose respiratória, fadiga muscular torácica e equalização hemodinâmica.
- Avaliação dos sinais vitais para apresentação de parâmetros da condição respiratória e cardiovascular.

HIPÓTESES DIAGNÓSTICAS

- Doença pulmonar obstrutiva crônica (DPOC).
- Tuberculose.
- Câncer de pulmão.

O diagnóstico diferencial do câncer de pulmão pode ser feito por meio dos exames de imagem, biópsia utilizando broncoscopia e transtorácica por agulha e citologia de escarro.

O quadro clínico de DPOC será diferenciado pelas imagens radiológica e tomográfica, além da biópsia.

O quadro clínico de tuberculose será diferenciado pelas imagens radiológica e bacterioscopia de escarro.

Em razão do quadro clínico de base, é importante o diagnóstico diferencial feito por meio da baciloscopia e da imagem radiológica.

O câncer de pulmão é o tipo mais comum em todo o mundo, sendo que no Brasil a estimativa de novos casos, em 2016, foi de 17.330 entre homens e 10.890 entre mulheres. Trata-se de um tumor de alta letalidade, estando diretamente associado ao consumo do tabaco (apenas 15% dos casos não estão ligados ao tabagismo), e mesmo após 20 anos de interrupção do uso do tabaco, o risco para desenvolvimento de câncer pulmonar é duas vezes maior que em pessoas que nunca utilizaram cigarros.

Outros fatores como o asbesto (amianto), níquel, arsênico e radônio podem estar associados ao desenvolvimento dessa neoplasia.

Caso se confirme a hipótese diagnóstica, deve-se realizar o estadiamento do câncer o quanto antes. Existem dois tipos principais de câncer pulmonar:

1. Carcinomas de pequenas células (carcinoma indiferenciado de células pequenas), com os três subtipos celulares:
   - linfocitoide (*oat cell*);
   - intermediário;
   - combinado – células pequenas mais carcinoma epidermoide ou adenocarcinoma).
2. Carcinoma de não pequenas células (correspondem a 75% de três tipos histológicos: carcinoma epidermoide, adenocarcinoma e carcinoma de células grandes).

Dadas as complicações com o avanço do câncer pulmonar, os pacientes podem apresentar quadros agravados, com os seguintes quadros clínicos:

- Derrame pleural;
- Atelectasia;
- Síndrome da veia cava superior.

DIAGNÓSTICOS DE ENFERMAGEM

Conforme classificação da North American Nurse Diagnosis Association (NANDA), é possível que, nesses casos, os pacientes tenham uma propensão maior a estarem alteradas suas necessidades humanas nos domínios e classes (taxonomia II) mostrados na Tabela 42.1.

Módulo XIV – Casos de Oncologia

42

Tabela 42.1 – Classificação da North American Nurse Diagnosis Association (NANDA)

Domínio	Classe	Diagnósticos
Promoção à saúde	Controle da saúde	Controle ineficaz do regime terapêutico Manutenção ineficaz da saúde
Nutrição	Ingestão	Nutrição desequilibrada (inferior às necessidades corporais)
Eliminação e troca	Função gastrointestinal	Risco para diarreia
	Função respiratória	Troca de gases prejudicada
Atividade/repouso	Sono/Repouso	Padrão de sono perturbado Privação do sono
	Atividade/exercício	Mobilidade física prejudicada
	Autocuidado	Déficit do autocuidado para vestir-se/arrumar-se
	Respostas cardiovasculares/pulmonares	Ventilação espontânea prejudicada Padrão respiratório ineficaz Intolerância a atividade Resposta disfuncional ao desmame ventilatório
	Equilíbrio de energia	Fadiga
Autopercepção	Comunicação	Comunicação verbal prejudicada
	Cognição	Confusão aguda ou crônica
	Autoconceito	Distúrbios da identidade pessoal Sentimento de impotência Risco para sentimento de impotência Desesperança
	Autoestima	Baixa autoestima crônica Baixa autoestima situacional Risco para baixa autoestima situacional
	Imagem corporal	Distúrbios na imagem corporal
Enfrentamento/tolerância ao estresse	Respostas pós-trauma	Risco de síndrome de estresse por mudança
	Respostas de enfrentamento	Medo Ansiedade Tristeza crônica Enfrentamento ineficaz Enfrentamento defensivo
Relacionamentos de papel	Relações familiares	Processos familiares interrompidos
	Desempenho de papel	Interação social prejudicada
Segurança e proteção	Infecção	Risco para infecção
	Lesão física	Integridade da pele prejudicada Proteção ineficaz Mucosa oral prejudicada Risco de sufocação Risco de aspiração Desobstrução ineficaz das vias aéreas
Conforto	Conforto físico	Dor aguda Dor crônica Náusea
	Conforto social	Isolamento social

EXEMPLOS

- **Troca de gases prejudicada:** excesso ou déficit na oxigenação e/ou na eliminação de dióxido de carbono na membrana alveolocapilar. **Características definidoras:** taquicardia, hipercapenia, hipóxia, dispneia e cianose. **Neste caso:** dispneia leve, baixa complacência pulmonar, respiração superficial, com algia à respiração profunda, discreta cianose em mucosas e extremidades de MMSS, ausculta pulmonar com presença de estertoração fina em bases bilaterais e discretos sibilos na base esquerda e discreta taquicardia rítmica. **Fatores relacionados:** desequilíbrio na ventilação-perfusão e mudanças na membrana alveolocapilar.

- **Fadiga:** sensação opressiva e sustentada de exaustão e de capacidade diminuída para realizar trabalho físico e mental no nível habitual. **Características definidoras:** incapacidade de restaurar energias mesmo após o sono, falta de energia ou incapacidade de manter o nível habitual de atividade física, cansaço, incapacidade de manter as rotinas habituais. **Neste caso:** dispneia e tosse frequente aos esforços (subindo escadas e jogando tênis nos fins de semana, não conseguindo terminar as atividades), crises de "falta de ar", impedindo-o de continuar o que estava realizando. **Fatores relacionados:** condição física debilitada, estados de doença e má nutrição.

- **Medo:** resposta à ameaça percebida que é conscientemente reconhecida como um perigo. **Características definidoras:** relato de apreensão, tensão aumentada, estar assustado, nervosismo. **Neste caso:** expectorou uma substância sanguinolenta de odor um pouco forte, o que lhe causou medo. Seu pai faleceu por infarto, mas antes desenvolveu um câncer de laringe em função do uso de tabaco. **Fatores relacionados:** origem natural (dor) e separação do sistema de apoio (procedimentos hospitalares, internação).

TRATAMENTO MEDICAMENTOSO OU CIRÚRGICO

- Retirada cirúrgica do tumor (lobectomias parciais ou totais, pneumonectomias, segmentectomias, ressecção em cunha e linfadenectomias mediastínicas).
- Radioterapia adjuvante para redução do tumor localizado principal ou paliativa.
- Quimioterapia para combate direto e de metástases.
- O tratamento do tumor primário depende do tipo histológico, do estadiamento e da condição física do doente.

Entre as terapias cirúrgicas, uma modalidade de terapia muito utilizada nesse grupo de tumores é a radioterapia.

Seu principal uso está associado à terapia adjuvante (no comprometimento de linfonodos comprometidos, no tratamento em associação com poliquimioterapia), no tratamento de tumores em pacientes sem condições clínicas para procedimentos cirúrgicos, de maneira paliativa em estadiamentos avançados com finalidade descompressiva, hemostática, antiálgica ou na diminuição da velocidade de crescimento tumoral. Podem ser utilizadas duas modalidades importantes, como a teleterapia (radiação de feixes lineares ou por partículas) e a braquiterapia (introdução de cateteres com material radioativos *in loco* para combate do tumor, sem necessidade de radiação através de tecidos não lesados, como na teleterapia).

FÁRMACOS A SEREM UTILIZADOS

Nos tumores pulmonares, a maioria dos pacientes é diagnosticada com doença avançada, e isso elimina a possibilidade da terapia cirúrgica, além da piora clínica significativa dos doentes. Tanto em tumores de células pequenas com não pequenas, em estágios avançados da doença a poliquimioterapia tem sido utilizada em larga escala, com objetivo mais paliativo que curativo.

Entre os agentes quimioterápicos mais utilizados, os principais são:

- **Agentes alquilantes (ciclofosfamida, cisplatina, carboplatina, lomustina-nitrosureia):** interferem na replicação do DNA por meio de ligação cruzada, quebra dos filamentos e pareamento anormal das bases proteicas.
- **Antibióticos antitumorais (mitomicina):** interferem na síntese e na função dos ácidos nucleicos e inibem a síntese de DNA e RNA.
- **Alcaloides da vinca (vimblastina, vindesina):** são cicloespecíficos e atuam em diferentes fases do ciclo celular, interrompendo a formação de DNA e a formação dos microtúbulos, que são importantes no mecanismo de replicação celular.
- **Epidofilotoxinas (etoposido):** induzem o bloqueio de maneira irreversível na fase pré-mitótica e na enzima topoisomerase II.
- **Taxanes (paclitaxel):** estabilizam o microtúbulo, inibindo a divisão celular nas fases G2 e M.
- **Antimetabólitos (gemcitabina):** atuam na fase S, substituindo metabólitos errôneos ou estruturas análogas, inibem a produção de enzimas utilizadas na síntese de DNA e desenvolvem danos na formação da dupla hélice.

Todos os quimioterápicos surtem efeitos indesejáveis significativos, afetando diretamente as condições clínica e psicológica do doente. Entre os principais sintomas estão as alterações dos sistemas hematopoiético, gastrointestinal, reprodutor e cardíaco, neurotoxicidade, nefrotoxicidade, mielossupressão, íleo paralítico, alopecia, neuropatia periférica, constipação, anorexia, arritmias cardíacas, retenção hídrica, mialgia, fadiga, mucosite, parestesia, anafilaxia, reações de hipersensibilidade, hipotensão ortostática e diarreia.

É preconizada a utilização de benzodiazepínicos para controle do ciclo sono-vigília.

Caso haja poliquimioterapia, serão administrados conjuntamente antieméticos de ação central e infusão de volumes, evitando o desequilíbrio hidroeletrolítico, além de antibioticoterapia, evitando ou combatendo as infecções oriundas do tratamento, e dos reguladores do humor e analgésicos fortes.

ANÁLISE LABORATORIAL E EXAMES MAIS COMUNS

- **Hemograma:** considerar condição hematológica de séries branca e vermelha, com a finalidade de atentar à resposta clínica do doente ao tratamento (leucocitose, leucopenia, anemia etc.).
- **Gasometria:** atentar à pressão parcial dos gases e evitar, principalmente, a acidose respiratória.
- **Anatomopatológico da biópsia:** importante para conhecer as características histológicas e a extensão do tumor para uma indicação de tratamento adequada.
- **Tomografia computadorizada:** observação importante de estruturas vizinhas, principalmente aquelas associadas a rede vascular, músculos, ossos e nervos, sobretudo em face.
- **Ressonância magnética:** maior definição da imagem de partes moles e precisão das estruturas anteriores.
- **Biópsia de congelação:** para uma melhor avaliação das margens cirúrgicas, principalmente em tumores de bordas mal definidas e com comprometimento de mucosas.
- **Citologia de escarro:** determinação da tipologia celular.
- **Broncoscopia:** visualização das estruturas de vias aéreas superiores e inferiores, constituição de sua estrutura e, por meio da biópsia, determinação das alterações histológicas locais.
- **Biópsia transtorácica e/ou de gânglio regional:** necessárias para determinação de classificação histológica e invasão metastática de estruturas próximo ao tumor primário.
- **Mapeamento ósseo:** para visualização de comprometimento ósseo do paciente por metástases.

DESTAQUES PARA A ATUAÇÃO DO(A) ENFERMEIRO(A)

■ Exame físico completo, com enfoque nos sistemas respiratório, cardiovascular e imunológico. No paciente com câncer de pulmão, é importante a avaliação das repercussões do tumor primário sobre o sistema respiratório, em razão do comprometimento da relação ventilação/perfusão/difusão, além do possível comprometimento da complacência pulmonar e da repercussão dessas alterações ao sistema cardiovascular (alterações de ausculta, hemodinâmica – alterações de perfusão e comprometimento pericárdico, ritmo cardíaco e pressão arterial). Atentar à palpação ganglionar torácica, cervical e axilar, pontos mais próximo ao parênquima pulmonar e prováveis fontes de metástase.

■ Orientação antecipada sobre os procedimentos cirúrgicos a serem realizados, como biópsias, lobectomia, toracocentese, toracotomia e broncoscopia, a fim de diminuir a ansiedade e o medo sobre o procedimento.

■ Orientação sobre as fases do tratamento, desde o diagnóstico, o estadiamento, o tratamento em si, até o prognóstico, que diferem de acordo com cada caso.

■ Assistência direta durante a administração de quimioterápicos, realização de exames de imagem, procedimentos cirúrgicos, radioterapia e controle de reações adversas das terapias adotadas.

■ É muito importante o conhecimento dos procedimentos adequados de preparo, infusão e controle de quimioterápicos, principalmente as drogas vesicantes, com uma monitoração atenta da via de acesso vascular, seja qual for o dispositivo utilizado.

■ Também é significativa a atuação no controle e na intervenção de urgência quando em vigência da piora do quadro respiratório, sendo necessário suporte de oxigenoterapia, ventilação mecânica invasiva e não invasiva, além da percepção de evidências para a insuficiência respiratória advinda de acidose respiratória.

■ Controle da área de bombardeio radioterápico antes, durante e após cada seção, atentando aos cuidados com a pele, anotando as modificações ocorridas, principalmente no perímetro delimitado nas seções, e atentando a quadros álgicos (utilização de escala de dor para melhor acompanhamento).

■ Troca de curativos das feridas operatórias, utilizando as coberturas e componentes avaliados conjuntamente com a equipe multiprofissional e atentando à anotação adequada de todos os aspectos da evolução da ferida, esteja ela aberta ou fechada, além do controle de drenos pleurais ou mediastinais.

■ O controle da dor é extremamente significativo para o(a) enfermeiro(a), pois está relacionado à utilização de escalas de controle da dor (escalas visuais numéricas, visuais analógicas e instrumentos multidimensionais, como o questionário McGill, o *Wisconsin Brief Pain Questionare* e o *Memorial Pain Assessment Card*). A Organização Mundial da Saúde (OMS) propõe uma escada com quatro degraus de utilização analgésica. O primeiro degrau da escada orienta a utilização de analgésicos simples e anti-inflamatórios não hormonais para dores leves a moderadas, com ou sem utilização de medicamentos coadjuvantes da dor, como antieméticos, protetores gástricos etc. No segundo degrau, devem-se utilizar opioides fracos, como a codeína para dores persistentes ou que se tornem mais intensas. O terceiro degrau utiliza opioides fortes, como a morfina, por causa da dor intensa. Por fim, o quarto degrau utiliza técnicas intervencionistas, como bloqueios nervosos e técnicas neurocirúrgicas.

| RESULTADOS | Os resultados estão relacionados com o tamanho do tumor, ao diagnóstico precoce, ao tipo histológico, à classificação, ao estadiamento e ao tratamento utilizado. O conjunto desses fatores permite uma avaliação mais apropriada sobre o prognóstico do doente. |

Módulo XIV – Casos de Oncologia

Nos tumores de pulmão, o prognóstico está diretamente associado ao estadiamento inicial do tumor (estádio I – 70% de cura; estádio II – 40% de cura; estádio IIIA – 25% de sobrevida em cinco anos; estádio IIIB – 15% de sobrevida em cinco anos).

COMENTÁRIOS

O caso clínico apresentado mostra vários aspectos dos sintomas tardios e de progressão rápida do câncer de pulmão. Fatores predisponentes e de risco para o desenvolvimento da doença estão evidenciados e permitem identificar e fazer correlações entre as causas e o desenvolvimento da doença. É importante salientar que o câncer de pulmão, quando descoberto em fases avançadas como esta, tem um mau prognóstico.

Significativa também é a repercussão que esse quadro terá para todos os envolvidos com o doente, como a família e os colegas de empresa, que acompanharão a progressão do processo de adoecimento e tratamento do paciente. Diferente da maioria dos cânceres de pele, o câncer de pulmão terá um tratamento mais demorado e, na maioria das vezes, mais radical e intenso, gerando um maior número de alterações humanas ligadas não somente aos cuidados físicos, mas também aos domínios ligados a funções emocionais, espirituais, cognitivas, sociais etc.

QUESTÕES PARA DISCUSSÃO DOCENTES/ DISCENTES

- Discutir o perfil epidemiológico do câncer de pulmão.
- Analisar a repercussão da evolução da doença no doente.
- Entender os mecanismos de carcinogênese desse tipo específico de tumor.
- Estudar os mecanismos de tratamento do câncer de pulmão (quimioterápicos, cirúrgicos).
- Estudar as estratégias de prevenção do câncer de pulmão.
- Refletir sobre o papel do(a) enfermeiro(a) no contexto do tratamento clínico e cirúrgico e suas possibilidades de ação.
- Realizar portfólio das principais medicações utilizadas no tratamento do câncer pulmonar.
- Estudar os aspectos relacionados aos exames mais comuns: leucocitose, leucopenia, anemia, metástase, alterações histopatológicas, alterações do padrão respiratório (acidose respiratória, síndrome da veia cava superior, alterações da relação ventilação/perfusão).
- Refletir sobre o papel do(a) enfermeiro(a) no desenvolvimento de programas de prevenção e controle do câncer de pulmão.
- Refletir sobre a repercussão do câncer na sociedade, principalmente diante das novas leis federais, estaduais e municipais de combate ao tabagismo.

BIBLIOGRAFIA CONSULTADA

Instituto Nacional do Câncer (INCA). Incidência de câncer no Brasil – estimativa 2016. Disponível em: http://www.inca.gov.br/estimativa/2016/; acessado em 26 de julho de 2018.

Johnson M, Moorhead S, Bulecheck G, Butcher H, Maas M, Swanson E. Ligações entre NANDA, NOC e NIC – diagnósticos, resultados e intervenções de enfermagem. Porto Alegre: Artmed; 2009.

Liao YC, Shun SC, Liao WY, Yu CJ, Yang PC, Lai YH. Quality of life and related factors in patients with newly diagnosed advanced lung cancer: a longitudinal study. Oncology Nursing Forum. 2014;41(2):E44-55. Disponível em: https://onf.ons.org/onf/41/2/quality-life-and-related-factors-patients-newly-diagnosed-advanced-lung-cancer-longitudinal; acessado em 26 de julho de 2018.

North America Nursing Diagnosis Association (NANDA). Diagnóstico de enfermagem da NANDA: definições e classificação 2015-2017. 10.ed. Porto Alegre: Artmed; 2015.

Rodrigues AB, Martin LGR, Morais MW. Oncologia multiprofissional: bases para a assistência. Barueri: Manole; 2016.

Salvadori AM, Lamas JLT, Zanon C. Desenvolvimento de instrumento de coleta de dados de enfermagem para pacientes com câncer de pulmão em quimioterapia ambulatorial. Esc. Anna Nery. 2008;12(1):130-5. Disponível em: http://www.scielo.br/scielo.php?script=sci_arttext&pid=S1414-81452008000100020&lng=en. http://dx.doi.org/10.1590/S1414-81452008000100020; acessado em 12 de setembro de 2017.

São José BP, Corrêa RA, Malta DC, Passos VMA, França EB, Teixeira RA et al. Mortalidade e incapacidade por doenças relacionadas à exposição ao tabaco no Brasil, 1990 a 2015. Rev. Bras. Epidemiol. 2017;20(Suppl 1):75-89. Disponível em: http://www.scielo.br/scielo.php?script=sci_arttext&pid=S1415-790X2017000500075&lng=en. http://dx.doi.org/10.1590/1980-5497201700050007; acessado em 12 de setembro de 2017.

Serena A, Castellani P, Fucina N, Griesser AC, Jeanmonod J, Peters S et al. The role of advanced nursing in lung cancer: A framework based development. M. Eur J Oncol Nurs. 2015;19(6):740-6. Disponível em: http://www.ejoncologynursing.com/article/S1462-3889(15)00083-6/addons; acessado em 26 de julho de 2018.

Sobrinho SH, Radünz V, Rosa LM. Enfermagem em unidade de transplante de célula-tronco hematopoética: o perfil e o cuidar de si. Rev Enferm UERJ. 201422(3):365-70. Disponível em: http://www.facenf.uerj.br/v22n3/v22n3a12.pdf; acessado em 26 de julho de 2018.

43

Leucemia

Adriano Aparecido Bezerra Chaves

HISTÓRIA

Paciente de 28 anos, sexo feminino, programadora de sistemas de informática, cursando a faculdade de engenharia de sistemas, começa a apresentar o seguinte quadro clínico: grandes hematomas após pequenos acidentes (batidas com os braços e pernas), pontos vermelhos por todo o corpo (petéquias), sangramentos na gengiva após escovação, metrorragia (hemorragia anormal que ocorre fora do ciclo menstrual, com volume acima do normal), episódios esporádicos de sangramento nasal (epistaxe), fadiga constante durante atividades diárias, sonolência, ferimentos que demoram a cicatrizar, palpitações, infecções urinárias frequentes, acompanhadas de febre, gripes que demoram a passar, e algumas vezes apresenta náuseas e vômitos sem relação com alimentos.

EXAME FÍSICO

A paciente apresenta dispneia leve aos esforços físicos, palidez facial, mucosas hipocoradas, ausculta pulmonar com MV presentes, discreta taquicardia rítmica, BRNF, pulsos cheios, apresenta estado subfebril de 37,2°C, petéquias localizadas principalmente em região do tórax, equimoses em MMSS, principalmente na região dos antebraços, mucosas hipocoradas (++/++++).

AÇÕES PRIORITÁRIAS COM RELAÇÃO AOS ACHADOS

- Formulação de hipótese diagnóstica.
- Coleta de bioquímica, hemograma completo e coagulograma para avaliação da condição clínica da paciente.
- Investigação da história familiar e de vida da paciente para determinar os antecedentes.
- Controle do quadro clínico atual para melhora do desequilíbrio apresentado pela paciente para evitar hemorragias, controle de provável infecção, fadiga e equalização hemodinâmica.

HIPÓTESES DIAGNÓSTICAS

- Distúrbio de coagulação.
- Leucemia mieloide crônica (LMC)/aguda (LMA).
- Anemia/plaquetopenia.

O diagnóstico diferencial dos cânceres de hematopoiéticos são realizados, inicialmente, por exames laboratoriais (hemograma e coagulograma). Os exames podem revelar alterações na maturação (aumento de blastos – células jovens) e contagem dos grupos celulares (leucócitos, eritrócitos e trombócitos).

O quadro clínico de distúrbios de coagulação será diferenciado pelos exames de coagulação, e não alterações dos grupos celulares de hemograma.

O quadro clínico de anemia ou plaquetopenia são diferenciados pela baixa contagem eritrocitária ou trombocitária, sem relação com alterações morfológicas celulares de diferenciação tumoral, com aumento de blastos e acometimento de uma ou várias séries mieloides.

Para diferenciação definitiva de leucemia, é necessária a realização de um mielograma.

A leucemia é uma doença maligna dos glóbulos brancos (leucócitos) de origem, na maioria das vezes não conhecida. Ela tem como principal característica o acúmulo de células jovens (blásticas) anormais na medula óssea e em outros órgãos, que substituem as células sanguíneas normais.

Segundo as estimativas de incidência de câncer no Brasil para 2018, publicadas pelo Instituto Nacional do Câncer (INCA), as leucemias atingirão 5.940 homens e 4.860 mulheres este ano. A LMA é mais comum no adulto, com vários subtipos: mieloblástica, promielocítica, mielomonocítica, monocítica, eritrocítica e megacariocítica.

Entre as causas prováveis da leucemia, estão radiação ionizante, contato com agentes químicos, desordens genéticas e tabagismo.

As manifestações clínicas da leucemia aguda são secundárias à proliferação excessiva de células imaturas (blásticas) da medula óssea, que infiltram os tecidos do organismo, tais como: medula óssea (anemia, fadiga e dispneia), sangramentos decorrentes de plaquetopenias (infecções relacionadas com quadro de neutropenia), dores ósseas relacionadas com expansão medular, infiltração de órgãos e outras estruturas originando hipertrofia gengival, hepatoesplenomegalia, tumorações de partes moles (sarcomas granulocíticos ou cloronas), envolvimento do sistema nervoso central – SNC (cefaleia, radiculopatia, diplopia e acometimento de nervos cranianos), leucocitose e leucostase (alterações do fluxo sanguíneo para o cérebro e os pulmões, culminando com dispneia, cefaleia e outras alterações), coagulação intravascular disseminada, decorrente de alterações de trombócitos, e outros grupos de linhagem mieloide.

A leucemia divide-se em dois grandes grupos, associados à linhagem celular afetada (mieloide e linfoide). Ambas se dividem em outros dois grandes grupos ligados ao comportamento de evolução da doença: aguda e crônica. A LMA, conforme a classificação da FAB (French-American-British) diferencia-se de M1 até M0, e a leucemia linfoide aguda (LLA) diferenciam-se de L1 a L3. Em suas formas crônicas, a leucemia mieloide apresenta três fases em seu curso evolutivo: crônica, acelerada e blástica. Em sua forma linfoide, tem dois sistemas de estadiamento: Rai (que propõe estadiamento do estádio 0 até IV) e o sistema de Binet (que propõe o estadiamento em três classes: A, B e C). Aproximadamente 5 a 10% dos pacientes com leucemia aguda têm marcadores morfológicos, citoquímicos e imunofenotípico, demonstrando duas linhagens diferentes nos blastos: a linhagem mieloide e a linhagem linfoide. Esse subtipo de leucemia é denominado leucemia bifenotípica.

O mau prognóstico da doença está associado a idade elevada (maior que 60 anos), contagem leucocitária elevada (maior que 100.000), história pregressa de outras síndromes ou leucemias secundárias a quimio ou radioterapia, citogenética desfavorável e alguns tipos específicos de leucemias.

Os achados laboratoriais e de imagem são importantes para os devidos estadiamento, classificação e determinação do tratamento adequado ao tipo específico de leucemia.

Módulo XIV – Casos de Oncologia

DIAGNÓSTICOS DE ENFERMAGEM

Conforme classificação da North American Nurse Diagnosis Association (NANDA),[1] é possível que, nesses casos, os pacientes tenham uma propensão maior a estarem alteradas suas necessidades humanas nos domínios e classes (taxonomia II) mostrados na Tabela 43.1.

Tabela 43.1 – Classificação da North American Nurse Diagnosis Association (NANDA)

Domínio	Classe	Diagnósticos
Promoção à saúde	Controle da saúde	Controle ineficaz do regime terapêutico Manutenção ineficaz da saúde
Nutrição	Ingestão	Nutrição desequilibrada (inferior às necessidades corporais)
	Hidratação	Risco para volume de líquidos deficiente; Risco para desequilíbrio do volume de líquidos
Eliminação e troca	Função gastrointestinal	Risco para diarreia
	Função respiratória	Troca de gases prejudicada
Atividade/repouso	Sono/repouso	Padrão de sono perturbado Privação do sono
	Atividade/exercício	Mobilidade física prejudicada
	Autocuidado	Déficit do autocuidado para vestir-se/arrumar-se
	Respostas cardiovasculares/pulmonares	Ventilação espontânea prejudicada Padrão respiratório ineficaz Intolerância a atividade Resposta disfuncional ao desmame ventilatório
	Resposta cardiovascular/pulmonar	Risco para intolerância a atividade Perfusão tissular prejudicada Risco para ventilação espontânea prejudicada
	Equilíbrio de energia	Fadiga
Autopercepção	Comunicação	Comunicação verbal prejudicada
	Cognição	Confusão aguda ou crônica
	Autoconceito	Distúrbios da identidade pessoal Sentimento de impotência Risco para sentimento de impotência Desesperança
	Autoestima	Baixa autoestima crônica Baixa autoestima situacional Risco para baixa autoestima situacional
	Imagem corporal	Distúrbios na imagem corporal

(continua)

43 — Discussão de Casos Clínicos e Cirúrgicos

Tabela 43.1 – Classificação da North American Nurse Diagnosis Association (NANDA)
(continuação)

Domínio	Classe	Diagnósticos
Enfrentamento/ tolerância ao estresse	Respostas pós-trauma	Risco de síndrome de estresse por mudança
	Respostas de enfrentamento	Medo Ansiedade Tristeza crônica Enfrentamento ineficaz Enfrentamento defensivo
Relacionamentos de papel	Relações familiares	Processos familiares interrompidos
	Desempenho de papel	Interação social prejudicada
Segurança e proteção	Infecção	Risco para infecção
	Lesão física	Integridade da pele prejudicada Proteção ineficaz Mucosa oral prejudicada
Conforto	Conforto físico	Dor aguda Dor crônica Náusea
	Conforto social	Isolamento social

EXEMPLOS

- **Risco para troca de gases prejudicada:** excesso ou déficit na oxigenação e/ou na eliminação de dióxido de carbono na membrana alveolocapilar. **Neste caso:** dispneia leve aos esforços físicos, palidez facial, mucosas hipocoradas e discreta taquicardia rítmica. **Fatores relacionados:** desequilíbrio na ventilação-perfusão e mudanças na membrana alveolocapilar.

- **Fadiga:** sensação opressiva e sustentada de exaustão e de capacidade diminuída para realizar trabalho físico e mental no nível habitual. **Características definidoras:** incapacidade de restaurar energias mesmo após o sono, falta de energia ou incapacidade de manter o nível habitual de atividade física, cansaço, incapacidade de manter as rotinas habituais. **Neste caso:** fadiga constante durante atividades diárias e sonolência. **Fatores relacionados:** condição física debilitada, estados de doença e má nutrição.

- **Risco para medo:** resposta à ameaça percebida que é conscientemente reconhecida como um perigo. **Neste caso:** conjunto dos sinais e sintomas e hemorragias frequentes. **Fatores relacionados:** origem natural (dor) e separação do sistema de apoio (procedimentos hospitalares, internação).

- **Risco de infecção:** risco aumentado de ser invadido por organismo patogênicos. **Fatores de risco:** procedimentos invasivos, defesas secundárias inadequadas (diminuição de Hb, leucopenia, supressão da resposta inflamatória) e imunossupressão. **Neste caso:** estado subfebril de 37,2 °C (provavelmente por causa do início de processo infeccioso e diminuição das defesas da paciente), infecções urinárias frequentes, acompanhadas de febre, e gripes que demoram a passar.

- **Náusea:** sensação subjetiva desagradável, semelhante a uma onda, na parte de trás da garganta, no epigastro ou no abdome, que pode gerar impulso ou necessidade de vomitar. **Características definidoras:** relato de náusea, salivação aumentada e gosto de ácido da boca. **Neste caso:** algumas vezes, apresenta náuseas e vômitos, sem relação com alimentos. **Fatores relacionados:** toxinas produzidas por tumores e metabólitos anormais, em função do câncer.

Módulo XIV – Casos de Oncologia

TRATAMENTO MEDICAMENTOSO OU CIRÚRGICO

O tratamento tem como objetivo destruir as células leucêmicas, para que a medula óssea volte a produzir células normais.

No caso da LMA, o tratamento inclui poliquimioterapia, transplante de células-tronco hematopoiéticas autólogo (células originárias da própria paciente) e alogênico (de doador aparentado ou não), controle das complicações infecciosas e hemorrágicas e prevenção ou combate da doença no SNC (cérebro e medula espinhal).

Na LMC, está indicado o transplante de células-tronco hematopoiéticas (TCTH), além da utilização de interferon-alfa (desenvolve atividade antiproliferativa e imunomodeladora). Na fase acelerada, é mais indicado o TCTH alogênico associado a interferon-alfa ou citarabina e associado a imatinib (droga inibidora da tirosinaquinase – enzima mediadora de translocação genética de cromossomos ligados à doença). As fases do tratamento dividem-se em: indução, em que são utilizadas, principalmente, a daunorrubicina e a citarabina, podendo a indução se repetir por mais sete dias; consolidação, em que a utilização de citarabina é mais indicada, além do transplante alogênico. No caso das LMA de tipo M3, pode ser necessária a utilização de diferentes ciclos, com idarrubicina, metrotrexate e mitoxantrone.

No caso da LLA, o tratamento quimioterápico envolve vincristina, predinisona e daunorrubicina. Caso haja infiltração de SNC, será necessária a utilização de agentes por via intratecal, como aracytin, metrotexato e dexametasona. Após a indução e a consolidação, a manutenção poderá ser feita utilizando marcaptopurina e metotrexato.

Na LLC de baixo risco, o primeiro tratamento ocorre pelo acompanhamento clínico do desenvolvimento da doença. Com pacientes de risco intermediário ou alto, poder-se-á optar por esquemas compostos por ciclofosfamida, adriamicina, vincristina e predinisona ou etoposido, metilpredinisolona, citarabina e cisplatina. Nesse caso, pode-se também optar pela esplenectomia e pela radioterapia adjuvante para melhoria do tratamento e aumento da qualidade de vida dos doentes com órgãos-alvos acometidos.

TRANSPLANTE DE MEDULA ÓSSEA

Trata-se da infusão de células-tronco ou progenitoras do sistema hematopoiético capazes de desenvolver mitose nas linhagens mieloide e linfoide. A fonte dessas células é, em geral, a medula óssea, mas é possível sua obtenção por sangue periférico através de leucoaférese após indução por fatores de crescimento de granulócitos, através do sangue de cordão umbilical coletado após o nascimento e por punção da crista ilíaca. Quando o doador é o próprio paciente, o transplante é denominado autólogo; quando é outro indivíduo, alogênico; quando é um gêmeo idêntico, singênico; e outras formas, xenogênico.

Todo paciente submetido a TCTH necessitará da implantação de cateteres intravenosos de média ou longa permanência, semi-implantados ou totalmente implantados (Hickman, Port-a-cath etc.), pois será necessária a infusão de diversos volumes, desde a quimioterapia até a administração de hemocomponentes, antibióticos, soroterapia, coleta de exames etc.

O primeiro passo para o transplante é a avaliação do doente e seu preparo para o tratamento. Em seguida, procede-se à coleta de células progenitoras do próprio doente (autólogo) ou do doador (alogênico, singênico ou xenogênico). Depois, segue-se o condicionamento do receptor por meio de quimio e radioterapia para a infusão das novas células.

Nesse período, são comuns as grandes alterações provocadas pela quimioterapia e pela radioterapia (náusea, vômito, alopecia, dermatoses, mucosites, anemias, hemorragias, infecções etc.).

Após esse período, serão tomados cuidados para que a paciente não desenvolva a doença enxerto contra hospedeiro (DECH), utilizando-se imunossupressores e as infecções decorrentes das baixas contagens celulares leucocitárias para realizar defesas contra agentes oportunistas.

Outras complicações são possíveis após o TCTH (mucosite, infecções durante o período de neutropenia, doença oclusiva hepática – síndrome caracterizada por hepatomegalia dolorosa, com ganho de peso inexplicável e hiperbilirrubinemia), cistite hemorrágica, síndrome hemolítico-urêmica, retardo do crescimento (pacientes jovens), catarata, insuficiência gonadal e esterilidade, hipotireoidismo, neoplasias secundárias e recidiva da neoplasia primária.

FÁRMACOS A SEREM UTILIZADOS

Nas leucemias, a maioria dos pacientes é diagnosticada ao acaso por meio de exames simples de rotina (hemograma) ou com doença avançada após apresentação de sintomatologia inespecífica.

Entre os agentes quimioterápicos mais utilizados, os principais são:

- **Agentes alquilantes (ciclofosfamida, cisplatina):** interferem na replicação do DNA por meio de ligação cruzada, quebra dos filamentos e pareamento anormal das bases proteicas.
- **Antibióticos antitumorais (daunorrubicina, idaunorrubicina, mitoxantrone):** interferem na síntese e na função dos ácidos nucleicos e inibem a síntese de DNA e RNA.
- **Alcaloides da vinca (vimblastina, vindesina):** são cicloespecíficos e atuam em diferentes fases do ciclo celular, interrompendo a formação de DNA e a formação dos microtúbulos, que são importantes no mecanismo de replicação celular.
- **Epidofilotoxinas (etoposido):** induzem o bloqueio de maneira irreversível na fase pré-mitótica e na enzima topoisomerase II.
- **Antimetabólitos (gemcitabina, citarabina, metrotrexato):** atuam na fase S, substituindo metabólitos errôneos ou estruturas análogas, inibem a produção de enzimas utilizadas na síntese de DNA e desenvolvem danos na formação da dupla hélice.

Todos os quimioterápicos surtem efeitos indesejáveis significativos, afetando diretamente as condições clínica e psicológica da paciente. Entre os principais sintomas estão as alterações dos sistemas hematopoiético, gastrointestinal, reprodutor e cardíaco, neurotoxicidade, nefrotoxicidade, mielossupressão, íleo paralítico, alopecia, neuropatia periférica, constipação, anorexia, arritmias cardíacas, retenção hídrica, mialgia, fadiga, mucosite, parestesia, anafilaxia, reações de hipersensibilidade, hipotensão ortostática e diarreia.

A utilização de benzodiazepínicos para controle do ciclo sono vigília.

Caso haja poliquimioterapia, serão administrados conjuntamente antieméticos de ação central e infusão de volumes, evitando o desequilíbrio hidroeletrolítico, além de antibioticoterapia, evitando ou combatendo as infecções oriundas do tratamento, e dos reguladores do humor e analgésicos fortes.

ANÁLISE LABORATORIAL E EXAMES MAIS COMUNS

- **Hemograma:** considerar condição hematológica de séries branca e vermelha, com a finalidade de atentar à resposta clínica da paciente ao tratamento (leucocitose, leucopenia, anemia etc.), além de demonstrar.
- **Gasometria:** atentar à pressão parcial dos gases e evitar, principalmente, a acidose respiratória, quando na vigência de alterações importantes secundárias à anemia ou desequilíbrios hidroeletrolíticos secundários ao tratamento ou à própria condição clínica da paciente.
- **Anatomopatológico da biópsia:** importante para conhecer as características histológicas e a extensão do tumor para uma indicação de tratamento adequada, principalmente ligada à invasão de linfonodos.
- **Tomografia computadorizada:** observação importante de estruturas vizinhas, principalmente associadas a rede linfática, baço, linfonodos, SNC e medula óssea.

Módulo XIV – Casos de Oncologia

- **Ressonância magnética:** maior definição da imagem de partes moles e precisão das estruturas anteriores.
- **Mielograma ou biópsia de medula óssea:** para determinação de morfologia, diferenciação e linhagem celular alterada. Também é importante para confirmar os achados sanguíneos e para determinar se anormalidades cromossômicas estão presentes. O exame que determina o número e a anormalidade cromossômica é denominado citogenética. A presença do cromossomo Philadelphia nas células da medula, um cromossomo 22 encurtado, altas contagens de glóbulos brancos e outros achados característicos na medula e no sangue confirmam o diagnóstico de LMC.
- A imunofenotipagem pode mostrar se a LLC começou com um dos subtipos de linfócito: célula B ou célula T. A célula B é mais comum.
- **Anormalidades cromossômicas (citogenética):** alterações nos cromossomos das células blásticas podem ser avaliadas por um exame denominado citogenética. Uma análise citogenética pode detectar se há alterações nos cromossomos nas células da LLC.

O exame em microscópio ótico das células sanguíneas coradas mostra um padrão característico dos glóbulos brancos: uma pequena proporção de células muito imaturas (blastos leucêmicos e promielócitos) e uma grande proporção de glóbulos brancos em processo de maturação e já totalmente maduros (mielócitos e neutrófilos).

DESTAQUES PARA A ATUAÇÃO DO(A) ENFERMEIRO(A)

Exame físico completo, com enfoque nos sistemas respiratório, cardiovascular e imunológico. No paciente com leucemia, é importante a avaliação das repercussões do tumor primário sobre o sistema respiratório, em razão do comprometimento da relação ventilação/perfusão/difusão e da repercussão dessas alterações no sistema cardiovascular (alterações de ausculta, hemodinâmica – alterações de perfusão e comprometimento pericárdico, ritmo cardíaco e pressão arterial). Atentar à palpação ganglionar torácica, cervical, axilar e inguinal.

Orientação antecipada sobre os procedimentos cirúrgicos a serem realizados, como biópsias, esplenectomia, TCTH e infusão de hemocomponentes, a fim de diminuir a ansiedade e o medo sobre o procedimento.

Orientação sobre as fases do tratamento, desde o diagnóstico, o estadiamento, a indução, a remissão, a consolidação, o tratamento em si, até o prognóstico, que diferem de acordo com cada caso.

Assistência direta durante a administração de quimioterápicos, realização de exames de imagem, procedimentos cirúrgicos, radioterapia e controle de reações adversas das terapias adotadas.

É muito importante o conhecimento dos procedimentos adequados de preparo, infusão e controle de quimioterápicos, principalmente as drogas vesicantes, com uma monitoração atenta da via de acesso vascular, seja qual for o dispositivo utilizado.

Também é significativa a atuação no controle e na intervenção de urgência quando em vigência da piora do quadro respiratório, sendo necessário suporte de oxigenoterapia, ventilação mecânica invasiva e não invasiva, além da percepção de evidências para a insuficiência respiratória advinda de acidose respiratória durante casos importantes, como a DECH e a neutropenia febril.

Troca de curativos das feridas operatórias, utilizando as coberturas e componentes avaliados conjuntamente com a equipe multiprofissional e atentando à anotação adequada de todos os aspectos da evolução da ferida, esteja ela aberta ou fechada, além dos cuidados importantes com os cateteres semi ou totalmente implantados.

O controle da dor é extremamente significativo para o(a) enfermeiro(a), pois está relacionado com a utilização de escalas de controle da dor (escalas visuais numéricas, visuais analógicas e instrumentos multidimensionais, como o questionário McGill, o *Wisconsin Brief Pain Questionare* e o *Memorial Pain Assessment Card*). A Organização Mundial da Saúde (OMS) propõe uma escada com quatro degraus de utilização analgésica. O primeiro degrau da escada orienta a utilização de analgésicos simples e anti-inflamatórios não hormonais para dores leves a moderadas, com ou sem utilização de medicamentos coadjuvantes da dor, como antieméticos, protetores gástricos etc. No segundo degrau, devem-se utilizar opioides fracos, como a codeína para dores persistentes ou que se tornem mais intensas. O terceiro degrau utiliza opioides fortes, como a morfina, por causa da dor intensa. Por fim, o quarto degrau utiliza técnicas intervencionistas, como bloqueios nervosos e técnicas neurocirúrgicas.

Controle de balanço hídrico, associado às diversas fases do tratamento, em razão da perda de líquidos durante os períodos de náusea, vômito, diarreia, baixa ingesta líquida ou retenção urinária.

Sinais de processos infeccioso e inflamatório, rejeição, hemorragia e anemia estão ligados à fase de indução do paciente para recebimento das células progenitoras. Nesse momento, os pacientes estarão em aplasia medular (diminuição acentuada das células-tronco originais – *stem cells*) para produzir eritrócitos, leucócitos ou trombócitos, o que pode resultar em anemia, hemorragias devidas à trombocitopenia, infecções importantes de agentes oportunistas, sinais de rejeição devidos a DECH (*rash* cutâneo, icterícia colestática e diarreia secretória) e hipertermia secundária às infecções, acompanhada de sudorese e tremores.

Sinais de depressão, baixa autoestima e desesperança decorrentes do mau prognóstico, dos efeitos colaterais das drogas, das dificuldades do tratamento, do abandono da família, do sofrimento interno por falta de perspectiva ou da mudança da autoimagem pela perda de peso, pelos, anemia, *rash* cutâneo, edemas etc., além do medo da morte e dos procedimentos clínicos e cirúrgicos.

RESULTADOS

No caso das leucemias, os resultados estão relacionados com o diagnóstico precoce, o tipo histológico, a classificação, o estadiamento e o tratamento utilizado. O conjunto desses fatores permite uma avaliação mais apropriada sobre o prognóstico da paciente.

Nas leucemias, o prognóstico está diretamente associado ao estadiamento inicial do tumor, à idade precoce, à leucometria (quanto maior, pior o prognóstico), à remissão durante o tratamento e aos tipos de alterações genéticas envolvidas no desenvolvimento do câncer.

COMENTÁRIOS

O caso clínico apresentado mostra alguns aspectos dos sintomas de progressão da LMA. Fatores predisponentes e de risco para o desenvolvimento da doença estão evidenciados e permitem identificar e fazer correlações entre as causas e o desenvolvimento da doença. É importante salientar que a leucemia, quando descoberta em fases avançadas como esta, tem um mau prognóstico.

Significativa também é a repercussão que esse quadro terá para todos os envolvidos com a paciente, como a família e os colegas de empresa, que acompanharão a progressão do processo de adoecimento e tratamento da paciente.

Módulo XIV – Casos de Oncologia

QUESTÕES PARA DISCUSSÃO DOCENTES/ DISCENTES

- Discutir o perfil epidemiológico da leucemia.
- Analisar a repercussão da evolução da doença na paciente.
- Entender os mecanismos de carcinogênese desse tipo específico de tumor.
- Estudar os mecanismos de tratamento da leucemia (quimioterápicos, cirúrgicos e TCTH).
- Estudar as estratégias de detecção precoce da leucemia.
- Refletir sobre o papel do(a) enfermeiro(a) no contexto do tratamento clínico e cirúrgico e suas possibilidades de ação.
- Realizar portfólio das principais medicações utilizadas no tratamento da leucemia.
- Estudar os aspectos relacionados aos exames mais comuns: leucocitose, leucopenia, anemia, trombocitopenias e alterações celulares.
- Refletir sobre o papel do(a) enfermeiro(a) durante todo o tratamento de pacientes submetidos a TMO.
- Refletir sobre a repercussão do câncer na sociedade, principalmente diante do impacto da doação de órgãos e tecidos.

BIBLIOGRAFIA CONSULTADA

Brito CMM, Bazan M, Pinto CA, Baia WRM, Battistella LR. Manual de reabilitação em oncologia do IC-ESP. Barueri: Manole; 2014.

Hoffbrand AV, Moss PAH. Fundamentos em hematologia. 6.ed. Porto Alegre: Artmed; 2013.

Instituto Nacional do Câncer (INCA). Incidência de câncer no Brasil – estimativa 2018. Disponível em: http://www.inca.gov.br/estimativa/2018/sintese-de-resultados-comentarios.asp; acessado em 26 de julho de 2018.

Johnson M, Moorhead S, Bulecheck G, Butcher H, Maas M, Swanson E. Ligações entre NANDA, NOC e NIC – diagnósticos, resultados e intervenções de enfermagem. Porto Alegre: Artmed; 2009.

Longo DL. Hematologia e oncologia de Harrison. 2.ed. Porto Alegre: Artmed; 2015.

Marty E, Marty RM. Hematologia laboratorial. São Paulo: Érica; 2015.

North America Nursing Diagnosis Association (NANDA). Diagnóstico de enfermagem da NANDA: definições e classificação 2015-2017. 10.ed. Porto Alegre: Artmed; 2015.

Rodrigues AB, Martin LGR, Morais MW. Oncologia multiprofissional: bases para a assistência. Barueri: Manole; 2016.

Rodrigues AB, Oliveira PP. Oncologia para enfermagem. Barueri: Manole; 2016.

Sobrinho SH, Radünz V, Rosa LM. Enfermagem em unidade de transplante de célula-tronco hematopoética: o perfil e o cuidar de si. Rev Enferm UERJ. 201422(3):365-70. Disponível em: http://www.facenf.uerj.br/v22n3/v22n3a12.pdf; acessado em 26 de julho de 2018.

Casos de Centro Cirúrgico

XV

Ana Maria Calil Sallum

Pré-operatório: fratura de colo do fêmur com substituição total de quadril

Ana Lucia de Mattia
Estela Ferraz Bianchi

HISTÓRIA

Paciente de 75 anos, sexo feminino, sofreu uma queda em casa, foi atendida pelo resgate, não consegue levantar-se, sustentar o corpo em posição ortostática e deambular, referindo intensa dor na região do quadril direito. Foi encaminhada de ambulância ao pronto-socorro de um hospital universitário da cidade de São Paulo.

No pronto-socorro, foi encaminhada ao serviço de diagnóstico por imagem, para realização de RX, o qual confirmou fratura. Foi internada para preparo pré-operatório ortopédico, a ser realizado no dia seguinte.

Os dados do histórico de enfermagem demonstram que a paciente apresentava, havia vários anos, dores na região do quadril direito e dificuldade de locomoção por causa de osteoporose, apresentando também hipertensão arterial sistêmica, com uso contínuo de anti-hipertensivo.

EXAME FÍSICO

No exame físico geral, apresentava-se consciente, confusa, pálida e referindo dor intensa na região do quadril direito, com equimose coxofemoral direito e discreto edema em membro inferior direito (MID).

Os SSVV: PA = 160 × 90 mmHg;, FC = 85 bpm; FR = 14 mpm; T = 36,2°C.

Dados antropométricos: peso = 65 kg; estatura = 1,55 m.

No exame físico respiratório, a paciente apresentou frequência respiratória, ritmo respiratório e expansibilidade torácica normais; na ausculta pulmonar, presença de murmúrios vesiculares e RX de tórax normal.

Quanto à avaliação cardiovascular, apresentava hipertensão arterial sistêmica, embora tenha feito uso de medicação anti-hipertensiva, FC levemente aumentada, ausculta cardíaca com BRNF 2TSS (bulhas rítmicas normofonéticas, em dois tempos, sem sinais de sopro) e ECG com ritmo sinusal.

No exame físico neurológico, observaram-se confusão mental moderada, com pupilas isocóricas e fotorreagentes e força muscular normal em MMSS. Quanto à avaliação da força dos MMII, MIE normal, não sendo possível no MID devido à dor.

Apresentava abdome flácido, indolor, com ruídos hidroaéreos presentes, referindo eliminação intestinal normal. Negou queixas urinárias.

Os exames pré-operatórios (Hb, Ht, TC, TS, ureia, creatinina, sódio, potássio e cálcio) estavam dentro dos parâmetros aceitáveis.

AÇÕES PRIORITÁRIAS COM RELAÇÃO AOS ACHADOS

- **Busca do mecanismo determinante:** dor, equimose coxofemoral e impossibilidade de sustentação do corpo e locomoção e persistência da hipertensão arterial sistêmica.
- **Correção do mecanismo determinante:** todas as ações de enfermagem deverão ser direcionadas ao alívio imediato da dor, ao alcance de níveis pressóricos normais e ao retorno da sustentação e locomoção.

HIPÓTESES DIAGNÓSTICAS (CLÍNICAS E/OU CIRÚRGICAS)

- Fratura de fêmur direito.
- Fratura de patela direita.
- Hérnia discal lombar.

Existe uma elevada incidência de fraturas de quadril entre pessoas idosas, as quais têm ossos quebradiços em virtude da osteoporose (principalmente as mulheres) e tendem a cair com frequência. Os músculos quadríceps enfraquecidos, a fragilidade generalizada em razão da idade e as condições que produzem a perfusão cerebral reduzida contribuem para a incidência de quedas.[1,2]

Existem dois tipos principais de fraturas do quadril: (1) as fraturas intracapsulares, compostas de fraturas do colo do fêmur; e (2) as fraturas extracapsulares, situadas nas regiões trocantérica (entre a base do colo e o trocânter menor do fêmur) e subtrocantérica.[1,2]

As fraturas do colo do fêmur podem lesar o sistema vascular, que fornece o sangue para a cabeça do fêmur. Os vasos nutrientes dentro do osso podem ser interrompidos e o osso pode morrer e, por esse motivo, a não união ou necrose asséptica são comuns nos pacientes com esses tipos de fraturas. As fraturas intertrocantéricas extracapsulares têm um excelente suprimento sanguíneo e curam com rapidez, entretanto, a lesão extensa dos tecidos moles pode ocorrer no momento da lesão e a fratura pode tornar-se cominutiva e instável. Existe uma taxa bastante elevada depois das fraturas intertrocantéricas do quadril, principalmente porque os pacientes são, em geral, idosos e candidatos ruins para cirurgias.[1-3]

Com as fraturas do colo do fêmur, a perna fica encurtada, aduzida e rodada externamente, e o paciente é incapaz de mover a perna, sem aumento significativo da dor. Nas fraturas extracapsulares, a perna fica muito encurtada, rodando externamente em um grau maior que as intracapsulares, com espasmo muscular que resiste à posição neutra, e apresenta grande área de equimose e hematoma.[1]

As fraturas da região proximal do fêmur podem envolver duas regiões: o colo do fêmur ou a região intertrocantérica. A primeira acontece entre a cabeça do fêmur e a linha intertrocantérica, região popularmente conhecida como "pescoço" do fêmur, pois sustenta a cabeça do fêmur; e a segunda ocorre entre a base do pescoço femoral e o trocânter menor (Figura 44.1). Essa fratura acontece principalmente entre os idosos, por causa de quedas e de osteoporose. Uma simples queda ou torção pode resultar nessa fratura. Às vezes, a pessoa cai porque fraturou o colo do fêmur.

Muitos idosos hospitalizados com fraturas de quadril mostram-se confusos em consequência de estresse do trauma, ambientes desconhecidos, privação do sono, medicamentos e doenças sistêmicas. Os previsores pré-operatórios do delírio pós-operatório englobam idade superior a 70 anos, vício em álcool, estado cognitivo deficiente, estado funcional deficiente, sódio, potássio e glicose séricos anormais, isquemia cerebral transitória, respostas aos medicamentos e anestesia, desnutrição, desidratação, processos infecciosos, distúrbios do humor e perda sanguínea.

O(a) enfermeiro(a) deve avaliar o idoso quanto às condições crônicas, como edema de MMII devido à insuficiência cardíaca congestiva e ausência de pulso em razão da doença aterosclerótica.

Módulo XV – Casos de Centro Cirúrgico

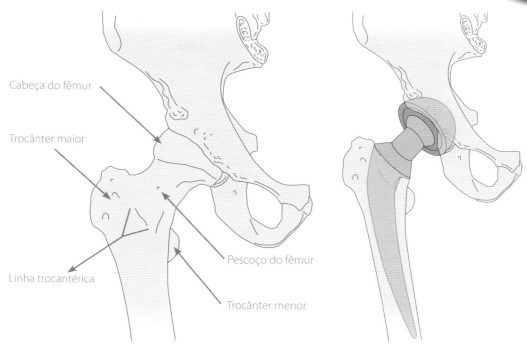

Figura 44.1 – Prótese de quadril.

Problemas respiratórios podem estar presentes e contribuem para ventilação pulmonar inadequada, de modo que se deve encorajar a respiração profunda e a tosse. Com frequência, os pacientes fazem uso de medicações anti-hipertensivas, que devem ser continuadas e monitoradas.

A desidratação e a má nutrição podem estar presentes, e por vezes os idosos vivem sozinhos e demoram de 1 a 2 dias para pedir ajuda após o evento da queda, contribuindo para hemoconcentração e predisposição dos fatores tromboembólicos, sendo necessário encorajar a ingestão de líquidos e uma dieta balanceada.

A fraqueza muscular pode ter contribuído para a queda. O repouso no leito e a imobilidade provocarão uma perda adicional da força muscular, devendo-se encorajar a paciente a movimentar as articulações, exceto o quadril envolvido, a usar os braços e o trapézio suspenso para se reposicionarem, pois isso fortalece os braços e os ombros, o que facilita a deambulação com aparelhos de assistência.

DIAGNÓSTICOS DE ENFERMAGEM[4]

- **Dor aguda:** experiência sensorial ou emocional desagradável que surge de lesão tissular real ou potencial, descrita em termos de tal lesão (Associação Internacional para o Estudo da Dor); início súbito ou lento, de intensidade leve a intensa, com um término antecipado ou previsível e uma duração inferior a seis meses. **Características definidoras:** evidência observada de expressão facial relacionada à fratura do colo do fêmur.
- **Mobilidade física prejudicada:** limitação de movimento físico independente e voluntário do corpo ou de uma ou mais extremidades. **Característica definidora:** amplitude limitada de movimento, relacionada a fratura do colo do fêmur e dor.
- **Eliminação urinária prejudicada:** distúrbio da eliminação urinária. **Característica definidora:** imobilidade relacionada a fratura do colo do fêmur e dor.

- **Risco para constipação:** risco de diminuição da frequência normal de evacuação, acompanhada de dificuldade ou passagem incompleta de fezes e/ou passagem de fezes excessivamente duras e secas, por fatores de mudanças ambientais recentes e atividade física insuficiente.
- **Eliminação urinária prejudicada:** distúrbio da eliminação urinária, definida pela imobilidade e relacionada com fratura do colo do fêmur.
- **Risco para infecção:** risco aumentado de invasão por microrganismos patogênicos, por fatores de procedimentos invasivos.
- **Confusão aguda:** início repentino de um conjunto de alterações e distúrbios globais, transitórios, na atenção cognição, na atividade psicomotora, no nível de consciência e/ou no ciclo sono-vigília. **Características definidoras:** percepções errôneas e flutuação na cognição, caracterizada por idade maior que 60 anos e trauma.
- **Ansiedade:** sentimento de desconforto, apreensão e antecipação de perigo. **Características definidoras:** confusão e aumento de PA.

PROBLEMAS INTERDEPENDENTES
- Comprometimento neurovascular.
- Trombose venosa profunda.
- Complicações pulmonares.
- Úlceras de decúbito.

TRATAMENTO MEDICAMENTOSO OU CIRÚRGICO

FARMACOTERAPIA
- Analgésicos VO.
- Antibióticos profiláticos VO.

HEMOTERAPIA
Muitos pacientes doam seu sangue para transfusão autóloga, visando à reposição do sangue perdido durante a cirurgia.

TRAÇÃO CUTÂNEA TEMPORÁRIA
A extensão de Buck pode ser aplicada para reduzir o espasmo muscular, imobilizar o membro e aliviar a dor. Os sacos de areia ou um rolo podem ser aplicados para evitar a rotação.

TRATAMENTO CIRÚRGICO[1-3]
A meta do tratamento cirúrgico das fraturas de quadril é obter uma redução satisfatória, de modo que o paciente possa ser mobilizado rapidamente e evitar as complicações médicas secundárias. É realizado logo que possível depois da lesão. O objetivo do pré-operatório é garantir que o paciente fique na condição mais favorável possível para a cirurgia.

O tratamento cirúrgico é determinado pelo local da fratura e pela preferência do cirurgião, consistindo em:
- **Redução aberta da fratura com fixação interna:** as fraturas luxadas do colo femoral podem ser tratadas como emergências, e a redução e a fixação internas são realizadas dentro de 12 a 24 horas depois da fratura, sendo visualizadas por RX, e uma fratura estável é fixada com pinos, combinação de pino e placa, múltiplos pinos ou parafusos compressivos.
- **Substituição da cabeça do fêmur por prótese:** a substituição da cabeça do fêmur por prótese é, usualmente, reservada para uma fratura que não pode ser reduzida de maneira satisfatória ou

fixada seguramente por pinos. Alguns cirurgiões preferem esse método porque a não união e a necrose avascular da cabeça do fêmur constituem complicações comuns das técnicas de fixação interna.
- **Substituição total de quadril:** substituição de uma articulação do quadril gravemente lesada por uma articulação artificial, indicada para artrites, fratura de colo de fêmur, doenças congênitas do quadril, entre outras. Muitas próteses consistem em um componente femoral metálico, finalizado por uma bola esférica, adaptado em um encaixe acetabular de plástico (Figura 44.2).

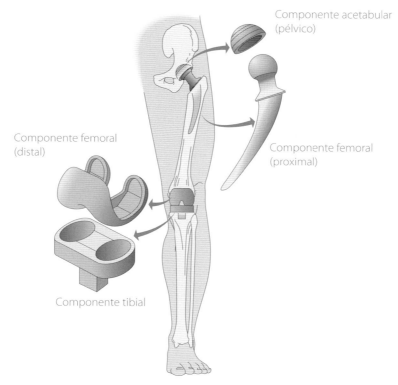

Figura 44.2 – Substituição de quadril e joelho.

FÁRMACOS A SEREM UTILIZADOS
- **Analgésicos:** utilizado para alívio da dor, tanto pré como pós-operatória.
- **Cefalotina:** antibioticoterapia profilática aplicada em pacientes submetidos a osteossíntese e artroplastia, com posologia de 2 g na indução anestésica e, posteriormente, 1 g a cada 6 horas, somente nas primeiras 24 horas.[3]

ANÁLISE LABORATORIAL E EXAMES MAIS COMUNS
AVALIAÇÃO PRÉ-OPERATÓRIA[1,3-5]
- RX de quadril: confirmação diagnóstica.
- Hemograma completo: atenção a hemoglobina (anemia), hematócrito (hemoconcentração) e leucocitose.

44 Discussão de Casos Clínicos e Cirúrgicos

- Bioquímico: ureia, creatinina, sódio, potássio e cálcio.
- RX tórax: eventuais problemas pulmonares.
- ECG: avaliação cardiológica.
- Tipagem sanguínea e fator Rh: reposição sanguínea intraoperatória.

DESTAQUES PARA A ATUAÇÃO DO(A) ENFERMEIRO(A)

Paciente idosa, hipertensa, confusa, que sofreu queda e fratura do colo de fêmur, apresentando dor intensa. Foi internada para realização de procedimento cirúrgico de substituição total de quadril, necessitando de assistência pré-operatória.

INTERVENÇÕES DE ENFERMAGEM[6]

- Dor aguda:
  - avaliar o tipo, a duração, o local e a frequência da dor;
  - aplicar tração de Buck, quando indicado, utilizando o rolo de trocânter;
  - administrar os analgésicos prescritos;
  - avaliar a resposta e alívio da dor;
  - mudar de posição dentro dos limites prescritos.
- Mobilidade física comprometida:
  - manter posicionamento neutro do quadril;
  - utilizar rolo de trocânter;
  - utilizar travesseiros entre as pernas quando virar;
  - auxiliar nas mudanças de posições e transferências;
  - encorajar o uso do trapézio.
- Eliminação urinária prejudicada:
  - monitorar ingesta e débito;
  - evitar/minimizar o uso de cateter.
- Risco para constipação:
  - monitorar sinais e sintomas de constipação, incluído frequência, consistência, formato, volume e cor;
  - monitorar ruídos hidroaéreos.
- Risco para infecção:
  - limpar a pele do paciente com agente antimicrobiano, quando indicado (pré-operatório);
  - observar sinais de infecção: elevação de temperatura e agitação;
  - tricotomizar e preparar a área, conforme indicação, no preparo para procedimento cirúrgico;
  - administrar terapia com antibiótico, quando indicado.
- Confusão aguda
  - identificar os padrões usuais de comportamento em atividades como sono, uso de medicamentos, eliminação, ingestão de alimentos e autocuidado.
- Ansiedade:
  - orientar paciente e família quanto aos procedimentos a serem realizados;
  - estimular a paciente a falar sobre suas apreensões e preocupações.

Módulo XV – Casos de Centro Cirúrgico

PROBLEMAS INTERDEPENDENTES[1]

■ **Comprometimento neurovascular:**
- avaliar o membro afetado para coloração e temperatura;
- avaliar os artelhos para resposta de preenchimento capilar;
- avaliar edema;
- avaliar dormência;
- avaliar pulsos pediosos.

■ **Trombose venosa profunda:**
- avaliar pulso poplíteo, dorsal do pé e tibial posterior;
- avaliar temperatura cutânea das pernas;
- avaliar o sinal de Homan a cada quatro horas;
- medir o perímetro da panturrilha 2 vezes ao dia;
- evitar a pressão nos vasos sanguíneos causada por aparelhos e travesseiros.

■ **Complicações pulmonares:**
- avaliar o estado pulmonar: frequência, profundidade e duração;
- avaliar sons respiratórios;
- supervisionar os exercícios de respiração profunda e tosse;
- administrar oxigênio, quando prescrito;
- atentar a hipertermia, diminuição de murmúrios vesiculares e presença de ruídos adventícios.

■ **Úlceras de decúbito:**
- monitorar a condição da pele os pontos de pressão;
- reposicionar a paciente a cada duas horas;
- administrar cuidados cutâneos;
- usar colchões de cuidados especiais.

■ **Ensino pré-operatório:** assistência à paciente para que compreenda e se prepare psicologicamente para a cirurgia e para a recuperação no pós-operatório.[4,6,7]
- Informar a paciente e as pessoas significativas sobre a data, horário e local da cirurgia e duração prevista;
- avaliar a ansiedade da paciente e das pessoas significativas em relação à cirurgia;
- descrever as rotinas do pré-operatório (anestesia, dieta, preparo da pele);
- descrever as rotinas e equipamentos do pós-operatório (medicamentos, sondas, drenos e posicionamento);
- avaliar a capacidade da paciente para tossir e respirar profundamente;
- determinar as expectativas da paciente em relação à cirurgia.

■ **Preparo cirúrgico:** realização de cuidados à paciente imediatamente antes da cirurgia, verificação de procedimentos/exames necessários e documentação do prontuário.[4,6,7]
- Identificar o nível de ansiedade/medo do paciente com relação ao procedimento cirúrgico;
- assegurar que o paciente esteja em jejum;
- assegurar que o prontuário do paciente tenha registro completo da história e de achados de exames físicos já concluídos;
- verificar se o formulário de consentimento cirúrgico está assinado adequadamente;
- verificar se os resultados dos testes diagnósticos e laboratoriais estão no prontuário;
- verificar se há sangue disponível;

- verificar se foi feito um ECG;
- retirar joias;
- retirar esmalte das unhas, maquiagem e prendedores de cabelo;
- retirar dentaduras e óculos;
- administrar e documentar medicamentos pré-operatórios;
- realizar a remoção de pelos, a escovação e o banho;
- orientar a paciente a urinar antes das medicações pré-operatórias;
- verificar se a paciente está com as roupas conforme protocolo da instituição;
- auxiliar a paciente a ser colocada na maca para transporte;
- providenciar um tempo para que os familiares falem com a paciente antes do transporte;
- oferecer informações à família sobre as salas de espera;
- preparar o quarto para o retorno da paciente após a cirurgia.

RESULTADOS[8]	As consequências da imobilidade ocasionadas pela fratura de colo de fêmur são tanto fisiológicas quanto psicocognitivas. As primeiras são relacionadas com úlceras de pressão, constipação intestinal, retenção urinária, articulações contraídas, hipotensão ortostática, trombose venosa, congestão pulmonar e pneumonia. Já as psicocognitivas são relacionadas com distorções da percepção, distúrbios do sono, depressão e apatia.
	Após o procedimento cirúrgico, esperam-se resultados de desempenho da mecânica corporal, equilíbrio e movimentos coordenados.
COMENTÁRIOS	São comuns as quedas domésticas em idosos, os quais, muitas vezes, moram sozinhos e demoram para pedir ajuda. Doenças crônicas, medicações, enfraquecimento muscular, entre outros fatores, propiciam essa queda, ocasionando, na maioria das vezes, a fratura de bacia, que requer um tratamento cirúrgico, com atividades de enfermagem desde o pré-operatório até o pós-operatório tardio.
	O idoso enfrentará problemas como dor, imobilidade, dificuldade urinária, risco de tromboembolismos, problemas neurovasculares e risco de infecção. Além disso, pode instalar-se confusão mental, agravada por essa situação, com alteração potencial do processo de raciocínio.
	Assim, o(a) enfermeiro(a) deve estar presente em todas fases, desde o atendimento no pronto-socorro até a visita domiciliar.
QUESTÕES PARA DISCUSSÃO DOCENTES/ DISCENTES	■ Relacionar os diferentes tipos de fraturas de quadril à população-alvo e ao tipo de tratamento adequado. Destacar as fraturas no paciente idoso.
	■ Em geral, quais as complicações de uma fratura óssea?

Módulo XV – Casos de Centro Cirúrgico

- Quais as complicações de uma fratura de colo de fêmur no paciente idoso?
- Quais exames diagnósticos são necessários no pré--operatório?
- Quais os cuidados pré-operatórios de uma substituição total de quadril?

REFERÊNCIAS

1. Smeltzer SC, Bare BG. Brunner & Suddarth: tratado de enfermagem médico-cirúrgica. v.2. 12.ed. Rio de Janeiro: Guanabara Koogan; 2011.
2. Dawes BG, Sileo DM. Cirurgia ortopédica. In: Meeker MH, Rothroch JC. Alexander: cuidados de enfermagem ao paciente cirúrgico. 13.ed. Rio de Janeiro: Guanabara Koogan; 2011.
3. Franco LMC, Ercole FF, De Mattia A. Infecção cirúrgica em pacientes submetidos a cirurgia ortopédica com implante. Rev SOBECC. 2015;20(3):163-70.
4. North America Nursing Diagnosis Association (NANDA). Diagnóstico de enfermagem da NANDA: definições e classificação 2015-2017. 10.ed. Porto Alegre: Artmed; 2015.
5. Carvalho R, Bianchi ERF. Enfermagem em centro cirúrgico e recuperação. 2.ed. Barueri: Manole; 2016.
6. Bulechek G, Butcher HK, Dochterman JMcC, Wagner CM. Classificação das intervenções de enfermagem. 4.ed. Porto Alegre: Artmed; 2008.
7. Sociedade Brasileira de Enfermeiros de Centro Cirúrgico, Recuperação Anestésica e Centro de Material e Esterilização (SOBECC). Práticas recomendadas da SOBECC. 6.ed. Barueri: Manole; 2013.
8. Moorhead S, Johnson M, Maas M, Swanson E. Classificação dos resultados de enfermagem. 5.ed. Rio de Janeiro: Elsevier; 2016.

Problema de sala de operações: trauma abdominal com ruptura de baço – laparotomia exploradora com esplenorrafia

Ana Lucia de Mattia
Estela Ferraz Bianchi

HISTÓRIA

Paciente de 26 anos, sexo masculino, vítima de acidente automobilístico, foi atendido pelo resgate no local do acidente. Realizado o atendimento segundo o *Advanced Trauma Life Support* (ATLS), utilizando o ABCDE do trauma.

Estava consciente, eupneico, apresentando hipotensão arterial leve, taquicardia, palidez cutânea e pequenas escoriações em face e tórax. Ao exame físico abdominal, apresentava ruídos hidroaéreos diminuídos, distensão e dor abdominal.

Foi encaminhado à unidade de urgência após exames abdominais de diagnóstico por imagem e foi transportado imediatamente ao centro cirúrgico, para ser submetido a laparotomia exploradora.

EXAME FÍSICO

EM SALA DE OPERAÇÕES (SO)

Chegou à SO, sonolento, respondendo aos chamados, com hipotensão moderada, taquicardia e palidez cutânea, abdome muito distendido e referindo dor intensa. Recebeu cristaloide em cateter venoso periférico e oxigenoterapia em cateter nasal.

Durante o procedimento anestésico-cirúrgico, apresentou sangramento intenso, sendo necessária a pesagem de compressas para avaliação da necessidade de reposição sanguínea.

Apresentou hipotensão moderada, taquicardia, PVC baixa e oligúria. Gasometria arterial com pH baixo, pO_2 baixo e HCO_3 baixo. Realizaram-se reposição sanguínea, de volume de líquidos e eletrólitos e infusão de drogas vasoativas para melhora da pressão arterial. O sistema respiratório foi controlado por ventilação mecânica. Realizaram-se também laparotomia exploradora com esplenorrafia, por ruptura de baço, e lavagem de cavidade para retirada dos coágulos sanguíneos.

Ao término da cirurgia, o paciente foi levado à UTI, intubado, em ventilação mecânica, recebendo cristaloide e hemoterapia em CVC, SNG com pequena quantidade de secreção amarelada, apresentando dois drenos incisionais, com pequena quantidade de secreção sanguinolenta e CVD pérvio. Estava pálido, apresentando tremores e pele fria, PA = 90 × 60 mmHg, FC = 78 bpm e SpO_2 com 92%.

AÇÕES PRIORITÁRIAS COM RELAÇÃO AOS ACHADOS

- **Busca do mecanismo determinante:** hipotensão, taquicardia, distensão e dor abdominal.
- **Correção do mecanismo determinante:** ações para busca do fator determinante da hipotensão arterial, distensão e dor abdominal.

HIPÓTESES DIAGNÓSTICAS (CLÍNICAS E/OU CIRÚRGICAS)

- Ruptura de víscera com sangramento interno, com desencadeamento de choque hipovolêmico em estágio compensatório.
- Choque cardiogênico associado ao trauma.
- Hipotensão arterial associada ao medo.

O choque é uma síndrome caracterizada pela incapacidade do sistema circulatório em fornecer oxigênio e nutrientes aos tecidos de modo a atender a suas necessidades metabólicas. A perfusão tecidual, responsável pelo metabolismo celular, poderá ser inadequada em inúmeras condições clínicas, gerando disfunção orgânica progressiva, que pode evoluir rapidamente para a irreversibilidade. Condição dinâmica com alterações frequentes e progressivas, com uma sequência de estágios que retratam a evolução do processo de deterioração do organismo:

- **1º estágio (ou compensatório):** equivalente ao pré-choque, pode apresentar alguns sintomas passageiros e discretos, pois os mecanismos compensatórios são ativados – descarga do sistema nervoso simpático, causando vasoconstrição e redução do fluxo sanguíneo em pele e rins, e mobilização nos reservatórios orgânicos, para garantir suprimento ao cérebro e ao miocárdio.
- **2º estágio (ou progressivo):** alterações tornam-se aparentes mesmo na vigência de intensa atividade dos mecanismos de compensação, o choque vai se intensificando e fatores intrínsecos são liberados, causando maior deterioração do organismo, quando pode iniciar-se a redução do débito cardíaco (DC).
- **3º estágio (ou irreversível):** a depressão do miocárdio e a perda do tônus arteriolar contribuem para o déficit de perfusão generalizado, com deterioração do nível de consciência e redução do débito urinário, e o volume reposto fica sequestrado no terceiro espaço ou permanece no capilar dilatado.[1,2]

TIPOS E CAUSAS DE CHOQUE

- **Hipovolêmico:** hemorragia, desidratação e sequestro de líquidos.
- **Obstrutivo:** embolia pulmonar, tamponamento cardíaco, pneumotórax hipertensivo e coarctação aórtica.
- **Distributivo:** séptico, neurogênico, anafilaxia, síndrome de hiperviscosidade e doenças endócrinas (hipotireoidismo e hipocortisolismo).
- **Cardiogênico:** falência ventricular esquerda, infarto agudo do miocárdio (IAM), miocardiopatia, miocardite, disfunção miocárdica da sepse, defeitos mecânicos, lesões valvares, aneurisma ventricular, arritmias e distúrbio de condução.[1-3]
- **Choque hipovolêmico:** é causado, inicialmente, por perda de volume circulante, com redução do retorno venoso e diminuição do DC e da oferta de oxigênio. A pressão arterial isoladamente não é um bom indicador da severidade do choque hipovolêmico, pois pode ser mantida em níveis próximos da normalidade, dada a vasoconstrição intensa (especialmente em pacientes sem patologia prévia), devendo ser analisada em conjunto com outros parâmetros na avaliação da gravidade do choque.
- **Choque hipovolêmico hemorrágico:** caracterizado por baixas pressões de enchimento ventricular (PVC, PCP) associadas a níveis reduzidos de Hb/Ht. Pode ocorrer por perdas sanguíne-

Módulo XV – Casos de Centro Cirúrgico

as externas (hemorragias digestivas, traumatismos e ferimentos abertos, sangramentos ginecológicos) ou por sangramentos ocultos, não exteriorizados (traumatismo fechado, pós-operatórios, ruptura de aneurisma de aorta ou grandes vasos, ruptura tubária por gestação ectópica, hemorragia retroperitoneal espontânea por coagulopatias, ruptura de fígado e baço).[1,2]

DIAGNÓSTICOS DE ENFERMAGEM[4]

- **Perfusão tissular ineficaz renal:** diminuição na oxigenação, resultando em incapacidade de nutrir os tecidos no nível capilar. **Característica definidora:** oligúria. **Fator relacionado:** hipovolemia ocasionada pelo sangramento intraoperatório.
- **Perfusão tissular ineficaz cardiopulmonar:** diminuição na oxigenação, resultando em incapacidade de nutrir os tecidos no nível capilar. **Característica definidora:** gases sanguíneos anormais. **Fator relacionado:** hipovolemia ocasionada pelo sangramento intraoperatório.
- **Perfusão tissular ineficaz periférica:** diminuição na oxigenação, resultando em incapacidade de nutrir os tecidos no nível capilar. **Característica definidora:** descoloração da pele. **Fator relacionado:** hipovolemia ocasionada pelo sangramento intraoperatório.
- **Volume de líquidos deficiente:** diminuição do líquido intravascular, intersticial e/ou intracelular. Refere-se a desidratação, perda de água sozinha, sem mudança no sódio. **Características definidoras:** frequência de pulso aumentada, pressão sanguínea diminuída, débito urinário diminuído. **Fatores relacionados:** perda ativa de volume de líquidos e hipovolemia ocasionada pelo sangramento intraoperatório.
- **Integridade da pele prejudicada:** epiderme e/ou derme alteradas. **Característica definidora:** invasão de estruturas do corpo. **Fator relacionado:** incisão cirúrgica.
- **Risco para infecção:** risco aumentado de ser invadido por microrganismos patogênicos, por procedimentos invasivos.
- **Dor aguda:** experiência sensorial ou emocional desagradável que surge de lesão tissular real ou potencial, descrita em termos de tal lesão; início súbito ou lento, de intensidade leve a intensa, com um término antecipado ou previsível e uma duração inferior a seis meses. **Características definidoras:** evidência observada de expressão facial relacionada a trauma abdominal e intervenção cirúrgica.
- **Ansiedade:** sentimento de apreensão, ambiente desconhecido, momento crítico de intervenção. **Características definidoras:** confusão, agitação e aumento de PA.

TRATAMENTO MEDICAMENTOSO OU CIRÚRGICO

- **Atendimento pelo resgate:**
  - ABCDE do trauma;
  - encaminhamento à unidade de emergência.
- **Unidade de emergência:**
  - exame para confirmação da hipótese diagnóstica: tomografia abdominal.
- **Sala de operação:**
  - monitorações: ECG, FC, SpO_2 e PAM não invasiva, PAM invasiva e PVC;
  - anestesia geral com tubo orotraqueal;
  - passagem de cateteres, sondas e drenos;
  - intervenção cirúrgica: laparotomia exploradora com esplenorrafia e lavagem de cavidade abdominal;
  - manutenção respiratória: ventilação mecânica controlada;

Discussão de Casos Clínicos e Cirúrgicos

- manutenção cardiovascular: reposição volêmica, hemoderivados e drogas vasoativas (coloides, transfusão sanguínea, dopamina, noradrenalina e dobutamina);
- encaminhamento à UTI após a intervenção anestésico-cirúrgica.

■ **Trauma no abdome/esplenorrafia:** o baço é o órgão mais comumente atingido em um traumatismo de impacto e o fígado, em trauma penetrantes. Os esforços são feitos para controlar a hemorragia, pois o baço exerce função de defesa no organismo humano. As agressões ao baço ocorrem com traumatismos de desaceleração que resultam na fratura do órgão, em razão de seus múltiplos pontos de fixação, o rompimento pode ser imediato ou retardado, as lacerações são tratadas de modo conservador por uma atenta monitoração e repouso no leito ou cirurgicamente, determinado pela condição do baço e do paciente. Utiliza-se uma incisão na linha média, que possibilita a exposição de todo o conteúdo abdominal. A esplenorrafia, que é a colocação de uma rede absorvente de ácido poliglicólico ao redor do baço, é utilizada nas lacerações capsulares. Os agentes hemostáticos típicos também são utilizados com sucesso, bem como a sutura e o *laser* de argônio. Uma laceração envolvendo o hilo esplênico geralmente resulta em esplenectomia.[5]

FÁRMACOS A SEREM UTILIZADOS[1-3]

- ■ Coloides (albumina, plasma, gelatina, dextrans, amido hidroxietílico): expandem rapidamente o volume plasmático, com efeito máximo de 2 a 3 horas após o fim da infusão, com persistência de 12 horas.
- ■ Ringer lactato: o íon lactato ajuda a tamponar a acidose metabólica.
- ■ Transfusão sanguínea.
- ■ Suporte inotrópico: se a reposição volêmica não for suficiente, inicia-se a infusão de drogas vasoativas para aumentar a perfusão e a oferta de oxigênio aos tecidos.
- ■ Simpaticomiméticos: melhora a contratilidade, aumenta o volume sistólico e o débito cardíaco (dopamina, dobutamina e noradrenalina).
- ■ dopamina: droga de eleição, iniciando em doses elevadas;
- ■ noradrenalina: quando se perde o efeito dopaminérgico ao nível renal;
- ■ dobutamina: droga mais eficaz para aumentar o DC e, consequentemente, a oferta de oxigênio aos tecidos.
- ■ Vasodilatadores: reduz a pré-carga, a pós-carga e a demanda cardíaca de oxigênio (nitroprussiato de sódio)

ANÁLISE LABORATORIAL E EXAMES MAIS COMUNS[1-2]

- ■ Hemograma: Hb e Ht.
- ■ Gasometria arterial.
- ■ Bioquímicos: ureia, creatinina, sódio, potássio e cálcio.
- ■ Tomografia abdominal.

DESTAQUES PARA A ATUAÇÃO DO(A) ENFERMEIRO(A)

- ■ **Atendimento do resgate:**
  - atender segundo o ABCDE do trauma:
    - A. *Airway*: abordagem das vias aéreas, desobstrução aérea e controle cervical;
    - B. *Breathing*: respiração e ventilação;
    - C. *Circulation*: circulação e controle da hemorragia;
    - D. *Disability or neurologic status*: exame neurológico;
    - E. *Exposure (undress) with temperature control*: exposição do paciente.

Módulo XV – Casos de Centro Cirúrgico

- monitorar (ECG, FC, SpO_2 e PAM não invasiva);
- instalar cristaloide em cateter venoso periférico;
- colocar em prancha rígida, em posição neutra e colar cervical;
- encaminhar à unidade de emergência.

■ **Unidade de emergência:**
- Encaminhar à tomografia abdominal e da tomografia diretamente ao centro cirúrgico.

■ **Na sala de operações:**[7-10]
- realizar *check-list* de cirurgia segura;
- determinar o equipamento, os instrumentos e os materiais necessários ao cuidado do paciente na cirurgia;
- reunir o equipamento e os instrumentos para cirurgia;
- preparar os materiais, os medicamentos e as soluções para uso;
- assegurar a disponibilidade de equipamentos de emergência;
- auxiliar na transferência do paciente da maca para a mesa cirúrgica;
- posicionar o paciente de modo a prevenir danos aos nervos periféricos e lesões por pressão;
- garantir a colocação correta de tiras de segurança;
- monitorar sinais vitais, adequação respiratória e circulatória: monitor cardíaco (ritmo e FC), PAM não invasiva com manguito e oximetria de pulso (SpO_2);
- auxiliar na anestesia e na intubação orotraqueal;
- realizar/auxiliar nos procedimentos de cateter venoso central (CVC) para infusões e verificação de PVC, cateter radial para verificação de PAM invasiva, sondagem nasogástrica (SNG) para alívio gástrico, cateter vesical de demora (CVD) para alívio vesical e balanço hídrico,;
- promover aquecimento com manta térmica e soro aquecido para prevenção de hipotermia;
- colocar placa neutra do bisturi elétrico (PNBE);
- realizar tricotomias abdominal e suprapúbica e antissepsia da pele;
- verificar posição cirúrgica e áreas de pressão;
- determinar a perda aceitável de sangue e administrar sangue se necessário: pesagem de compressas;
- realizar o controle de compressas;
- elaborar da ficha da sistematização da assistência de enfermagem perioperatória (SAEP);
- oferecer relatório completo ao chegar na sala de recuperação anestésica (SRA);
- encaminhamento à UTI.

■ **Nos diagnósticos levantados:** perfusão tissular ineficaz renal, cardiopulmonar e periférica, volume de líquidos deficiente.
- registrar o balanço de entrada e saída de líquidos;
- monitorar a condição hemodinâmica: PVC, PAM, e PCP, PAP, se estiver com cateter de artéria pulmonar;
- monitorar sinais vitais: PA, FC, FR e T;
- monitorar ritmo cardíaco (ECG);
- realizar ausculta cardíaca;
- verificar ritmo respiratório e expansão pulmonar;
- monitorar oximetria de pulso;
- monitorar capnografia, se com tubo orotraqueal;
- realizar ausculta pulmonar;

- monitorar gasometria arterial;
- observar edema, palidez periférica;
- monitorar níveis alterados de eletrólitos.

■ **Integridade da pele prejudicada:**
- manter todos drenos bem posicionados;
- aplicar curativo apropriado para proteger a lesão;
- verificar a integridade da pele, principalmente nas áreas de pressão e na colocação de equipamentos.

■ **Risco para infecção:**
- limpar a pele do paciente com agente antimicrobiano, quando indicado (pré-operatório);
- administrar terapia com antibiótico profilático, quando indicado;
- controlar a infecção transoperatória: temperatura ambiente entre 20 e 24°C, umidade relativa do ar entre 40 e 60%;
- realizar limpeza na SO, preparatória, operatória, concorrente e terminal;
- limitar o fluxo de pessoas na SO;
- separar materiais estéreis dos não estéreis;
- utilizar precauções padronizadas;
- verificar integridade das embalagens esterilizadas;
- auxiliar a equipe a vestir os aventais e as luvas.

■ **Dor aguda:**
- avaliar o tipo e a localização da dor;
- administrar analgésicos prescritos;
- selecionar e implementar uma variedade de medidas (farmacológicas, não farmacológicas e interpessoais) para facilitar o alívio da dor.

■ **Ansiedade:**
- orientar o paciente com relação ao ambiente e procedimentos realizados;
- manter a privacidade do paciente.

RESULTADOS

Os resultados estão relacionados com os seguintes fatores: tempo de atendimento do resgate, ações estabelecidas até chegar ao atendimento hospitalar, determinação do diagnóstico e do tratamento, intervenção cirúrgica e manutenção dos parâmetros vitais. A assistência prestada durante e após o procedimento anestésico-cirúrgico deve garantir os estados circulatório e respiratório do paciente.

COMENTÁRIOS

O caso evidencia um trauma abdominal por acidente automobilístico, o qual ocasionou laceração do baço, acarretando choque hipovolêmico hemorrágico no estágio compensatório.

Após o atendimento pré-hospitalar, o paciente foi encaminhado à uma unidade de emergência e foram realizados exames que apresentaram como hipótese o trauma abdominal, suscitando a necessidade de uma intervenção anestésico-cirúrgica.

Módulo XV – Casos de Centro Cirúrgico

Observa-se que o(a) enfermeiro(a) e suas ações estão presentes em todo o percurso desse paciente: no atendimento do resgate, na unidade de emergência, no centro de diagnóstico por imagem, no centro cirúrgico e, ainda, na UTI, na unidade de internação e, após a alta, em unidades ambulatoriais.

QUESTÕES PARA DISCUSSÃO DOCENTES/ DISCENTES

- Listar quais ações são realizadas no ABCDE do trauma.
- Discutir as possibilidades diagnósticas diante da palidez, hipotensão e taquicardia, acompanhadas de diminuição de ruídos hidroaéreos.
- Determinar quais são os tipos de choques, suas causas e manifestações.
- Discutir o papel do(a) enfermeiro no encaminhamento do paciente de emergência ao centro cirúrgico, sem preparo pré-operatório prévio.
- Verificar quais materiais, equipamentos e medicações são necessários para o atendimento na SO.
- Discutir as ações de enfermagem em SO: montagem e desmontagem da SO, monitoração cardíaca e hemodinâmica do paciente, posicionamento cirúrgico, aquecimento, balaço hídrico, cuidados com bisturi elétrico, ficha de SAEP, encaminhamento para UTI.
- Realizar exercício de estimativa de perda sanguínea em SO:
  - exemplo: foram utilizados 10 pacotes de compressas (cada pacote com 5 compressas, sendo que cada compressa pesa 40 g, de modo que um pacote seco pesa 200 g);
  - o 1º, o 2º e o 3º pacotes pesaram, juntos, 1.120 g;
  - o 4º, o 5º e o 6º pacotes pesaram, juntos, 970 g;
  - o 7º e o 8º pacotes pesaram, juntos, 610 g;
  - o 9º e o 10º pacotes pesaram 430 g;
  - o frasco do aspirador continha 400 mL, sendo que foi colocado SF 0,9% de 1.000 mL na mesa para lavagem, restando 200 mL.
  - Resposta:
  - total de peso das compressas = 3.130 g;
  - total de peso das compressas secas = 2.000 g;
  - excesso de peso das compressas = 1.130 g (sangue + soro);
  - aspirador = 400 g (sangue + soro) + 1.130 g (sangue + soro) = 1.530 g;
  - total = 1530 g – 800 mL de soro = 730 mL de sangramento.

REFERÊNCIAS

1. Knobel E. Condutas no paciente grave. 4.ed. Rio de Janeiro: Atheneu; 2011.
2. Cintra EA, Nishide VM, Nunes W. Assistência de enfermagem ao paciente gravemente enfermo. 2.ed. São Paulo: Atheneu; 2001.
3. Smeltzer SC, Bare BG. Brunner & Suddarth: tratado de enfermagem médico-cirúrgica. v.2. 12.ed. Rio de Janeiro: Guanabara Koogan; 2011.
4. North America Nursing Diagnosis Association (NANDA). Diagnóstico de enfermagem da NANDA: definições e classificação 2015-2017. 10.ed. Porto Alegre: Artmed; 2015.
5. Ledbetter AK. Cirurgia de traumas. In: Meeker MH, Rothroch JC. Alexander: cuidados de enfermagem ao paciente cirúrgico. 13.ed. Rio de Janeiro: Guanabara Koogan; 2011.
6. ATLS. Liga de Cirurgia de Emergência da Faculdade de Medicina Santo Amaro. Disponível em: http://ligadotrauma.br.tripod.com/atls.html; acessado em 28 de julho de 2018.
7. Carvalho R, Bianchi ERF. Enfermagem em centro cirúrgico e recuperação. 2.ed. Barueri: Manole; 2016.
8. Sociedade Brasileira de Enfermeiros de Centro Cirúrgico, Recuperação Anestésica e Centro de Material e Esterilização (SOBECC). Práticas recomendadas da SOBECC. 6.ed. Barueri: Manole; 2013.
9. Possari JF. Centro cirúrgico: planejamento, organização e gestão. São Paulo: Iátria; 2004.
10. Bulechek G, Burcher HK, Dochterman JC. Classificação das intervenções de enfermagem. 6.ed. Rio de Janeiro: Elsevier; 2016.

46

Recuperação anestésica: problema de hipoventilação – toracotomia

Ana Lucia de Mattia

Estela Ferraz Bianchi

HISTÓRIA

Paciente de 58 anos, sexo feminino, encontrava-se na sala de recuperação anestésica (SRA) de um hospital geral da rede privada da cidade de São Paulo. Os dados pré-operatórios demonstraram que há oito anos a paciente foi submetida a quadrantectomia de mama esquerda por causa de um adenocarcinoma, com tratamento de quimioterapia e radioterapia adjuvantes. Desde então, realiza acompanhamentos por imagem, e a tomografia pulmonar recente acusou vários nódulos pulmonares de até 1,2 cm.

Foi submetida a uma cirurgia eletiva, sendo iniciada por toracoscopia para exploração, a qual foi ampliada para toracotomia com retirada dos nódulos pulmonares e biópsia de congelação, os quais se apresentaram negativos à malignidade.

Na sala de operações (SO), o procedimento anestésico-cirúrgico foi realizado sob anestesia geral, com intubação seletiva à direita, e peridural, com cateter, para analgesia no período pós-operatório. Foi passado cateter venoso central (CVC), com infusão de cristaloide, e introduzido cateter vesical de demora. Não foram realizadas intervenções de prevenção de hipotermia.

A duração do procedimento anestésico-cirúrgico foi de, aproximadamente, três horas, sem intercorrências. Ao término da cirurgia, a paciente foi levada à SRA.

O histórico de enfermagem relata que a paciente não apresentava outros distúrbios, hipertensão arterial sistêmica e *diabetes mellitus*. Os sinais vitais de pré-operatório foram: PA = 120 × 70 mmHg, FC = 72 bpm, FR = 13 mpm e T = 36,1°C.

EXAME FÍSICO

A paciente chegou à SRA sonolenta, com agitação psicomotora, apresentando tremores e pele fria; na monitoração, PA = 110 × 60 mmHg, FC = 102 bpm, FR = 12 mpm, respiração superficial, com SpO_2 = 95%, força muscular diminuída e referindo intensa dor torácica. Recebeu oxigenoterapia em máscara a 3 L/minuto, infusão de cristaloide em CVC, com cateter de peridural, cateter vesical de demora e dreno torácico, com pequena quantidade de secreção sanguinolenta.

Após 15 minutos de recuperação anestésica, apresentava-se mais sonolenta, não respondia aos chamados, com respiração superficial, FR de 10 mpm, e queda da SpO_2 para 82%, mesmo com O_2 suplementar por máscara, com queda de dois pontos na nota da escala de Aldrete Kroulik (Tabela 46.1). Colheu-se gasometria arterial, que demonstrou pH baixo, pCO_2 alto e pO_2 baixo.

Tabela 46.1 – Escala de Aldrete Kroulik[1-4]

Parâmetros	Chegada à SRA	15 minutos
Atividade	2	2
Circulação	2	2
Respiração	1	1
Consciência	1	0
SpO_2	1	0
Total	**7**	**5**

- Atividade:
  - capaz de mover os 4 membros voluntariamente ou sob comando = 2;
  - capaz de mover os 2 membros voluntariamente ou sob comando = 1;
  - incapaz de mover os membros voluntariamente ou sob comando = 0.
- Circulação:
  - pressão arterial até 20% do nível pré-anestésico = 2;
  - pressão arterial do 21-49% do nível pré-anestésico = 1;
  - pressão arterial acima de 50% do nível pré-anestésico = 0.
- Respiração:
  - respirar profundamente e tossir livremente = 2;
  - dispneia ou limitação da respiração =1;
  - apneia = 0.
- Consciência:
  - lúcido, orientado no tempo e no espaço = 2;
  - desperta se solicitado = 1;
  - não responde = 0.
- SpO_2:
  - capaz de manter $SpO_2 > 92\%$ respirando ar ambiente = 2;
  - necessita de O_2 para manter $SpO_2 > 90\% = 1$;
  - $SpO_2 < 90\%$ mesmo com O_2 suplementar = 0.

AÇÕES PRIORITÁRIAS COM RELAÇÃO AOS ACHADOS

- **Busca do mecanismo determinante:** sonolência, hipoventilação, hipopneia e diminuição da saturação de pulso.
- **Correção do mecanismo determinante:** todas as ações de enfermagem deverão ser direcionadas a melhorar a oxigenação.

HIPÓTESES DIAGNÓSTICAS (CLÍNICAS E/OU CIRÚRGICAS)

- Hipoventilação resultando em hipoxemia e hipercarbia.
- Aspiração de conteúdo gástrico.
- Atelectasia.

Módulo XV – Casos de Centro Cirúrgico

A hipoventilação é uma complicação relativamente comum no pós-operatório, podendo ocorrer por impulso respiratório precário, alteração da função muscular e aumento da produção de dióxido de carbono. As drogas anestésicas, como os anestésicos halogenados e os opioides, têm ação depressora do centro respiratório.[1-3,5]

Quando a hipoventilação se deve ao desempenho deficiente da mecânica respiratória, as causas podem ser a presença de dor excessiva na incisão cirúrgica e/ou disfunção diafragmática nas cirurgias abdominais altas e torácicas e curativos apertados.[3]

A hipotermia interfere em uma multiplicidade de fatores que podem contribuir para prolongar o bloqueio neuromuscular, com diminuição da perfusão muscular, diminuição da metabolização excreção e aumento da meia vida de eliminação.[3]

A hipercarbia (aumento do dióxido de carbono) e a hipoxemia (diminuição da oferta de O_2) são resultantes da hipoventilação, ou seja, da diminuição da ventilação alveolar.[5]

Assim, a hipoventilação no período de RA pode ter como causa a depressão do sistema respiratório por anestésicos e relaxantes musculares (curares), cirurgias torácicas, curativos apertados, dor e hipotermia, apresentando como consequências a hipercarbia (aumento do dióxido de carbono) e a hipoxemia (diminuição do oxigênio no sangue).[3,5]

DIAGNÓSTICOS DE ENFERMAGEM[6]

- **Hipotermia:** temperatura corporal abaixo dos parâmetros normais. **Características definidoras:** tremor e pele fria. **Fator relacionado:** exposição ao ambiente fresco ou frio.

- **Troca de gases prejudicada:** excesso ou déficit na oxigenação e/ou na eliminação de dióxido de carbono na membrana alveolocapilar. **Características definidoras:** taquicardia, hipercapnia, agitação, sonolência, hipóxia e gases sanguíneos alterados. **Fator relacionado:** desequilíbrio na ventilação-perfusão.

- **Padrão respiratório ineficaz:** inspiração e/ou expiração que não proporcionam ventilação adequada. **Característica definidora:** pressão inspiratória/expiratória diminuída. **Fatores relacionados:** dor e hipoventilação.

- **Ventilação espontânea prejudicada:** reservas de energia diminuídas resultam em uma incapacidade do indivíduo de manter respiração adequada para sustentar a vida. **Características definidoras:** pCO_2 aumentado, pO_2 diminuído, agitação, aumento da frequência cardíaca e fadiga da musculatura respiratória.

- **Integridade da pele prejudicada:** epiderme e/ou derme alteradas. **Característica definidora:** invasão de estruturas do corpo. **Fatores relacionados:** fatores mecânicos.

- **Risco para infecção:** risco aumentado de ser invadido por microrganismos patogênicos, por fatores de procedimentos invasivos.

- **Dor aguda:** experiência sensorial ou emocional desagradável que surge de lesão tissular real ou potencial, descrita em termos de tal lesão; início súbito ou lento, de intensidade leve a intensa, com um término antecipado ou previsível e uma duração inferior a seis meses. **Características definidoras:** evidência observada de expressão facial relacionada a trauma abdominal e intervenção cirúrgica.

- **Mobilidade física prejudicada:** limitação do movimento físico independente e voluntário do corpo ou de uma ou mais extremidades. **Característica definidora:** amplitude limitada de movimento. **Fatores relacionados:** medicações anestésicas e dor.

- **Ansiedade:** sentimento de apreensão em relação ao ambiente, aos procedimentos e ao futuro. **Características definidoras:** agitação e sonolência.

TRATAMENTO MEDICAMENTOSO OU CIRÚRGICO

- Oxigenoterapia: máscara facial a 5 L/minuto e ventilação mecânica a critério médico.
- Analgésicos opioides: tramal, dolantina e morfina.
- Antagonista de opioides: naloxona.
- Antagonista do bloqueio neuromuscular: neostigmina.
- Antieméticos, se necessário, conforme prescrição médica.
- Anti-inflamatórios, conforme prescrição médica.

FÁRMACOS A SEREM UTILIZADOS[3,7]

OPIOIDES

Existem várias classes de analgésicos disponíveis, entre os quais o grupo de narcóticos ou opioides é o mais poderoso. O termo "opiáceo" é errôneo, já que sugere que a substância é um derivado do ópio. Existem apenas três alcaloides naturais do ópio em uso clínico: morfina, codeína e papaverina. Os restantes são semissintéticos, como diamorfina (heroína), ou sintéticos, como petidina, fentanil, alfentanil e pentazocina.

- **Tramal (analgésico entorpecente):** apresenta efeitos terapêuticos da inibição da dor. A reação adversa inclui vasodilatação, prurido, sudorese, sintomas menopáusicos, convulsões, anorexia, tontura, cefaleia, sonolência, ansiedade, mal-estar, nervosismo, distúrbios do sono e fraqueza.[10]
- **Dolantina (analgésico entorpecente):** age no alívio da dor. Apresenta reações de depressão circulatória, parada cardíaca, rubor facial, hipotensão, hipertensão, bradicardia, taquicardia, síncope, sedação, tremores, sonolência, choque, diminuição do reflexo da tosse e arritmia.
- **Morfina (analgésico entorpecente):** para analgesia e para aliviar a ansiedade do paciente, a morfina é o agente clássico e seguro. Ela fornece os atributos clássicos principais de um narcótico, a saber: analgesia, euforia e, o mais importante, dissociação e depressão subjetivas. Por muitas horas, os efeitos psicológicos e a sedação ultrapassam o simples efeito analgésico.
- **Naloxona:** o Narcan® é uma solução injetável de cloridrato de naloxona, estéril, límpida e incolor em ampolas incolores e límpidas. Cada ampola contém 1 mL (equivalente a 400 mcg de cloridrato de naloxona), e cada caixa contém dez ampolas. Pode ser utilizado para a reversão completa ou parcial da depressão opiácea, incluindo a depressão respiratória ligeira a grave induzida por opiáceos naturais ou sintéticos, incluindo o dextropropoxifeno, a metadona e certos analgésicos mistos agonistas/antagonistas: nalbufina e pentazocina. Também pode ser utilizado para o diagnóstico da suspeita de intolerância aos opiáceos ou sobredosagem aguda aos opiáceos. Quando é utilizado em situações pós-operatórias, a dose deve ser aferida para cada doente, de modo a obter uma resposta óptima respiratória enquanto se mantém uma analgesia adequada. As doses intravenosas de 100-200 mcg (aproximadamente 1,5-3 mcg/kg de peso corporal) são normalmente suficientes, mas deve-se deixar dois minutos completos entre cada aumento de 100 mcg administrado. Podem ser necessárias mais doses intramusculares dentro de 1 a 2 horas, dependendo do intervalo da última administração de opiáceo e da quantidade e do tipo (isto é, ação prolongada ou curta) do fármaco utilizado.
- **Neostigmine:** indicado para miastenia grave, reversão de bloqueio muscular causado por relaxantes musculares não despolarizantes, íleo paralítico e retenção urinária no pós-operatório (excluída a obstrução mecânica). Reversão de bloqueio muscular causado por relaxantes musculares não despolarizantes 1-5 mg IM e/ou IV, possivelmente em combinação com 0,4-1,2 mg de sulfato de atropina, de modo a reduzir os efeitos colinérgicos indesejáveis, tais como bradicardia e hipersecreção. As doses recomendadas não devem ser ultrapassadas, mesmo em caso de sobredosagem pelo curare.

Módulo XV – Casos de Centro Cirúrgico

ANÁLISE LABORATORIAL E EXAMES MAIS COMUNS[3,5]

- Gasometria arterial.
- Saturação de oxigênio de pulso (SpO_2).
- Capnografia: medida do CO_2 expiratório final ($ETCO_2$), utilizado para pacientes intubados, fato incomum na SRA.

DESTAQUES PARA A ATUAÇÃO DO(A) ENFERMEIRO(A)[1,2,4,8-10]

O caso clínico neste capítulo é uma situação de emergência respiratória em SRA, de hipoventilação com hipercarbia e hipoxemia, ocasionada por fatores como: depressão do sistema respiratório, pelo uso de anestésicos e relaxantes musculares; pela hipotermia, a qual dificulta a eliminação dos agentes anestésicos e pela dor, a qual diminui a expansibilidade torácica.

A American Society of Post Anesthesia Nurses (ASPAN) recomenda os seguintes passos para os pacientes que chegam à SRA: avaliação da ACR, relatório/passagem de plantão e avaliação inicial.

ATIVIDADES DE ENFERMAGEM

- Avaliar ACR:
  - A: vias aéreas: perviedade, oxigenoterapia e FR;
  - C: circulação – o monitor cardíaco (FC e ritmo cardíaco) e a PA são avaliados;
  - R: respiração: oximetria de pulso.
- Receber plantão e relatório com dados:
  - estado pré-operatório relevante;
  - técnica anestésica e duração da anestesia;
  - agentes anestésicos, incluindo relaxantes musculares, narcóticos e agentes reversores;
  - tipo de procedimento cirúrgico;
  - estimativa da perda e reposição de líquidos/sangue;
  - complicações ocorridas durante a cirurgia;
  - outras informações: presença de drenos, tubos e terapêutica a ser seguida.
- Realizar avaliação inicial – abordagem corporal dos grandes sistemas:
  - respiratório;
  - cardiovascular;
  - neurológico;
  - renal;
  - aplicação do escore numérico de Aldrete Kroulik.

INTERVENÇÕES DE ENFERMAGEM NA AVALIAÇÃO INICIAL, SEGUNDO A ASPAN, ADAPTADAS PARA ESTE CASO

- Verificar sinais vitais: perviedade das vias aéreas, FR, sons respiratórios, expansibilidade torácica, SpO_2, PA, FC, ritmo cardíaco e temperatura corpórea.
- Observar nível de consciência.
- Posicionar o paciente: decúbito elevado.
- Verificar as condições e a coloração da pele.
- Verificar as condições do curativo: verificar se está apertado por causa da expansão torácica.
- Analisar tipo, perviedade e fixação dos tubos de drenagens, cateteres e recipientes: cuidados com dreno torácico e sonda vesical de demora.
- Verificar resposta muscular e força.

- Realizar cuidados com CVC, fixação e quantidade infundida.
- Aplicar escore numérico: aplicação da escala de Aldrete Kroulik, na chegada do paciente e a cada 15 minutos na primeira hora.
- Promover aquecimento: manta térmica ou cobertores e soro aquecido.
- Realizar tratamento da dor: farmacológico e não farmacológico.
- Promover a segurança do paciente.

DIAGNÓSTICOS LEVANTADOS

- **Hipotermia:**
  - promover aquecimento com infusões aquecidas, mantas térmicas e/ou colchão térmico;
  - monitorar choque de reaquecimento;
  - monitorar sinais vitais;
  - monitorar sintomas associados, como tremores e mudança na coloração da pele.
- **Troca de gases prejudicada/padrão respiratório ineficaz/ventilação espontânea prejudicada:**
  - verificar FR;
  - verificar ritmo respiratório e expansão pulmonar;
  - monitorar oximetria de pulso;
  - monitorar capnografia, se com tubo orotraqueal;
  - realizar ausculta pulmonar;
  - observar curativos apertados;
  - cuidados com dreno de tórax.
- **Integridade da pele prejudicada:**
  - manter todos drenos bem posicionados;
  - aplicar curativo apropriado para proteger a lesão.
- **Risco para infecção:**
  - administrar terapia com antibiótico, quando indicada;
  - utilizar as precauções padrão.
- **Dor aguda:**
  - avaliar o tipo e a localização da dor;
  - administrar analgésicos prescritos;
  - selecionar e implementar uma variedade de medidas (farmacológicas, não farmacológicas e interpessoais) para facilitar o alívio da dor.
- **Mobilidade física prejudicada:**
  - manter posição de conforto;
  - promover a segurança do paciente.
- **Ansiedade:**
  - fornecer informações ao paciente e à família;
  - localizar o paciente no tempo e no espaço;
  - registrar intercorrências.

Módulo XV – Casos de Centro Cirúrgico

RESULTADOS | Os resultados estão relacionados com os seguintes fatores: determinação do fator desencadeante da hipoventilação, tempo da determinação e da ação empregada e qualidade da assistência.

COMENTÁRIOS | As complicações em SRA são inúmeras, a saber: respiratórias, cardiovasculares, dor, náuseas, vômitos etc.

Entre as respiratórias, a hipoventilação é uma das complicações comuns em SRA, assim, o(a) enfermeiro(a) e a equipe de enfermagem devem estar preparados para a identificação e ação imediatas, pois o tempo de atendimento e a sua qualidade são determinantes na evolução do quadro, podendo ser um quadro passageiro sem consequências, se atendido adequadamente, até um quadro crítico que necessite de intubação e UTI ao paciente.

QUESTÕES PARA DISCUSSÃO DOCENTES/ DISCENTES

- Qual a primeira intervenção a ser feita, quando o paciente chega à SRA, segundo a ASPAN?
- Listar os parâmetros a serem avaliados na escala de Aldrete Kroulik.
- Identificar, na avaliação inicial, em SRA, quais abordagens são prioritárias.
- Descrever as complicações mais comuns na SRA.
- Descrever as complicações respiratórias mais comuns na SRA. Como identificá-las?
- Refletir sobre os possíveis fatores que desencadearam a hipoventilação nesse paciente.
- Discutir como as complicações podem ser prevenidas.
- Refletir sobre as intervenções imediatas a serem executadas nas emergências respiratórias em SRA.

REFERÊNCIAS

1. Odom J. Cuidados pós-operatórios e complicações. In: Meeker MH, Rothroch JC. Cuidados de enfermagem ao paciente cirúrgico. 13.ed. Rio de Janeiro: Guanabara Koogan; 2011.
2. Sociedade Brasileira de Enfermeiros de Centro Cirúrgico, Recuperação Anestésica e Centro de Material e Esterilização (SOBECC). Práticas recomendadas da SOBECC. 6.ed. Barueri: Manole; 2013.
3. Braz JRC. Sala de recuperação pós-anestésica. In: Braz JRC, Castiglia YMC. Temas em anestesiologia: para o curso de graduação em medicina. 2.ed. rev. e ampl. São Paulo: Artes Médicas; 2000.
4. American Society of PeriAnesthesia Nurses (ASPAN). Standards of Perianesthesia Nursing Practice. New Jersey: ASPAN; 2010-2012.
5. Hoffer Jl. Anestesia. In: Meeker MH, Rothroch JC. Alexander: cuidados de enfermagem ao paciente cirúrgico. 13.ed. Rio de Janeiro: Guanabara Koogan; 2011.
6. North America Nursing Diagnosis Association (NANDA). Diagnóstico de enfermagem da NANDA: definições e classificação 2015-2017. 10.ed. Porto Alegre: Artmed; 2015.
7. Duke J. Segredos em anestesiologia. 4.ed. Rio de Janeiro: Di Livros; 2011.

8. Possari JF. Assistência de enfermagem na recuperação pós-anestésica. São Paulo: Érica; 2003.
9. Bulechek GM, Buthcer HK, Dochterman JM, Wagner CM. Classificação das intervenções de enfermagem. 6.ed. Rio de Janeiro: Elsevier; 2016.
10. Carvalho R, Bianchi ERF. Enfermagem em centro cirúrgico e recuperação. 2.ed. Barueri: Manole; 2016.

Temas Ético-legais

XVI

Ana Maria Calil Sallum

Amputação

Genival Fernandes de Freitas
Ana Maria Calil Sallum

HISTÓRIA

Um rapaz de 21 anos deu entrada no pronto-socorro trazido pelo serviço de pré-hospitalar em decorrência de um acidente automobilístico. Encontrava-se inconsciente e com Escala de Coma Glasgow = 7. Segundo os bombeiros, ficou preso nas ferragens por 40 minutos. Apresentava PA = 50 × 20 mmHg, FC = 130 bpm e arritmia. Precisou ser intubado, pois apresentava extremidades frias e esmagamento de ¾ do membro inferior esquerdo, com importante sangramento no local. Sua situação é crítica, com risco iminente de morte devido ao sangramento e à presença de choque hipovolêmico grau III.

Todas as etapas compreendidas nos atendimentos pré-hospitalar e intra-hospitalar preconizadas pelos manuais de atendimento ao trauma foram seguidas.

A indicação da equipe cirúrgica de trauma e da equipe de ortopedia era a amputação imediata do membro esquerdo.

O paciente foi encaminhado em caráter de emergência para o centro cirúrgico, e a amputação do membro foi realizada. Sua vida foi salva e ele foi encaminhado ao pós-operatório para o setor de cuidados críticos.

Sua família foi chamada pelo serviço social para comparecer ao hospital.

ASPECTOS IMPORTANTES PARA DISCUSSÃO

O paciente encontrava-se em uma situação de emergência, na qual sua vida corre perigo, ou seja, havia um risco iminente de morte.

Nessas condições, a equipe médica pode e deve preservar a vida do paciente, instituindo todas as medidas terapêuticas cabíveis, inclusive a amputação de um membro.

Não há implicação punitiva legal cabível à equipe médica ou de saúde por preservar a vida do paciente, e o contrário poderia ocorrer.

O fator tempo é fundamental para o sucesso dessas situações.

Outro aspecto importante diz respeito ao papel da equipe de enfermagem e do(a) enfermeiro(a) nesse contexto. Eles devem saber distinguir uma situação de emergência e/ou urgência e antecipar-se aos fatos, como no estabelecimento de controles rigorosos de parâmetros vitais, preparo do material de intubação e coleta e encaminhamento da tipagem sanguínea para o laboratório, com solicitação de urgência. Além disso, devem assegurar que o sangue chegue ao centro cirúrgico, que seja feita a manutenção de vias de acessos venosos para a infusão de líquidos, que o paciente seja aquecido e que seja providenciada a documentação do processo, explicitando a situação crítica da chegada do paciente, assim como todos os procedimentos adotados na sala de emergência e a hora de encaminhamento ao centro cirúrgico.

O termo de amputação deve ser assinado pelo chefe de equipe, com duas testemunhas. Nele, deve ficar documentada a necessidade de amputação com risco de morte e a falta de condição do paciente para assinar ou a não presença de alguém de sua família (ausência dos familiares).

Na chegada da família, é muito importante que alguém da equipe de saúde, preferencialmente o médico, conduza as orientações a serem dadas, explique as condutas adotadas e o porquê da necessidade da amputação. É sempre um momento de grandes comoção e tristeza, no qual se deve ter a clara explicação da manutenção da vida como objetivo prioritário.

O choque hipovolêmico ainda se apresenta como um dos grandes desafios, se não o maior deles, a ser vencido no cenário de pronto-socorro.

À equipe de saúde que receberá esse paciente no pós-operatório caberá a difícil tarefa de lidar com um paciente jovem que acaba de perder uma parte de seu corpo em decorrência de um evento agudo. Emoções como raiva, negação, intolerância, tristeza, medo, apatia, entre outros, são frequentes e devem ser enfrentadas pelo paciente, pela família e pelos profissionais de saúde.

De acordo com o hospital e as condições econômicas da família, os suportes psicológico, fisioterápico e religioso poderão ser acionados.

É comum que, por um longo período, o paciente "sinta" o membro amputado, e essa sensação é real, pois seu cérebro conviveu com aquele membro por 21 anos e essa memória corporal demora a desaparecer. A isso se dá o nome dor fantasma ou membro fantasma, e é preciso explicar ao paciente o que está acontecendo, pois eles costumam descrevê-la como uma sensação muito angustiante, pois não enxergam mais o membro amputado, no entanto, sentem sua presença e a dor.

A experiência com esses eventos e a literatura mostram descontentamento, tristeza, mudança de comportamento e agressividade importantes com essa nova situação de vida na fase aguda até os primeiros dois anos após o fato, sendo superado posteriormente de maneira gradativa e com a adaptação à nova condição física.

É muito reconfortante para a família que a equipe seja solidária nesse momento e não menospreze a dor e o sofrimento alheios, situação comum quando se trabalha há muito tempo em um local e/ou já se presenciou essa situação diversas vezes. Para aquela família e aquele paciente, o evento é único.

Reforça-se a importância da documentação de todo o processo e do atendimento nos setores de pronto-socorro e centro cirúrgico, para que fique muito bem caracterizada a situação de emergência em que o paciente se encontrava, justificando as medidas adotadas para preservar sua vida.

Ante o exposto, alguns aspectos jurídicos despontam nessa discussão, a saber: a autonomia, como princípio bioético, no processo de tomada de decisão, particularmente no tocante ao termo de amputação assinado pelo chefe da equipe, com duas testemunhas, considerando as circunstâncias no momento (risco iminente de morte do paciente ausência de familiar do paciente para autorizar a amputação, bem como a incapacidade civil do paciente por causa do estado comatoso).

Segundo De Plácido e Silva, "risco é o perigo, é o temor ou o receio de qualquer coisa que nos possa fazer um mal". Assim, acrescenta o autor que,

> além do sentido de perigo, de perda ou temor de fato, exprime a obrigação de ressarcir os danos, que advenham da vinda do fato ou evento temido ou receado, visto que, quem assume os riscos, já se obriga a cumprir as indenizações das perdas ou danos, que neles se fundarem. Nos riscos de vida, há o perigo de morte, que é declarada e começada, que se sente próxima ou a chegar.[1]

Módulo XVI – Temas Ético-legais

Em face das circunstâncias de risco iminente de morte do paciente em questão, os profissionais de saúde envolvidos na assistência são conhecedores desse risco e podem avaliá-lo objetivamente. Ademais, considerando a impossibilidade de se comunicar com a família e/ou o responsável legal pelo paciente, a equipe de saúde deve discutir e tomar decisões rápidas, a fim de não expor a vida a risco de morte, que se prenuncia próxima. Assim, a equipe avoca para si a responsabilidade pela tomada de decisão de amputar o membro do paciente, por julgar uma medida imperiosa, sob pena de omissão de socorro.

Por isso, pode-se dizer que, neste caso, a deliberação da equipe de saúde em extrapolar o habitual e decidir pelo paciente ou quem o represente legalmente, para salvar-lhe a vida, encontra respaldo legal. A inação (omissão) por parte dos profissionais de saúde nessa situação, além do possível desdobramento prejudicial ao paciente, poderia ser fato de questionamento por parte da família do paciente, sobretudo se ele viesse a falecer. Logo, havendo risco iminente de morte, os profissionais devem, em primeiro lugar, observar a vontade soberana do paciente (o que era impossível, neste caso, dada a sua incapacidade) ou do responsável legal (pais, irmãos). Agir foi a melhor opção por parte dos profissionais neste caso. De qualquer maneira, vale ressaltar a necessidade de registros corretos e completos acerca do fato e de seus desdobramentos, a fim de que não reste dúvida sobre o caráter de emergência ou urgência: a ausência de responsável familiar pelo paciente naquele momento.

O art. 132 do Código Penal tipifica o crime de perigo para a vida ou a saúde de outrem:

Art. 132 – Expor a vida ou a saúde de outrem a perigo direto e iminente:
Pena – detenção, de três meses a um ano, se o fato não constitui crime mais grave.
Parágrafo único. A pena é aumentada de um sexto a um terço se a exposição da vida ou da saúde de outrem a perigo decorre do transporte de pessoas para a prestação de serviços em estabelecimentos de qualquer natureza, em desacordo com as normas legais.[2]

Logo, a inação dos profissionais no caso em questão poderia ser tipificada como exposição da vida ou da saúde do paciente a perigo direto e iminente. Cônscios dos riscos para o paciente e para si, os profissionais avocam a responsabilidade e tomam decisões que podem salvar a vida do paciente. Vê-se que, no artigo citado, o legislador visa preservar a vida e a saúde da pessoa humana e que a mera exposição de tais bens jurídicos a perigo é considerada crime, concluindo-se daí que a lei não tolera sequer condutas dirigidas à exposição deles a risco.

A princípio, a norma compreende criminosa a conduta positiva do autor de expor a vida ou a saúde do ofendido a perigo, uma ação propriamente dita (crime comissivo). Contudo, também é possível que ele seja praticado quando o autor deve evitar o resultado lesivo (quando o delito será omissivo impróprio ou comissivo por omissão), ao assumir a posição de garantidor da segurança dos precitados bens jurídicos. No caso estudado, os profissionais de saúde devem evitar o risco e não agir, podendo ser o elemento determinante da omissão.

O perigo deve ser concreto, apresentando-se direto e iminente, já que a norma assim dispõe, impondo-se a prova de comprovação de que houve efetiva exposição da vida ou da saúde a perigo.

Daí a importância dos registros dos profissionais de saúde, desde a recepção do paciente no hospital, na UTI e no Centro Cirúrgico, os procedimentos diagnósticos e terapêuticos realizados e seus resultados, evidenciando o caráter de emergência e de risco iminente.

A decisão sobre quem assina o termo de amputação ou quem comunica o fato da cirurgia aos familiares vai além da responsabilidade do chefe da equipe médica, podendo ser conduzida por outros profissionais da equipe de saúde (médicos, enfermeiros etc.), cônscios da implicações e do respaldo legal, pois para a ocorrência do fato típico em questão é exigida a vontade de expor a vida de outrem a perigo, e nisso se concentra o dolo do autor. E, se pela intenção dele for alcançada a efetiva ofensa à vida ou à saúde do ofendido, já não incidirá o art. 132 do Código Penal, mas, sim, o dispositivo que pune a efetiva violação de tais bens jurídicos (p. ex., lesão corporal ou homicídio).

Porém, é possível que o delito do art. 132 incida apenas de modo subsidiário, quando a conduta não resultar em violação de norma penal mais grave.

Por outro lado, estando configurada uma conduta culposa, nas modalidades da imprudência, negligência ou imperícia, porquanto próprias do ato culposo, não são puníveis na forma do art. 132 do Código Penal.

Assim, a exposição a perigo decorrente de ato desastroso do autor não configura o crime, já que não há previsão para a punição do fato praticado culposamente, pelo menos do ponto de vista penal. Poderá, no caso estudado, questionar-se a existência de culpa dos profissionais de saúde, por exemplo, ao não agirem, apesar dos riscos evidenciados por eles próprios.

Em síntese, o agir do profissional é a conduta esperada nesse caso e exime a equipe de saúde de responsabilizações decorrentes de inação. Agir é tentar, ao menos, salvaguardar da vida, que corre risco iminente. Logo, a intenção é ética e legalmente respaldada, ante as circunstâncias daquele momento.

No caso específico da atuação do(a) enfermeiro(a), este(a) deve participar das discussões do caso e da tomada de decisão, tendo em vista que o mandamento legal da Lei n. 7.498/86, art. 11, inc. I (ou o Decreto n. 94.406/87), compete, privativamente, ao(à) enfermeiro(a) prestar assistência de enfermagem a pacientes graves com risco de vida e realizar procedimentos de maior complexidade técnica em enfermagem, que exijam conhecimentos científicos e capacidade de tomar decisões imediatas.[3,4]

Por outro lado, há de considerar os direitos do paciente, o qual pode ser considerado consumidor dos serviços de saúde ou das ações dos profissionais dessa área. Assim, a Lei, n. 8.078/90 estabelece como direitos do consumidor:

> A proteção da vida, saúde e segurança contra riscos provocados por práticas do fornecimento de serviços; Informação adequada e clara sobre os serviços, inclusive sobre os riscos que apresentem a assistência; A efetiva prevenção e reparação de danos físicos, morais e patrimoniais; Facilitação da defesa de seus direitos, inclusive com a inversão do ônus da prova.[5]

Logo, a responsabilidade pela assistência com segurança, em quaisquer circunstâncias, demanda o lado dos profissionais de saúde, mas também o da instituição de saúde, como instituição fornecedora dos serviços, devendo zelar pela proteção da vida, da saúde e da segurança contra riscos, mormente havendo risco iminente de morte ao paciente, mesmo que tais riscos não tenham nexo de causalidade com a prática profissional, por serem (como no caso em tela) decorrentes de causa externa (acidente automobilístico).

Por conseguinte, considera-se que registros das condições gerais em que se encontrava o paciente no momento da recepção no hospital, bem como os procedimentos realizados e as condutas tomadas, devem ser feitos de maneira cuidadosa e detalhada, a fim de dirimir dúvidas e salvaguardar as decisões ulteriores no sentido de buscar salvar-lhe a vida do risco maior, que é o risco de morrer. Tais registros profissionais corroborarão o dever profissional e o direito do paciente e/ou familiares no sentido de acessar a qualquer momento seu prontuário, nos termos do art. 3º da Lei Complementar n. 791, de 9 de março de 1995; ou o direito de receber informações claras, objetivas e compreensíveis sobre: hipótese(s) diagnóstica(s), exames solicitados, ações terapêuticas, riscos, benefícios e inconvenientes das medidas diagnósticas e terapêuticas e assistências (Lei n. 10.241/99).[6,7]

No que tange, ainda, à responsabilidade civil do(a) enfermeiro(a), cabe pontuar que quando o(a) enfermeiro(a) se vincula à obrigação de prestar dado serviço, entende-se que há obrigação de meio, e não de resultado. Na primeira, o profissional obriga-se a se utilizar de prudência e diligência normais na prestação de serviços para alcançar um resultado, sem, contudo, vincular-se a obtê-lo.[8,9]

No caso ora discutido, o(a) enfermeiro(a) deverá participar efetivamente do processo decisório envolvendo a assistência e a gestão das ações em saúde, a fim de proteger os direitos do paciente, especialmente o direito à assistência com segurança, mormente por haver risco iminente de vida do pa-

Módulo XVI – Temas Ético-legais

ciente e corroborar as ações da equipe de saúde para prevenir tal ocorrência. Caso ele(a) e outros profissionais de saúde venham a ser questionados por que agiram ou anuíram à decisão de amputação do membro do paciente, devem invocar os argumentos éticos (solidariedade, autonomia e conhecimento do estado de emergência) e jurídicos (o estado de necessidade e o risco iminente de morte), em defesa própria.

Em suma, a atuação dos profissionais de enfermagem, via de regra, norteia-se pela primeira, ou seja, obrigação de meio. Com isso, o cliente e sua família podem exigir empenho, conhecimento, zelo, dedicação, perícia, prudência e atenção dos enfermeiros, técnicos e auxiliares de enfermagem, mas não poderão acusá-los porque o paciente não logrou êxito no tratamento ou na assistência prestada.[8]

REFERÊNCIAS

1. De Plácido e Silva OJ. Vocabulário jurídico. Rio de Janeiro: Forense; 2003.
2. Brasil. Presidência da República. Casa Civil. Subchefia para Assuntos Jurídicos. Decreto-Lei n. 2.848, de 7 de dezembro de 1940. Código Penal. Disponível em: http://www.planalto.gov.br/ccivil_03/decreto-lei/Del2848compilado.htm; acessado em 01 de agosto de 2018.
3. Conselho Federal de Enfermagem (Cofen). Lei n. 7.498, de 25 de junho de 1986. Dispõe sobre a regulamentação do exercício da Enfermagem e dá outras providências. Disponível em: http://www.cofen.gov.br/lei-n-749886-de-25-de-junho-de-1986_4161.html; acessado em 01 de agosto de 2018.
4. Conselho Federal de Enfermagem (Cofen). Decreto n. 94.406, de 25 de junho de 1986. Regulamenta a Lei n. 7.498, de 25 de junho de 1986, que dispõe sobre o exercício da Enfermagem, e dá outras providências. Disponível em: http://www.cofen.gov.br/decreto-n-9440687_4173.html; acessado em 01 de agosto de 2018.
5. Brasil. Presidência da República. Casa Civil. Subchefia para Assuntos Jurídicos. Lei n. 8.708, de 11 de setembro de 1990. Dispõe sobre a proteção do consumidor e dá outras providências. Disponível em: http://www.planalto.gov.br/ccivil_03/Leis/L8078.htm; acessado em 01 de agosto de 2018.
6. São Paulo (Estado). Assembleia Legislativa do Estado de São Paulo. Lei Complementar n. 791, de 9 de março de 1995. Estabelece o Código de Saúde no Estado. Disponível em: https://www.al.sp.gov.br/repositorio/legislacao/lei.complementar/1995/lei.complementar-791-09.03.1995.html; acessado em 01 de agosto de 2018.
7. São Paulo (Estado). Assembleia Legislativa do Estado de São Paulo. Lei n. 10.241, de 17 de março de 1999. Dispõe sobre os direitos dos usuários dos serviços e das ações de saúde no Estado. Disponível em: https://www.al.sp.gov.br/repositorio/legislacao/lei/1999/lei-10241-17.03.1999.html; acessado em 01 de agosto de 2018.
8. Freitas GF, Santos MJ, Fernandes MFP. Responsabilidade civil do enfermeiro na assistência e na gestão. In: Kurcgant P. Gerenciamento em enfermagem. Rio de Janeiro: Guanabara Koogan; 2016.
9. Oguisso T. O exercício da enfermagem: uma abordagem ético-legal. São Paulo: LTr; 1999.

Transfusão de sangue

Genival Fernandes de Freitas
Ana Maria Calil Sallum

HISTÓRIA

Uma senhora de 55 anos foi internada em uma enfermaria com o diagnóstico de anemia aguda por perda sanguínea decorrente de hemorragia digestiva alta. É portadora de varizes de esôfago. A leitura de seu hemograma mostrou hemoglobina de 6 g/dL. Ao exame físico, apresentava-se consciente, orientada, descorada, apática, com PA = 80 × 50 mmHg, FC = 122 bpm, FR = 30 mpm, saturação de O_2 = 89%, mantendo repouso no leito.

Após a visita médica, foi indicada a transfusão de duas bolsas de concentrado de hemácias, com vistas à estabilização do quadro agudo.

Ao ser comunicada da transfusão, a paciente recusou-se a receber o sangue como tratamento, alegando ser Testemunha de Jeová.

A equipe de saúde tentou convencê-la da necessidade do tratamento, porém, sem sucesso.

Após duas horas, a paciente teve um novo episódio de hematêmese, piorando seu quadro clínico, mas permaneceu consciente e irredutível quanto à necessidade de transfusão.

Sua família foi acionada na tentativa de convencê-la, mas todos, com exceção do filho caçula, partilhavam da mesma religião e não aceitaram o tratamento.

A família optou por pedir alta da instituição e levou a paciente para casa, assinando alta a pedido e isentando a instituição de saúde de qualquer responsabilidade.

Seis dias após o evento, o hospital foi comunicado do falecimento da paciente.

Não ocorreu nenhum procedimento jurídico.

ASPECTOS IMPORTANTES PARA DISCUSSÃO

A religião do paciente, assim como outros aspectos relacionados com sua cultura, hábitos e costumes devem ser respeitados sempre que possível.

A situação mostrada não se caracterizou como uma emergência e, portanto, a opinião da paciente pôde ser ouvida e, contrariando a determinação médica, foi aceita.

Caso ocorra uma situação de emergência, não há tempo hábil para ouvir a opinião do paciente, tampouco a de sua família. Nesse caso, o sangue poderia ser instalado, pois haveria risco iminente de morte.

Vários pacientes que chegam ao setor de emergência e necessitam de transfusão recebem-na sem que a equipe de saúde tenha conhecimento de sua opção religiosa. No caso mencionado, a paciente foi internada de maneira eletiva em uma enfermaria.

Inúmeros seguidores da religião dos Testemunhas de Jeová, quando entram em um hospital, já deixam claro não aceitam a transfusão de sangue ou hemocomponentes como tratamento e assinam os documentos necessários isentando o hospital de qualquer responsabilização por dano à saúde, caso o procedimento transfusional seja necessário ou imprescindível para salvar uma vida.

No caso de menores de 18 anos, a responsabilidade é dos pais ou responsáveis; no caso de cônjuges, a responsabilidade recai de um sobre o outro; em caso de doentes mentais ou com déficits neurológicos, cabe ao responsável pela guarda ou aos pais; em pacientes conscientes e orientados, a responsabilidade é deles mesmos.

Com relação aos menores, a equipe médica pode acionar a vara da infância ou adolescência ou a vara cível, e caberá ao juiz determinar ou não a instalação do sangue ou hemocomponente. Em caso positivo, o sangue deve ser instalado à revelia da opinião dos pais. Trata-se de resoluções rápidas adotadas nas varas infantis.

São situações incomuns e muito difíceis de serem enfrentadas por todos os envolvidos. Cumpre ressaltar que muitos seguidores dessa religião são banidos de suas congregações ou vistos de maneira diferente por seus pares religiosos ao aceitar receber uma transfusão, o que causa grande sofrimento moral e ético.

Por mais difícil que seja essa situação, a opinião do paciente deve ser respeitada, salvo em situações de emergência ou urgência que evoluam para emergência, nas quais há risco iminente de morte.

É de fundamental importância a documentação de todo o processo, e a recusa ao tratamento deve ser assinada pelo paciente (quando possível), dois familiares e dois profissionais de saúde, isentando a instituição de saúde de qualquer responsabilização por dano posterior e que tenha nexo de causalidade com a recusa do paciente e/ou familiar ou responsável legal, assim como nos casos de alta a pedido do paciente e/ou da família.

É importante refletir sobre nossos hábitos, costumes, crenças, valores religiosos, éticos e morais e as diferenças culturais como aspectos a serem considerados no cenário hospitalar. Temos por hábito impor nossos valores como corretos, não considerando ou mesmo menosprezando tudo que seja diferente. No entanto, não podemos desrespeitar o direito do paciente como cidadão e sujeito de direitos, detentor de capacidade civil plena para decidir o que julga melhor para si. O direito do paciente de decidir por si está à frente do direito dos profissionais de saúde, que, mesmo contrariados com a decisão do paciente, não têm o poder e não devem desrespeitar a vontade soberana, a autonomia de decisão do paciente. O que cabe, nesses casos, é o dever dos profissionais envolvidos de esclarecer o paciente e seus familiares acerca dos riscos e possíveis danos advindos da recusa em aceitar o procedimento de transfusão sanguínea. Mas a vontade do paciente, no caso em questão, é soberana. Uma vez esclarecido, o paciente poderá manter sua recusa ou retratar-se, aceitando espontaneamente. Não é uma atitude prudente por parte da equipe de saúde tentar persuadir o paciente e/ou sua família a aceitar a transfusão. A aproximação e o diálogo devem ser a tônica no processo decisório, que compete ao paciente, quando capaz (civilmente) de decidir e/ou à família. O que os profissionais de saúde devem, e espera-se que façam, é estar abertos ao diálogo, a qualquer instante, para discutir as possibilidades, os riscos e os possíveis prejuízos, inclusive à vida. Para tanto, os profissionais devem utilizar uma linguagem clara e compreensível ao paciente, permitindo, inclusive, o acesso a informações do prontuário, como exames laboratoriais.

A tomada de uma decisão ética depende de sensibilidade ética e de raciocínio moral.[1] A sensibilidade ética envolve a identificação dos aspectos éticos de dada situação que afetam o bem-estar do indivíduo com base na interpretação de seus comportamentos verbais e não verbais, a identificação de seus desejos ou necessidades e uma resposta ou ação apropriada.

Módulo XVI – Temas Ético-legais

Para Oguisso, Schmidt e Freitas (2007):

O raciocínio moral é a habilidade de reconhecer e determinar o que deve ser feito, ou não, numa situação particular. Trata-se de um processo cognitivo em que cada um determina a ação eticamente defensável para resolver um conflito de valores.[2]

Os pacientes da religião Testemunhas de Jeová mostram-se muito seguros e convictos de sua opinião mediante o tratamento com sangue e derivados. Não cabe a ninguém de outro credo contestar ou menosprezar suas convicções religiosas.

O papel dos profissionais de saúde é orientar quanto ao tratamento e assegurar toda a documentação necessária referente à evolução do caso.

Em consonância com a Constituição Federal de 1988, art. 5º (Dos Direitos e Garantias Fundamentais), inc. VI, "é inviolável a liberdade de consciência e de crença, sendo assegurado o livre exercício dos cultos religiosos e garantida, na forma da lei, a proteção aos locais de culto e a suas liturgias".[3] Logo, não se discute o direito do paciente à liberdade de crença. O desrespeito a tal princípio traz como consequência a possibilidade de responsabilização por danos morais ou de outra forma (danos materiais), conforme o inc. X, segundo o qual "são invioláveis a intimidade, a vida privada, a honra e a imagem das pessoas, assegurado o direito a indenização pelo dano material ou moral decorrente de sua violação".[3] Estamos no campo do(s) direito(s) e dos deveres, tanto do paciente quanto de seus familiares ou responsável legal. De outro lado, há a responsabilidade dos profissionais de saúde e das organizações de saúde, em que aqueles atuam e buscam "salvar" vidas. Mas é preciso lembrar que nem sempre o que significa "salvar vidas" para alguns possa significar a mesma coisa para outros; pelo contrário, um procedimento como o ora discutido, quando executado sem o consentimento do paciente, representa uma ofensa moral muito grave ou irreparável. Não é possível mensurar a extensão do malefício de uma ação imprudente, como realizar uma transfusão de sangue contrariando a vontade e a autonomia e indo contra o consentimento dos sujeitos de direito. Aos profissionais de saúde compete informar, esclarecer o paciente sobre o estado de necessidade e os riscos inerentes à não transfusão do sangue, mas também devem tais profissionais sinalizar com outras possibilidades (se existirem) para suprir tal necessidade, nem que seja momentaneamente, enquanto se discute e se decide, sem açodamento, ou sob pressão, o que deve ser evitado. É preciso abrir espaços de diálogo e de troca. É preciso ouvir as pessoas envolvidas, antes mesmo de se apontarem as responsabilidades. Mas os profissionais deverão estar atentos aos registros desses diálogos e aproximações com o paciente e/ou familiares, com o intuito de esclarecimentos. Recomenda-se, além dos registros (dia, hora, nomes das pessoas envolvidas, o conteúdo do diálogo e das decisões), envolver outros profissionais – caso se julgue necessário e haja consenso de ambos os lados –, como psicólogo(a), assistente social, os advogados da instituição e do paciente, e o pastor da igreja a que o paciente está vinculado, se essa for a vontade deste último.

Assim, é preciso dialogar mais e impor menos, ou não impor nada ou de nenhum modo. Talvez as organizações de saúde possam repensar suas práticas assistenciais e gerenciais no processo decisório e ético acerca de temas como o da recusa à transfusão sanguínea ou outros temas, igualmente importantes por envolverem valores humanos, religiosos, ou não, e que demandam o respeito às diferenças e às diferentes visões do mundo e da vida como um todo. É preciso que sejamos mais sensíveis e lábeis. Estar aberto(a) à escuta é o primeiro passo.

REFERÊNCIAS

1. Fry ST. Ethics in nusing practice: a guide decision making. International Council of Nurses. Geneva; 2002.
2. Oguisso T, Schmidt MJ, Freitas GF. Ética e a bioética na enfermagem. In: Oguisso T, Schmidt MJ (Orgs.). O exercício da enfermagem: uma abordagem ético-legal. Rio de Janeiro: Guanabara Koogan; 2007.
3. Brasil. Constituição da República Federativa do Brasil de 1988. Disponível em http://www.planalto.gov.br/ccivil_03/constituicao/constituicao.htm; acessado em 19 de abril de 2017.

49

Agressão

Genival Fernandes de Freitas
Ana Maria Calil Sallum

HISTÓRIA

Deram entrada no hospital dois pacientes trazidos pela polícia militar, sendo uma menina de 12 anos, vítima de violência sexual (estupro), e seu agressor, de 34 anos. Segundo informações dos policiais, os dois eram moradores de rua, e o agressor foi preso em flagrante delito.

A criança encontrava-se machucada, com dor, chorosa e extremamente amedrontada, permitindo que apenas as mulheres da equipe de saúde a tocassem. Quanto ao homem, apresentava-se calmo, calado, com sinais de agressão em todo o corpo.

Tal situação causou grande revolta em toda a equipe de saúde, alguns funcionários pediram para não cuidar do agressor e médicos-residentes ameaçaram agredi-lo. Um dos médicos do setor negou-se a cuidar dele. Nenhuma punição foi anotada com relação a esse profissional.

ASPECTOS IMPORTANTES PARA DISCUSSÃO

A situação exposta gera, na maioria das pessoas, sentimentos como raiva, indignação, revolta, asco, desprezo, entre outros, e é absolutamente normal que isso aconteça, pois o contrário seria de se estranhar. No entanto, ao assumirmos o plantão e nosso posto como membros da equipe de saúde, não nos cabe escolher de quem cuidar. Também não se justifica a atitude de vingança privada, como a de alguns médicos-residentes que ameaçaram agredir o estuprador. No tocante à conduta ética, o art. 15 do Código de Ética dos Profissionais de Enfermagem estabelece "Prestar assistência de enfermagem sem discriminação de qualquer natureza".[1] Por conseguinte, esse princípio orienta-nos que não se deve julgar, punir, ameaçar ou discriminar quem quer que seja e que esteja necessitando de cuidado.

Assim, um profissional de saúde não pode se negar a prestar assistência a nenhum paciente, por mais difícil que seja a situação a ser enfrentada, como nos casos de agressão, tentativas de suicídio, atendimento a marginais ou bandidos trazidos pela polícia etc. Os comentários a respeito do ocorrido nunca devem ser feitos na frente do paciente ou de seus familiares.

Com relação à equipe de enfermagem, cabe ao(à) enfermeiro(a), como chefe da equipe, conduzir seu pessoal no cuidado aos pacientes, independentemente do delito cometido, e não permitir agressões verbais e não verbais.

A maioria dos hospitais referência para o atendimento ao trauma, denominados terciários, contam com uma delegacia conjunta ou próxima para atender a essas ocorrências legais que fogem da alçada de saúde. No caso de não haver esse serviço, a chefia deve ser acionada para resolver a questão – cada hospital tem as próprias regras quanto a esses eventos, ou a própria polícia acionará a delegacia referência no local do evento.

Após a resolução do problema de saúde dos pacientes, é importante que a equipe se reúna para discutir os aspectos éticos, legais e humanos envolvidos nessa questão, a fim de garantir a própria segurança e preparar-se para outros eventos semelhantes. Isso é de fundamental importância atualmente, considerando-se, inclusive, a possibilidade de se formar um grupo de profissionais de diversas áreas de formação (enfermeiro(a), psicólogo(a), médico(a), assistente social, entre outros) para garantir que essas discussões sejam conduzidas de maneira sistematizada na instituição, com atividades programadas. Esse grupo poderá, inclusive, elaborar um protocolo de ação conjunta da equipe de saúde, com base nas legislações vigentes no país acerca das agressões, do cuidado à vítima e ao agressor, quando for o caso, dos registros a serem feitos, bem como dos encaminhamentos, em parceria com o Ministério Público, à delegacia de polícia. O fato é que, por falta de informações e preparo adequado dos profissionais de saúde, é possível que se destruam provas importantes (orais ou corporais), vestígios do delito cometido. Daí a importância de se estar preparado(a). O profissional sozinho não consegue fazer muito, mas, com o apoio institucional e de um grupo especializado, que busca informações e compartilham informações, é possível transformar práticas e melhorar o atendimento, garantindo segurança aos profissionais de saúde e, sobretudo, às pessoas vitimadas pelas circunstâncias do abuso ou da agressão a que foram expostas. O apoio psicológico a quem cuida também é fundamental, pois, diante de um cenário como esse, o profissional sofre desgastes de toda ordem, podendo não apenas adoecer, mas também se sentir seguro e apoiado sobre as condutas mais corretas, ética e legalmente, a serem implementadas. A violência certamente não atinge somente a vítima, mas também todos que a cercam, como os profissionais de saúde. A primeira reação poderá ser de desprezo pelo agressor, um sentimento de vingança, o que não ajudará em nada, a não ser aumentando, ainda mais, o lastro da violência praticada.

Infelizmente, essa realidade (causas externas) é a terceira causa de morte no Brasil, e as agressões são um fato corriqueiro nos noticiários nacional e mundial.

Todo o atendimento deve ser documentado e assinado pelos responsáveis pelo setor ou pela unidade de internação.

Em vez de valorizar medidas punitivas, que podem ser adotadas em casos de negativa de assistência a qualquer paciente, deve-se atentar à falta de preparo humano e ético de alguns profissionais de saúde para lidar com situações como essa. Nesse sentido, diante da recusa do profissional de enfermagem para garantir a assistência, melhor do que punir é fundamental oferecer-lhes oportunidades para repensarem suas práticas e por que agem desse modo. Uma violência não se justifica com outra. Talvez a Comissão de Ética de Enfermagem seja um recurso a ser utilizado, valorizando-se o diálogo, para que se oriente o profissional acerca da conduta ética esperada dele no exercício de sua atividade como tal. As punições ou advertências devem ser um último recurso, embora se saiba que a prática de uma cultura punitiva seja bastante arraigada no cotidiano do trabalho em diversas instituições de saúde. Está mais do que comprovado que essa cultura da punição mais afugenta e amedronta do que amadurece e faz refletir para mudanças do atitudinal. É preciso, também, que haja pessoas preparadas para lidar com esses profissionais, ouvir suas razões, mas orientá-los e apoiá-los para a mudança, que por vezes se faz necessária. Esse apoio pode ser dado tanto pela própria equipe de saúde, no ambiente de trabalho, como externamente, por meio de grupos mais voltados à ação ética, como uma Comissão de Ética, que atua na instituição e é capaz de agir em prol de uma educação permanente para todos os profissionais. Não basta ser exímio do ponto de vista técnico-científico, é imprescindível que o profissional também seja preparado para um agir ético e de res-

Módulo XVI – Temas Ético-legais

peito ao ser humano em suas dignidade e integralidade. As instituições de saúde devem favorecer espaços de apoio aos profissionais, no sentido de rever ações cotidianas, no que tange tanto às dimensões técnico-científicas como às ético-políticas. Como cada realidade social apresenta suas nuances e peculiaridades, é importantíssimo que os gestores de saúde estejam atentos às necessidades da clientela assistida, mas também às necessidades dos profissionais de saúde, tanto do ponto de vista do investimento pessoal e do aprimoramento técnico como do humano, valorizando-se o campo das relações e o respeito entre as pessoas.

Infelizmente, não existe sociedade sem crime, e a criminologia contribui para consolidar os princípios da justiça social, pois seus estudos visam determinar a etiologia do crime, analisar a personalidade e a conduta do criminoso para que possa ser punido de maneira justa pela sociedade, e também auxiliar na prevenção da criminalidade e na ressocialização do delinquente.[2]

Por isso, a vida em sociedade exige um complexo de normas disciplinadoras que estabeleçam regras indispensáveis ao convívio entre os indivíduos que a compõem. Em nível nacional, o conjunto dessas regras, denominado Direito Positivo, deve ser cumprido por todos, pois, do contrário, sanções podem ser aplicadas àqueles que violarem tais preceitos. Já em nível internacional, a Organização das Nações Unidas (ONU) proclamou a Declaração Universal dos Direitos Humanos e votou inúmeras outras convenções; na Organização Mundial da Saúde (OMS), inúmeras resoluções foram tomadas, assim como convenções específicas na área da saúde foram acordadas pelos representantes de seus países-membros.[2]

Virgínia Lynch, pioneira da enfermagem forense nos Estados Unidos, aponta que enfermeiros, no afã de cuidar dos pacientes admitidos nos serviços de emergência, inadvertidamente destruíam importantes vestígios e provas de vítimas de crimes violentos, como estupros e abusos contra crianças e idosos. Tais vestígios ou o material (urina, sangue, esperma) deixado na pele das vítimas muitas vezes eram, cuidadosamente, limpos e lavados, e as roupas, descartadas, em vez de entregues aos policiais/investigadores para análise.[3]

Segundo essa autora, em situações de estupro, as enfermeiras são consideradas as profissionais mais adequadas para proceder ao exame das vítimas, dados o grande conhecimento de anatomia, fisiologia, química, psicologia e patologia e o domínio de técnicas de assepsia. Além disso, como mulheres, muitas são detalhistas e capazes de observar pequenos pormenores, podendo interagir e abordar mais facilmente e com grande empatia essas vítimas. Ademais, para esse tipo de abordagem, o especialista em enfermagem forense precisa conhecer meios e métodos de investigação de morte violenta além dos procedimentos *post-mortem*. Seria uma maneira de reduzir e prevenir a injustiça social e melhorar a qualidade do ensino teórico e prático de enfermagem forense, objetivos maiores dessa autora norte-americana.[3]

A falta de preparo de instituições e profissionais de saúde para lidar com situações como a descrita revelam a necessidade de se conhecer e valorizar outro espaço de saber da enfermagem atual, que é a enfermagem forense, a qual representa uma visão mundial emergente sobre o futuro das ciências forenses em relação ao crime e à violência, que, juntas, trazem os dois sistemas mais poderosos que afetam as vidas das pessoas em todo o mundo – a saúde e a justiça.[3]

Por outro lado, a necessidade de políticas que tratem de questões críticas relacionadas à violencia e ao trauma associado é uma preocupação multidisciplinar que requer o esforço conjunto de médicos, enfermeiros, policiais, advogados, juízes, sociólogos, psicólogos, assistentes sociais, cientistas forenses, políticos e outros ativistas para reduzir e prevenir a injustiça social.[2]

No caso estudado neste capítulo, os serviços social e de psicologia devem ser acionados para prestar assistência à paciente que sofreu agressão e a sua família. É preciso avaliar as condições de vida dessa vítima e as circunstâncias de vulnerabilidade social. Não basta dar-lhe o apoio naquele momento da institucionalização, é imperioso verificar outros laços e possibilidades, inclusive junto ao Conselho Tutelar, em instituições de acolhida dessa jovem. A equipe de saúde e, especialmente, a de enfermagem, poderão contribuir em muitos aspectos para que um cuidado mais humanizado e abrangente seja ofertado e que a adolescente seja acompanhada e apoiada durante e após esse contato imediato, garantindo-lhe, na medida das possibilidades, uma vida com dignidade. Com isso, o trabalho da equipe de saúde é apenas uma parte desse processo, pois é preciso envolver outros atores sociais, que garantam o cumprimento de direitos da criança e do adolescente, fora daquele espaço de atendimento em emergência (a assistência social em articulação com outros serviços de tutela do Estado a essa parcela social bastante vulnerável, por vezes, que são a infância e a adolescência abandonadas ou a mercê da própria sorte). Há uma responsabilização social dessas instâncias de poder político e social e que não se limita à instituição de saúde, que oferece uma resolutividade inicial, mas não é capaz de prevenir a reincidência de caso, como o ora analisado. É preciso ações e responsabilidades compartilhadas entre as instâncias e instituições de Estado e de saúde, em situações similares ou análogas.

REFERÊNCIAS

1. Conselho Federal de Enfermagem (Cofen). Resolução n. 311, de 8 de fevereiro de 2007. Aprova a reformulação do Código de Ética dos Profissionais de Enfermagem. In: Principais legislações para o exercício da enfermagem. Conselho Regional de Enfermagem de São Paulo; 2007. p. 21-33.
2. Oguisso T, Schmidt MJ. Organizações internacionais de saúde. In: Oguisso T, Schmidt MJ. O exercício da enfermagem: uma abordagem ético-legal. 4.ed. Rio de Janeiro: Guanabara-Koogan; 2017.
3. Lynch VA. Forensic nursing science: global strategies in health and justice. Egyptian Journal of Forensic Sciences. 2011;1(2):69-76.

Morte encefálica

Genival Fernandes de Freitas
Ana Maria Calil Sallum

HISTÓRIA

Uma paciente de 23 anos deu entrada no serviço em razão de uma queda de cavalo. Foi trazida pelos amigos e, na chegada, apresentava-se consciente, orientada, com parâmetros vitais normais e risonha. Em poucos minutos, apresentou quadro de vômito em jato e rebaixamento do nível de consciência, precisando ser intubada e encaminhada em caráter de urgência ao centro cirúrgico, onde se identificou um hematoma subdural extenso. Foi operada. Porém, após três dias, evoluiu para morte encefálica.

A família permaneceu o tempo todo no hospital, assim como vários amigos.

Após os exames necessários para a constatação da morte encefálica e sua confirmação, a equipe de transplante renal abordou o pai da paciente sobre uma possível doação de órgãos. Ele não reagiu bem à solicitação, alegando que o coração de sua filha estava batendo e, portanto, ela estava viva.

A enfermeira da unidade precisou intervir na situação, explicando o conceito de morte encefálica à família, independentemente da frequência cardíaca, assim como da condição irreversível da paciente e da possibilidade de ajuda para tantas outras pessoas no caso de uma possível doação.

A família e dois amigos permaneceram por 30 minutos conversando a sós e, após esse período, autorizaram a doação de todos os órgãos da paciente.

Apesar da dor, a mãe verbalizou estar menos aflita sabendo que sua filha ajudaria a salvar tantas vidas.

Pediu um abraço à enfermeira, que retribuiu prontamente, e ambas permaneceram assim por um longo período.

As doações foram realizadas e puderam ajudar outros sete pacientes.

ASPECTOS IMPORTANTES PARA DISCUSSÃO

Poucas pessoas têm facilidade e preparo para abordar o tema da morte com tranquilidade e sensibilidade, e os profissionais da área de saúde ainda estão longe dessa conquista. Muitas faculdades de enfermagem e de medicina não abordam essa temática ou o fazem de maneira superficial. Os profissionais, quando se encontram em uma situação prática, apresentam muita dificuldade em abordar o tema, bem como para enfrentá-lo.

50
Discussão de Casos Clínicos e Cirúrgicos

A notícia da morte de um filho gera a pior dor que um ser humano pode sentir, e as reações são diversas. Cabe à equipe de saúde abordar o tema com delicadeza e ter sensibilidade e sabedoria para reconhecer o momento oportuno para a abordagem quanto a possíveis doações de órgãos.

Cumpre ressaltar que não há muito tempo disponível para solicitar uma doação, daí a pressa e, por vezes, os atropelos na abordagem médica, ávida por salvar ou melhorar a qualidade de vida de tantos outros pacientes.

A confirmação de morte encefálica é um procedimento rigoroso e deve ser seguido à risca (protocolo), não permitindo dúvidas a respeito do diagnóstico. O documento deve ser assinado por dois médicos, sendo que pelo menos um deles deve ser um neurocirurgião ou neurologista. Somente após esses rigorosos exames e a confirmação diagnóstica por imagem caberá a abordagem da família, a qual deve ser preparada previamente quanto à gravidade do caso, visto que entre os exames decorre um período de pelo menos seis horas (ver Capítulo 5).

Segundo Santos, Moraes e Massarollo:

> A maneira, portanto, como os familiares de doares falecidos são informados sobre a morte é essencial para a discussão e tomada de decisão sobre doação de órgãos e tecidos para transplante [...] A comunicação da morte encefálica desperta nos familiares do doador, indubitavelmente, a necessidade de decidir sobre o destino que darão aos órgãos e tecidos do parente falecido. Para que haja a possibilidade da doação, é essencial que os familiares compreendam o conceito de morte encefálica e aceitem que a pessoa morreu.[1]

Nessa esteira de pensamento, vê-se que a conduta da enfermeira da unidade que explicou o conceito da morte encefálica à família e respeitou o momento de conversa para a construção do processo decisório, por parte dos familiares e amigos, no caso em questão, foi crucial para favorecer o discernimento deles para uma posição favorável à doação, de maneira livre e espontânea, apesar de todo o sofrimento e tristeza. Estar ao lado dos familiares é uma conduta ética da equipe de saúde e, nesse caso, da enfermeira, que a representa. Para tal, é preciso também estar preparado para os questionamentos dos familiares, tanto de ordem técnica ou operacional como de ordem legal. Por exemplo, quanto tempo leva entre o consentimento da família para a doação de órgãos e a liberação do corpo para a realização do cerimonial final a que a família tem direito e deseja prestar ao ente querido? Ou sobre os documentos que devem ser assinados, o teor desses documentos, o esclarecimento necessário etc. Daí a importância de haver um profissional capacitado para esse mister na instituição de saúde e que seja continuamente atualizado sobre protocolos institucionais acerca do transplante, da abordagem da família, dos exames exigidos, dos registros necessários, entre outros aspectos, igualmente relevantes, no tocante à comunicação entre instituições e profissionais responsáveis pelo andamento ou prosseguimento das ações, que visam à decretação da morte encefálica e que se sucedem a esta, tendo em vista a captação dos órgãos do doador, as condições para o translado, e assim por diante. Não basta estar preparado tecnicamente para esse importante ofício, é preciso que o(a) enfermeiro(a) e toda a equipe de saúde também estejam preparados emocionalmente e saibam lidar com sabedoria, prudência e, sobretudo, ética nas relações com os familiares e com os profissionais de saúde envolvidos nesse processo. A comunicação, certamente, é uma chave fundamental do sucesso do(a) enfermeiro(a) ou de qualquer outra da equipe de saúde para alcançar êxito em situações como essa.

Outro aspecto essencial refere-se à legalidade, pois a Constituição Federal de 1988, no art. 199, § 4º, afirma que "a lei disporá sobre as condições e os requisitos que facilitem a remoção de órgãos, tecidos e substâncias humanas para fins de transplante, pesquisa e tratamento, [...], sendo vedado todo tipo de comercialização".[2] Segundo a Organização Mundial de Saúde (1991), o termo "órgão humano" inclui órgãos e tecidos que não se relacionam com a reprodução humana e que não se estendem a tecidos reprodutivos, como óvulos, esperma, ovário, testículos ou embriões, nem com o sangue ou seus constituintes.[3]

Módulo XVI – Temas Ético-legais

O Código de Ética Médica (Resolução CFM n. 1.931, de 17 de setembro de 2009), ao tratar da doação e transplante de órgãos, afirma que é vedado ao médico:

Art. 43. Participar do processo de diagnóstico da morte ou da decisão de suspender meios artificiais para prolongar a vida do possível doador, quando pertencente à equipe de transplante.
Art. 44. Deixar de esclarecer o doador, o receptor ou seus representantes legais sobre os riscos decorrentes de exames, intervenções cirúrgicas e outros procedimentos nos casos de transplantes de órgãos.
Art. 45. Retirar órgão de doador vivo quando este for juridicamente incapaz, mesmo se houver autorização de seu representante legal, exceto nos casos permitidos e regulamentados em lei.
Art. 46. Participar direta ou indiretamente da comercialização de órgãos ou de tecidos humanos.[4]

Ainda do ponto de vista legal, vale sinalizar que a Lei n. 10.211, de 23 de março de 2001, estabeleceu que, para ser doador após a morte, é necessária a autorização familiar.[5] Com a aprovação da Lei dos Transplantes (Lei n. 9.434 , de 4 de fevereiro de 1997) e do respectivo Decreto n. 2.268/97, coube ao Ministério da Saúde o detalhamento técnico, operacional e normativo do Sistema Nacional de Transplantes, por meio de sua Coordenação Nacional.[6,7] Esse detalhamento foi estabelecido, em agosto de 1988, com a aprovação do Regulamento Técnico de Transplantes, que definiu as atribuições das coordenações estaduais, inclusive, o sistema de lista única e os critérios específicos para a distribuição de cada tipo de órgão ou tecido para os receptores, entre outras atribuições.[8]

É imprescindível que o(a) enfermeiro(a) esteja preparado(a) do ponto de vista técnico ou operacional, para integrar a equipe de saúde no que tange aos transplantes, além de uma formação humana sólida, que prioriza o agir ético e legal, com base no conhecimento e na aplicação das normas vigentes e atualizadas a esse respeito.

Outro aspecto que merece destaque refere-se ao fato de que uma família não pode ser pega de surpresa sobre a gravidade do caso, pois, como citado anteriormente, decorre um tempo longo entre os exames, e somente pacientes em coma grave (Glasgow = 3) são submetidos ao protocolo de morte encefálica.

O(a) enfermeiro(a) talvez seja o melhor elemento da equipe de saúde para explicar os procedimentos de doação de órgãos – todo hospital referência para o atendimento ao trauma deveria ter um(a) enfermeiro(a) que atendesse apenas a essas situações, podendo dispor de tempo para as famílias e os encaminhamentos burocráticos necessários.

É de fundamental importância que a evolução clínica desse paciente seja realizada em detalhes, evitando equívocos futuros, assim como todos os passos seguidos para a captação e as doações de órgãos, como preenchimento de protocolos etc.

A proximidade com a família do paciente em morte encefálica é relevante, principalmente porque os doadores são, em sua maioria, jovens e falecem em decorrência de eventos agudos.

REFERÊNCIAS

1. Santos MJ, Moraes EL, Massarollo, MCK. Comunicação de más notícias: dilemas éticos frente à situação de morte encefálica. O Mundo da Saúde. 2012;36(1):34-40.
2. Brasil. Constituição da República Federativa do Brasil de 1988. Disponível em http://www.planalto.gov.br/ccivil_03/constituicao/constituicao.htm; acessado em 19 de abril de 2017.
3. World Health Organization (WHO). Human organ transplan-tation. Geneva: WHO; 1991.
4. Conselho Federal de Medicina (CFM). Resolução CFM n. 1.931, de 17 de setembro de 2009. Aprova o Código de Ética Médica. Disponível em: https://portal.cfm.org.br/images/stories/biblioteca/codigo%20de%20etica%20medica.pdf; acessado em 01 de agosto de 2018.
5. Brasil. Presidência da República. Casa Civil. Subchefia para Assuntos Jurídicos. Lei n. 10.211, de 23 de março de 2001. Altera dispositivos da Lei no 9.434, de 4 de fevereiro de 1997, que "dispõe sobre a re-

moção de órgãos, tecidos e partes do corpo humano para fins de transplante e tratamento". Disponível em: http://www.planalto.gov.br/ccivil_03/leis/LEIS_2001/L10211.htm; acessado em 01 de agosto de 2018.

6. Brasil. Presidência da República. Casa Civil. Subchefia para Assuntos Jurídicos. Lei n. 9.434, de 4 de fevereiro de 1997. Dispõe sobre a remoção de órgãos, tecidos e partes do corpo humano para fins de transplante e tratamento e dá outras providências. Disponível em: http://www.planalto.gov.br/ccivil_03/LEIS/L9434.htm; acessado em 01 de agosto de 2018.

7. Brasil. Presidência da República. Casa Civil. Subchefia para Assuntos Jurídicos. Decreto n. 2.268, de 30 de junho de 1997. Regulamenta a Lei n. 9.434, de 4 de fevereiro de 1997, que dispõe sobre a remoção de órgãos, tecidos e partes do corpo humano para fim de transplante e tratamento, e dá outras providências. Disponível em: http://www.planalto.gov.br/ccivil_03/decreto/1997/d2268.htm; acessado em 01 de agosto de 2018.

8. Oguisso T, Schmidt MJ. O exercício da enfermagem: uma abordagem ético-legal. Rio de Janeiro: Guanabara Koogan; 2007.

Aborto

Genival Fernandes de Freitas
Ana Maria Calil Sallum

HISTÓRIA

Uma garota de 13 anos e seu namorado de 15 procuraram uma unidade básica de saúde (UBS). Queriam falar com o médico de plantão, que se encontrava em uma consulta. A enfermeira da unidade perguntou se poderia ajudar em algo e os adolescentes referiram ter procurado o serviço de saúde pois a garota estava grávida e queria realizar um aborto, caso contrário, seu pai a expulsaria de casa ou a mataria.

ASPECTOS IMPORTANTES PARA DISCUSSÃO

Reconhecendo a complexidade dessa discussão, Domingos e Merighi destacam que:

o aborto é um tema polêmico e um sério problema de saúde pública mundial, responsável pela manutenção das altas taxas de mortalidade materna em muitos países em desenvolvimento. No Brasil, por se tratar de um ato ilegal, muitas mulheres que não desejam manter uma gestação acabam por procurar clínicas clandestinas, submetendo-se ao aborto em condições precárias, o que acarreta graves consequências à sua saúde física e psicológica e à própria vida.[1]

Há quem defenda a prática do aborto como um direito da mulher, assim como há aqueles que não a defendem. Nessa perspectiva,

a questão do aborto no Brasil surge no bojo de um movimento social cuja história se inicia no interior de uma sociedade marcada por uma ditadura miliar extremamente repressora. Já no contexto de sociedades capitalistas modernas e desenvolvidas, onde o feminismo com a proposta de alargar os horizontes democráticos, incorporando as mulheres ao ideário da igualdade, o direito ao aborto é conquistado com o reconhecimento do direito à autonomia individual e como contestação ao poder do Estado em legislação sobre questões da intimidade do indivíduo. Ele se constitui na expressão mais radical da liberdade do cidadão perante o Estado.[2]

Discussão de Casos Clínicos e Cirúrgicos

Vale destacar, ainda, que o

início dos anos 90 apresenta algumas ações do movimento de mulheres pelo direito ao aborto. Dentre elas, destacam-se as pressões sobre as diversas câmaras municipais, em particular nas capitais dos estados, para fazer incluir, nas leis orgânicas dos municípios, o direito ao atendimento nos serviços públicos de saúde, nos casos de aborto previstos em lei. Em muitos municípios, esse direito foi conquistado sem encontrar a resistência da Igreja Católica.[2]

No Brasil, O Código Penal atual estabelece pena de detenção de 1 a 3 anos para a gestante que provocar aborto em si mesma ou consentir que este seja provocado. Somente o aborto praticado por médico, se não há outro meio de salvar a vida da gestante, e aquele cuja gravidez é resultante de estupro não são punidos.[3]

Vale pontuar que a situação exposta é muito comum em nosso meio, o que se deve a fatores como falta de educação sexual, não uso de preservativos, ignorância, início precoce das relações sexuais, desejo de sair de casa etc.

Nenhum membro da equipe de saúde está autorizado a participar ou realizar o aborto.

Caso a UBS tenha um serviço social, este deverá ser acionado para auxiliar nas orientações cabíveis, inclusive podendo chamar a família para orientações.

Ao(à) enfermeiro(a) cabe fornecer todas as orientações sobre a impossibilidade da realização do aborto na UBS, além de orientações quanto a não se realizar o aborto em clínicas clandestinas ou com "curiosas", em razão do alto risco de mortalidade e infecção. O(a) enfermeiro(a) deve, além disso, alertar quanto à necessidade da realização do pré-natal e do apoio emocional.

Do ponto de vista prático e realista, essas medidas são as cabíveis – não sendo possível interferir na relação familiar quanto à aceitação da gestação.

Sabe-se que o Brasil é um dos países que mais realiza abortos ilegais, e as razões para tal prática são inúmeras. No entanto, independentemente de suas crenças ou posicionamentos pessoais, o(a) enfermeiro(a) estará cometendo um delito e poderá responder cível e criminalmente caso participe dessa prática.

> Observação: no Brasil, o aborto pode ser autorizado em poucas situações, como risco de morte da mãe e estupro. São situações ainda controversas e que necessitam de orientação legal.

TEMAS INTERESSANTES PARA A DISCUSSÃO DOCENTE-DISCENTE, LEITURA, REALIZAÇÃO DE TRABALHOS E DRAMATIZAÇÃO	■ Eutanásia.
	■ Distanásia.
	■ Tentativa de suicídio – casos da baleia azul.
	■ Furto na unidade.
	■ Perda de pertences do paciente (p. ex., dentadura).
	■ Anotação de objetos de valor, como joias.
	■ Queda da cama.
	■ Alta a pedido.
	■ Iatrogenias.
	■ Negação do paciente e/ou família a um tratamento proposto (p. ex., quimioterapia).
	■ Atuação da equipe de saúde diante do paciente terminal.
	■ Doação de órgãos.

Módulo XVI – Temas Ético-legais

REFERÊNCIAS

1. Domingos SRF, Merighi MAB. O aborto como causa de mortalidade materna: um pensar para o cuidado de enfermagem. Revista da Escola Anna Nery. 2010;14(1):177-81.
2. Barsted LAL. Legalização e descriminalização do aborto no Brasil: 10 anos de luta feminista. Instituto de Estudos de Gênero da UFSC. Estudos Feministas. 1992;104-30.
3. Brasil. Presidência da República. Casa Civil. Subchefia para Assuntos Jurídicos. Decreto-Lei n. 2.848, de 7 de dezembro de 1940. Código Penal. Disponível em: http://www.planalto.gov.br/ccivil_03/decreto-lei/Del2848compilado.htm; acessado em 01 de agosto de 2018.

BIBLIOGRAFIA CONSULTADA

Brasil. Ministério da Saúde. Saúde Brasil 2005: uma análise da situação de saúde. Brasília, DF; 2005.

Conselho Regional de Enfermagem de São Paulo (Coren-SP). Código de ética dos profissionais de enfermagem. In: Documentos básicos de enfermagem: enfermeiros, técnicos e auxiliares de enfermagem. São Paulo: Coren-SP; 2001.

Conselho Federal de Enfermagem (Cofen). Documentos básicos de enfermagem. São Paulo: Cofen; 2000.

Conselho Regional de Medicina de São Paulo (Cremesp). Documentos básicos de medicina. São Paulo: Cremesp; 2004.

Fernandes MFP, Freitas GF. Fundamentos da ética. In: Oguisso T, Zoboli E. Ética e bioética: desafios para a enfermagem e saúde. Barueri: Manole; 2006.

Fortes PAC. O dilema bioético de selecionar quem deve viver: um estudo de microalocação de recursos escassos em saúde. [tese de livre-docência]. São Paulo: Universidade de São Paulo; 2000.

Freitas GF, Oguisso T, Dolor ALT. Aspectos éticos e legais relacionados ao trauma. In: Sousa RMC, Calil AM, Paranhos WY, Malvestio MAA (Orgs.). Atuação no trauma: uma abordagem para a enfermagem. São Paulo: Atheneu; 2008. p.79-95.

Freitas GF. Aspectos éticos e legais envolvendo a atuação dos profissionais de enfermagem na emergência. In: Calil AM, Paranhos WY (Orgs.). O enfermeiro e as situações de emergência. São Paulo: Atheneu; 2007. p.83-95.

Pires PS. Tradução para o português e validação de instrumento para triagem de pacientes em serviço de emergência: Canadian triage and Acuity Scale (CTAS). [tese de doutorado]. São Paulo: Universidade de São Paulo; 2003.

Santos AE. Humanização em serviços de emergência. In: Calil AM, Paranhos WY (Orgs.). O enfermeiro e as situações de emergência. São Paulo: Atheneu; 2007. p.139-49.

Silva SC, Padilha KG. Ocorrências iatrogênicas: o papel da equipe de saúde. In: Calil AM, Paranhos WY (Orgs.). O enfermeiro e as situações de emergência. São Paulo: Atheneu; 2007. p.105-15.

Siqueira ILCP. Qualidade em serviços de emergência. In: Calil AM, Paranhos WY (Orgs.). O enfermeiro e as situações de emergência. São Paulo: Atheneu; 2007. p. 25-34.

Trevisan MA. Gerenciamento do enfermeiro na prática clínica: problemas e desafios na busca de competência. Rev Latino-Am Enferm. 2006;14(3):457-60.

Sallum AMC, Rossato LM, Silva SF. Morte encefálica em criança: subsídios para a prática clínica. Rev Bras Enferm. 2011;64(3):600-4.

Freire ILS, Vasconcelos QLDAQ, Torres GV, Araújo EC, Costa IKF, Melo GSM. Estrutura, processo e resultado da doação de órgãos e tecidos para transplante. Rev Bras Enferm. 2015;68(5):837-45.

Casos – Miscelânea
XVII

Ana Maria Calil Sallum

Silvia Cristina Fürbringer e Silva

52

Casos 1 a 15

Ana Maria Calil Sallum
Silvia Cristina Fürbringer e Silva

INTRODUÇÃO

Neste capítulo, serão apresentados casos clínicos e/ou cirúrgicos para que os discentes possam seguir os passos (itens) sugeridos pelas autoras nos outros capítulos, bem como ampliar a discussão, refletindo sobre aspectos ainda não abordados.

Optou-se por problemas de diversos níveis de complexidade.

Ao final de cada caso, serão pontuados itens para discussão e pesquisa.

CASO 1

Ana Maria Calil Sallum

Uma paciente é internada com diagnóstico de estenose aórtica grave, encontrando-se com insuficiência ventricular esquerda importante. Está fazendo uso de digital, diurético e vasodilatador.

QUESTÕES

1. Onde se localiza a válvula aórtica?
2. Onde se localizam as demais válvulas cardíacas?
3. Pesquisar sobre os fármacos mais utilizados nessa situação.
4. Quais os prováveis diagnósticos de enfermagem para essa paciente?
5. Traçar um plano de cuidados (geral) para um paciente cardíaco com insuficiência aórtica.

CASO 2

Ana Maria Calil Sallum

Um paciente está internado com o diagnóstico de estenose mitral + ICC. Apresenta edema de MMII ++, estase jugular a 30 graus +++, dispneia intensa, tosse produtiva e desconforto generalizado. Tem restrição hídrica de 600 mL/dia. Essa é sua terceira internação em seis meses, e o paciente conta que, em casa, ingere muito sal e aproximadamente 1,5 L de água por dia.

52 Discussão de Casos Clínicos e Cirúrgicos

QUESTÕES

1. Quais os prováveis diagnósticos de enfermagem para esse paciente?
2. Traçar um plano de cuidados (intra-hospitalar) e para a alta desse paciente.

CASO 3

Ana Maria Calil Sallum

Uma paciente de 30 anos deu entrada no serviço de enfermaria para uma cirurgia de histerectomia. Apresenta os seguintes exames:

- Hb = 7 mg/dL.
- Ht = 28%.
- Glicemia = 110 mg/dL.
- ECG = normal.
- Dados antropométricos:
  - peso: 120 kg;
  - altura: 1,60 m.
- Antecedentes: fumante há 30 anos (40 cigarros/dia), HAS há 10 anos e asmática há 55 anos.

QUESTÃO

1. Identificar cinco diagnósticos de enfermagem possíveis.
2. Traçar um plano de cuidados para o pré e para o pós-operatório.

CASO 4

Ana Maria Calil Sallum

Um senhor de 69 anos procurou o serviço de saúde (unidade básica) queixando-se de febre durante a noite e tosse produtiva com escarro amarelo/esverdeado. Refere ter emagrecido 6 kg em um mês e dificuldade para respirar. Mora em uma casa de dois cômodos com mais oito pessoas, sendo três crianças. Não tem antecedentes cardíacos. É aposentado e recebe um salário mínimo, mora com dois filhos desempregados e as noras, que são diaristas.

QUESTÕES

1. O que poderia estar ocorrendo? Considerar o perfil de morbimortalidade brasileiro, que aponta as doenças do aparelho respiratório como a quinta causa de morte e a terceira em termos de internação hospitalar.
2. Traçar um plano de cuidados, considerando a realidade do paciente.
3. Quais exames clínicos e de imagem a equipe médica deve solicitar?
4. Apontar cinco diagnósticos de enfermagem relevantes.

CASO 5

Ana Maria Calil Sallum

Um paciente de 40 anos deu entrada no serviço com o seguinte quadro clínico:

- Hb = 8 mg/dL.
- Glicemia = 60 mg/dL.
- Ht = 30%.
- T = 38°C.

Módulo XVII – Casos – Miscelânea

- TS = aumentado.
- PA = 90 × 60 mmHg.
- TC = aumentado.
- FC = 115 bpm.
- FR = 25 mpm.
- Saturação de O_2 = 92%.
- U = 60 mg/dL.
- C = 1,8%.

Ao exame físico, encontrava-se desorientado, confuso, descorado ++, com sudorese fria, ascite +++, icterícia ++, edema em MMII++, urina fétida/turva. Em seis horas de observação, o débito urinário era de 120 mL.

QUESTÕES
- Além dos itens possíveis de serem pesquisados, tendo como base os exemplos citados no livro, responder:
1. Quais os parâmetros de normalidade para os exames citados?
2. Como identificar os problemas?
3. Quais os diagnósticos de enfermagem possíveis?
4. Qual seria a prescrição de enfermagem para as próximas 24 horas?
5. Qual seria o plano de alta hospitalar?
6. O que se pode afirmar sobre cirrose e hepatites?

CASO 6
Ana Maria Calil Sallum

Paciente de 25 anos, sexo masculino, consciente, letárgico, com dificuldade de concentrar atenção, eupneico. Apresenta PA = 80 × 50 mmHg; FC = 115 bpm; FR = 22 mpm. Refere que há dois meses, após um quadro de desidratação, apresentou queda de pressão arterial, náuseas, anorexia, diminuição de volume urinário, edema de MMII, pele ressecada, disúria e débito urinário de 240 mL em um período de 24 horas, além de U = 80 mg/dL e C = 2,4 mg/dL.
Foram solicitados os seguintes exames:
- Proteína total.
- Albumina.
- Potássio.
- Sódio.
- Hemograma completo.
- Urina I e urocultura.
- RX de tórax.
- ECG.

QUESTÕES
1. Por que esses exames foram solicitados?
2. O que poderá ocorrer no caso de as proteínas totais e a albumina estarem diminuídas no organismo?
3. Estabelecer a relação entre a resposta da questão anterior e o aparecimento de ascite e edema.

52 — Discussão de Casos Clínicos e Cirúrgicos

4. Estabelecer a relação entre a baixa de Na e o sistema nervoso central.
5. Estabelecer a relação entre a baixa de K e o miocárdio.
6. Estabelecer a relação entre a baixa de K e o sistema musculoesquelético.
7. Estabelecer a relação entre os níveis de U e C e o quadro clínico do doente.
8. Esse paciente poderá receber antibioticoterapia? Quais os cuidados de enfermagem necessários?
9. Apontar os diagnósticos de enfermagem.
10. Traçar um plano de cuidados.

CASO 7

Ana Maria Calil Sallum

Paciente do sexo masculino sofreu queda de altura de aproximadamente 6 m. Apresenta fratura em MMII, bacia, três costelas, trauma craniencefálico (fratura temporal). No momento, apresenta-se consciente, ECGl = 14, mantendo MMII com tala gessada, dreno de tórax à esquerda (pneumotórax), sonda vesical de demora – hematúria.

PA = 100 × 60 mmHg; P = 120 bpm e arrítmico; T = 35°C; FR = 26 mpm.

Os familiares estavam em estado de choque. O paciente queixava-se de dores intensas em todo o corpo.

QUESTÕES

1. Estabelecer a relação entre fratura de bacia e urina hematúrica.
2. Qual é a sequência do atendimento inicial ao politraumatizado?
3. Quais os cuidados do(a) enfermeiro(a) em relação ao dreno de tórax?
4. Qual a importância da coleta de sangue (tipagem) nesse contexto?
5. Quais os cuidados necessários em relação ao nível de consciência?
6. Como avaliar a dor desse paciente e qual o papel do(a) enfermeiro(a) em relação ao diagnóstico de dor aguda?

CASO 8

Ana Maria Calil Sallum

Paciente do sexo masculino, 78 anos, está internado na UTI em terceiro pós-operatório de laparotomia exploradora. O paciente está consciente, reagindo a estímulos dolorosos, com pulso arrítmico, febril, com intubação orotraqueal (em respiração artificial), em uso de sonda nasogástrica aberta, incisão abdominal (flanco direito) com um dreno (apresenta secreção esverdeada) e sonda vesical de demora.

Recebe soro glicosado a 5% e eletrólitos por intracath.

Dados fornecidos pela família e não anotados em prontuário pela enfermeira de plantão: paciente diabético e fumante há 53 anos.

QUESTÕES

1. Identificar os diagnósticos possíveis.
2. Fazer uma prescrição de enfermagem após o levantamento diagnóstico.
3. Quais os exames laboratoriais que devem ser acompanhados com mais cuidado?
4. Em que momento os procedimentos invasivos devem ser retirados?

Módulo XVII – Casos – Miscelânea

CASO 9

Ana Maria Calil Sallum

Uma moça de 22 anos deu entrada no serviço de emergência trazida por amigos após colisão de moto × poste. O namorado faleceu no local. Seu estado é grave. Após a cirurgia (neurológica), a paciente permaneceu em estado vegetativo por seis meses.

Os médicos afirmam que ela poderá permanecer assim por tempo indeterminado.

Os pais da moça pedem à equipe médica que desliguem os aparelhos (realizem eutanásia), pois não creem que ela possa voltar a seu estado normal e não suportam mais ver a filha nessa situação.

QUESTÕES

1. Em roda com o docente responsável, os alunos devem dividir-se em três grupos, como se tivessem em um julgamento.
2. O primeiro grupo deve defender a realização da eutanásia.
3. O segundo grupo deve defender a permanência dos aparelhos ligados.
4. O terceiro grupo deve defender e atacar ambas as partes.
5. O docente dará o veredicto.

> A discussão deve seguir os preceitos estabelecidos nos
> Códigos de Ética Profissional do Enfermeiro.

CASO 10

Ana Maria Calil Sallum

Uma senhora de 70 anos dá entrada em um serviço de saúde queixando-se de dor em região abdominal, que migra para as costas e braços.

A equipe de saúde ignora a queixa álgica e solicita à paciente que permaneça na fila aguardando por sua vez na consulta. Após 40 minutos de espera, a paciente evolui para uma PCR e falece no setor de triagem do hospital.

A filha da paciente chama a polícia.

QUESTÕES

■ Discutir a situação e pontuar:
1. Quais os aspectos ético-legais envolvidos nessa situação?
2. O que poderia ter sido feito?
3. Qual o papel do(a) enfermeiro(a) nesse contexto?
4. Como agir em relação à família?
5. Qual a relevância da documentação para as equipes de saúde?

CASO 11

Ana Maria Calil Sallum

Um paciente de 45 anos, acompanhado pela esposa, vai ao consultório médico receber um laudo de biópsia. É comunicado pelo médico que tem câncer de pâncreas em estado avançado, sendo recomendado o início do tratamento imediato.

Discussão de Casos Clínicos e Cirúrgicos

O paciente pede licença ao médico e, após conversar com a esposa, retorna ao consultório, comunicando ao médico que não quer realizar nenhum tratamento. A esposa mostra-se desesperada, e o médico insiste para que repense a situação. O paciente mantém a negativa veemente.

QUESTÃO

1. Refletir e discutir sobre a situação e o contexto.

CASO 12

Silvia Cristina Fürbringer e Silva

Um paciente de 51 anos sofreu um acidente de moto na estrada. Teve fratura de bacia e de fêmur. Passou por procedimento cirúrgico para correção e redução das fraturas. Na prescrição médica, não constava nenhum anticoagulante, pois o risco de sangramento interno era alto, em decorrência da lesão na bacia. O paciente permaneceu em repouso no leito, sem poder deambular até o sétimo dia de pós-operatório.

No sexto dia, ao final da tarde, começou a apresentar importante desconforto respiratório e sudorese intensa. Evoluiu para parada respiratória seguida de PCR.

Após 55 minutos de manobras de ressuscitação, são declarados a morte do paciente e o término dos procedimentos.

QUESTÕES

1. O que poderia ter ocorrido?
2. Quais são as principais indicações dos anticoagulantes?
3. Ler sobre choque hemorrágico (fratura de bacia e abdome).
4. O que é embolia gordurosa e qual sua relação com as fraturas de ossos longos?
5. Qual a sintomatologia em casos de embolia gordurosa? Há prevenção?

CASO 13

Silvia Cristina Fürbringer e Silva

Paciente de 29 anos, pedreiro, há um ano sofreu uma queda do andaime na obra em que trabalhava, a uma altura aproximada de 6 m. Na ocasião, fez uma craniotomia para drenagem de hematoma subdural frontoparietal direito. Evoluiu com uma ligeira diminuição de força no membro superior esquerdo (MSE) (que não o impediu de retornar ao trabalho) e crises convulsivas frequentes, apesar de tomar 1 cp de 100 mg de fenitoína 2 vezes ao dia. Às vezes, esquece-se da medicação e acaba tomando o remédio no barzinho ao lado da obra, junto com a "cachacinha", da qual não abriu mão.

QUESTÕES

1. Por que o paciente evoluiu com déficit motor em MSE?
2. O que é a convulsão e por que o paciente evoluiu com crises convulsivas?
3. Por que, apesar de estar sendo medicado, o paciente apresenta crises convulsivas frequentes?
4. Qual a interação da fenitoína com o álcool?
5. Existe alguma interação da fenitoína com alimentos?

CASO 14

Silvia Cristina Fürbringer e Silva

L.F.P., 78 anos, sexo masculino, estava a caminho da missa. Ao pegar o ônibus, perdeu o equilíbrio quando o veículo arrancou. O senhor caiu de costas e bateu a cabeça com força no chão do

Módulo XVII – Casos – Miscelânea

ônibus. Perdeu a consciência por cinco minutos. Foi chamado o resgate, que o levou para o pronto-socorro mais próximo, onde chegou consciente, porém, confuso. Apresentava ECGl = 14 (AO = 4, MRV = 4, MRM = 6). Foi encaminhado à TC de crânio, que se revelou normal, apenas com hematoma de partes moles em região parietal à esquerda (o famoso "galo"). Foi mantido em observação no PS. Sua família foi localizada conforme informações do paciente.

No entanto, com o passar do tempo, a enfermeira percebeu que o paciente ficou sonolento, apresentando ECGl = 10 (AO = 3, MRV = 3, MRM = 4). Foi chamada a equipe da neurocirurgia, que solicitou nova TC de crânio, a qual evidenciou contusão importante em região parietal à direita, com efeito de massa e desvio da linha média. O paciente foi levado ao centro cirúrgico para drenagem da contusão.

QUESTÕES

1. Por que a primeira TC não mostrou nada importante?
2. Qual a fisiopatologia da contusão?
3. Por que ela aparece no lado contralateral de onde está o hematoma de partes moles?
4. Levantar os principais diagnósticos de enfermagem e elaborar um plano de cuidados de enfermagem para esse paciente.

CASO 15
Silvia Cristina Fürbringer e Silva

Paciente do sexo feminino, 74 anos, sofreu uma queda ao passear com seus cachorros. Foi chamado o resgate, que a levou ao hospital. Após os raios X, diagnosticou-se fratura de fêmur direito na altura do trocânter. Colocou-se tração transcutânea e, no dia seguinte, realizou-se cirurgia para redução da fratura, com colocação de haste intramedular.

QUESTÕES

1. Qual a função da tração antes da cirurgia?
2. Qual complicação frequente e quase sempre fatal nos casos de idosos com fraturas de ossos longos?
3. O uso de anticoagulantes de baixo peso molecular pode evitar essa complicação?
4. Qual a diferença entre embolia por trombos e embolia gordurosa?
5. Quais são os sinais e sintomas do paciente que evolui com embolia gordurosa?

Questões para Discussão Discente-docente

XVIII

Ana Maria Calil Sallum

Silvia Cristina Fürbringer e Silva

Questões interessantes para pesquisa e reflexão

Ana Maria Calil Sallum
Wana Yeda Paranhos
Silvia Cristina Fürbringer e Silva

1. Quais as principais causas de mortalidade e morbidade no Brasil?
2. Quais as repercussões econômicas e sociais relacionadas a essa morbidade?
3. Como se organiza um serviço de emergência/urgência?
4. Qual o papel do(a) enfermeiro(a) mediante pacientes críticos e graves?
5. O que é qualidade em serviço?
6. Qual o papel da triagem em um serviço de saúde?
7. Qual o papel do(a) enfermeiro(a) na triagem de um serviço de saúde?
8. Refletir sobre a sistematização da assistência em uma unidade de cuidados a pacientes críticos.
9. O que é ética?
10. Refletir sobre a atuação ética em serviços de saúde.
11. Quais seriam os principais problemas éticos em sua unidade de trabalho e/ou estágio? Como poderiam ser amenizados?
12. Qual é a importância da pesquisa para o desenvolvimento da enfermagem?
13. O que é um método?
14. O que é raciocínio clínico?
15. Escolher uma dissertação ou tese e refletir sobre o método escolhido, a delimitação do problema, os principais resultados e a contribuição dos achados para a prática da enfermagem e a sociedade.
16. O que é iatrogenia?
17. O que é estresse?
18. Quais os principais fatores de estresse no cotidiano do(a) enfermeiro(a) em diferentes cenários de atuação? Existiriam pontos incomuns?
19. O que é um paciente terminal? Refletir sobre a atuação da equipe de saúde mediante esse paciente e sua família.
20. O que é humanizar? Refletir sobre meios de humanizar uma unidade de internação.
21. Conceituar dor aguda e dor crônica e conhecer os principais instrumentos de avaliação para o controle álgico.
22. O que são opioides e quais os principais cuidados de enfermagem com esses fármacos?

Discussão de Casos Clínicos e Cirúrgicos

23. Qual é o impacto atual das infecções no intra-hospitalar? Quais os principais sítios de infecção?

24. Qual é o papel do(a) enfermeiro(a) no controle da infecção hospitalar?

25. Descrever os principais cuidados relacionados aos acessos venosos, drenos e cateteres mais utilizados.

26. Citar os cuidados primordiais ao se instalar um hemocomponente.

27. Quais são os parâmetros de normalidade relacionados ao padrão respiratório?

28. Que cuidados prioritários o(a) enfermeiro(a) deve avaliar mediante um paciente em ventilação assistida?

29. Que cuidados prioritários o(a) enfermeiro(a) deve avaliar antes da extubação de um paciente e nos momentos subsequentes?

30. O que é uma droga vasoativa?

31. Descrever as principais ações da dopamina.

32. Descrever as principais ações da dobutamina.

33. Descrever as principais ações do nitroprussiato de sódio.

34. Descrever as principais ações da nitroglicerina.

35. Montar um fichário com as principais ações do(a) enfermeiro(a) no cuidado a um paciente recebendo cada um desses fármacos.

36. Quais são e para que servem e os principais cuidados com as drogas utilizadas na parada cardiorrespiratória (PCR)?

37. Quais são e para que servem e os principais cuidados com as drogas utilizadas no edema agudo de pulmão (EAP)?

38. Ler sobre a interpretação do eletrocardiograma (ECG), as principais ondas do ECG, ritmo cardíaco e o sistema de condução do impulso elétrico.

39. Quais são as arritmias mais frequentes em nosso meio? Relaciona-las aos processos fisiopatológicos.

40. Qual é o parâmetro de normalidade de um hemograma?

41. Qual é o parâmetro de normalidade de uma gasometria?

42. Qual é o parâmetro de normalidade de um exame de bioquímica?

43. Qual é o parâmetro de normalidade de urina I e urocultura?

44. Qual é o parâmetro de normalidade de glicemia?

45. O que é cetoacidose? Quais as repercussões para o organismo?

46. Quais são as cinco etapas do atendimento ao politraumatizado?

47. O que valorizar no exame físico de um paciente crítico?

48. Citar pontos importantes relacionados à assistência de enfermagem nos períodos pré e pós-operatório de cirurgia ortopédica (prótese total de quadril).

49. Ler sobre o papel do(a) enfermeiro(a) na recuperação anestésica.

50. Como deve ser realizado o exame neurológico utilizando a Escala de Coma de Glasgow?

51. O que são decorticação e descerebração?

52. O que é morte encefálica e quais os critérios utilizados para a definição desse quadro clínico?

53. Ler sobre o papel do(a) enfermeiro(a) no transplante e captação de órgãos.

54. Ler sobre o uso de trombolíticos no acidente vascular cerebral isquêmico (AVCI).

55. Traçar um plano de cuidados para um paciente em coma vigil.

56. Traçar um plano de cuidados para um paciente com hipertensão intracraniana.

57. Quais os parâmetros de normalidade da pressão arterial e as principais consequências de seu não controle?

58. Traçar um plano de treinamento relacionado ao atendimento do EAP para a equipe de enfermagem.

59. Quais os principais fármacos utilizadas no EAP e por quê?

Módulo XVIII – Questões para Discussão Discente-docente

60. O que é um infarto?
61. O que é uma síndrome coronariana?
62. Traçar um plano de cuidados para um paciente nessas condições.
63. Quais são os principais cuidados mediante um paciente em choque hipovolêmico de moderado a grave?
64. Quais são os principais cuidados mediante um paciente em choque séptico?
65. Quais são os principais cuidados mediante um paciente em choque cardiogênico?
66. Fazer um fichário com as principais drogas utilizadas em cada situação citada nas questões de 63 a 65.
67. O que é o tromboembolismo pulmonar? Citar sete situações possíveis para sua ocorrência.
68. Fazer uma pesquisa sobre diabetes e apontar os principais diagnósticos de enfermagem mediante um diabético tipo I.
69. O que são e para que servem os diagnósticos de enfermagem?
70. Fazer uma pesquisa sobre hemorragia digestiva e apontar os principais diagnósticos de enfermagem para esse paciente.
71. Fazer uma pesquisa sobre abdome agudo e apontar os principais diagnósticos de enfermagem para esse paciente.
72. Fazer uma pesquisa sobre desequilíbrio hidroeletrolítico e apontar os principais diagnósticos de enfermagem para esse paciente.
73. Fazer uma pesquisa sobre desequilíbrio ácido-básico e apontar os principais diagnósticos de enfermagem para esse paciente.
74. Como deve ser realizada a monitoração mediante um paciente crítico/grave dos pontos de vista hemodinâmico e respiratório?
75. Apontar dez diagnósticos de enfermagem relacionados a um paciente queimado com 45% de área corpórea atingida.
76. Fazer um plano de cuidados para esse paciente.
77. O que é albumina e em que situações deve ser utilizada?
78. Fazer uma pesquisa sobre as principais ocorrências psiquiátricas.
79. O que são eclâmpsia e pré-eclâmpsia?
80. Quais são os principais cuidados do(a) enfermeiro(a) nesse contexto?
81. Pesquisar sobre as cinco principais ocorrências (do ponto de vista epidemiológico) relacionadas às faixas etárias de 0 a 2 anos.
82. Pesquisar sobre as cinco principais ocorrências (do ponto de vista epidemiológico) relacionadas às faixas etárias de 3 a 6 anos.
83. Pesquisar sobre as cinco principais ocorrências (do ponto de vista epidemiológico) relacionadas às faixas etárias de 7 a 12 anos.
84. Ler sobre o Estatuto do Idoso.
85. Pesquisar sobre as cinco principais ocorrências (do ponto de vista epidemiológico) relacionadas às faixas etárias acima de 60 anos.
86. O que é câncer?
87. Qual o seu atual impacto na mortalidade e morbidade mundial?
88. Qual o seu atual impacto na mortalidade e morbidade brasileira?
89. Quais são os tipos de câncer mais frequentes em nosso meio?
90. Quais são os principais cuidados ao se preparar um quimioterápico?
91. Quais são os principais cuidados ao se instalar um quimioterápico?
92. Qual é o papel do(a) enfermeiro(a) diante de uma família que acaba de receber um diagnóstico de câncer?

93. Ler sobre os efeitos nefrotóxicos, cardiotóxicos, neurotóxicos e hepatotóxicos relacionados aos quimioterápicos.
94. Ler sobre os principais efeitos indesejáveis da morfina.
95. Ler sobre plaquetopenia e suas repercussões no organismo.
96. Quais são as principais doenças infectocontagiosas em nosso meio?
97. Fazer uma pesquisa sobre alcoolismo e suas amplas repercussões, tanto do ponto de vista fisiopatológico como de sua estreita relação com as causas externas.
98. Ler sobre a escada analgésica proposta pela Organização Mundial da Saúde.
99. Ler e refletir sobre as principais propostas realizadas pelo SUS para o atendimento à saúde no Brasil a partir da década de 1980.
100. Ler e refletir sobre o papel do(a) enfermeiro(a) neste novo milênio.

LITERATURA RECOMENDADA REFERENTE AOS TEMAS SELECIONADOS

1. Bonassa EMA, Rocha T. Enfermagem em terapia oncológica. São Paulo: Atheneu; 2006.
2. Bonassa EMA. Enfermagem em quimioterapia. São Paulo: Atheneu; 2002.
3. Calil AM, Paranhos WY (Orgs.). O enfermeiro e as situações de emergência. São Paulo: Atheneu; 2007.
4. Carpenito LJ. Planos de cuidados de enfermagem e documentação: diagnósticos de enfermagem e problemas colaborativos. 4.ed. Porto Alegre: Artmed; 2006.
5. Carvalho R, Bianchi ERF. Enfermagem em centro cirúrgico e recuperação. Barueri: Manole; 2007.
6. Diccini S, Koizumi MS. Enfermagem em neurociência: fundamentos para a prática clínica. São Paulo: Atheneu; 2006.
7. Doenges ME, Moorhouse MF, Geissler AC. Planos de cuidado de enfermagem: orientações para o cuidado individualizado do paciente. 5.ed. Rio de Janeiro: Guanabara-Koogan; 2003.
8. Johnson M. Ligações entre Nanda, NOC e NIC: diagnóstico, resultados e intervenção. Porto Alegre: Artmed; 2008.
9. North America Nursing Diagnosis Association (NANDA). Diagnóstico de enfermagem da Nanda: definições e classificação 2007-2008. Porto Alegre: Artmed; 2008.
10. Palomo JSH. Enfermagem em cardiologia: cuidados avançados. Barueri: Manole, 2007.
11. Quilici AP, Bento AM, Ferreira FG, Cardoso LF. Enfermagem em cardiologia. São Paulo: Atheneu; 2009.
12. Santos EFS, Santos EB, Santana GO, Assis MF, Oliveira R. Legislação em enfermagem: atos normativos do exercício e do ensino. São Paulo: Atheneu; 2004.
13. Sousa RMC, Calil AM, Paranhos WY, Malvestio MAA. Atuação no trauma: uma abordagem para a enfermagem. São Paulo: Atheneu; 2008.
14. Souza M. Assistência de enfermagem em infectologia. São Paulo: Atheneu; 2000.
15. Stefanelli MC, Fukuda IMK, Arantes EC. Enfermagem psiquiátrica: suas dimensões assistenciais. Barueri: Manole; 1999.

Exames Laboratoriais/ Taxas de Normalidade

XIX

Silvia Cristina Fürbringer e Silva

54

Exames laboratoriais mais comuns

Ana Maria Calil Sallum

INTRODUÇÃO

Este módulo foi elaborado com o intuito de facilitar a consulta dos alunos sobre o padrão de normalidade dos exames laboratoriais mais comuns na resolução dos problemas e os valores normais considerados para adultos.

GASOMETRIA ARTERIAL

- pHa = 7,35 a 7,45.
- $PaCO_2$ = 35 a 45 mmHg.
- $PaO_2 \geq$ 90 mmHg.
- $SatO_2 \geq$ 94 %.
- BE $\geq$ 2 mEq/L.
- HCO_3 = 22 a 26 mEq/L.

BIOQUÍMICA SÉRICA

- Sódio (Na) = 135 a 145 mEq/L.
- Potássio (K) = 3,5 a 5 mEq/L.
- Cálcio (Ca) total = 8,5 a 10 mg/dL.
- Cálcio ionizado = 4,2 a 4,8 mg/dL.
- Magnésio (Mg) = 1,3 a 2,2 mEq/L.
- Cloreto (Cl) = 96 a 106 mEq/L.
- Ureia (U) = 10 a 40 mg/dL.
- Creatinina (C) = 0,6 a 1,2 mg/dL.

GLICEMIA

Na ausência de ingestão calórica por até oito horas, em indivíduos não diabéticos é esperada a taxa entre 70 e 99 mg/dL (taxa de normalidade); em pacientes diabéticos, taxa $\geq$ 126 mg/dL em jejum e $\geq$ 200 mg/dL duas horas após a ingestão de aproximadamente 75 g de glicose.

> Observação: quando os níveis sanguíneos de glicose aumentam acima de 300 mg/dL, o débito urinário aumenta, assim como o risco de desidratação.

Os valores de alarme críticos para a glicose sanguínea em jejum para mulheres e crianças são iguais a 40 mg/dL, e 50 mg/dL para homens. Caso não haja correção rápida, pode ocorrer lesão encefálica.

ENZIMAS CARDÍACAS

VALORES DE REFERÊNCIA

- Normal.
- Negativo (qualitativo).
- Troponina I: < 0,35 ng/mL ou < 0,35 mcg/L.
- Troponina T: < 0,2 ng/mL ou < 0,2 mcg/L.
- CK total: 0 a 120 ng/mL ou 0 a 120 mcg/L.
- CK-MB: 0 a 3 ng/mL ou 0 a 3 mcg/L.
- Índice de CK: 0 a 3.
- LDH: 140 a 280 U/L ou 2,34 a 4,68 mckat/L.
- Mioglobina: < 55 ng/mL ou < 55 mcg/L.
- Troponina: < 0,4 ng/mL ou < 0,4 mcg/L.

JULGAMENTO CLÍNICO

Níveis positivos ou elevados de troponina I cardíaca indicam pequenos infartos, e os aumentos permanecem por 5 a 7 dias.

Troponina T cardíaca positiva ou elevada pode estar associada à infarto agudo do miocárdio (IAM), angina instável, miocardite e alguns eventos não cardíacos, como insuficiência renal crônica e traumatismo agudo com envolvimento muscular.

CREATINA FOSFOCINASE (CPK), CREATINA CINASE (CK), ISOENZIMAS CPK E CK

A creatina cinase (CPK/CK) é uma enzima encontrada em maiores concentrações nos músculos cardíaco e esquelético e, em concentrações muito menores, no tecido encefálico. Como a CK é encontrada em poucos órgãos, esse teste é utilizado como indicador específico de lesões miocárdica e muscular. A CPK pode ser dividida em três isoenzimas: MM ou CK3, BB ou CK1, e MB ou CK2. A CK-MM é a isoenzima que constitui quase todas as enzimas circulatórias em pessoas saudáveis. O musculoesquelético contém, basicamente, MM e MB; e o tecido encefálico, o sistema gastrointestinal e o trato geniturinário contêm basicamente BB. Os níveis normais de CK consistem em praticamente 100% de isoenzima MM. Um pequeno aumento da CPK total é refletido por elevação da BB por lesão do sistema nervoso central (SNC). Estudos da isoenzima CPK ajudam a distinguir se a CPK teve origem no coração (MB) ou no musculoesquelético (MM).

O teste da CK (CPK) é empregado no diagnóstico de IM e como medida fidedigna de doenças musculares esqueléticas e inflamatórias. Os níveis de CK podem ser úteis para o reconhecimento de distrofia muscular antes do surgimento de sinais clínicos. Os níveis de CK podem aumentar significativamente com distúrbios do SNC, como a síndrome de Reye. A determinação de isoenzimas CK pode ser útil no diagnóstico diferencial. A elevação de MB, a isoenzima cardíaca, fornece uma indicação mais definitiva de lesão das células miocárdicas que a CK total isolada. A isoenzima MM é um indicador de lesão do MM. Novos testes, como isoformas CK, permitem detectar mais cedo o IM do que é possível com CK-MB.

Módulo XIX – Exames Laboratoriais/Taxas de Normalidade

VALORES DE REFERÊNCIA

- Normal:
    - homens: 38 a 174 U/L (0,63 a 2,90 mckat/L);
    - mulheres: 26 a 140 U/L (0,46 a 2,38 mckat/L);
    - lactentes: valores 2 a 3 vezes maiores que nos adultos.
- Isoenzimas:
    - MM (CK3): 96 a 100%;
    - MB (CK2): 0 a 6%;
    - BB (CK1): 0%.

HEMOGRAMA

- Hemácias = 4.500 a 10.500 células/mm^3.
- Hemácias em adultos negros = 3.200 a 10.000 células/mm^3.
- Leucócitos = 5.000 a 10.000 células/mm^3.

DIFERENCIAIS

- Neutrófilos = 55 a 70% (2.500 a 8.000 células/mm^3).
- Linfócitos = 20 a 40% (1.000 a 4.000 células/mm^3).
- Monócitos = 2 a 8% (100 a 700 células/mm^3).
- Eosinófilos = 1 a 4% (50 a 500 células/mm^3).
- Basófilos = 0,5 a 1% (25 a 100 células/mm^3).

O aparecimento de células jovens da série granulocítica (metamielócitos, mielócitos, promielócitos e mieloblastos) e/ou a presença de maior quantidade de bastonetes na contagem diferencial dos leucócitos indicam aceleração do processo de maturação e liberação das células pela medula, como resposta ao processo infeccioso agudo, e são chamados de desvio à esquerda.

- Plaquetas = 140.000 a 400.000 células/mm^3.
- Hematócrito:
    - 36 a 48% para mulheres;
    - 42 a 52% para homens.
- Hemoglobina:
    - 12 a 16 g/dL para mulheres.

TRANSAMINASES (TGO E TGP)

As transaminases são enzimas bastante úteis para detectar problemas hepáticos. As principais são aminotransferase de aspartate ou transaminase glutâmico oxalacética (AST ou TGO) e a aminotransferase de alanine ou transaminase glutâmico pirúvica (ALT ou TGP). Essas enzimas geralmente estão contidas dentro das células do fígado. Isso quer dizer que, se estão livres na circulação, é porque ocorreu rompimento das células (no caso de uma lesão).

A TGO é encontrada em vários locais, como fígado, coração, rins, sistema musculoesquelético e cérebro, e, portanto, poderá aumentar no caso de quaisquer lesões nesses órgãos. Assim, não é um forte indicador de lesão hepática.

Já a TGP é encontrada em grande parte do fígado, então, sua presença no sangue indica lesão hepática. A TGP é, então, considerada um forte indicador de lesão hepática e é utilizada para acompanhar a evolução dos pacientes hepatopatas.

VALORES NORMAIS

- TGO = 5 a 40 unidades por litro de soro.
- TGP = 7 a 56 unidades por litro de soro.

Dor e Analgesia

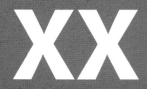

Ana Maria Calil Sallum

55

Caso de dor aguda

Ana Maria Calil Sallum
Dayse Maioli Garcia

INTRODUÇÃO

A dor é reconhecida como uma das principais queixas no ambiente hospitalar, seja sua origem clínica ou cirúrgica, e uma constante preocupação para os profissionais de saúde atentos à qualidade da assistência. No entanto, inúmeros são os relatos da permanência de dor e/ou inadequação da analgesia em nosso meio.

A dor é definida como uma experiência sensorial e emocional desagradável, associada a dano tecidual presente ou potencial, ou descrita em termos de tal dano, mas sempre de caráter subjetivo, ou seja, não se deve comparar a dor entre pacientes ou julgá-la maior ou menor que aquela referida por eles.

A dor aguda tem início recente e geralmente é bem localizada, de maior intensidade no início, com desaparecimento após a resolução do processo patológico. Infelizmente, inúmeros estudos mostram que a subavaliação e o subtratamento álgico acabam causando dor e sofrimento a milhares de pacientes.

A dor aguda tem uma função de alerta relacionada a algum processo inflamatório ou infeccioso, ao pós e pré-operatório, trauma, queimaduras e injúrias, trazendo consigo uma série de efeitos denominados alterações neurovegetativas, como taquicardia, sudorese, aumento da frequência respiratória, aumento da pressão arterial, menor oferta de oxigênio aos tecidos, agitação psicomotora, ansiedade, expressão facial de dor, dificuldade de realização do exame físico, sobrecarga do sistema cardiovascular, entre outros.

A dor aguda, quando não aliviada, pode ocasionar a formação de um círculo vicioso, piorando alguns dos sinais e sintomas supracitados e, consequentemente, agravando o quadro do paciente. As respostas musculares reflexas acompanham qualquer experiência dolorosa, aguda ou crônica. A identificação de contraturas e pontos dolorosos sugere a possibilidade de intervenções que resultem em relaxamento muscular e alívio da dor. Os doentes devem ser avaliados em repouso, durante a movimentação no leito, à respiração profunda e à tosse.

Outras complicações da dor aguda não aliviada e que poderão aumentar a morbidade são:

- ⇓ sono.
- ⇓ apetite.
- Dificuldade para deambular.

Discussão de Casos Clínicos e Cirúrgicos

- Dificuldade para mexer-se na cama.
- Dificuldade para inspiração profunda.
- Dificuldade para tossir.
- ⇑ tempo de internação.
- Atelectasia e infecção pulmonar.

Outro dado importante relaciona-se à extensão da área que foi manipulada, atingida ou queimada, estando relacionada ao processo álgico e à formação de substâncias algiogênicas (que causam dor) que ali se formam, ou seja, quanto maior a área, maior o número de substâncias e, logo, maior a dor.

De modo geral, quanto ao porte, as cirurgias assim se apresentam:

- Cirurgias de grande porte: ortopédicas, vasculares, cardíacas, torácicas, abdominais, traumas, ginecológicas e grandes amputações.
- Cirurgias de médio porte: ginecológicas, abdominais, urológicas e ortopédicas.
- Cirurgias de pequeno porte: apendicectomia e colecistectomia.

> Subjetividade da dor: a subjetividade álgica nunca deve ser esquecida. Um paciente submetido a uma cirurgia de pequeno porte poderá ter uma dor de forte intensidade, ou vice-versa.

Como foi possível observar, o mesmo segmento corpóreo poderá ser submetido a cirurgias de portes diferentes.

HISTÓRIA

Um paciente de 72 anos está no pós-operatório imediato de colocação de prótese total de quadril após uma queda. É paciente de convênio em um hospital privado; não tem antecedentes clínicos de doenças crônicas ou pregressas nem de outras cirurgias. Foi recebido na unidade semicrítica estável e extubado; porém, três horas após sua chegada, inicia-se um quadro de taquicardia, aumento discreto de pressão arterial (PA), sudorese intensa, agitação psicomotora, queda na saturação de oxigênio e desconforto respiratório. Como ainda se apresenta sonolento e sob discreto efeito anestésico, não consegue verbalizar com clareza o que está acontecendo.

A enfermeira solicita a presença do médico, que pede um eletrocardiograma (ECG) e enzimas cardíacas, mostrando resultados normais.

EXAME FÍSICO

O paciente apresenta-se pálido, sudoreico, com agitação psicomotora de média intensidade e consciente, mas pouco sonolento. Taquipneico, FR = 30 mpm, PA = 150 × 90 mmHg, taquicárdico, FC = 130 bpm, SatO$_2$ 93%, curativo cirúrgico limpo e seco, diurese clara. Foi afastada a hipótese de sangramento no local da incisão cirúrgica. Recebeu anestesia geral, não houve intercorrências durante o ato anestésico cirúrgico e o tempo de cirurgia foi de cinco horas, não ocorrendo infusão de hemocomponentes.

AÇÕES PRIORITÁRIAS COM RELAÇÃO AOS ACHADOS

O paciente apresentou alterações neurovegetativas importantes após três horas de sua chegada à unidade, em condições estáveis e que podem comprometer sua evolução. Não podemos nos esquecer de que a alteração de PA pode causar sangramento no pós-operatório, de que a diminuição de O$_2$ nos tecidos pode resultar em um quadro de hipóxia e acidose e de que a agitação psicomotora pode provocar lesões de pele e deslocamento da prótese, entre tantos outros efeitos negativos relacionados a cada alteração neurovegetativa citada anteriormente.

BUSCA DO MECANISMO DETERMINANTE

O médico e a enfermeira não conseguiram identificar, por meio do exame físico, causas "aparentes" que justificassem as alterações apresentadas; assim como o resultado do ECG, a ausculta pulmonar mostrou-se normal, e a sonolência do paciente deve-se ao uso de anestésicos durante o procedimento cirúrgico. Todas as ações deverão ser convertidas para que as alterações regridam e as funções respiratória e cardíaca e a saturação de oxigênio retornem o mais rápido possível ao normal, com a correção do mecanismo determinante.

CONTINUAÇÃO DA HISTÓRIA

A outra enfermeira da unidade, que participa do grupo de dor da instituição, lembra que as alterações neurovegetativas do paciente podem ser decorrentes da dor aguda proveniente da manipulação cirúrgica em uma intervenção de grande porte. Na prescrição, havia medicamentos indicados como "se necessário", a saber: dipirona a cada oito horas e morfina a critério médico.

Sob orientação do médico, 4 mg de morfina foram administradas, e, após cinco minutos, os parâmetros vitais do paciente foram aferidos:

- Saturação de oxigênio = 98%.
- PA = 130 × 80 mmHg.
- FR= 25 mpm.
- FC = 97 bpm.
- Paciente calmo e com diminuição da sudorese.

HIPÓTESES DIAGNÓSTICAS

- Infarto agudo do miocárdio.
- Angina instável.
- Choque hemorrágico.
- Dor aguda não aliviada.

DIAGNÓSTICOS DE ENFERMAGEM MAIS COMUNS

Considerando os sinais e sintomas do paciente, os exames complementares e laboratoriais e sua condição emocional, o(a) enfermeiro(a) deve avaliar as respostas do indivíduo ante o processo saúde/doença, utilizando o julgamento clínico. Poderá identificar os diagnósticos de enfermagem referentes ao caso estudado neste capítulo:

- **Ansiedade:** vago e incômodo sentimento de desconforto ou temor, acompanhado por resposta autônomica (a fonte é frequentemente desconhecida para o indivíduo); sentimento de apreensão, causado pela antecipação de perigo. É um sinal de alerta que chama atenção para um perigo iminente e permite ao indivíduo tomar medidas para lidar com a ameaça. **Características definidoras:** agitação e consciência dos sintomas fisiológicos. **Fator relacionado:** ameaça de morte.
- **Dor aguda:** experiência sensorial e emocional desagradável que surge em decorrência de lesão tissular real ou potencial descrita em termos de tal dano; início súbito ou lento, de intensidade leve a intensa, com término antecipado ou previsível e duração inferior a seis meses. **Características definidoras:** alteração de pressão sanguínea, agitação, evidência observada de dor e alterações neurovegetativas, como mudança na PA e FR. **Fator relacionado:** um agente lesivo biológico, no caso específico, manipulação cirúrgica.

> Obviamente, outros diagnósticos poderão estar presentes ou aparecerão com a evolução do quadro clínico, como aqueles relacionados com ventilação, perfusão e alteração de débito cardíaco, nível de consciência, entre outros.

TRATAMENTO FARMACOLÓGICO

É importante lembrar que os recursos terapêuticos atuais permitem controlar a dor com eficiência e poupar o paciente de um sofrimento desnecessário e que o desempenho adequado do(a) enfermeiro(a) influencia no melhor resultado. Devemos participar ativamente no tratamento, garantindo que a oferta analgésica seja realizada de maneira adequada, prevenindo um evento doloroso durante a realização de um procedimento diagnóstico ou terapêutico e programando medidas que possam minimizar ou prevenir a ocorrência de dor. Evoluímos da concepção de analgesia esporádica relacionada aos eventos de dor para o conceito de analgesia contínua e preventiva.

Assim, preconiza-se que o tratamento farmacológico da dor seja fundamentado na associação de vários grupos farmacológicos (analgesia multimodal ou balanceada), que têm como objetivo potencializar a analgesia e diminuir os efeitos indesejados. Essa forma de tratamento baseia-se na escada analgésica proposta em 1984 pela Organização Mundial de Saúde (OMS) para tratamento de pacientes com dor do câncer; porém, atualmente, após algumas revisões, é utilizada para tratamento de todos os tipos de dor.

Essa escada propõe a utilização de analgésicos não opioides para dores de intensidade leve; para dor moderada, a associação de analgésicos não opioides a opioides fracos; e para dores de forte intensidade, a manutenção dos agentes não opioides associados a opioides fortes. Em todos os degraus, podem ser associados fármacos adjuvantes e medidas não farmacológicas para melhor controle da dor. As medicações adjuvantes não são farmacologicamente classificadas como analgésicos, mas são utilizadas isoladamente ou em combinação com opioides para alívio da dor. Estão incluídos nesse grupo, os ansiolíticos, os antidepressivos, os neurolépticos e os anticonvulsivantes.

Em um pós-operatório de grande porte, o tratamento álgico deve ser baseado na combinação de fármacos analgésicos considerados leves, como a dipirona, associados a anti-inflamatórios não hormonais e ao uso de opioides fracos e fortes, como a codeína e a morfina, respectivamente.

É fundamental que os profissionais envolvidos nessa avaliação tenham conhecimento de escalas para avaliação álgica e respeitem a dor referida pelo doente, a qual deve ser o principal e primeiro parâmetro a ser considerado.

Uma crítica antiga e ainda encontrada em nosso meio refere-se à forma de prescrição "se necessário", pois, assim, deixa a critério de terceiros "considerarem" ou não a dor relatada ou vivenciada pelo paciente. Essa forma como exclusiva na prescrição não deve ser adotada e sim constar (quando muito) como uma dose "de resgate", ou seja, uma dose a mais a ser administrada quando os fármacos de horário não forem suficientes para o controle e/ou alívio da dor.

Outra questão importante refere-se à forma "sob critério médico", a qual pode ser aceita em situações nas quais o médico pode, de fato, ser encontrado imediatamente, embora as autoras discordem dessa abordagem de um modo geral.

Após administrar o medicamento, é muito importante avaliar se houve alívio total ou parcial, se a dor retorna antes do período previsto ou se o alívio se mantém até o horário das próximas medicações.

O controle da dor envolve necessariamente o paciente, e a decisão sobre tomar medicação ou prosseguir no tratamento é influenciada por suas crenças sobre saúde e doença. Em particular, as crenças relacionadas a medicamentos e a seus efeitos colaterais pode influenciar fortemente na aderência do paciente ao tratamento. Fatores do paciente, como não relatar a dor, expectativas inadequadas e conhecimento deficiente sobre os conceitos de dor e seu tratamento, podem contribuir para resultados pobres. Assim, a orientação ao doente e aos seus familiares é fundamental para a adesão ao tratamento. É necessário esclarecer-lhes de que o medicamento deve ser administrado em intervalos fixos, e não somente quando a dor aparece ou se torna insuportável, desmitificar o temor exagerado ao uso de opioides e que alguns medicamentos utilizados não são propriamente analgésicos, mas têm efeito analgésico em algumas situações. Deve-se também estimular a utilização dos métodos não farmacológicos de tratamento, que são antigos, baratos, versáteis, de fácil aplicação e muito difundidos entre as pessoas.

Módulo XX – Dor e Analgesia

TRATAMENTO NÃO FARMACOLÓGICO

As técnicas não farmacológicas atuam como adjuvantes ao tratamento farmacológico e não devem necessariamente substituí-lo. As intervenções não farmacológicas são de baixo custo e de fácil aplicação, e muitas delas podem ser ensinadas aos doentes e seus cuidadores, estimulando o autocuidado; devem atender às necessidades dos pacientes, e considera-se que as medidas não farmacológicas podem, muitas vezes, não eliminar a dor, mas contribuem para amenizar o sofrimento. Seu principal objetivo é produzir um efeito terapêutico para além de todas as outras intervenções farmacológicas.

MEIOS FÍSICOS

Para o controle da dor, podem ser úteis o uso do calor e do frio superficiais, as massagens de conforto e os alongamentos suaves. Esses meios aliviam a dor, pois ativam o sistema supressor de dor, diminuem a isquemia, por melhorar a irrigação local (calor e massagem), diminuem o edema, elevam o limiar à dor (frio) e resultam em relaxamento muscular (calor, frio e massagem).

Cabe lembrar que, sempre que há dor, ocorre contração muscular reflexa. A massagem de conforto, geralmente aplicada no dorso, traz sensação de relaxamento e bem-estar, o que pode influir favoravelmente na apreciação do quadro doloroso.

- **Frio:** considera-se que a ação analgésica do frio esteja relacionada ao espasmo vascular, à diminuição do fluxo sanguíneo local e à diminuição do edema consequentemente. O frio lentifica a velocidade de condução nervosa e diminui a chegada de estímulos nociceptivos à medula espinhal, elevando o limiar à dor. O frio alivia o espasmo muscular pela redução da atividade do fuso muscular e da velocidade de condução dos nervos periféricos. Frio superficial, em torno de 15°C, durante cerca de 10 a 15 minutos, 2 a 3 vezes ao dia, pode ser aplicado por meio de bolsas de água fria, bolsas de hidrocoloides, sacos com mistura de água e gelo picado, imersão em água fria, compressas frias, gelo "mole" (mistura congelada de três partes de água e uma parte de álcool). Algumas contraindicações para o uso do frio são doença vascular periférica, insuficiência arterial, hipersensibilidade ao frio, fenômeno de Raynaud, crioglobulinemia (presença de proteínas anormais que cristalizam sob a ação do frio) e hemoglobinúria decorrente do frio. Deve-se atentar a situações de alteração da sensibilidade e do nível de consciência.
- **Calor:** acredita-se que o calor alivie a dor por diminuir a isquemia tecidual, pelo aumento do fluxo sanguíneo e do metabolismo da região e pela diminuição do tono vasomotor. O calor melhora também as propriedades viscoelásticas do tecido conectivo (aumenta a elasticidade do tecido), produz alívio da rigidez articular, alivia o espasmo muscular e auxilia na resolução de inflamação superficial localizada. Calor superficial pode ser aplicado sobre o local da dor, por meio de bolsas de água quente, compressas e pela imersão da área em água quente, com temperatura entre 40 e 45°C, durante 20 a 30 minutos, algumas vezes ao dia (geralmente entre 3 e 4 vezes). Algumas contraindicações para o uso do calor são: infecção, sangramento ativo, insuficiência vascular, neoplasias (não aplicar sobre o local do tumor) e traumatismos agudos. Deve-se atentar a situações de alteração da sensibilidade e do nível de consciência.
- **Massagem de conforto:** além dos efeitos biológicos descritos, os meios citados contribuem para aliviar a dor e melhorar a tolerância ao quadro álgico, por aumentar, nos doentes, o senso de controle.
- **Atividade física:** é comprovado que exercícios aeróbios de baixa intensidade podem ser uma ferramenta útil no tratamento da dor característica da síndrome fibromiálgica. Benefícios para o alívio da dor também podem ser obtidos a partir do relaxamento de estruturas tensas ou contraturadas e do fortalecimento muscular, que podem ser proporcionados pelos exercícios isométricos, ativos livres e contrarresistidos. As atividades programadas de terapia ocupacional, que proporcionam redução do edema e da inflamação, quando existentes, podem melhorar as condições circulatórias, acelerar o processo cicatricial e o relaxamento muscular, reduzindo a dor e a incapa-

cidade funcional. Programas de atividade física que visem à restauração da função, da força e do trofismo muscular, ao desenvolvimento do senso de propriocepção, ao relaxamento da musculatura, à restauração da flexibilidade articular e à prevenção da síndrome do desuso também são eficientes nesse processo. A marcha, os exercícios na água (hidroterapia) e o condicionamento dos aparelhos cardiovascular e respiratório são também instrumentos que contribuem para melhorar a reabilitação dos doentes com dor.

PROCEDIMENTOS FISIÁTRICOS

Os procedimentos fisiátricos auxiliam na prevenção e/ou na reabilitação de incapacidades provocadas por afecções dolorosas crônicas, posturas errôneas, retrações musculoesqueléticas e alterações em movimentos de amplitude de articulações, tendo como objetivo combater a inatividade, aumentar a flexibilidade e contribuir para a melhora cardiovascular, respiratória e do aparelho locomotor.

- **Eletroanalgesia:** por meio de estimulação elétrica nervosa transcutânea (TENS), que consiste na utilização de corrente elétrica de baixa voltagem aplicada no tegumento, com a finalidade de promover analgesia, melhorando a circulação tecidual.
- **Estimulação cutânea (massagem):** estimulação da pele para promover relaxamento ou distração, diminuição da percepção da dor, da ansiedade, da sensação de solidão, da tensão e melhora do estado de ânimo, além de ativar mecanismos inibitórios da dor. Contribui para uma relação positiva (de confiança, afetividade, benefícios físicos e emocionais) entre cuidadores e pacientes.
- **Acupuntura:** a acupuntura clássica, a eletroacupuntura e a acupuntura *laser* são empregadas no tratamento da dor decorrente de traumatismos de partes moles, neuralgias, alterações neurovegetativas, distrofia simpático-reflexa e afecções oncológicas. Atua estimulando as estruturas nervosas discriminativas dérmicas, subdérmicas e musculares que ativam o sistema supressor de dor na medula espinhal e no encéfalo, promovendo analgesia e relaxamento muscular.
- **TENS:** método que utiliza corrente elétrica para induzir analgesia, principalmente pela liberação de opioides endógenos. Os eletrodos são acoplados à pele através de uma fina camada de gel, permitindo a transmissão dos impulsos elétricos para a região a ser estimulada. É um mecanismo neurofisiológico de analgesia conhecido como neuromodulação, descrito por Melzack e Wall (1965) como teoria da comporta. No dia a dia, o TENS é utilizado como adjuvante ao tratamento medicamentoso. Pode ser utilizado com segurança em pacientes oncológicos, desde que aplicado em locais onde a pele esteja íntegra, e a sensibilidade tátil, preservada.

BUSCAS IMPORTANTES

Os principais dificultadores para avaliação, controle e alívio da dor são:

- Medo de medicar: opioides.
- Desconhecimento de farmacologia: deficiência na graduação/pós-graduação em todas as áreas de saúde.
- "Incapacidade" para medir a dor: desconhecimento de escalas.
- Desvalorização da dor como um sinal de alerta.
- Crença de que sentir dor é normal.
- Prescrição, se necessário.

Qualquer um desses fatores, ou o somatório de vários deles, refletirá em diminuição da qualidade da assistência.

Módulo XX – Dor e Analgesia

Nesse sentido, sugere-se aos gestores e professores dos cursos da área de saúde que avaliem seus currículos no tocante à relação entre as disciplinas de farmacologia e as demais, a inserção de aulas de dor e avaliação álgica para a formação de profissionais mais seguros e atentos a esse fenômeno que acompanha a maioria dos pacientes em suas trajetórias de vida, dentro e fora do ambiente hospitalar.

Outra questão importante durante a recuperação anestésica é a diferença entre:

- **Sedação:** rebaixamento proposital do nível de consciência que poderá ocorrer por inúmeras razões e em níveis diferentes. Indução de um estado de relaxamento e tranquilidade que permite ao paciente tolerar procedimentos desagradáveis, mantendo a adequada função cardiorrespiratória, os reflexos protetores e a habilidade de responder voluntariamente à estimulação verbal ou tátil.
- **Analgesia:** tentativa proposital de controle e/ou alívio da dor.

Pacientes sedados podem sentir dor em graus variados – pede-se atenção especial a essa situação, muito frequente em nosso meio e decorrente dos problemas supracitados.

Para minimizar equívocos relativos ao tema abordado, sugere-se a realização de:

- Exame físico rigoroso, com caracterização da dor e do impacto nas atividades diárias.
- Procura de riscos vitais relacionados às alterações neurovegetativas.
- Antecedentes clínicos.
- Investigação laboratorial.
- Exames complementares.
- Análise da patologia em causa.

Investigação específica relacionada à dor aguda:

- Localização da dor: onde dói.
- Qualidade da dor, ou seja, como que a dor se parece, por exemplo, pontada, fisgada, queimação, choque, pressão, cólica etc.
- Possíveis repercussões da dor com relação à função dos sistemas respiratório, cardiocirculatório, gastrointestinal, locomotor e psíquico, ou seja:
  - consegue respirar profundamente e tossir?
  - consegue movimentar-se e sair do leito?
  - a dor está comprometendo o sono, a alimentação e o humor?
- Efetividade do tratamento.

OBSERVAÇÃO DO COMPORTAMENTO

- Sinais vocais (choro, gemido).
- Expressão facial de sofrimento.
- Movimentação corporal alterada (agitação).
- Posturas de proteção.

AVALIAÇÃO RIGOROSA

- Evolução da dor.
- Análises das consequências da dor.
- Sedação × analgesia.
- Alívio da dor: mensuração contínua documentada.

Durante a avaliação da dor, nunca se deve esquecer de seu caráter subjetivo (autorrelato), de sua variabilidade e da complexidade dos fatores envolvidos (culturais, emocionais e afetivos).

Descrédito quanto à avaliação da queixa dolorosa:
- Paciente ⇒ "experienciador".
- Profissional ⇒ "observador".

A avaliação da dor no doente crítico pede cuidados específicos, como:
- Doente que não verbaliza por alguma razão (intubado, comatoso, afásico): nesses casos, devem-se observar expressões não verbais de dor (fácies de sofrimento/dor, gemido, proteger o local da dor, movimentação difícil e imobilidade).
- Parâmetros fisiológicos como razões da presença álgica:
  - ⇑PA, ⇑FC, ⇑FR, alterações no ECG e da $SatO_2$ ⇒ ⇓ habilidade para inspirar profundamente, tossir e movimentar-se.

OBJETIVIDADE PARA A AVALIAÇÃO ÁLGICA

Para aferir a dor de maneira objetiva, apresenta-se, a seguir, o uso das escalas álgicas mais utilizadas em nosso meio (Tabela 55.1 e Figura 55.1).

Tabela 55.1 – Escala numérica

0	1	2	3	4	5	6	7	8	9	10

0: sem dor.
1-3: dor leve.
4-6: dor moderada.
7-9 dor forte/dor intensa.
10: pior dor possível.

O paciente poderá apontar o local e/ou os locais de maior dor e a evolução dos locais durante as avaliações periódicas (Figura 55.1).

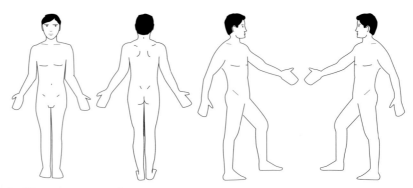

Figura 55.1 – Diagrama corporal.

Na prática de uma unidade hospitalar, recomendam-se essas escalas pela praticidade e pela possibilidade de várias avaliações e usos em pessoas de baixa escolaridade.

Há, ainda, a escala de descritores verbais (sem dor, dor leve, dor moderada, dor forte/intensa e dor insuportável).

Para a avaliação de dor em crianças e neonatos, as escalas apresentam outras propostas.

Módulo XX – Dor e Analgesia

DESTAQUES PARA A ATUAÇÃO DO(A) ENFERMEIRO(A)

- Acreditar na queixa do doente e estimulá-lo a informar a existência da dor.
- Busca ativa do sintoma.
- Prevenir a dor em horário preestabelecidos, e não sob demanda.
- Identificar os efeitos nocivos decorrentes da dor.
- Reavaliação, com registro sistemático sobre a eficácia ou não da analgesia.
- Medicar de acordo com a intensidade da dor, e não conforme a expectativa ou os hábitos do profissional.
- Educar doentes, familiares e profissionais sobre a importância e os métodos para o controle da dor.
- Estabelecimento da dor como prioridade da assistência.
- Busca pelo controle e/ou alívio da dor por meio de avaliações contínuas.
- Sempre documentar os registros álgicos.
- Trabalho em equipe (importantíssimo).
- Realizar estudos frequentes com a equipe de saúde.
- Identificar deficiências da equipe mediante a avaliação e o controle da dor e propor medidas educativas para a solução do problema.

RESULTADOS

Os resultados com relação ao controle álgico dependerão dos fatores citados no decorrer deste capítulo. A efetiva participação de toda a equipe de saúde será fundamental nessa trajetória.

Imagine as seguintes situações:

1. No momento do banho de um paciente comatoso, a equipe de enfermagem observa fácies de dor e alteração de parâmetros vitais durante a manipulação do doente e leva o caso à enfermeira, que avalia a situação. Observa-se, na prescrição, a presença de fármacos analgésicos prescritos de horário para essa finalidade. Em seguida, a medicação (ou as medicações) é administrada. Por fim, ocorrem o controle da dor/álgico e o conforto do paciente.

2. No momento do banho de um paciente comatoso, a equipe de enfermagem observa fácies de dor e alteração de parâmetros vitais durante a manipulação do doente e leva o caso à enfermeira, que observa na prescrição uma medicação, se necessário, a cada oito horas, e em sua avaliação a medicação prescrita não é necessária.

3. No momento do banho de um paciente comatoso, a equipe de enfermagem observa fácies de dor e alteração de parâmetros vitais durante a manipulação do doente e leva o caso à enfermeira, que observa na prescrição uma medicação na forma "sob critério médico", e o médico não é encontrado por três horas.

Discussão de Casos Clínicos e Cirúrgicos

COMENTÁRIOS

Como foi possível observar, inúmeras situações podem advir de um problema tão corriqueiro em nosso meio, com desfechos diversos.

Sendo assim, para qualquer situação, recomenda-se a fundamentação do conhecimento científico contínuo, associado à capacitação técnica e a uma atitude ativa, para gerar competência e efetividade das ações.

Um profissional sem conhecimento científico vai se sentir inseguro e não poderá controlar e aliviar a dor de seu paciente. Um profissional seguro e competente poderá até antever problemas e atuar de maneira preventiva, sobretudo na área de educação e pesquisa.

QUESTÕES PARA DISCUSSÃO DOCENTES/ DISCENTES

- Pontue com seu(ua) professor(a) outros diagnósticos de enfermagem frequentes que podem ocorrer em pacientes com dor aguda intensa não aliviada.
- Você se sente seguro na avaliação da dor aguda? Como a realiza – de maneira sistematizada ou uma vez por plantão?
- Sabe quanto tempo depois da administração de um fármaco é preciso avaliar a dor?
- Sente-se seguro(a) na administração de um opioide forte?
- Conhece os efeitos indesejáveis da dipirona?
- Conhece os efeitos indesejáveis dos principais anti-inflamatórios?
- Conhece os efeitos indesejáveis da morfina?
- Conhece os efeitos indesejáveis do tramadol?
- Realize, em grupo, uma dramatização de uma conduta correta diante de dor intensa.
- Em outro grupo, realize a dramatização de uma conduta displicente mediante o fenômeno álgico com repercussões graves para o doente.

Dica: organize uma pasta com vários fármacos, por categorias (p. ex., opioides, anti-inflamatórios, analgésicos simples etc.), ao longo de sua trajetória acadêmica. Assim, ao concluir a graduação, você conhecerá pelo menos 200 medicações mais frequentes no uso diário de um profissional de saúde.

ANEXO

NEUROFISIOLOGIA DA DOR AGUDA (RESUMO)

Entre o estímulo da dor (aguda), que pode ser por trauma, queimadura, inflamação, infecção ou cirurgia, e a experiência dolorosa, ocorrem fenômenos elétricos e químicos de como a dor ou informação dolorosa é processada em vários níveis do sistema nervoso periférico e central.

Os principais processos envolvidos são:

1. **Transdução:** trata-se da conversão da informação química do ambiente celular em impulsos elétricos que se movem em direção à medula espinhal. Essa fase é iniciada quando o dano tecidual provocado por estímulos mecânicos, térmicos ou químicos e a resposta inflamatória que o acompanha resultam na liberação de vários mediadores químicos (prostaglandinas, bradicininas, serotonina, histamina e substância P). Esses mediadores, denominados substâncias algiogênicas, estimulam receptores especializados da dor (nociceptores) localizados em camadas superficiais da pele, músculos, periósteo, superfícies articulares, paredes arteriais, vísceras e polpa dentária, geram potencial de ação e despolarizam a membrana neuronal. O impulso elétrico é conduzido pelas fibras nervosas à medula espinhal.

2. **Transmissão:** condução do estímulo doloroso da periferia às diversas estruturas do sistema nervoso central. Esse impulso é transmitido através de axônios aferentes primários constituídos por fibras A-delta e C, cuja transmissão ocorre pela raiz dorsal do nervo espinhal para o corno posterior da medula espinhal (CPME). Ocorrem sinapses em fibras ascendentes e descendentes com células da parte externa do CPME, sobretudo na substância gelatinosa, que desempenha um importante papel na facilitação ou na inibição do estímulo doloroso no CPME. Para ascensão do impulso até níveis centrais do sistema nervoso central (SNC), neurônios, feixes, tratos e vias oriundas do trato espinotalâmico fazem conexões com unidades celulares no tálamo, no córtex, nas regiões frontal e parietal e no sistema límbico, representando o início da percepção dos componentes afetivos e discriminativos que compõem a dor. Diversos neurotransmissores estão envolvidos nessa transmissão. O estímulo doloroso evoca respostas neurovegetativas e comportamentais que visam à adaptação à dor, pois a dor representa uma ameaça à integridade do indivíduo.

3. **Modulação:** no CPME, o impulso doloroso é modificado antes de ascender a níveis superiores do SNC, onde poderá ocorrer uma hiperpolarização ou despolarização neuronal, inibindo ou facilitando a transmissão do impulso doloroso. Esse processo envolve substâncias bioquímicas endógenas, como serotonina e noradrenalina, além das endorfinas e encefalinas e várias estruturas, como feixes nervosos e fibras cerebrais. Outro mecanismo de modulação que ocorre na medula espinhal é a estimulação de fibras que transmitem sensações não dolorosas, bloqueando ou diminuindo a transmissão dos impulsos dolorosos. Essa é a teoria da comporta, ou do portão, em que, ao estimular fibras que transmitem sensações não dolorosas (fibras grossas), ocorre o bloqueio ou a diminuição da transmissão dos impulsos dolorosos (fibras finas) através de um portão inibitório na medula espinhal.

4. **Percepção:** aqui, o impulso é integrado e percebido como dor, sofrendo influência de suas dimensões sensitiva-discriminativa, afetivo-motivacional e cognitivo-avaliativa.

No cérebro, o impulso é percebido como dor a partir da troca de informações entre as regiões corticais, o tálamo, o hipotálamo, os sistemas reticular e límbico e a medula espinhal etc. Os aspectos físicos, psíquicos, culturais, situacionais e do significado simbólico determinarão a apreciação final da experiência.

Quando a sensação dolorosa se torna consciente, percebemos onde dói, como dói, de onde vem a dor, quanto dói e o que fazer. A interpretação desse estímulo propicia respostas físicas, emocionais e sociais, denominadas comportamentos dolorosos, que incluem chorar, solicitar analgésico, gemer, ficar imóvel, contrair a musculatura, massagear a área dolorosa, entre outros. Esses comportamentos têm a intenção de comunicar a dor e o sofrimento, buscar ajuda e diminuir a sensação de desconforto.

Desse modo, se pudéssemos resumir o processo da resposta do organismo a um estímulo doloroso agudo, diríamos:

- Ocorreu uma lesão ⇒ substâncias que causam dor (algiogênicas) são produzidas no local da lesão ⇒ nociceptores (receptor sensitivo a estímulos nocivos) captam essa mensagem ⇒ esse impulso é transmitido através de axônios aferentes primários constituídos por fibras A-delta e C e a sua transmissão ocorre pela raiz dorsal do nervo espinhal para o CPME – poderá ocorrer facilitação ou inibição do estímulo doloroso no CPME ⇒ para ascensão do impulso até níveis centrais do SNC, neurônios, feixes, tratos e vias oriundas do trato espinotalâmico fazem conexões com unidades celulares no tálamo, no córtex, nas regiões frontal e parietal e no sistema límbico ⇒ no cérebro, esse processo complexo é percebido como dor, sobretudo nas regiões talâmica e hipotalâmica.

Como foi possível observar, a avaliação do fenômeno doloroso envolve muito mais que apenas a intensidade dolorosa, tendo estreita relação com a cognição e a percepção, caráter subjetivo que pode ser creditado, em parte, ao caráter inibitório ou facilitador do impulso doloroso, aspectos emocionais e culturais de como a dor é ensinada e apreendida e a situação na qual o indivíduo está inserido, ou seja, o contexto atual.

Módulo XX – Dor e Analgesia

BIBLIOGRAFIA CONSULTADA

Alvarez AG, Dal Sasso GT. Virtual learning object for the simulated evaluation of acute pain in nursing students. Rev Lat-Am. Enferm. 2011;19(2):229-37.

Bassanezi BSB, Oliveira Filho AG. Analgesia pós-operatória. Rev Col Bras Cir. 2006;33(2):116-22.

Bidese BL, Sakuma KA, Andrade Júnior A, Sartor MC. Analgesia pós-operatória por não especialistas em dor. Rev Dor. 2014 jan-mar;15(1):36-40.

Calil AM, Pimenta CA. Intensidade da dor e adequação de analgesia. Rev Lat-Am Enferm. 2005;13(5):692-9.

Kawai VFA, Cortez PJO, Valenti VE, Oliveira FR, Vitorino LM. Pre and postoperative analgesia for orthopedic surgeries. Rev Dor. 2015 jul-sep;16(3):166-70.

Kraychete DC, Siqueira JTT, Zakka TRM, Garcia JBS; Specialists Group. Recommendations for the use of opioids in Brazil: Part III. Use in special situations (postoperative pain, musculoskeletal pain, neuropathic pain, gestation and lactation). Rev Dor. 2014 apr-jun;15(2):126-32.

Mello LC, Rosatti SFC, Hortense P. Assessment of pain during rest and during activities in the postoperative period of cardiac surgery. Rev Lat-Am Enferm. 2014;22(1):136-43.

Moreira L, Truppel YM, Kozovits FGP, Santos VA, Atet V. Analgesia no pós-cirúrgico: panorama do controle da dor. Rev Dor. 2013;14(2):106-10.

Negromonte MR, Araujo TC. Impact of the clinical management of pain: evaluation of stress and coping among health professionals. Rev Lat-Am Enferm. 2011;19(2):238-44.

Pereira LV, Sousa FAEF. Categorization of postoperative pain descriptors in the sensitive, affective and evaluative dimensions of painful experiences. Rev Lat-Am Enferm. 2007;15 (4):563-7.

Pereira LV, Sousa FAEF. Estimação em categorias dos descritores da dor pós-operatória. Rev Lat-Am Enferm. 1998;6(4):41-8.

Pereira LV, Sousa FAEF. Mensuração e avaliação da dor pós-operatória: uma breve revisão. Rev Lat-Am Enferm. 1998;6(3):77-84.

Ribeiro COM, Pereira CU, Sallum AMC, Martins-Filho PRS, Nunes MS, Carvalho MBT. Dor pós-operatória em pacientes submetidos à craniotomia eletiva. Rev Dor. 2012 jul-set;13(3):229-34 .

Ribeiro MC, Pereira CU, Sallum AM, Alves JA, Albuquerque MF, Fujishima PA. Knowledge of doctors and nurses on pain in patients undergoing craniotomy. Rev Lat-Am Enferm. 2012;20(6):1057-63.

Robleda G, Sillero-Sillero A, Puig T, Gich I, Baños JE. Influence of preoperative emotional state on postoperative pain following orthopedic and trauma surgery. Rev. Lat-Am Enferm. 2014;22(5):785-91.

Sallum AMC, Garcia DM, Sanches M. Acute and chronic pain: a narrative review of the literature. Acta Paul Enfermagem. 2012;25(no.spe1):150-4.

Sallum AMC, Santos JLF, Lima FD. Diagnoses in trauma victims with fatal outcomes in the emergency scenario. Rev Lat-Am Enferm. 2012;20(1):3-10.

Secoli SR, Moraes VC, Peniche ACG, Vattimo MFF, Duarte YAO, Mendoza IYQ. Dor pós-operatória: combinações analgésicas e eventos adversos. Rev Esc Enferm USP. 2009;43 (n.spe2):1244-9.

Silva MAP. Treinamento e avaliação sistematizada da dor: impacto no controle da dor do pós-operatório de cirurgia cardíaca. Rev Esc Enferm. USP. 2013;47(1):84-92

Souza LA, Silva CD, Ferraz GC, Sousa FA, Pereira LV. The prevalence and characterization of self-medication for obtaining pain relief among undergraduate nursing students. Rev Lat-Am Enferm. 2011;19(2):245-51.

LEITURAS RECOMENDADAS

International Association for the Study of Pain (IASP)- anais/ recomendações/livros/editoriais- www.iasp-pain.org/

World Institute of Pain
www.worldinstituteofpain.org/

Caso de dor crônica

Dayse Maioli Garcia
Ana Maria Calil Sallum

INTRODUÇÃO

O quadro epidemiológico brasileiro aponta as doenças cardiovasculares como a primeira causa de morbimortalidade em nosso meio, seguidas por câncer, causas externas, doenças do aparelho respiratório, doenças do aparelho digestório e doenças endócrinas, sobretudo diabetes, não considerando as causas mal definidas. Observa-se, portanto, uma estreita relação entre as causas citadas e a possibilidade de eventos álgicos.

Será que existem muitos casos de admissões e permanência de pacientes no hospital sem a presença de dor?

A dor crônica, em grande parte dos estudos, está relacionada ao câncer e às dores crônicas de origem neuropática, embora um paciente com câncer possa apresentar quadros de dores agudas, mas que na maioria dos casos estão relacionadas ao tratamento, como cirurgias, quimioterapia, radioterapia, biópsias, entre outros.

Diferentemente das dores agudas, a dor crônica não está relacionada à permanência ou ao aparecimento de alterações neurovegetativas (sinais de alerta). Dor crônica é mais que um sintoma, não desaparece após a cura da lesão (por um período superior a três meses) ou está relacionada a processos patológicos crônicos após a cura do mesmo.

HISTÓRIA

Paciente de 67 anos, sexo masculino, aposentado, viúvo há 2 anos e morando, após a morte da esposa, com sua filha mais velha, o genro e três netos adolescentes em uma casa de dois cômodos; vive de uma aposentadoria modesta de cobrador de ônibus. É paciente crônico, tem *diabetes mellitus* há 35 anos e faz uso de insulina há cinco anos. Apresenta claudicação há pelo menos nove meses, emagrecimento de 10 kg nos últimos quatro meses. Seus familiares notam que a cada dia o paciente parece mais solitário, calado, triste, não tem mais vontade de jogar cartas com os amigos e nega-se a sair com seus familiares; disse ao neto mais novo que gostaria de morrer para encontrar sua esposa. Faz uso medicamentoso regular para diabetes desde a descoberta da doença, e, na última semana, referiu estar "cansado" de ser diabético.

Após meses de insistência, sua filha o leva à unidade básica de saúde e ele relata ao médico que há pelo menos um ano sente dores horríveis nos pés e nas pernas, mas que não contou a seus familiares para não incomodá-los.

- Glicemia= 234 mg/dL no momento da consulta.
- Dados antropométricos: altura = 1,70 m; peso = 58 kg.

AÇÕES PRIORITÁRIAS COM RELAÇÃO AOS ACHADOS

- Busca pelo fator e ou fatores que estão causando claudicação, dores em membros inferiores e a perda de peso.
- Correção dos níveis glicêmicos (embora, no caso em questão, pareça evidente serem consequência do diabetes).
- Avaliação do estado emocional/psíquico do paciente.

HIPÓTESES DIAGNÓSTICAS

- Diabetes descompensado.
- Depressão.
- Dor crônica.

> Os três diagnósticos podem ser agravados e/ou desencadeados pela dor crônica?

A fisiopatologia e o tratamento do diabetes são abordados no Capítulo 33. Aqui, vamos nos ater à dor crônica nesse segmento.

DOR CRÔNICA

A dor crônica é considerada um problema de saúde pública no Brasil e no mundo, pois pode provocar incapacidades, perdas de dias de trabalho, uso abusivo do sistema de saúde, comprometimento da atividade profissional, aposentadorias precoces, sérios prejuízos pessoais e econômicos etc.

A dor crônica, mais que um sintoma, é a doença que persiste. Sua presença constante ou intermitente e a duração prolongada geralmente são muito perturbadoras para quem as sente. A dor crônica é composta por elementos físicos, cognitivos, emocionais e comportamentais, e pode ou não estar relacionada a uma lesão tecidual; o comportamento de queixa de dor é, frequentemente, desproporcional à lesão.

Independentemente de haver lesão, pode haver dor. Há inúmeros fatores que provocam a modificação de sistemas neurofisiológicos, como a própria dor e a experiência psicossocial. Os profissionais que não compreendem esse modelo tenderão a tratar o doente segundo o modelo anatômico e biomédico, que busca a identificação e cura das lesões, frequentemente, utilizando método medicamentoso ou cirúrgico.

A dor crônica limita a realização de atividades profissionais, sociais ou domiciliares; altera o psiquismo, o ritmo do sono, o apetite, o lazer; gera incapacidade; induz os indivíduos a perdas de suas identidades nos ambientes de trabalho, na família e na sociedade; faz os indivíduos modificarem suas aspirações; o processo de mudança da condição normal para a de incapacidade agrava ou acarreta a instalação de sintomas de depressão, ansiedade, angústia, insegurança e desconfiança; a espoliação física e o imobilismo acentuam a incapacidade e contribuem para o agravamento das repercussões psicossociais que já estão comprometidas não apenas em decorrência da dor, mas também das alterações psicoafetivas, das manipulações e das iatrogenias induzidas por procedimentos terapêuticos, muitas vezes com resultados incertos.

Módulo XX – Dor e Analgesia

A dor crônica é responsável por 80% das consultas médicas. É considerada uma condição frustrante para doentes, médicos, reabilitadores, estudiosos em saúde pública, empregadores, políticos de saúde e a sociedade em geral. A dor crônica está presente em aproximadamente 70% das pessoas que procuram os consultórios médicos no Brasil, sobretudo por cefaleias, síndromes dolorosas miofasciais, fibromialgias, artropatias, doenças osteomusculares, dores na articulação temporomandibular e dores generalizadas.

A prevalência de dor crônica em adultos não oncológicos aparece na maioria dos estudos:

- Cabeça, face e boca: cefaleias e enxaquecas.
- Lombar, sacro e cóccix.
- Membros inferiores.
- Ombros e membros superiores.
- Região abdominal.
- Região pélvica.
- Região cervical.
- Região torácica.
- Dores generalizadas.

Com o aumento da população acima de 65 anos, tem aumentado o aparecimento de dores generalizadas associadas a doenças crônicas e/ou degenerativas. Os locais mais frequentes de dor e que mais incomodam são a região lombar e os membros inferiores e superiores.

A dor relacionada ao câncer pode ser resultante de ações diagnósticas ou terapêuticas. A dor crônica está relacionada ao tumor ou suas metástases em cerca de dois terços dos casos e deve-se à invasão óssea ou neural, infiltração de tecidos moles, compressão ou oclusão de vasos sanguíneos e vísceras ocas. Em aproximadamente um quinto dos casos, a dor crônica resulta de terapias antineoplásicas, como aquelas decorrentes de lesões actínicas. Em um grande número de doentes, múltiplas causas concorrem para a ocorrência de dor. As síndromes álgicas que se manifestam nos doentes com câncer são as mais incapacitantes. A dor é menos frequente nas fases iniciais da doença, sendo observada em 20 a 50% dos casos quando do diagnóstico e em 70 a 90% dos indivíduos com doença neoplásica avançada.

Considerando a fisiopatologia, a dor crônica pode ser assim classificada:

- **Dor nociceptiva:** é aquela na qual há uma elevada síntese de substâncias algiogênicas e intensa estimulação das fibras nociceptivas, por meio de estímulos dolorosos, os quais podem ser de origem mecânica, térmica ou química, tal como ocorre nas situações de doenças inflamatórias, traumáticas e isquêmicas e na dor pós-operatória. A dor nociceptiva pode ser de origem somática ou visceral. A dor somática é bem localizada e varia conforme a lesão de origem, por exemplo, dores ósseas, dores pós-operatórias, dores musculoesqueléticas e dores artríticas; é exacerbada ao movimento. A dor visceral é provocada por distensão de víscera oca, é mal localizada, profunda, opressiva, constritiva; frequentemente, associa-se a sensações de náuseas, vômitos e sudorese. Muitas vezes, as dores viscerais apresentam-se como dores referidas, como dor em ombro ou mandíbula relacionadas ao coração, em escápula referente à vesícula biliar e em região dorsal referente ao pâncreas.
- **Dor neuropática:** é consequência direta de uma lesão ou doença afetando o sistema somatossensitivo periférico ou central, como decorrente de neuropatia dolorosa por diabetes, herpes-zóster, acidente vascular cerebral, invasão de estruturas nervosas por tumores, entre outras.
- **Dor mista:** é aquela com componentes nociceptivos e neuropáticos, como a maioria das dores oncológicas, articulares, entre outras. Nos doentes oncológicos, embora as dores sejam mistas, há sempre um predomínio da nocicepção.

Discussão de Casos Clínicos e Cirúrgicos

■ **Dores disfuncionais:** as síndromes de dores disfuncionais constituem um grupo um tanto controverso, uma vez que esses pacientes se apresentam sem lesões anatômicas relacionadas a sua síndrome de dor e referem dor intensa, com impacto negativo na qualidade de vida. Estes são os casos de doenças como fibromialgia, síndrome do intestino irritável e alguns tipos de cefaleia.

A dor é sempre um sintoma subjetivo, e o relato do paciente é o padrão de referência para sua avaliação.

Na dor crônica, a avaliação é mais complexa se comparada à dor aguda, pois envolve, além dos componentes físicos, os componentes comportamentais (atitudes), afetivos, sociais e cognitivos, além das crenças, expectativas, valores, aspectos religiosos etc. Os aspectos cognitivos influenciam de modo decisivo na apreciação, na expressão e na tolerância à dor, daí a importância de conhecê-los.

Desse modo, na avaliação da dor aguda, deverão ser enfatizados aspectos relacionados às características da dor, às repercussões neurovegetativas e ao tratamento farmacológico, ao passo que, na dor crônica, destacam-se aspectos de avaliação dos componentes psíquicos e socioculturais, do estado emocional, da alteração de personalidade, das relações familiares e de trabalho, do lazer, das crenças e da adesão ao tratamento farmacológico e a outras terapias não farmacológicas.

Estudos demonstram que o comportamento de alguns doentes com dor crônica está relacionado ao aprendizado baseado na experiência que tiveram com a dor aguda. E, de fato, nas situações de dor aguda, o comportamento envolve a imobilização da área afetada, a diminuição da atividade geral, a compreensão de que há algo errado com o organismo e a emissão de comportamentos de dor, como choro, gemidos e "caretas" para obter ajuda. Contudo, em inúmeros casos de dor crônica, não há mais lesão ou esta não é proporcional à queixa, a ajuda profissional, na maioria dos casos, já foi obtida, a restrição à movimentação é contraindicada e a excessiva solicitude de outrem, quando da manifestação da dor, contribui para a incapacidade, visto que a duração do quadro é imprevisível.

Os instrumentos para avaliação da dor podem ser de autorrelato, observação do comportamento e medidas das respostas biológicas à dor. Essas escalas devem ser ajustadas à idade do paciente e ao seu desenvolvimento cognitivo; são ferramentas muito úteis que ajudam o paciente a comunicar sua dor e orientar o tratamento, facilitam a comunicação entre a equipe, contribuem para aproximar o profissional do paciente, além de não permitir que o julgamento do profissional sobre a dor dependa apenas de sua experiência e sua habilidade.

Estudos mostram que a avaliação sistematizada e o registro consistente da queixa álgica são fundamentais para seu controle e que o uso de instrumentos de avaliação diminui a incidência e a intensidade da dor.

A intensidade dolorosa é um componente de grande expressão da experiência dolorosa e o mais aferido nas práticas clínica e de pesquisa, sendo indispensável ao planejamento da terapia antálgica e à verificação da adequação do esquema proposto. A escala numérica de 0 a 10, em que 0 significa ausência de dor e 10 significa a pior dor imaginável, apesar de simples, é muito utilizada para o reajuste terapêutico. Além disso, apresenta como vantagem a facilidade do uso, necessitando apenas de um pouco de cooperação do paciente, pois é de fácil compreensão. Nessa escala, deve-se perguntar ao paciente qual é a intensidade de sua dor, sempre explicando que 0 significa sem dor e 10 significa a pior dor possível. Deve-se considerar 0, sem dor; até 3, dor leve; de 4 a 6, dor moderada; de 7 a 9, dor forte; e 10, dor insuportável (ver Capítulo 55).

Além da intensidade, os protocolos de avaliação devem conter informações sobre a localização e as características da dor, isto é, com que a dor se parece, as repercussões da dor nos diversos sistemas orgânicos, nos sistemas locomotor, musculoesquelético e psíquico e, também, sobre a efetividade do tratamento.

Para a avaliação da dor crônica e de suas repercussões, recomenda-se o Questionário McGill, que é considerado um bom instrumento para caracterizar e discernir os componentes afetivo, sensitivo e

Módulo XX – Dor e Analgesia

avaliativo da dor, com informações qualitativas e quantitativas baseadas em descrições verbais. É considerado um instrumento universal, capaz de padronizar a linguagem da dor, e contém, ainda, uma escala de intensidade (0 a 10), um diagrama corporal para representação do local da dor e a caracterização de aspectos como periodicidade e duração da queixa álgica.

Os diários de dor têm sido recomendados como instrumentos vantajosos na avaliação de dores crônicas oncológicas e não oncológicas. O uso de diários pode desenvolver habilidades de autocuidado, ser uma fonte de informação que o paciente pode utilizar para se comunicar com a equipe de cuidados e refletir sobre a vivência de dor de uma maneira mais clara e fácil que a tentativa para se lembrar, aumentando a eficácia do controle, a adesão ao tratamento e a satisfação dos pacientes.

O Douleur Neuropathique 4 Questions (DN4) é um instrumento validado e fácil de aplicar, desenvolvido para avaliação discriminativa da dor neuropática, composto por sete questões relacionadas às qualidades da dor, com possibilidade de respostas dicotômicas (sim e não) e três itens adicionais que fazem parte de um exame sensitivo simplificado da área dolorosa. Para cada resposta negativa, atribui-se pontuação 0, e a cada positiva, pontuação 1. A pontuação total varia de 0 a 10, sendo que se consideram dor neuropática pontuações a partir de 4. As questões referem-se às qualidades da dor, como queimação, sensação de frio dolorosa e choque elétrico; o exame sensitivo busca encontrar formigamentos dolorosos em um território corporal topograficamente relacionado a essa lesão, entre outras anormalidades.

O conhecimento de todos os locais dolorosos, a análise em conformidade com a distribuição nervosa da região e a identificação de possíveis grupos musculares envolvidos podem ajudar a compreender a etiologia e a magnitude do quadro. As respostas musculares reflexas acompanham qualquer experiência dolorosa, aguda ou crônica. A identificação de contraturas e pontos dolorosos sugere a possibilidade de intervenções que resultem em relaxamento muscular e alívio da dor.

A escala de descritores verbais, composta de nenhuma dor, dor leve, dor moderada e dor intensa, pode ser utilizada para pacientes conscientes e comunicativos que não se identificam com a escala numérica ou aqueles que não compreendem o significado dos números. As desvantagens desse tipo de escala incluem: a necessidade de lembrar-se ou de ter por escrito os descritores; a possibilidade de respostas limitada pelo número de palavras que constam na lista; os pacientes tendem a utilizar, preferencialmente, as categorias do meio, o que pode distorcer o processo de julgamento, reduzindo ainda mais a possibilidade de resposta, por ser considerada com baixo valor estatístico. Autores destacam que essa escala não foi validada para o Português, que não se sabe se essas palavras são plenamente compreendidas por nossa população e que não se conhece a distância entre os itens leve, moderada, intensa e insuportável.

Para os doentes em coma, não responsivos, em sedação profunda ou com alterações cognitivas e aqueles que tendem a subutilizar a analgesia, é importante considerar os equivalentes somáticos e fisiológicos da dor, como expressão facial, movimentos de membros superiores, postura de proteção, gemidos, agitação psicomotora, taquicardia, hipertensão, taquipneia e desadaptação ao ventilador. A literatura dispõe de vários instrumentos construídos para avaliação comportamental de dor, específicos para determinados grupos de pacientes, alguns já validados no Brasil.

É importante pontuar que a avaliação da dor crônica não permite uma análise unidimensional, e sim multidimensional, e a opção por uma ou outra escala deverá estar sustentada nas possibilidades reais de uso clínico prático.

Nessa área, destacam-se, ainda, o "Inventário de Atitudes frente à Dor Crônica"– versão breve, composto por sete domínios de crenças e atitudes diante da dor: cura médica, controle, solicitude, incapacidade, medicação, emoção e dano físico, e a "Chronic Pain Self-Efficacy Scale", para avaliação da autoeficácia de pacientes com dor crônica.

No idoso, a avaliação de dor deve ser exaustiva, cuidando para não se restringir apenas ao autorrelato. Foram publicados e validados nos últimos anos muitas escalas e questionários específicos para avaliar a dor nessa população. Os objetivos são o alívio da dor e do sofrimento, a melhora da funcionalidade e a independência do paciente. As escalas mais utilizadas são as unidimensionais, incluindo a escala numérica, a escala de faces, a escala analógica visual e a escala de descritores verbais. Um estudo no Brasil mensurou a intensidade da dor por meio de uma escala de "Copos". Para uma avaliação mais global, com características adicionais com relação à experiência dolorosa, como qualidade, localização e outros domínios relacionados à dor ou a seu impacto na qualidade de vida, instrumentos multidimensionais têm sido utilizados com sucesso entre os idosos cognitivamente intactos, destacando-se o Questionário de Dor McGill e o *Geriatric Pain Measure*.

Pacientes com alterações cognitivas e demenciados exigem atenção especial durante a avaliação da dor. As informações fornecidas pelos familiares e cuidadores devem ser consideradas. Nesses indivíduos, a presença de dor está associada a distúrbios do sono, prejuízo funcional, diminuição da sociabilidade e maior procura dos serviços de saúde, com o consequente aumento dos custos.

Quando há déficit cognitivo de leve a moderado, as escalas de autorrelato são úteis e confiáveis.

Pacientes com Alzheimer têm uma gradativa deterioração de memória, orientação, estabilidade emocional, fala, pensamento abstrato, habilidades motoras e autocuidado. As deteriorações motora e cognitiva são acompanhadas por redução da capacidade de comunicação, o que torna a avaliação de dor ainda mais difícil nesses pacientes. O componente sensitivo-discriminativo da dor parece estar preservado, ou seja, a capacidade discriminativa dolorosa está normal, ao passo que as experiências afetiva e emocional da dor estão mais atenuadas quando comparadas a outros tipos de demência.

Acredita-se que pessoas com demência moderada a grave, incapazes de comunicar a dor e outras necessidades não atendidas de maneira verbal, clara e consistente, podem manifestá-las por meio de comportamentos como agitação, vocalizações, tensão muscular ou retirada e afastamento do membro.

Muitos pacientes idosos têm déficits de linguagem e não podem descrever adequadamente as características de sua dor. Em casos avançados, torna-se difícil determinar se a dor está realmente presente ou não. É necessário o uso de questionários diretos, observação direta do comportamento ou entrevistas diretas com os cuidadores ou informantes.

As alterações nos parâmetros fisiológicos, como frequência cardíaca ou pressão arterial, são marcadores típicos de dor aguda e podem prover informação em combinação com outros indicadores comportamentais.

Vale ressaltar que, em meio a tantos instrumentos, a escolha de um deles deve considerar a situação clínica do idoso, suas idades cronológica e mental, sua preferência e a facilidade de aplicação.

Entre os instrumentos para avaliação de dor em idosos com demência avançada, destaca-se o Instrumento de Avaliação da Dor em Pacientes não Comunicativos (NOPPAIN-Br), escala adaptada para o Português Brasileiro por Raquel Soares de Araujo a partir do *Non Communicative Patient' Pain Assessment Instrument* (NOPPAIN). Segundo a autora, a adaptação transcultural do NOPPAIN-Br atendeu aos critérios de equivalência semântica, idiomática, cultural e conceitual; porém, recomenda que as propriedades de medida do NOPPAIN-Br sejam testadas em outras amostras representativas. Ela ressalta que o potencial do instrumento NOPPAIN-Br só será realmente aproveitado se os profissionais forem treinados para a identificação de comportamentos que possam expressar a experiência dolorosa.

Consideramos que é um grande desafio avaliar a dor em pessoas com perda da capacidade de definir sensações e comunicá-las verbalmente. O profissional de saúde deve reconhecer a importância desse cuidado e sua responsabilidade ao julgar o que o outro está sentindo, transformando a observação de comportamentos em uma possibilidade de comunicação de dor. Nessa situação, o uso de instrumentos validados é de grande valia, pois contribuirá para reduzir risco de erros no julgamento daquilo que o outro está sentindo.

Módulo XX – Dor e Analgesia

Após a identificação da dor, é importante determinar o tipo de síndrome dolorosa e discutir as bases do manejo farmacológico.

A abordagem multidisciplinar é a regra no seguimento em longo prazo desses doentes. Frequentemente, pacientes idosos fazem uso de medicações diversas, como anti-hipertensivos, hipoglicemiantes, betabloqueadores e antidepressivos, e podem também ser portadores de diversas deficiências, como visual, auditiva, na marcha, equilíbrio e demência, o que requer cuidados especiais por parte dos cuidadores e profissionais de saúde. O uso de múltiplas medicações e a presença de morbidades exigem a prescrição de pequenas doses e impõem contraindicações para algumas classes de drogas.

TRATAMENTO DA DOR CRÔNICA

Atualmente, muito se discute acerca da não adesão dos doentes crônicos ao tratamento proposto pelo médico. Esse problema tem sido reconhecido como a principal causa do aumento da morbidade e da mortalidade, das complicações de saúde e psicossociais, da redução da qualidade de vida, do aumento dos custos médicos e do excesso na utilização dos serviços de saúde, implicando significativos custos em termos médicos e sociais.

A Organização Mundial de Saúde (OMS) aponta que a não adesão entre os doentes crônicos gira em torno de 50% nos países desenvolvidos, sendo que esse valor aumenta significativamente nos países em desenvolvimento. Segundo essa organização, a escassez de recursos e as desigualdades sociais no acesso aos cuidados de saúde transformam a não adesão em um problema de grande magnitude.

Adesão é definida como o grau em que o comportamento de uma pessoa, representado pela ingestão de medicação, seguimento da dieta e mudanças no estilo de vida, corresponde e concorda com as recomendações de um médico ou profissional de saúde, sendo, portanto, relacionada a numerosos comportamentos inerentes à saúde, e não somente à medicação prescrita.

A dor crônica é uma afecção crônica, e muitos doentes são frequentemente submetidos a numerosas intervenções e investigações, muitas vezes, com resultados insatisfatórios ou inconclusivos, fazendo que assumam atitudes passivas, comportamentos manipuladores, hostis ou de indiferença. Nesses doentes, são frequentes o sentimento de desamparo, a passividade, a hipocondria, o comprometimento da autoestima, a não percepção das anormalidades comportamentais e o uso da dor como instrumento de comunicação.

O modelo de tratamento da dor crônica deve consistir em encorajar o paciente a aceitar a responsabilidade por sua dor e procurar reduzir comportamentos que a provocam em vez de ficar em busca da cura. O tratamento da dor crônica deve contemplar as intervenções biológicas e psicossociais das doenças.

O tratamento da dor crônica, independentemente de sua origem, deverá ser realizado por médicos especialistas em suas áreas de atuação, de preferência com o apoio multidisciplinar de enfermeiros, fisioterapeutas, psicólogos, nutricionistas e assistentes sociais, inseridos cada vez mais em tratamentos não apenas farmacológicos, mas também de medidas não farmacológicas, como atividades físicas supervisionadas, massagens, acupuntura, grupos de apoio, musicoterapia, distração, lazer, entre outros.

A eliminação total da sensação dolorosa (possível nos quadros de dor aguda) não deve ser o objetivo principal da maioria das intervenções realizadas para as dores crônicas. O medo de sentir dor é o responsável, na maior parte dos casos, por comportamentos como evitar atividades físicas ou situações relacionadas à dor, o que resulta na manutenção da incapacidade. Ansiedade, medo, depressão e estresse no doente com dor devem ser entendidos pelos profissionais como fatores que advêm e intensificam a percepção dolorosa.

A equipe deve ter como objetivos o controle dos sintomas, a normalização ou restauração dos componentes físicos, psíquicos e sociais, a maximização dos potenciais remanescentes, a prevenção da deterioração das condições físicas e psíquicas, o desenvolvimento da autoconfiança e o encorajamento da execução de atividades. Assim, visa-se eliminar o medo de que novas lesões possam se instalar, corrigir os desajustamentos familiares, sociais e profissionais, que contribuem para o sofrimento e para a incapacidade, e promover o uso criterioso de medicamentos e a independência do sistema de saúde.

É importante ressaltar que os programas de reabilitação são dispendiosos, tanto para o doente quanto para os seguros de saúde, e demandam tempo, sendo, algumas vezes, mais "vantajoso" para doentes e profissionais optar por tratamentos invasivos, na tentativa de melhorar a incapacidade e reduzir o tempo de doença. Esses procedimentos, entretanto, podem acentuar frustrações, piorar a incapacidade, exacerbar a busca por outros profissionais que prometam tratamentos "mágicos", expondo o doente a situações cada vez mais devastadoras.

Existe uma gama imensa de medicamentos para uso em doentes com dor crônica, a qual inclui, além de opioides e anti-inflamatórios, fármacos adjuvantes.

Essa forma de tratamento baseia-se na escada analgésica proposta em 1984 pela OMS para tratamento de pacientes com dor do câncer, mas, atualmente, após algumas revisões, é utilizada para tratamento de todos os tipos de dor.

Um artigo com revisão da escada analgésica, publicado em 2014, sugere, mais uma vez, que tanto o manejo da dor aguda como o da dor crônica devem incluir tratamentos multimodais e tratamentos não farmacológicos, incorporando na base da escada o programa de educação terapêutica do paciente.

Essa revisão transforma o que é, na atualidade, uma abordagem farmacológica puramente dirigida ao medicamento em uma estratégia de manejo da dor centrada no paciente, de maneira multidisciplinar e complementar, mantendo o paciente no centro do manejo da dor, como um participante ativo. Essa base é essencial porque, com o aumento do conhecimento, os pacientes podem modificar suas atitudes, melhorar suas habilidades e adequar suas expectativas a fim de se adaptar para viver suas vidas com a presença de dor, seja ela aguda ou crônica.

REVISÃO DA ESCADA ANALGÉSICA

Na atualidade, a base da escada analgésica é o programa de educação terapêutica do paciente.

No primeiro degrau, ou etapa 1, os profissionais de saúde adicionarão medicamentos analgésicos não opioides, anti-inflamatórios não esteroidais, fisioterapia, ergoterapia e/ou terapia ocupacional, considerando a individualidade do paciente.

As terapias adicionais, como acupuntura, massagem, estimulação elétrica nervosa transcutânea (TENS) e exercícios, podem ser adicionadas ao plano de tratamento nessa etapa e em todas as outras, com o objetivo de proporcionar ao paciente as ferramentas necessárias para prevenir o aumento da dor e das limitações funcionais.

No segundo degrau, ou etapa 2, adicionam-se os opioides fracos e um novo elemento, que é uma equipe multiprofissional, se necessário. A inclusão de uma consulta com um fisioterapeuta, psicólogo ou psiquiatra pode ajudar a manter a funcionalidade e a atividade física e promover a incorporação de atividades sociais, o que ajudará o paciente na manutenção de um sistema de suporte. Isso é essencial para que o paciente se movimente em direção à aceitação das limitações impostas pela dor e à adaptação à nova condição de saúde. A etapa 2 é bastante relevante na atualidade, em que questões como a dependência de opioides e o uso indevido de prescrição de medicamentos estão em evidência na literatura médica e na mídia. Opioides fracos produzem menos dependência e podem ser muito eficazes no tratamento da dor de moderada a intensa, e estão especialmente adequados para essa etapa. Três opioides fracos, como o tramadol, o patch de buprenorfina e o tapentadol têm demonstrado grande utilidade em vários estudos em todo o mundo.

O terceiro e o quarto degraus priorizam a dor crônica, a dor intensa e os cuidados paliativos.

Nesse ponto, todas as etapas anteriores são revistas e os cuidados são adaptados à evolução das necessidades do paciente. Opioides fortes e tratamento intervencionista podem ser apropriados nesse nível. Além disso, um terceiro elemento novo deve ser incluído: a reabilitação e a adaptação ao conforto.

Módulo XX – Dor e Analgesia

Os cuidados paliativos devem ser aplicáveis não apenas aos pacientes com câncer, mas também ser implementados para pacientes com doença não oncológica incurável progressiva e outras doenças que ameaçam a vida. Pacientes com doença muscular degenerativa, doença do sistema nervoso central, doenças hepatorrenais, insuficiência cardíaca intensa e limitação respiratória podem se beneficiar de medidas de conforto e controle adequado da dor, melhorando sua qualidade de vida e a de seus familiares e cuidadores. Nessa fase, o objetivo é controlar os sintomas e manter a maior independência possível. Fisioterapia e ergoterapia também podem ser adicionadas.

É importante lembrar que, para os estados graves e profundamente dolorosos que surgem inesperadamente, como a dor pós-operatória ou o aumento da dor nos quadros crônicos, pode-se começar no topo da escada, promover alívio ao paciente e, em seguida, ir descendo para as etapas inferiores da escada. Esse é, na verdade, o modelo de tratamento de dor pós-operatória empregado nos ambientes hospitalares.

CONCLUSÃO

A dor crônica não deve ser considerada um sintoma secundário de alguma outra doença, e sim uma doença crônica em si.

Nessas circunstâncias, a chave para o sucesso do manejo da dor apoia-se em um paradigma no qual os pacientes estão no centro de uma estratégia de tratamento da dor individualizada e multidisciplinar. Para tanto, é necessário capacitá-los para que se tornem participantes ativos de seus cuidados, por meio da promoção de um programa de educação terapêutica do paciente.

DIAGNÓSTICOS DE ENFERMAGEM ASSOCIADOS

- Fadiga.
- Dor crônica.
- Medo.
- Ansiedade.
- Nutrição desequilibrada para menos.
- Conhecimento deficiente.

> Observação: seria possível pontuar pelo menos mais cinco diagnósticos de enfermagem relacionados.

DESTAQUES PARA A ATUAÇÃO DO(A) ENFERMEIRO(A)

A participação do(a) enfermeiro(a) como membro da equipe de saúde é fundamental para a avaliação, o acompanhamento, o alívio e, sempre que possível, o controle da dor. Como citado anteriormente, atuar de modo preventivo é o ideal.

Como a maioria dos pacientes com dor crônica frequentam algum tipo de serviço de saúde para o acompanhamento do problema de base (diabetes, cefaleia, dores musculares, câncer etc.), a avaliação do fenômeno doloroso deverá ser rigorosa, bem como os efeitos deletérios citados neste capítulo, que podem estar presentes no cotidiano do paciente em casos de dor crônica não aliviada.

É preciso questionar fatores como: checagem do uso medicamentoso e ocorrência ou não de algum efeito indesejável, presença álgica, hábitos alimentares e hídricos, humor, capacidade para o trabalho, lazer, presença de fadiga, capacidade para atividades físicas, hábitos intestinais, entre outros.

Mediante os achados dessa anamnese, planos individuais deverão ser estabelecidos visando eliminar eventuais problemas ou mesmo eliminá-los, se possível, com a participação de familiares.

O(a) enfermeiro(a) deverá mostrar-se aberto(a) e interessado(a) na resolução desses problemas e de outros questionamentos, por vezes íntimos, dos pacientes, como a questão da sexualidade, bem como identificar a necessidade ou não de encaminhamentos para outros profissionais, como terapeutas ocupacionais, psicólogos, nutricionistas etc.

Cumpre ressaltar que a desigualdade socioeconômica que impera no Brasil poderá dificultar, e muito, o ideal de tratamento oferecido, cabendo ao(à) enfermeiro(a) adaptar essas propostas de ações e planos à realidade de cada cliente.

A anotação dos problemas vivenciados entre uma consulta e outra (que pode ter um tempo variável e longo) mostra-se muito útil, uma vez que são comuns o esquecimento e a não valorização de dados que podem resultar muito úteis para os profissionais de saúde.

A vivência da dor crônica é algo solitário, sufocante, pesado e triste. Poder compartilhá-la com profissionais competentes é um alívio. Seja esse facilitador.

RESULTADOS ESPERADOS	O resultado positivo da evolução da dor crônica, como pôde ser observado após a leitura atenta deste capítulo, depende de inúmeros fatores, inclusive financeiros, fugindo da alçada de muitos profissionais.

Em crianças, a manutenção (sempre que possível) de seu ritmo de vida, atividades escolares, convivência com pessoas significativas, distração e lazer são fundamentais para sua recuperação.

Todos os esforços deverão ser envidados para que o final seja benéfico e eficaz para o paciente, com alívio e, de preferência, controle álgico, com vistas à manutenção da qualidade de vida.

Deve-se evitar ao máximo o isolamento que pode acompanhar a pessoa que sofre com a dor crônica, de modo que a participação da família e dos amigos é fundamental nessa trajetória.

É importante que o(a) leitor(a) não familiarizado(a) com a dor crônica saiba que acreditar fortemente em sua cura pode fazer que os profissionais de saúde deem aos doentes falsas esperanças, expectativas irrealistas, dependência do sistema de saúde, tratamentos agressivos e cirurgias repetidas, além de fazê-los perder a oportunidade de continuar vivendo suas vidas, apesar da dor. O modelo de tratamento da dor crônica deve consistir em encorajar o doente a aceitar a responsabilidade por sua dor e procurar reduzir comportamentos que a provocam em vez de ficar em busca de cura.

A crença de que a dor crônica advém de lesão tecidual, da existência de dano físico, é, muitas vezes, compartilhada por doentes e profissionais, apesar dos avanços teóricos que enfatizam a baixa correlação entre dor crônica e lesão.

As queixas exacerbadas de dor, as dores desproporcionais à lesão, que não melhoram com terapias analgésicas, podem fazer que os profissionais rotulem os doentes como "psicados", queixosos e a "abandoná-los", quando o esperado seria que o

Módulo XX – Dor e Analgesia

tratamento emocional fosse acrescido ao tratamento médico convencional.

O tratamento da dor crônica deve contemplar as intervenções biológicas e psicossociais das doenças.

É importante reconhecer que, na maioria dos casos, o não alívio da dor crônica está relacionado à inadequação medicamentosa e/ou à evolução da doença de base – esses dois fatores deverão ser analisados com muito cuidado pelos profissionais de saúde, sem deixar de lado os fatores emocionais, cognitivos, espirituais e sociais envolvidos.

QUESTÕES PARA DISCUSSÃO DOCENTES/ DISCENTES

- Identificar diagnósticos de enfermagem relacionados à dor crônica, além dos já pontuados neste capítulo.
- Como pode ser classificada a dor de um paciente diabético há 35 anos com dores em membros inferiores?
- Você conhece e/ou convive com alguém próximo que tenha dor crônica?
- Como é o comportamento dessa pessoa?
- Em seu local de trabalho, existe algum serviço de apoio à dor?
- Você tem competência para a administração e a avaliação contínua dos principais opioides?
- Como profissional, você está atento(a) ao fenômeno álgico, seja ele de origem aguda ou crônica?

SUGESTÃO DE ESTUDOS E TRABALHOS

- Realizar, em grupos de no máximo cinco alunos, trabalhos relacionados ao perfil de morbimortalidade × causas prováveis de dor crônica.
- Traçar planos de cuidados para essas populações.
- Realizar, em grupos de no máximo cinco alunos, trabalhos relacionados aos fármacos propostos para o tratamento da dor crônica.
- Realizar, em grupos de no máximo cinco alunos, trabalhos relacionados às terapêuticas não farmacológicas para o tratamento da dor crônica.
- Realizar, em grupos de no máximo cinco alunos, trabalhos relacionados à dor em pacientes acima dos 60 anos.

BIBLIOGRAFIA CONSULTADA

Brasil. Ministério da Saúde. Saúde Brasil 2012: uma análise da situação de saúde. Brasília, DF: MS; 2012.

Castro MMC, Daltro C. Sleep patterns and symptoms of anxiety and depression in patients with chronic pain. Arq Neuro-Psiquiatr. 2009;67(1):25-8.

Gutiérrez MGR, Arthur TC, Fonseca SM, Matheus MCC. The cancer and its treatment and its impact on the patient's life: a qualitative study. Brazilian J Nurs. 2007;6:41-6..

Hoff PM. Atlas of cancer. Philadelphia: Springer Science and Business Media; 2008.

Lessa MA, Cavalcanti IL, Figueiredo NV. Derivados canabinóides e o tratamento farmacológico da dor. Rev Dor. 2016;17(1):47-51.

Martins HS, Neto AS, Velasco IT. Emergências oncológicas: abordagem inicial e diagnóstico diferencial. In: Martins HS, Damasceno MCT, Awada SB (Orgs.). Pronto-socorro: condutas do Hospital das Clínicas da Faculdade de Medicina da USP. 3.ed. Barueri: Manole; 2012. p.1205-14.

Merskey H, Bogduk N. Classification of cronic pain: descriptions of cronic pain syndromes and definitions of pain terms. 2.ed. Seattle: IASP; 1994.

Oliveira AL, Palma Sobrinho N, Cunha BAS. Chronic cancer pain management by the nursing team. Rev Dor. 2016;17(3):219-22.

Oliveira JT. Aspectos comportamentais das síndromes de dor crônica. Arq Neuro-Psiquiatr. 2000;58(2):360-5.

Oliveira Júnior JO, Portella Junior CSA, Cohen CP. Inflammatory mediators of neuropathic pain. Rev Dor. 2016; 17(suppl.1):35-42.

Organização Mundial de Saúde. Base de dados de mortalidade, 2012. Disponível em: http://www.who.int/whosis; acessado em 16 de outubro de 2012.

Pedrosa DFA, Sousa FAEF. Evaluation of the quality of life of clients with chronic ischemic pain. Rev.Lat-Am Enfermagem. 2011;19(1):67-72.

Pimenta CAM, Teixeira MJ. Questionário de dor McGill: proposta de adaptação para a língua portuguesa. Rev Esc Enferm USP. 1996;30(3):473-83.

Pimenta CAM. Aspectos culturais, afetivos e terapêuticos relacionados à dor no câncer [tese de doutorado]. São Paulo: Universidade de São Paulo; 1995.

Pimenta CAM. Validade e confiabilidade do Inventário de Atitudes frente à Dor Crônica (IAD-28 itens) em língua portuguesa. Rev Esc Enferm USP. 2009;43(n spe):1071-9.

Reis LA, Torres GV. Influência da dor crônica na capacidade funcional de idosos institucionalizados. Rev Bras Enferm. 2011;64(2):274-80.

Sallum AMC, Garcia DM, Sanches M. Acute and chronic pain: a narrative review of the literature. Acta Paul Enfermagem. 2012;25(spe1):150-4.

Salvetti MG, Pimenta CAM. Validação da Chronic Pain Self-Efficacy Scale para a língua portuguesa. Rev Psiquiatr Clín. 2005;32(4):202-10.

Sousa FAEF. Multidimensional pain evaluation scale. Rev Lat-Am Enferm. 2010;18(1):3-10.

Storchi S, Rodrigues AD, Bertoni J, Portuguez MW. Quality of life and anxiety and depression symptoms in elderly females with and without chronic musculoskeletal pain. Rev Dor. 2016;17(4):283-8.

Varoli F, Kurita G, Pedrazzi V. Adapted version of the McGill pain questionnaire to Brazilian Portuguese. Braz Dent J. 2006;17(4):328-35.

Medicações analgésicas

Mariana Bucci Sanches

INTRODUÇÃO

Diversos autores enfatizam a complexidade da administração de medicamentos, e muitos até dizem ser a mais importante responsabilidade atribuída à equipe de enfermagem,[1-3] pois requer conhecimentos de farmacologia relacionados ao tipo de droga, ao mecanismo de ação, à excreção e à atuação nos sistemas orgânicos, além de conhecimentos sobre semiologia e semiotécnica e avaliação clínica do estado de saúde do cliente.[3]

Ao deparar com a presença de dor, é pré-requisito uma avaliação do sintoma, além dos conhecimentos que dão suporte para a tomada de decisão quanto ao manejo da prescrição, uma vez que há uma frequente associação de fármacos analgésicos com diferentes mecanismos de ação, de modo a interferir simultaneamente na geração do estímulo, nos processos de transmissão e de interpretação, assim como no sistema modulador, proporcionando alívio total ou parcial do sintoma.

Em sua prática clínica, o profissional de enfermagem precisa ter uma visão individualizada, considerando as particularidades de cada paciente e os preceitos dos nove certos, que garantem a segurança no processo de administração de medicamentos: (1) medicação certa; (2) dose certa; (3) paciente certo; (4) horário certo; (5) via certa; (6) tempo certo; (7) validade certa; (8) abordagem certa; e (9) registro certo.[4]

Assim, a equipe de enfermagem exerce um papel fundamental na terapia farmacológica, participando do manejo dos medicamentos utilizados, da identificação de efeitos colaterais e reações adversas e do estabelecimento de condutas necessárias ao paciente.

TRATAMENTO FARMACOLÓGICO PARA DOR

PRINCÍPIO DA ANALGESIA MULTIMODAL

Muitos estudos têm proporcionado um maior entendimento do processo da fisiopatologia da dor, desencadeando uma utilização otimizada do medicamento analgésico.

Partindo do princípio da otimização, uma das estratégias utilizadas é a analgesia multimodal, que permite utilizar doses menores para obter um bom controle da dor com o mínimo de efeito adverso (Figura 57.1).

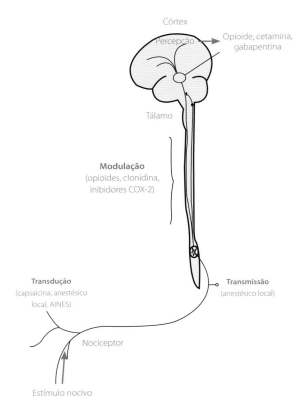

Figura 57.1 – Nocicepção e analgesia multimodal.
Fonte: adaptada de Mao et al. (2011).[5]

PRINCÍPIO DA ESCADA ANALGÉSICA

Com a finalidade de auxiliar os profissionais a controlar a dor de maneira eficaz, em 1986, a Organização Mundial de Saúde (OMS) preconizou alguns princípios para o tratamento analgésico, dentre eles a Escada Analgésica, que consiste em três degraus, de acordo com a intensidade da dor, como o primeiro princípio proposto (Figura 57.2).[6]

Assim como a dor é identificada por meio da escala adequada para a avaliação de dor, cada degrau da escada indicará quais tipos de medicamentos deverão ser utilizados para a intensidade atribuída.[6] Por exemplo, se o paciente refere dor 5 na escala numérica de dor, deveremos nos orientar pelo segundo degrau da escada analgésica modificada, ou seja, opioides fracos + analgésico simples, anti-inflamatórios não esteroidais e adjuvantes.

Após mais de trinta anos de sua construção, a escada analgésica é questionada quanto à continuidade de seu uso e, atualmente, acredita-se que ela mantém uma função educadora e não deve ser considerada um protocolo de tratamento da dor, pois sofre algumas críticas no que diz respeito ao segundo degrau com o uso de opioides fracos, que, na prática clínica, tem um limite de dose com baixa eficácia, podendo ser indicados opioides fortes em baixas doses em uma primeira avaliação.[7]

Outro questionamento refere-se à indicação de procedimentos neurocirúrgicos, os quais estariam localizados em um hipotético quarto degrau da escada. O uso de bloqueio anestésico e outras técnicas intervencionistas para tratamento da dor podem ser utilizados em qualquer degrau.[7]

Módulo XX – Dor e Analgesia

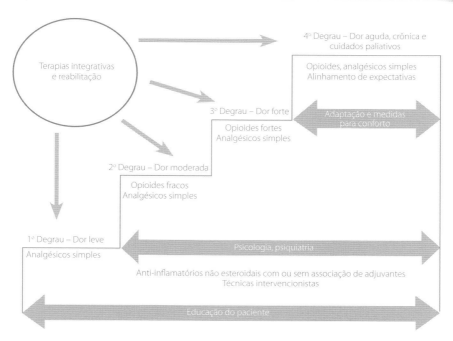

Figura 57.2 – Escada analgésica da OMS modificada.
Fonte: adaptada de WHO (2004).[6]

As principais orientações recomendadas pela escada são:
- **Pela boca**: os analgésicos devem ser administrados preferencialmente pela via oral. Nos casos de disfagias, vômitos incoercíveis ou obstrução intestinal, podem ser consideradas vias alternativas, como retal, transdérmica ou parenteral.
- **Relógio – intervalos fixos:** o tratamento adequado envolve a administração de medicamentos em horários estabelecidos, considerando-se a duração do efeito analgésico não apenas quando o paciente referir dor, o que compromete a eficácia da analgesia.
- **Individualização:** a dose correta é a que causa alívio da dor com o mínimo de efeitos adversos. No caso de a analgesia estar insuficiente, após o paciente ser avaliado, a conduta deverá ser "subir o degrau", isto é, alterar a potência analgésica. Por exemplo, caso o paciente esteja utilizando um opioide fraco (tipo tramadol), deve-se introduzir um opioide forte (tipo morfina) e não utilizar a codeína, da mesma potência analgésica do tramadol.
- **Atenção aos detalhes**: explicar detalhadamente ao paciente os horários dos medicamentos e antecipar as possíveis complicações e efeitos adversos, tratando-as profilaticamente, pois isso favorece a adesão ao tratamento proposto.

NA POPULAÇÃO IDOSA

Em indivíduos idosos, há modificações da farmacocinética e da farmacodinâmica das drogas. Nesses indivíduos, todas as fases, incluindo absorção, distribuição, metabolismo e eliminação, estão alteradas. É preciso conhecer as funções hepática e renal desse idoso, bem como a função cardíaca. Em geral, os idosos tendem a requerer menos doses.

O idoso é mais suscetível aos efeitos colaterais das drogas. A absorção é modificada pela redução da secreção de ácido clorídrico. A distribuição é modificada na razão das alterações das proporções

Discussão de Casos Clínicos e Cirúrgicos

da massa corpórea. O aumento da massa gordurosa prolonga a meia-vida das substâncias lipossolúveis. Os hidrossolúveis são modificados pela alteração dos compartimentos hídricos. Esses fatores resultam, frequentemente, em maiores níveis das drogas com as mesmas doses.

A regra adotada pela maioria dos médicos consiste em começar com doses baixas, em torno da metade daquelas administradas ao adulto jovem, e aumentar lentamente, de acordo com a reação do paciente e o alívio da dor.[8]

ANALGÉSICOS SIMPLES

- **Paracetamol:** o mecanismo pelo qual o acetaminofeno exerce os efeitos analgésico e antipirético permanece pouco compreendido/explicado, podendo estar supostamente atrelado a uma variação da COX--1b. Sua administração no mercado brasileiro é via oral. A absorção do fármaco está relacionada à taxa de esvaziamento gástrico, e suas concentrações sanguíneas máximas são, habitualmente, alcançadas em 30 a 60 minutos. A metabolização do paracetamol é realizada pela UDP glicoronosiltransferase, pela sulfotransferase e pelo citocromo P 450. Apresenta um potencial reconhecido de hepatotoxicidade, uma vez que é metabolizado pelo fígado (relacionado a superdosagem), devendo ser administrado com precaução em pacientes com doença hepática aguda, com histórico de abuso crônico de álcool e com estoques depletados de glutationa. Para o caso de intoxicação, utiliza-se o N-acetilcisteína para o estabelecimento de glutationa.[9,10]

- **Dipirona:** utilizada como analgésico e antipirético na Europa e na América Latina, com o mecanismo de ação pouco elucidado, assim como o do paracetamol. É uma pró-droga que, após sofrer hidrólise, resulta no 4-metilaminoantipirina (MAA) e atinge pico plasmático em torno de duas horas quando administrado por via oral. O perfil farmacocinético é compatível com administração a cada seis horas. O principal efeito adverso está associado ao risco potencial de causar agranulocitose. Verificou-se, no entanto, a ocorrência de hipotensão arterial após injeção rápida, mas ainda precisa ser confrontado.[9]

ANALGÉSICOS ANTI-INFLAMATÓRIOS (AINES)

A dor que acompanha a inflamação e a lesão tissular resulta da estimulação local das fibras de dor e de um incremento da sensibilidade à dor (hiperalgesia), em parte, como consequência da maior excitabilidade dos neurônios centrais na medula espinhal.[10]

Os AINES exibem propriedades anti-inflamatórias, mas se distinguem dos esteroides pelo mecanismo de ação, pois inibem a enzima ciclo-oxigenase (COX) e reduzem a formação de prostanoides, em particular a prostaglandina, como explicita a Figura 57.3.

Os AINES são um grupo de compostos quimicamente heterogêneos que, frequentemente, não têm relação química entre si (embora a maioria deles seja composta de ácidos orgânicos), mas compartilham certas ações terapêuticas e determinados efeitos adversos. São classificados em acídicos (salicilatos, derivados do ácido antranílico, do ácido enólico, do ácido acético, do ácido propiônico e do ácido indolacético) e outros, não acídicos (paracetamol, dipirona)[10,12,13] (Quadro 57.1).

É o principal tratamento para dor leve e moderada e, graças a suas propriedades analgésicas prolongadas, antipiréticas e antitrombóticas, são as drogas de primeira escolha no tratamento de doenças reumáticas e não reumáticas, como artrite reumatoide, osteoartrite e artrite psoriática, assim como nas sequelas de traumas e contusões e, ainda, nos pós-operatórios.[10,12]

Seus efeitos terapêuticos e colaterais resultam, principalmente, da inibição da enzima COX, que catalisa a conversão do ácido araquidônico, reduzindo a síntese das prostaglandinas (PGE, PGD, PGF), como ilustrado na Figura 57.3, e de outros metabólitos na medula espinhal, resultando na diminuição do processo inflamatório. Inibem a migração, a quimiotaxia e a ativação leucocitária para o local da lesão, a síntese de mucopolissacarídeos e de superóxidos.[10,12]

De acordo com as funções fisiológicas das isoformas da COX, postulou-se que os AINES inibidores específicos da COX-2 impedem o processo inflamatório sem causar efeitos colaterais gástricos resultan-

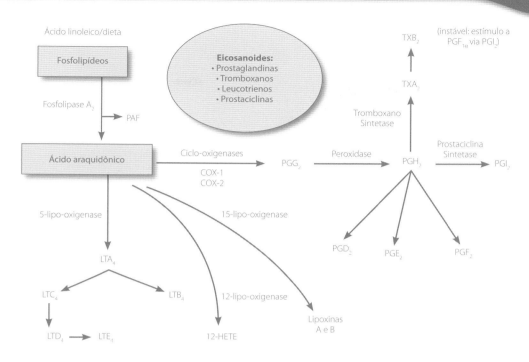

Figura 57.3 – Cascata do ácido araquidônico mostrando os eicosanoides e suas funções fisiológicas.
Fonte: adaptada da Liga de Neurocirurgia da Unimes.[11]

tes da inibição da COX-1. Em geral, os AINES inibem de maneira variável as duas isoformas da COX em suas dosagens terapêuticas e são particularmente eficazes quando a inflamação causou sensibilização dos receptores de dor a estímulos mecânicos e químicos, normalmente indolores.

Eles também antagonizam os receptores da prostaglandina, reduzem a permeabilidade capilar, diminuindo o edema e rubor, e inibem a liberação a PGE1, o que causa redução do estado febril.[12,13]

Os AINES são metabolizados no fígado e excretados pelos rins ou pelas fezes. Alguns metabólitos são ativos. A excreção urinária é livre ou conjugada e é aumentada com alcalinizantes urinários. A absorção intestinal é reduzida com a ingestão de alimentos, leite e carvão ativado. A maioria distribui-se passivamente; os agentes lipossolúveis apresentam efeito mais intenso no sistema nervoso central, com concentração plasmática superior à dos tecidos, e os AINES ácidos alcançam concentrações elevadas na circulação sanguínea, fígado, baço e medula óssea. Ligam-se a proteínas séricas, cruzam o endotélio vascular e alcançam elevada concentração no extracelular, onde o pH é baixo.

Interações com probenecida aumentam seus níveis séricos, que são reduzidos com ácido acetilsalicílico e corticosteroides. Inibem a atividade de bloqueadores beta-adrenérgicos, aumentam o efeito hipotensor de nitroglicerina, a toxicidade do lítio, do metrotexato, do ácido valproico, das sulfonamidas e sulfonilureias, alteram a atividade dos anticoagulantes orais, dos hormônios tireoidianos e da digoxina e potencializam o efeito hipoglicemiante da insulina. A principal limitação no uso dos AINES são seus efeitos gastrointestinais, incluindo náuseas, dor abdominal e úlcera gástrica. Os AINES inibidores seletivos de COX-2 parecem minimizar esses efeitos. Os AINES não oferecem efeitos cardioprotetores e podem agravar problemas renais em pacientes idosos com insuficiência cardíaca, diabéticos e cirróticos.[10,13,14]

Alguns AINES têm sido associados a efeitos de hepatotoxicidade, e seu uso está relacionado à elevação de pressão sanguínea, sendo esse efeito mais evidenciado em pacientes que utilizam anti-hipertensivos. Todos os AINES têm dose teto (Quadro 57.2).[13]

Quadro 57.1 – Classificação dos AINES

Classes terapêuticas	Nome genérico ou químico	Efeitos mais importantes	Mecanismo de ação
Salicilatos	Ácido salicílico Ácido acetilsalicílico (AAS) Diflunisal	Aliviam dor de baixa intensidade São efetivos antipiréticos Apresentam efeitos sobre o trato gastrointestinal (TGI)	Inibidores não seletivos de COX
Derivados do ácido acético	Diclofenaco de sódio Indometacina Sulindaco Etodolaco Cetorolaco	Potência moderada, superior ao AAS, bem como os efeitos no TGI Efeitos anti-inflamatórios comparáveis aos salicilatos Pró-droga Baixa incidência de toxicidade sobre o TGI Menor ação sobre o TGI se comparados a outros AINES Potente analgésico Moderada ação anti-inflamatória	Inibidores não seletivos de COX
Derivados do ácido fenilantranílico	Ácido mefenâmico Ácido flufenâmico	Ação central e periférica Efeitos sobre o TGI Antagonizam diretamente certos efeitos das prostaglandinas (PG) Ação anti-inflamatória	Inibidores não seletivos de COX
Derivados do ácido propiônico	Ibuprofeno Naproxeno Cetoprofeno	Inibidores não seletivos da COX, com efeitos terapêuticos e colaterais comuns a outros AINES	Inibidores não seletivos de COX
Derivados do ácido enólico	Piroxicam Meloxicam	Inibidor não seletivo da COX Modesta seletividade para COX-2	Inibidores não seletivos de COX
Derivados coxibes	Celecoxibe Rofecoxibe	Menores índices de reações adversas gastrointestinais e maior risco cardiovascular	Inibidores seletivos de COX-2

Fonte: adaptado de Muri et al. (2009).[13]

Quadro 57.2 – Efeitos colaterais dos AINES

Efeitos digestivos	Epigastralgia, náuseas e vômitos (agudos) Ulceração e sangramento digestivo (tardios) Quais substâncias: todas, em maior ou menor grau, à exceção do paracetamol. Os coxibes são mais bem tolerados, mas doses elevadas e uso crônico podem acarretar, também, menor frequência e ulceração
Efeitos renais	Edema Nefrite intersticial Quais substâncias: todas, inclusive o paracetamol
Efeitos cardiovasculares	Agravam a hipertensão arterial e a insuficiência cardíaca congestiva Os coxibes podem acarretar trombose e infarto agudo do miocárdio (especialmente em pacientes com aterosclerose e/ou história de infarto ou acidente vascular encefálico isquêmico) Quais substâncias: todas, exceto o paracetamol
Efeitos hematológicos	Leucopenia, anemia aplástica e agranulocitose Quais substâncias: indometacina e pirazolônicos, evento raro
Efeitos neurológicos	Síndrome de Reye Quais substâncias: ácido acetilsalicílico
Reações anafiláticas	Dermatológicas: eritema cutâneo, prurido, vasculite, epidermólise, Steven-Jonhson Cardiorrespiratórias: broncoespasmo, edema de Quincke (lábio e glote), choque anafilático

Fonte: adaptado de Day e Graham (2013).[14]

Módulo XX – Dor e Analgesia

OPIOIDES

Os opiáceos, opioides ou morfínicos compreendem um grupo de fármacos naturais e sintéticos semelhantes aos alcaloides do ópio, cujas ações analgésica, euforizante e ansiolítica são conhecidas há séculos.[15,16]

Os opioides representam a base da analgesia para dores de moderada a intensa, podem ser utilizados em praticamente todas as vias e métodos de administração, têm uma alta variabilidade nos efeitos individuais e, com os recentes avanços da farmacogenética, o entendimento dessas diferenças tem aumentado significativamente.[17]

São substâncias que, independentemente de sua origem, exercem efeitos analgésicos por meio dos receptores opioides mu (μ), capa (κ), delta (Δ) e sigma (δ), esta discutível por não ser reversível com naloxona[16] (Quadro 57.3).

Quanto à potência, são assim classificados:

- **Analgésicos fortes:** morfina, meperidina, fentanila etc.
- **Analgésicos fracos:** tramadol, codeína, d-propoxifeno.

Já quanto à afinidade pelos receptores opioides, a classificação é a seguinte:[15,16]

- **Agonista puro:** morfina, codeína etc.
- **Agonista parcial:** tramadol, buprenorfina etc.
- **Agonista-antagonista:** nalbufina, nalorfina etc.
- **Antagonista (naloxona):** reverte os efeitos dos agonistas.

A maioria dessas drogas, em uso clínico, é predominantemente agonista mu (Quadro 57.3), e não existe dose teto no caso da morfina,[16] a qual é considerada referência para a classificação da potência dos analgésicos opioides (Tabela 57.1).

O opioide exógeno exerce seu efeito terapêutico mimetizando a ação de opioides endógenos sobre receptores específicos.[18] Trata-se de receptores proteicos, resultando em uma ligação do opioide, pré e pós-sinapticamente, gerando diminuição da neurotransmissão e consequente efeito inibitório sobre o sistema nervoso central (SNC).[19]

É necessário entender cada tipo de efeito ocasionado pelo opioide. Quando este é administrado na fase aguda, os efeitos colaterais mais frequentes são: náuseas, prurido e depressão respiratória. Porém, quando administrado cronicamente, deve-se atentar às repercussões relacionadas ao humor, endocrinológicas, imunológicas, à constipação, à tolerância, cuja definição é a necessidade de aumento das doses para manutenção dos efeitos analgésicos, e vício que é caracterizada por uma síndrome psicológica e comportamental, na qual há desejo irrefreável de utilizar a substância.[7,17]

São necessários mais estudos acerca do uso de opioides no câncer e das alterações sobre recorrências e metástases, bem como a hiperalgesia induzida por opioide, que é caracterizada por uma resposta paradoxal resultante de exacerbação das vias pronociceptivas nos SNC e periférico após altas doses de opioides.[20,21]

RECEPTORES OPIOIDES

São ligados à proteína G e modulam numerosas funções fisiológicas, como nocicepção, humor, aprendizagem, resposta ao estresse, funções hormonais, apetite, sono, resposta imune e função gastrointestinal.[15]

Estão localizados nos SNC e periférico. O receptor opioide no corno posterior da medula espinhal tem como função a modulação da dor, o que explica a preferência pelo uso na via espinhal para a administração de analgésicos e sua ação segmentar.[15] No tronco cerebral, estão envolvidos na regulação da respiração e ambos anti e pronocicepção, podendo também ser encontrados no córtex cerebral e no cerebelo.

Discussão de Casos Clínicos e Cirúrgicos

No sistema nervoso periférico, estão relacionados à regulação da função do trato gastrointestinal, ao sistema imune e à inflamação (Quadro 57.3 e Tabela 57.1).[15]

Quadro 57.3 – Respostas dos receptores opioides

Receptor	Resposta
mu	Analgesia, depressão respiratória, miose, euforia e diminuição do trânsito intestinal
capa	Analgesia, disforia, efeitos psicomiméticos, miose e depressão respiratória
delta	Analgesia

Fonte: adaptado de Cousins (2000).[22]

Tabela 57.1 – Agonistas opioides: doses equianalgésicas

| Agonistas | Dose equianalgésica | | | Tempo de ação |
	IM (mg)	VO (mg)	Meia-vida (horas)	Duração da ação (horas)
Codeína	130	200	2-3	2-4
Meperidina	75	300	2-3	2-4
Oxicodona	15	30	2-3	2-4
Morfina	10	30	2-3	3-4
Metadona	10	20	15-190	4-8
Fentanil TD	--	--	--	48-72

IM = intramuscular; VO = via oral.
Fonte: adaptada de Cousins (2000).[22]

PRINCIPAIS OPIOIDES

■ **Codeína:** indicada para dor leve a moderada. Apresenta baixa afinidade com receptores opioides, sendo utilizada sob a forma pura em doses de 30 a 60 mg a cada quatro horas ou em associações em intervalos mais prolongados, com dose máxima diária de até 360 mg. Sua biodisponibilidade é de 40 a 60%, é metabolizada no fígado e pela desmetilação forma norcodeína e morfina. Aproximadamente 10% da codeína é transformada em morfina, que é responsável por sua ação analgésica. Cerca de 10% dos caucasianos não têm a isoforma da enzima hepática (citocromo P-450), necessária para seu metabolismo, e muitos desses pacientes não têm ou têm uma analgesia fraca com a codeína. O efeito analgésico inicia-se 20 minutos após a administração via oral, com efeito máximo de 1 a 2 horas. Não é recomendada por via venosa, dada a liberação de histamínica, podendo causar apneia e hipotensão arterial intensa.[15-17]

■ **Morfina:** fármaco de escolha para a dor intensa, é um alcaloide natural da papoula, possibilitando uma variedade de formulações, facilidade na titulação da dose e meia-vida curta. As dosagens disponíveis no mercado nacional são comprimidos de 10 e 30 mg em solução oral (10 mg/mL – 60 mL), ampolas de 1 mg/mL, 10 mg/mL, e 0,2 mg/mL (para raquianestesia), comprimidos de liberação cronogramada de 30, 60 e 100 mg. Sua dosagem é titulada pelo alcance da analgesia desejada ou pelo aparecimento de efeitos indesejáveis não passíveis de controle. Não tem dose teto. Após a administração oral, o pico de concentração plasmática é alcançado em aproximadamente

Módulo XX – Dor e Analgesia

60 minutos, pois sua biodisponibilidade não é alterada pela alimentação. Metabolização via hepática através da glucoronidação para morfina 3 glicuronídeo (inativo) e morfina 6 glicuronídeo (efeitos pró-analgésicos). Esses metabólitos são excretados pelo fígado e podem se acumular na presença de disfunção renal. Em pacientes com comprometimento pulmonar, asma, aumento da pressão intracraniana, insuficiência renal e hepática, deve ser administrada com precaução. Em idosos, utilizar em doses menores.[7,17]

- **Buprenorfina:** é um opioide sintético alcaloide derivado da morfina e da tebaína e, como a etorfina e a diprenorfina, faz parte da classe de compostos 6,14-endo-etanoltetra-hidro-oripavina. É um agonista parcial dos receptores μ de opioides, 60 vezes mais potente que a morfina, utilizada principalmente para dor crônica não oncológica, como as osteoartroses. Sua ação é de longa duração, graças a sua alta afinidade com o receptor μ de opioides e a sua lenta dissociação. A buprenorfina pode ter menos efeitos colaterais e um menor potencial para abuso que o agonista puro, pois não produz uma resposta máxima nos receptores μ. A lenta dissociação do receptor μ pode resultar em menos sinais e sintomas da retirada de opioides mediante a interrupção do tratamento. Está disponível em adesivos de 5, 10 e 20 mg para troca 1 vez por semana, para administração via transdérmica.[23]

- **Oxicodona:** é um agonista μ, com atividade como agonista kappa. Por sua ação nos receptores kappa, tem vantagens na dor de origem visceral, como cólica biliar ou doenças no pâncreas.[7,15] No Brasil, a oxicodona está disponível em formulação prolongada (AcroContin®) nas dosagens 10, 20 e 40 mg. A biodisponibilidade oral é de 60 a 87%, e a ingestão com alimentos não altera a farmacocinética da oxicodona, que é metabolizada no fígado.[7] É mais potente que a morfina 1:2, por via oral, e caracteriza-se por mecanismo de absorção bifásico, isto é, uma liberação rápida do princípio ativo (38% do princípio ativo) e absorção em seguida, e uma segunda fase com liberação prolongada (62% do princípio ativo).[7] A meia-vida de absorção na primeira fase liberação é de 0,6 hora, e na segunda fase, 6,9 horas.[7,15]

- **Metadona:** opioide sintético, potente, agonista μ, antagonista dos receptores N-metil-D-aspartato (NMDA). É uma alternativa à morfina, sendo cada vez mais utilizada na rotação de opioides, em pacientes que necessitam de um tratamento prolongado e no tratamento de retirada da dependência dos opioide.[7,15] Causa menos dependência, euforia e sedação. Na via oral, apresenta uma biodisponibilidade de 80 a 90%, além de redistribuição extensa para músculo e gordura. Requer avaliações frequentes ao ser prescrita, em razão de seu efeito cumulativo. A duração prolongada é decorrente da ligação proteica com liberação lenta e da pequena capacidade do fígado em metabolizá-la. Não produz metabólitos ativos, podendo ocorrer acúmulo, já que o tempo para alcançar a concentração plasmática eficaz é longo (dias para a metadona e horas para a morfina).[7] É indicada para pacientes com insuficiência renal, e sua excreção é essencialmente fecal, sendo eliminada em pequena quantidade pela urina.[7]

- **Tramadol:** opioide fraco que conta com dois enantiômeros, os quais contribuem para seu efeito analgésico. Aumenta a liberação de serotonina e inibe a recaptação de noradrenalina, causa menos constipação intestinal, depressão respiratória e dependência que outros opioides, em doses analgésicas equipotentes.[7] A absorção do tramadol é rápida e completa após administração oral, com biodisponibilidade de 90%. Tem meia-vida plasmática de 6 a 7 horas, e sua excreção é quase totalmente feita pelos rins (90%).[7,15] A dose usual é de 50 a 100 mg, a cada quatro ou seis horas, e a dose diária recomendada é de até 400 mg.[21]

- **Meperidina:** aproximadamente 10 vezes mais potente que a morfina, sua biodisponibilidade é de 30 a 50%, graças à grande extração hepática na primeira passagem e à baixa absorção após uso oral. Na via intramuscular, sua absorção é variável, e pela via intravenosa, a meperedina é rápida e extensivamente distribuída, com curto tempo de ação, tornando-a inadequada para o alívio da dor.[7] Seu principal metabólito, a normeperidina, é extremamente neurotóxico, podendo provocar convulsões generalizadas.[7] Há acúmulo de metabólitos na presença da insuficiência renal e hepática. É contraindicada a pacientes que fazem uso de inibidores da monoamina oxidase (IMAO), pois provoca aumento de temperatura, delírio e convulsão.[7,17] Repercute também nos sistema cardiovascular, com presença de taquicardia, redução da contratilidade do miocárdio e diminuição do débito cardíaco, quanto a função respiratória diminui volume corrente, ao contrário dos outros opioides causa midríase.[7] Atualmente, a maioria das instituições hospitalares e centros de saúde descontinuou seu uso.[7]

- **Fentanil:** opioide sintético 100 vezes mais potente que a morfina, agonista μ, com alguma atividade δ e κ, tem perfil lipofílico, de rápida penetração nas estruturas do SNC, com alto volume de distribuição.[23] Apresenta meia-vida de 3 a 8 horas, é metabolizado no fígado via citocromo P450 (CYP3A4), e 75% do fentanil é excretado via renal.[23] No Brasil, estão disponíveis apresentações para administração na via intravenosa, peridural e subaracnoideia para uso intra-hospitalar; a via transdérmica deve ser considerada quando o paciente já está em tratamento com opioide, com dor constante, mas pouca dor episódica, com adesivos nas apresentações de 25, 50 e 100 mcg/hora, e não deve ser utilizado para titulação rápida.[23] É indicada para os casos nos quais o paciente já está em tratamento com opioides, na presença de odinofagia, náuseas e vômitos persistentes.[23] Alguns cuidados devem ser realizados antes da aplicação do adesivo:
  - a pele deve estar limpa, seca, sem lesões e sem pelos (não se deve raspá-los, apenas cortá-los);
  - o local deve ser limpo, preferencialmente, apenas com água, evitando o uso de sabões, degermantes, loções ou óleos;
  - o local a ser escolhido deve ser plano e onde não haja muito atrito (parte superior do tronco anterior);
  - os locais devem ser alternados;
  - a exposição ao calor aumenta a absorção do adesivo (febre, sol etc.).[7]
- **Naloxona:** antagonista opioide puro utilizado, principalmente, na reversão da depressão respiratória. Provoca estímulo do sistema nervoso simpático, com taquicardia, hipertensão, edema pulmonar e arritmias cardíacas. Náuseas e vômitos podem ocorrer com a reversão da analgesia, que está relacionada à dose e à velocidade de administração. Por sua ação curta (de 30 a 45 minutos), doses adicionais podem ser necessárias no tratamento da depressão respiratória, e a dose inicial varia de 0,1 a 0,4 mg.[24]

ANESTÉSICOS LOCAIS

Com o aumento da utilização da técnica de passagem de cateteres de nervos periféricos guiados por ultrassom para analgesia, principalmente no cenário pós-operatório, tornou-se possível o aumento do emprego de anestésicos locais.

Os anestésicos locais comumente utilizados são aminas terciárias, derivadas da amônia, metabolizadas por enzimas microssomais no fígado; a diminuição no fluxo sanguíneo hepático ou na função hepática pode predispor à intoxicação sistêmica, caracterizando-se por formigamento da língua e lábios, zumbidos, distúrbios visuais, abalos musculares, convulsões, inconsciência, coma, parada respiratória e depressão cardiovascular.[25]

São alguns exemplos de anestésicos locais a ropivacaína, levobupivacaína e a bupivacaína.[25]

São eficazes no controle pós-operatório, utilizados em bloqueios neurais, diminuindo, assim, o consumo de opioides, além da ação anti-inflamatória no sítio cirúrgico.[6,8,10]

Alguns estudos apontam o uso dos anestésicos locais como uma analgesia superior quando comparada ao uso de opioides sistêmicos, e a grande vantagem é a mobilização precoce, o que influencia diretamente em uma recuperação mais rápida e alta precoce.[26]

- **Lidocaína 5% (emplastro):** anestésico local do tipo amida, que bloqueia seletivamente os canais de sódio dependentes de voltagem nas membranas excitáveis, e seu efeito analgésico é produto de sua ação nas fibras A-delta e C da pele. Considerado primeira linha na neuralgia pós-herpética, contém 700 mg por emplastro, agindo localmente no ponto de aplicação por um mecanismo de ação duplo: a ação farmacológica da lidocaína e a ação mecânica do emplastro, que protege a área hipersensibilizada. O emplastro pode ser cortado para adaptar-se ao tamanho da região afetada (Tabela 57.2).[27]

Tabela 57.2 – Cuidados com adesivos

Medicamento	Ação	Metal	Regime terapêutico	Local de aplicação	Cortar adesivo
Buprenorfina	Sistêmica	Sim	A cada 7 dias	Tórax MMSS MMII	Não recomendado
Lidocaína	Local	Não	12 horas	Local da lesão	Autorizado
Fentanil	Sistêmica	Não	A cada 72 horas	Tórax MMSS MMII	Não recomendado

MMSS: membros superiores; MMII: membros inferiores.

Alguns cuidados devem ser tomados antes da aplicação do adesivo:

- A pele deve estar limpa, seca, sem lesões e sem pelos (não se deve raspá-los, apenas cortá-los).
- O local deve ser limpo, preferencialmente apenas com água, evitando o uso de sabões, degermantes, loções ou óleos.
- O local a ser escolhido deve ser plano e onde não haja muito atrito (parte superior do tronco anterior), exceto no caso da lidocaína.
- Os locais devem ser alternados, exceto no caso da lidocaína.

A exposição ao calor aumenta a absorção do adesivo (febre, sol etc.)[7,27]

MEDICAÇÕES ADJUVANTES PARA O TRATAMENTO DA DOR

O tratamento das síndromes dolorosas neuropáticas é complexo e, geralmente, necessita da combinação de várias modalidades terapêuticas, com mecanismos de ação diferentes.[28]

Os fármacos adjuvantes antidepressivos tricíclicos, anticonvulsivantes, bloqueadores neuromusculares, anti-inflamatórios, entre outros, fazem parte de grupos farmacológicos variados e têm ação específica ou potencializadora no controle de determinados tipos de dor. As associações de medicamentos de diferentes classes podem reduzir a dor, bem como os efeitos adversos.[28]

ANTICONVULSIVANTES

A dor de origem neuropática requer uma abordagem terapêutica diferente da da dor nociceptiva. Nesta, segue-se a escada analgésica da OMS, ao passo que na primeira não se aplica, e as drogas adjuvantes assumem o papel das protagonistas, incluindo antiepiléticos e, em escala bem menor, os psicotrópicos.[2,6,8]

A razão do uso reside nas muitas semelhanças entre os fenômenos fisiopatológicos e bioquímicos da epilepsia e da dor neuropática, em especial, com a ativação de receptores N-metil D-Aspartato (NMDA), e que atuam com frequência nos canais de sódio (carbamazepina e lamotrigina) e cálcio (gabapentina e pregabalina).[2,8]

- **Carbamazepina:** derivada do iminoestilbeno, está quimicamente relacionada aos antidepressivos tricíclicos. Seu efeito é exercido ao bloquear a condutância iônica frequência-dependente em canais de sódio, suprimindo a atividade espontânea A-delta e C e a atividade espontânea ectópica.[28] É amplamente utilizada na neuralgia do trigêmeo e na neuropatia diabética NNT (número mínimo de pacientes necessários a serem tratados para que obtenha 50% do alívio da dor), de 2,6 e 3,3, respectivamente. As doses utilizadas variam entre 300 e 2.400 mg/dia.[29] Os principais efeitos colaterais são sonolência, vertigem, ataxia e anemia aplástica. Do ponto de vista dos sintomas, a carbamazepina é muito efetiva em dores paroxísticas e lancinantes e, em menor escala, em dor em queimação e alodínia. Tem indicação em dores neuropáticas em geral, como neuropatias periféricas, neuralgia pós-herpética, *tabes dorsalis* e síndrome complexa de dor regional, sendo utilizada precocemente.[28] Inicialmente em doses de 200 mg, aumentando até se obter um resultado satisfatório, com 600 e 1.600 mg/dia, dividida em 2 a 3 vezes por dia, com uma vida média de 12 a 24 horas (forma CR). Uso limitado para e somente no primeiro trimestre de gravidez, utilizando concomitante ácido fólico para evitar *spina bifida*, na amamentação pode estar presente no leite materno, deve ser considerado quando pacientes apresentarem disfunções renais e hepáticas.[29]
- **Lamotrigina:** derivado feniltriazínico com ação bloqueadora de canais de sódio e supressão de descargas ectópicas por redução de liberação de glutamato e aspartato.[26] Droga de segunda linha no tratamento de dor neuropática, sua eficácia tem sido relatada em condições como neuralgia do trigêmeo, neuropatia por HIV e esclerose múltipla. As doses eficazes vão de 200 a 400 mg/dia, e um dos principais efeitos colaterais é *rash* cutâneo ou síndrome de Stevens-Johnson.[29]
- **Outras medicações:** o valproato e o topiramato também podem ser utilizados no tratamento profilático das migrâneas.
- **Gabapentina:** é um análogo do GABA, porém, seu mecanismo de ação é exercido ao se ligar a uma subunidade do canal de cálcio. A eficácia da gabapentina foi evidenciada por dois grandes ensaios clínicos em neuropatia diabética dolorosa. Com NNT de 3,8 (2,4 a 8,7) para neuropatia diabética dolorosa e 3,2 (2,4 a 5,0) para neuralgia pós-herpética. Doses efetivas variam de 1.800 a 3.600 mg/dia, mas seu início deve ser com dose baixa de 300 mg/dia com aumento gradual, com melhora a partir da segunda semana de tratamento, tanto na dor paroxística como na hiperalgesia e na alodínia; os efeitos colaterais incluem sonolência, vertigem e, menos frequentemente, sintomas gastrointestinais e leve edema periférico.[29]
- **Pregabalina:** análoga estrutural do GABA, com efeitos em canais de cálcio, mostrando resultados positivos na neuropatia diabética, com doses de 75 a 600 mg/dia, e em neuralgia pós-herpética, com doses superiores a 200 mg/dia. Os principais efeitos colaterais são cefaleia, sonolência, tontura, boca seca e edema periférico.[29]

ANTIDEPRESSIVOS

Historicamente, os antidepressivos tricíclicos foram os primeiros a ser utilizados na dor crônica, por se considerar, na época, a importância da depressão na dor. Posteriormente, observou-se que o efeito desses antidepressivos sobre a dor e a depressão era independente. O mecanismo de ação dos antidepressivos tricíclicos é o de inibir a recaptação pré-sináptica de norepinefrina e serotonina e, também, o de antagonizar receptor NMDA e bloquear o canal iônico, principalmente o canal de sódio.[29]

- **Antidepressivos tricíclicos: (amitriptilina, nortriptilina, clomipramina, imipramina e desipramina):** têm se mostrado eficazes (NNT = 2 ou 3) em condições neuropáticas, como polineuropatia dolorosa, neuralgia pós-herpética, neuropatia traumática e dor central pós-ictal. Dados seus efeitos anticolinérgicos, devem ser utilizados com precaução em pacientes cardiopatas e idosos. A dose inicial é baixa, de 10 a 25 mg, com a titulação sempre considerando a tolerância.[29]

Módulo XX – Dor e Analgesia

Inibidores balanceados da recaptação da serotonina (venlafaxina e duloxetina): de eficácia superior à dos inibidores seletivos (NNT = 2), sendo a venlafaxina efetiva com dose entre 75 e 225 mg/dia, e a duloxetina, com dose de 60 mg/dia, com custo mais elevado e, muitas vezes, indicados a pacientes intolerantes aos efeitos colaterais da amitriptilina (efeito atropínico e sedação).[29]

MIORRELAXANTES MUSCULARES (TABELAS 57.3 E 57.4)

Os miorrelaxantes, um grupo heterogêneo de agentes, são medicações de uso comum em clínica médica e em traumatologia, sendo prescritos para alívio de dores relacionadas a espasmos ou a contraturas musculares, usualmente agudas, secundárias a traumas, posturas forçadas e sobrecarga. São também indicados para condições neurológicas específicas, quando existe espasticidade, fenômeno secundário à hiperatividade de motoneurônios medulares alfa ou gama. Acredita-se que, dependendo da fisiopatologia de cada dor musculoesquelética e do mecanismo de ação de cada uma dessas substâncias, sejam obtidos diferentes benefícios no alívio sintomático.[29]

Tizanidina: medicação usualmente prescrita para espasticidade associada à esclerose múltipla, tem sido recentemente utilizada para o tratamento de dores crônicas. É um derivado imidazolínico, com efeito agonista alfa 2-adrenérgico. Embora previamente considerada ineficaz no tratamento da dor musculoesquelética, vários estudos sugerem efetividade em pacientes com dores cervical e lombar, bem como em pacientes com cefaleia tensional. Sua absorção é rápida, atingindo pico plasmático em 1 a 2 horas, tendo meia-vida de 3 a 5 horas.[30]

Carisoprodol: é convertido no corpo ao meprobamato, tipo barbitúrico. O mecanismo de ação preciso não é conhecido, mas muitos efeitos são atribuídos a sua ação central depressora. Acredita-se que atue em circuitos multineuronais no tronco encefálico e na medula espinhal. Como consequência dessa ação depressora, pode alterar o estado mental e a capacidade motora, bem como causar tolerância ou dependência química. Tem absorção rápida, atinge o pico plasmático em 30 minutos e tem meia-vida de 8 horas. Seu uso na dor crônica tem sido desestimulado ou limitado.[30]

Ciclobenzaprina: é um agente de estrutura química similar à dos tricíclicos, que promove ação miorrelaxante por atuar em circuitos polissinápticos no tronco encefálico e na medula espinhal. Essa substância atua na formação reticular, reduzindo a atividade motora tônica somática por ação do sistema alfa e gama, e apresenta efeitos sedativo e indutor do sono, similares ao dos tricíclicos. Sedação, fraqueza, impotência funcional, tonturas, vertigem, insônia, depressão, taquicardia, síncopes, eritema, asma, náuseas, vômitos e soluços são adversidades observadas com seu uso. Alguns estudos sugerem alguma eficácia na fibromialgia.[30]

Baclofeno: liga-se aos receptores GABA-B pré-sinápticos, inibindo a transmissão em nível medular e promovendo alívio da espasticidade e das contraturas musculares, frequentemente observadas após lesões medulares. Sua ação ocorre por inibição da transmissão de reflexos, tanto mono quanto polissinápticos, ao nível medular, possivelmente pela hiperpolarização dos terminais de fibras aferentes primárias, que expressam esse receptor. O baclofeno também age em nível pré-sináptico, reduzindo o influxo de íon cálcio e, consequentemente, a liberação de neurotransmissores no cérebro e na medula. Postula-se, ainda, sua ação via substância P. O baclofeno proporciona menor ação depressora central que a dos diazepínicos e tem efeito antineurálgico, motivo qual pelo qual essa droga tem indicação no tratamento adjuvante da neuralgia do trigêmeo e outras dores neuropáticas, incluindo a pós-herpética, as distonias focais e as cefaleias. Sua associação com antidepressivos e com anticonvulsivantes utilizados em dor neuropática potencializa os benefícios.[30]

Antipsicóticos: como a dor frequentemente se acompanha de reações afetivas e comportamentais, não é surpreendente que o uso de drogas que interferem nessas reações, como distúrbios de sono e apetite, fadiga, tensão e irritabilidade. Após muitos estudos, verificou-se uma ação antálgica que independia de seu efeito psicotrópico. As drogas utilizadas incluem tanto as clássicas – como as butirofenonas, os fenotiazínicos e as tioxantenas – quanto os neurolépticos atípicos mais recentes.[29] Esse efeito pode estar associado à inibição da adrenalina, da dopamina, da serotonina ou da histamina. O uso de psicotrópicos, principalmente em pacientes com dor oncológica, pode ser útil no controle de náusea, vômitos, tenesmo e espasmo ureteral, com recomendação de uso com muita cautela. Há diversos efeitos colaterais, como sedação, hipotensão ortostática, ganho de peso, discrasias sanguíneas, icterícia colestática e disfunção sexual endócrina, mas são as alterações no humor, como disforia, depressão e alterações extrapiramidais (acatisia, distonia e parkinsonismo), que fazem a maioria dos pacientes abandonar o tratamento. Outras raras complicações são a síndrome neuroléptica maligna e a discinesia tardia.

- **Benzodiazepínicos:** compreendem um grupo grande de drogas, com pouca utilização no tratamento da dor aguda. Alguns estudos evidenciam um paralelismo entre dor e ansiedade, isto é, quanto maior a ansiedade, maior o nível de dor. Destacam-se o diazepam, pelo efeito miorrelaxante, o clonazepam, pela ação antineurálgica, o lorazepam e midazolam, como indutores do sono, e o alprazolam, para efeito ansiolítico.[29]

CONSIDERAÇÕES FINAIS

A segurança e a qualidade no processo do controle da dor encontram-se diretamente relacionadas a fatores como características do paciente, indicação apropriada do uso terapêutico, administração correta, seleção criteriosa e avaliação dos eventos adversos dos fármacos, principalmente pela equipe de enfermagem, responsável pela monitoração dos pacientes em tempo integral.

A busca contínua pelo conhecimento nessa área é fundamental para a qualidade e a efetividade das ações.

Módulo XX – Dor e Analgesia

Tabela 57.3 – Principais medicamentos

Fármaco	Tipo	Meia-vida	Tempo total de ação	Pico de ação	Mecanismo de ação	Metabolização	Excreção	Efeitos esperados	Efeitos indesejados
Dipirona	Analgésico Simples	3 horas	6 horas	30-60 minutos	Inespecífico	Hepática	Renal	Analgesia Antipirético	Agranulocitose, hipotensão arterial associada a infusões rápidas
Paracetamol	Analgésico simples	2 horas	4-6 horas	30-60 minutos	Inespecífico	Hepática citocromo P450	Renal	Analgesia/ antipirético	Hepatotoxicidade
Ácido acetilsalicílico	Analgésico/ anti-inflamatório Saliciíato	2-3 horas	8-12 horas	1 hora	COX	Hepática	Renal	Analgésico	Sangramentos
Cetoprofeno	AINE – ácido propiônico	2 horas	8-12 horas	1-2 horas	COX, estabiliza membranas lisossômicas, antagoniza as ações da bradicinina	Hepático	Renal/bile	Analgésico	Efeitos gastrointestinais leves (30%), retenção de líquidos, aumento da creatinina
Diclofenaco	AINE – fenamato	1-2 horas	12 horas	2-3 horas	COX	Hepático	Renal	Analgésico/ anti-inflamatório	Efeitos gastrointestinais (20%), aumento das transaminases hepáticas, exantemas, reações alérgicas, retenção de líquido, edema
Cetorolaco	AINE – fenamato	30-60 minutos	6 horas	4-6 horas	COX	Hepático	Renal	Analgésico potente/ anti-inflamatório fraco	Sonolência, tonturas, cefaleia, dor gastrointestinal, dispepsia, náuseas e dor local da injeção
Tenoxicam	AINE – ácidos enólicos	2 horas	12 horas	15 minutos (IM)	COX	Hepática	Renal/bile	analgésico e anti-inflamatório	Dor gastrointestinal, náuseas, exantema, prurido, vertigens, tontura
Meloxicam	AINE – ácidos enólicos	15-20 horas	5-10 horas		Alguma seletividade em COX-2	Hepática	Renal	Analgésico/ anti-inflamatório	Dor gastrointestinal, náuseas, exantema, prurido, vertigens, tontura
Indometacina	AINE – ácido acético	2 horas e meia	Até 6 horas	1-2 horas	COX	Hepático	Renal	Analgésico/ anti-inflamatório	Diarreia, lesões ulcerativas, cefaleia frontal, tonturas, vertigem, delírios, confusão mental, convulsões (menos frequentes), depressão grave, psicose, alucinações e suicídios, neutropenia, trombocitopenia

(continua)

Tabela 57.3 – Principais medicamentos *(continuação)*

Fármaco	Tipo	Meia-vida	Tempo total de ação	Pico de ação	Mecanismo de ação	Metabolização	Excreção	Efeitos esperados	Efeitos indesejados
Ibuprofeno	AINE – derivados do ácido propiônico	2 horas	4-6 horas	15-30 minutos	COX não seletivos	Hepático	Renal	Analgésico/ anti-inflamatório	Trombocitopenia, exantema, cefaleia, tontura, ambliopia, edema, colaterais gastrointestinais (15%)
Morfina	Opioide	2 horas	4- 6 horas	6-15 minutos (IV)	Agonista receptor mu	Hepático	Renal	Analgésico	Náuseas, vômitos, constipação, depressão respiratória, miose, prurido, hipotensão
Meperidina	Opioide	3 horas	2-3 horas	45 minutos	Agonista do receptor mu	Hepático	Renal	Analgésico	Efeito taquicardizante e antimuscarínico, alucinações, tremores, abalos musculares, pupilas dilatadas, reflexos hiperativos e convulsões
Fentanil	Opioide	3-4 horas	4 horas	5 minutos	Agonista do receptor mu	Hepática	Renal	Analgesia	Náuseas, vômitos, constipação, depressão respiratória
Tramadol	Opioide	6 horas	6 horas	2 horas	Agonista receptor opioide mu	Hepática	Renal	Analgesia para dor leve	Náuseas, vômitos, tontura, boca seca, cefaleia, convulsões
Codeína	Opioide	2-4 horas	4 horas	45 minutos	Agonista do receptor mu	Hepática	Renal	Analgesia	Náuseas, vômitos, constipação, sedação
Oxicodona	Opioide	0,6 e 6,9 horas (bifásica)	8-12 horas	30-60 minutos	Agonista do receptor mu	Hepática	Renal	Analgesia	Náuseas, vômitos, constipação, prurido, depressão respiratória
Metadona	Opioide	15-40 horas	4-12 horas	4 horas	Agonista do receptor mu	Hepática	Renal	Analgesia	Náuseas, vômitos, constipação, prurido, depressão respiratória
Nalbufina	Opioide		6h	2-3 min	Agonista receptor kl e K3, antagonista mu	Hepática	Renal	Analgésico	Náuseas, vômitos, constipação, prurido, depressão respiratória
Naloxona	Antagonista opioide	1 hora	1-4 horas	1-2 horas	antagonista	Hepática	Renal	Antagonista opioide	Edema pulmonar, hipertensão, taquicardia, arritmias ventriculares por rebote de liberação de catecolaminas, síndrome de abstinência

Módulo XX – Dor e Analgesia

Quadro 57.4 – Ações de enfermagem

Fármaco	Principais ações de enfermagem
Dipirona	Avaliar sinais vitais e alterações hematológicas
Paracetamol	Monitorar enzimas hepáticas
Ácido acetilsalicílico	Avaliar presença de sangramentos
Cetoprofeno	Monitorar função renal, com atenção a idosos ou usuários de diuréticos
Diclofenaco	Monitorar funções hepática e renal
Cetorolaco	Observar sangramentos. Contraindicado na analgesia obstétrica, não utilizar na concomitância do uso do ácido acetilsalicílico
Tenoxicam	Atenção a pacientes cardiopatas
Meloxicam	Atenção a pacientes cardiopatas
Indometacina	Monitorar função plaquetária. Avaliação neurológica em pacientes portadores de Parkinson, pacientes com epilepsias
Ibuprofeno	Avaliar presença de alterações visuais (descontinuar uso), atenção a gestantes no terceiro trimestre, pois pode causar atraso no parto e interferência no efeito antiplaquetário do ácido acetilsalicílico. Atenção ao uso concomitante com o paracetamol, pois aumenta a toxicidade renal
Morfina	Avaliar sedação e frequência respiratória. Alterações hemodinâmicas. Monitorar função renal (prolonga duração da ação da morfina). Recomendam-se doses mais baixas em idosos, dado seu menor volume de distribuição. Realizar medidas sobre constipação – estimular dieta laxativa. Verificar, na prescrição médica, presença de laxante. Evidenciar registro em plano de enfermagem a respeito da frequência de evacuação
Meperidina	Atenção a pacientes que utilizam IMAO, dado o risco de crise serotoninérgica. Antidepressivos tricíclicos aumentam os efeitos depressores respiratórios
Fentanil	Avaliar sedação e frequência respiratória. Alterações hemodinâmicas. Realizar medidas sobre constipação – estimular dieta laxativa. Verificar, na prescrição médica, presença de laxante. Evidenciar registro em plano de enfermagem a respeito da frequência de evacuação
Tramadol	Não utilizar em pacientes em uso de IMAO, dado o risco de crise serotoninérgica. Quando administrar por via intravenosa, esta deve ser lenta, haja vista a exacerbação de náuseas e vômitos. A associação com a naloxona aumenta o risco de convulsões
Codeína	Avaliar quanto à resposta analgésica, pelo polimorfismo genético da CYP2D6, que incapacita a conversão da codeína em 10% dos caucasianos. Medidas preventivas para constipação
Oxicodona	Não partir o comprimido, dado o risco de superdose
Metadona	Intensificar medidas preventivas para a constipação. Avaliação em uso prolongado quanto à sudorese e à linfocitose. Interação com rifampicina e fenitoína aceleram o metabolismo e podem precipitar sintomas de abstinência
Buprenorfina	Realizar rodízio para aplicação do adesivo, limpeza da pele somente com água. Realizar medidas preventivas para constipação
Nalbufina	Atenção especial à concomitância no uso de morfina, dado o risco de desencadear síndrome de abstinência
Naloxona	Administração de 0,1 a 0,4 mg IV, com atenção ao risco de efeito rebote. Para reversão do uso de fentanil transdérmico ou morfina de liberação controlada

REFERÊNCIAS

1. Franco JN, Ribeiro G, D'Innocenzo M, Barros BPA. Percepção da equipe de enfermagem sobre fatores causais de erros na administração de medicamentos. Rev Bras Enferm. 2010;63:927-32.
2. Yamanaka TI, Pereira DG, Pedreira MLG, Peterlini MAS. Redesenho das atividades de enfermagem para redução de erros de medicação em pediatria. Rev Bras Enferm. 2007;60:190-6.
3. Lopes CHAF, Chaves EMC, Jorge MSB. Administração de medicamentos: análise da produção científica de enfermagem: [revisão]. Rev Bras Enferm. 2006;59:684-8.
4. Ladak SS, Chan VW, Easty T, Chagpar A. Right medication, right dose, right patient, right time, and right route: how do we select the right patient-controlled analgesia (PCA) device? Pain Manag Nurs. 2007;8:140-5.
5. Mao J, Gold MS, Backonja MM. Combination drug therapy for chronic pain: a call for more clinical studies. J Pain. 2011;12(2):157-66.
6. World Health Organization (WHO). Palliative care: symptom management and end-of-life care integrated management of adolescent and adult illness. Interim Guidelines for First Level Facility Health Workers. Genève: OMS; 2004.
7. Minson FP, Garcia JBS, Oliveira Junior JO, Siqueira JTT, Jales Junior LH (Eds.). Tratamento farmacológico da dor oncológica. In: II Consenso Nacional de Dor Oncológica. São Paulo: Moreira Jr.; 2011. p.66-91.
8. Montagnini, M. Dor no idoso. In: Alves Neto O, Costa CMC, Siqueira JTT, Teixeira MJ (Eds.). Dor: princípios e prática. Porto Alegre: Artmed; 2009. p.785-91.
9. Gomes MAG. Analgésicos antipiréticos: dipirona e acetaminofeno. In: Alves Neto O, Costa CMC, Siqueira JTT, Teixeira MJ (Eds.). Dor: princípios e prática. Porto Alegre: Artmed; 2009. p.1049-107.
10. Monteiro ECA, Trindade JMF, Duarte ALBP, Chahade WH. Os antiinflamatórios não esteroidais (AINES). Temas Reumatol Clin. 2008;9:53-63.
11. Faculdade de Medicina da Universidade Metropolitana de Santos. Liga de Neurocirurgia. Mecanismos da inflamação: metabolismo dos eicosanoides. Disponível em: http://www.sistemanervoso.com/pagina.php?secao=11&materia_id=251&materiaver=1; acessado em 02 de julho de 2013.
12. Brunton LL, Lazo JS, Parker KL (Eds.). Goodman & Gilman: as bases farmacológicas da terapêutica. Rio de Janeiro: McGraw-Hill; 2006. p.626-30.
13. Muri EMF, Sposito MMM, Metsavaht L. Antiinflamatórios não-esteroidais e sua farmacologia local Non steroidala ntiinflammatory drugs and their local pharmacology. Acta Fisiatr. 2009;16(4):186-90.
14. Day RO, Graham GG. Non-steroidal anti-inflammatory drugs (NSAIDs). BMJ. 2013;346:f3195.
15. Inturrisi CE, Lipman AG. Opioid analgesics. In: Fishman SM, Ballantyne JC, Rathmell JP (Eds.). Bonica's management. 4.ed. Philadelphia: Lippincott Williams & Wilkins; 2010. p.1172-93.
16. Barros GAM, Ferris FD. Analgésicos opióides sistêmicos. In: Alves Neto O, Costa CMC, Siqueira JTT, Teixeira MJ. Dor: princípios e prática. Porto alegre: Artmed; 2009. p.1074-83.
17. Gupta S, Atcheson R. Opioid and chronic non-cancer pain. J Anaesthesiol Clin Pharmacol. 2013;29(1):6-12.
18. Cavalcanti IL, Gozzani JL. Dor pós-operatoria. Rio de Janeiro: Sociedade Brasileira de Anestesiologia; 2004.
19. Lesniak A, Lipkowski AW. Opioid peptides in peripheral pain control. Acta Neurobiol Exp (Wars). 2011;71(1):129-38.
20. Afsharimani B, Cabot P, Parat MO. Morphine and tumor growth and metastasis. Cancer Metastasis Rev. 2011;30(2):225-38.
21. Wu CL, Raja SN. Treatment of acute postoperative pain. Lancet. 2011;377:2215-25.
22. Cousins MJ. Relief of acute pain: a basic human right? Med J Aust. 2000;172:3-4.
23. Restiva® (buprenorfina): sistema transdérmico. São Paulo: Mundipharma; 2014. Monografia do Produto.

Módulo XX – Dor e Analgesia

24. Grape S, Schug SA, Lauer S, Schug BS. Formulations of fentanyl for the management of pain. Drugs. 2010;70:57-72.

25. Hurley RW, Cohen SP, Wu CL. Acute pain in adults. In: Fishman SM, Ballantyne JC, Rathmell JP (Eds.). Bonica's management. 4.ed. Philadelphia: Lippincott Williams & Wilkins; 2010. p.699-723

26. Martins CAS. Anestésicos Locais. In: Carneiro AF, Filho JV, Junior JOCA, Imbelloni, JE, Gouveia MA (Eds.). Anestesia regional: princípios e prática. Barueri: Manole; 2010. p.91-104.

27. Toperma®: lidocaína 5%. Farmacêutico Responsável: Marcelo Mesquita. São Paulo: Grünenthal do Brasil; 2014. Monografia.

28. Setta HJB, Gonçalves OR, Telles C, Verçosa N. Tratamento da dor neuropática crônica pós-trauma com uso de bloqueio periférico: relato de caso. Rev Dor. 2012;13(3):287-90.

29. Macedo DDP. Drogas antiepiléticas e psicotrópicas. In: Alves Neto O, Costa CMC, Siqueira JTT, Teixeira MJ (Eds.). Dor: princípios e prática. Porto Alegre: Artmed; 2009. p.1109-114.

30. Pereira LCM, L'Abbate GL. Miorrelaxantes no tratamento da dor. In: Alves Neto O, Costa CMC, Siqueira JTT, Teixeira MJ (Eds.). Dor: princípios e prática. Porto Alegre: Artmed; 2009. p.1115-120.

Administração

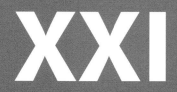

Ana Maria Calil Sallum

Análise administrativa/gerencial: triplo desafio da gestão moderna

Regina Maria Yatsue Conishi

INTRODUÇÃO

A sustentabilidade econômico-financeira é um desafio para qualquer instituição, independentemente do segmento e da natureza de suas atividades.

Custos e despesas* crescentes, como ocorrem na área de saúde, associados à busca por maior equilíbrio para as contas das instituições, têm impulsionado os gestores a revisar as estruturas, os insumos, o capital humano e os processos envolvidos direta ou indiretamente no processo produtivo. Esses movimentos visam ao aumento da eficiência, ou seja, ao incremento na relação entre os recursos utilizados e o bem ou serviço produzido.

O aumento da eficiência pode ser obtido a partir de três movimentos:

1. Produzir a mesma quantidade (com qualidade igual ou superior) utilizando menos recursos.
2. Produzir maior quantidade (com qualidade igual ou superior) com os mesmos recursos.
3. Produzir maior quantidade (com qualidade igual ou superior) utilizando menos recursos.

Algumas mudanças, por exemplo, a decisão pela instalação de painéis fotovoltaicos, como fonte complementar de energia para a instituição, podem resultar em redução de gastos, assim como a compra de um equipamento que produza mais com menor uso de energia ou de recursos humanos. No entanto, as grandes oportunidades de economia residem na identificação e na eliminação de desperdícios e na melhoria dos processos existentes, que, por sua vez, requerem envolvimento direto e contínuo da equipe produtiva, além do apoio incondicional da direção.

Nesse contexto, desde a virada do século, instituições de saúde vêm buscando adotar conceitos e métodos como *Lean Thinking* e Qualidade Total, para fundamentar e estruturar os processos de mudança por maior eficiência e, principalmente, criar uma cultura para evolução e melhoria contínuas. Apesar das particularidades envolvendo sua aplicabilidade à área da saúde, as metodologias têm sido utilizadas e associadas a resultados positivos.

---

* Custos: gastos diretamente relacionados à produção ou à prestação de serviço, por exemplo, salários da equipe assistencial e materiais utilizados na assistência. Complementando o conceito, despesas seriam os gastos relacionados ao controle da produção/prestação de serviço, por exemplo, salário da equipe financeira, da equipe de recursos humanos etc.

Sendo assim, nas instituições de saúde, esses movimentos por maior eficiência, invariavelmente, acabam por atingir a equipe de enfermagem, envolvida direta ou indiretamente na viabilização do atendimento aos pacientes.

O registro dos cuidados e outras intervenções, seus resultados ou efeitos, bem como do uso de insumos, é documentado por toda a equipe assistencial, sobretudo pela enfermagem, que, por vezes, realiza também a sinalização ou o lançamento contábil relacionado. Além disso, a enfermagem representa uma parcela considerável do contingente de trabalhadores, portanto, do custo fixo** das instituições de saúde.

Na situação a ser estudada neste capítulo, a equipe assistencial de uma unidade será protagonista de uma mudança de processos para ganho de eficiência à própria unidade e, consequentemente, à instituição. Imagine-se na situação descrita a seguir.

TRIPLO ALVO (DESAFIO)

Nosso caso se passa em uma UTI geral de um hospital de alta complexidade com 60 leitos, divididos em 5 alas com 12 leitos cada, atendendo pacientes clínicos e cirúrgicos instáveis e complexos. Conta com uma farmácia de manipulação que prepara cerca de 70% dos medicamentos administrados no setor e concentra o estoque de materiais e medicamentos da unidade. As primeiras doses de medicamentos e os de caráter imediato são dispensados pela farmácia, mas preparados à beira leito pela enfermagem. A farmácia localiza-se próxima a duas alas, mas relativamente distante das demais.

O dimensionamento do quadro de enfermagem, percebido como adequado na maior parte do tempo, sustenta-se na proporção de 1 técnico de enfermagem para cada 2 leitos e 1 enfermeiro para cada 4 a 5 leitos por turno (todos com jornada de 36 horas semanais), acrescido de 35% para coberturas, conforme o mínimo recomendado pelo Conselho Federal de Enfermagem (Cofen). A taxa de ocupação média tem sido de 85%, e o absenteísmo é considerado baixo, sendo atendido, na maior parte do tempo, pelo índice de cobertura aplicado. Conta também com 3 médicos intensivistas por turno e 1 fisioterapeuta 24 horas por ala.

ALVO 1

Há cerca de seis meses, o hospital aderiu a um programa de certificação de qualidade. A auditoria diagnóstica identificou algumas oportunidades de melhoria relacionadas, principalmente, à construção e à implementação de protocolos assistenciais, ressaltando a participação e o envolvimento da equipe multiprofissional da área e as evidências das práticas adotadas.

A partir desse movimento, a equipe estabeleceu os protocolos assistenciais identificados como prioritários e iniciaram a implementação e a monitoração. Durante os três meses que se seguiram, os indicadores não alcançaram a meta estabelecida, ainda que estas não fossem intensamente desafiadoras. Foram realizadas avaliações dos casos e identificou-se que a maioria das falhas ocorreu nas etapas relacionadas à equipe de enfermagem, que tinha grande participação em todos os protocolos, tanto no disparo (identificação dos riscos/elegibilidade) quanto na implementação das medidas estabelecidas e da identificação/sinalização para exclusão.

Como medidas corretivas, foram negociadas a transferência de algumas etapas para outros profissionais e a realização de novos treinamentos para ressaltar a relevância e fixar os processos.

Nos três meses que se seguiram, os indicadores mostraram leve reação, mas voltaram a regredir em seguida. A análise novamente evidenciou fragilidade nos processos ligados à equipe de enfermagem,

---

** Custo fixo: o gasto relacionado diretamente com a produção, mas que ocorrerá da mesma maneira, independente do número de pacientes atendidos, como salário dos técnicos coletores de exames em um laboratório. Difere do custo variável, que embora também seja um gasto diretamente relacionado com a produção, varia com a produção, por exemplo, quando da compra dos insumos para coleta de sangue do mesmo laboratório.

Módulo XXI – Administração

que apontou a falta de contingente de pessoal como fator determinante para o fato. Como avaliação, ao comparar a instituição a outras semelhantes em complexidade e com melhor desempenho nos mesmos protocolos assistenciais, constataram-se dimensionamentos compatíveis para a equipe de enfermagem.

ALVO 2

Paralelamente ao resultado assistencial, a enfermagem da UTI também está intimamente envolvida com o resultado financeiro do setor, tanto por sua representação quantitativa nas despesas de pessoal quanto nos processos relacionados à efetivação das receitas operacionais (documentação e lançamentos contábeis de procedimentos/taxas, materiais, medicamentos e outros insumos relacionados à prestação da assistência).

Em reuniões periódicas com a equipe interna de auditores de contas, são trazidos problemas relacionados à imprecisão de documentação e ao lançamento de itens (especialmente materiais de uso da enfermagem e taxas) nas contas dos pacientes. Esse problema vem se mostrando recorrente e, a exemplo dos protocolos assistenciais, não tem diminuído com as orientações, treinamentos e sofisticação dos processos para melhorar as cobranças.

ALVO 3

No âmbito geral, os esforços atuais da instituição seguem no sentido da maior eficiência, pressupondo a busca por melhores desempenhos com os mesmos (ou menos) recursos.

Todas as áreas assistenciais e administrativas estão realizando projetos para melhorar seus processos, visando aumentar a produtividade de suas equipes e a qualidade de suas entregas.

A equipe de enfermagem da unidade de terapia intensiva (UTI) queixa-se do excesso de burocracia, deslocamentos e cobrança por resultados que soam maiores que sua capacidade de atendimento, e parece desmotivar-se a cada dia.

Enfim, a percepção interna é de falta recursos para tanta demanda, mas uma solicitação de aumento de quadro para a enfermagem no sentido de melhorar as entregas assistenciais e financeiras apontadas está fora de cogitação.

E como compatibilizar essas três forças que apontam em sentidos opostos?

EM BUSCA DA FLECHA DOURADA

Os programas de certificação de qualidade adotados pelas instituições têm ampliado a visibilidade e consolidado o papel da enfermagem no processo assistencial, mas também provocaram um aumento em nossa demanda assistencial (carga de trabalho).

Uma vez que muitos programas e protocolos adotados são fundamentados/inspirados em realidades internacionais (diferentes conformações, formações e atribuições da equipe de enfermagem), as diferenças acabam por se evidenciar na forma de déficits, tanto quantitativos como qualitativos. Assim, para que possam ser sustentados, acabam ocorrendo adaptações (quantitativas, qualitativas e de processos) que, quando bem conduzidas e fundamentadas, resultam em ganhos para todos os envolvidos.

Esse caso aponta, à primeira vista, um déficit de pessoal de enfermagem em relação à demanda de trabalho geral. Foi realizado um estudo retrospectivo exploratório com base em um escore de carga de trabalho que apontou um dimensionamento adequado para 88% do tempo analisado, o que não explicaria as dificuldades de implementação dos protocolos assistenciais pela enfermagem. Levantou-se, então, a hipótese de que a sobrecarga percebida pela enfermagem poderia não estar relacionada à assistência e, portanto, não seria captável pelo escore utilizado.

Esse fato, associado à necessidade de intervenção apontada pela auditoria interna de contas, direcionou os esforços da gestão de enfermagem da área para o alvo 2, processo de solicitação/uso, documentação e cobrança de materiais e insumos e taxas pela enfermagem.

Seguiu-se, então, a realização de um plano de melhoria para esses processos, apoiado pela ferramenta de qualidade PDCA,*** com o objetivo de identificar soluções para o problema de lançamentos, com a premissa de também reduzir o envolvimento da enfermagem com esse processo que, embora importante para a instituição, na visão *Lean*,**** não resulta em valor agregado ao paciente.

Para a construção do plano de ação, foi composta uma equipe de trabalho multiprofissional/departamental, incluindo enfermagem, farmácia, auxiliares administrativos, auditoria de contas, tecnologia da informação e gestores da UTI. As etapas a seguir, dados, análises, propostas e implementações foram realizadas com a participação dessa equipe, o que foi fundamental para sua consistência.

PDCA – PRIMEIRA ETAPA: P (*PLAN*/ PLANEJAR)

Esta fase inclui a definição do problema, a análise do fenômeno e a elaboração dos planos de ação.

DEFINIÇÃO DO(S) PROBLEMA(S)

A partir dos levantamentos dos materiais e taxas mais ajustadas nas contas da UTI, realizados pela equipe interna de auditoria em contas hospitalares, constatou-se que os itens relacionados ao cuidado básico de enfermagem***** correspondiam a 69% dos ajustes de materiais. Qualitativamente, os processos atuais envolvendo esses mesmos materiais também estavam gerando insatisfação nas equipes de enfermagem, de farmácia e administrativa, sendo alvo de alguns conflitos por divergências contábeis, deslocamento e interrupção do trabalho.

Entre as quase 50 taxas existentes, as mais ajustadas na UTI eram as taxas de oximetria contínua e pressão arterial não invasiva – PAnI (38% dos ajustes entre as taxas).

Identificados os focos iniciais de atuação (cobrança de materiais básicos de enfermagem e taxas de oximetria e PAnI), passou-se à análise dos processos, problemas e causas.

Cobrança das taxas (Figura 58.1)

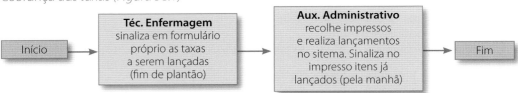

Figura 58.1 – Análise do fenômeno e causas: desenho simplificado do processo.

Fonte: elaborada pelo autor.

*** O PDCA (*Plan-Do-Check-Act/Adjust* – Planejar-Fazer-Verificar-Agir/Ajustar), também chamado de ciclo de Shewhart ou ciclo de Deming, é uma metodologia de gestão interativa que propõe o encadeamento desses quatro passos em ciclos sequenciais, com o objetivo de melhorar os processos e os produtos de maneira contínua.

**** *Lean Thinking*, ou Pensamento Enxuto: filosofia e conjunto de práticas relacionadas à eficiência e originados na indústria automobilística (Toyota Motors Company) durante a década de 1980, tendo revolucionado o processo produtivo industrial desde então, sendo posteriormente adaptado para os setores de prestação de serviços, inclusive na saúde (*Lean Healthcare*). Tem como principal ferramenta o Mapeamento do Fluxo de Valor (MFV), que considera o valor que os processos agregam ao cliente final.

***** Materiais considerados básicos para esse serviço em particular (eletrodos, gaze, fraldas, não se aplicando a qualquer instituição, pois dependem dos processos assistenciais definidos).

Módulo XXI – Administração

A auditoria de contas informou que os ajustes (lançamentos de taxa ou estorno de taxas) decorriam de dois motivos:

1. Ausência de cobrança (nesse ponto, auxiliares administrativos e de enfermagem se acusam mutuamente por falhas de apontamento e de lançamento).
2. Movimentações de pacientes (saídas e entradas): as taxas do dia eram lançadas pela manhã, mas as movimentações (altas e admissões ocorrendo majoritariamente à tarde) acabavam resultando em ajustes (inclusões e exclusões) para todos os pacientes movimentados.

Por outro lado, constatou-se que mais de 97% dos pacientes na UTI fazem uso contínuo dessas monitorações.

ELABORAÇÃO DO PLANO

Diante dos problemas levantados, o grupo chegou à conclusão de que a melhor solução seria automatizar o lançamento dessa taxa para todos os pacientes diariamente. No entanto, o horário desses lançamentos automáticos também deveria ser estabelecido de modo a acontecer após a rotina de movimentações internas.

Definiu-se, então, que essas duas taxas passariam a ser lançadas automaticamente pelo sistema, diariamente, para todos os pacientes, sempre às 22h.

As principais ações couberam à equipe de tecnologia da informação (TI), que precisou vincular a taxa para lançamento automático às 22h no sistema. Na operação, foi necessário orientar a equipe e retirar a taxa do impresso de apontamento/lançamento, para não ocorrer duplicidades. A monitoração inicial foi feita pela própria TI e, em seguida, mantida pela auditoria de contas. Definiram-se os responsáveis pelas tarefas e os prazos para implementação e monitoração. O indicador de sucesso definido para essa ação seria a evidência de redução dos ajustes dessas taxas nas contas dos pacientes da UTI.

Cobrança de materiais básicos de enfermagem – UTI

Esse processo (Figura 58.2) mostrou-se um pouco mais complexo, com mecanismos de erros múltiplos e, possivelmente, encadeados. Para análise desse problema e orientação das prioridades de ação, optou-se pela ferramenta FMEA.******

Com a utilização dessa ferramenta/método, cada uma dessas etapas teve suas ações avaliadas pelo grupo segundo falhas potenciais; e as falhas foram classificadas segundo a severidade de seu impacto (S), probabilidade de ocorrência (P) e potencial de detecção (D). Para cada uma das falhas potenciais identificadas, os participantes atribuíram, por consenso, pontos de 0 a 10 a cada um dos critérios (S/P/D). Esses valores foram multiplicados entre si e resultaram em um valor (RPN – *risk priority number*, ou coeficiente de prioridade do risco) indicando o(s) problema(s) a ser(em) priorizado(s) (maior valor, maior prioridade). A Tabela 58.1 resume o resultado desse processo.

****** FMEA (*Failure Mode and Effect Analysis*) é uma ferramenta de melhoria contínua que organiza a identificação, detalhamento e classificação de possíveis falhas de projetos, produtos, processos ou procedimentos, possibilitando a priorização e a proposição de ações preventivas, corretivas ou de melhoria.

Abastecimento do estoque do paciente

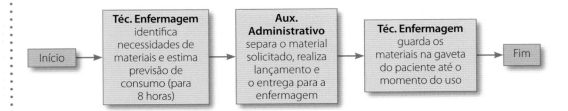

Utilização do material

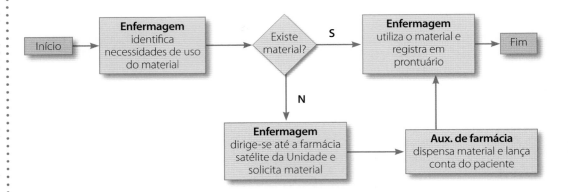

Devolução de materiais não utilizados

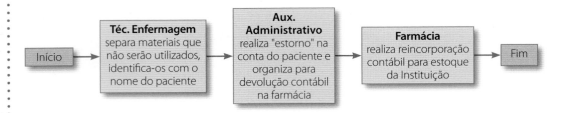

Figura 58.2 – Desenho simplificado do processo por etapas.
Fonte: elaborada pelo autor.

Módulo XXI – Administração

Tabela 58.1 – FMEA: cobrança de materiais básicos de enfermagem – UTI

Fase	Ação	Falha potencial	Efeito da falha	Causa da falha	Controles atuais	P	S	D	RPN
Abastecimento do estoque do paciente	Estimativa/ previsão de consumo de materiais	Previsão incorreta (tipo e/ou quantidade e/ou paciente)	Falta de material: • Necessidade de buscar material no momento do uso • Cobrança duplicada/ erro na conta/ajuste • Atraso no cuidado • Deslocamento da enfermagem	• Desconhecimento ou troca do paciente • Imprevisibilidade para alguns eventos	Inexistente	5	8	8	320
	Separação do material solicitado, lançamento e entrega para a enfermagem	Lançamento de item errado, paciente errado ou quantidades erradas	• Quebra de processo (farmácia) Sobra de material: • Uso de material não apropriado • Erro na conta Quando a falha envolve outro(s) paciente(s), os erros incidem para todos os pacientes envolvidos)	• Distração • Homônimos • Similaridade de itens • Alta demanda de trabalho • Erro na seleção do paciente/item do sistema	Seleção de paciente e item por código de barras	2	8	3	48
	Guarda dos materiais na gaveta do paciente	Guarda dos itens na gaveta do paciente errado		• Distração • Demanda de trabalho	Inexistente	1	8	7	56
	Utilização do material (momento do uso)	A data de lançamento/ cobrança não corresponde à data da utilização	Erro na conta/ajuste	• Imprevisibilidade de alguns eventos • Falha de planejamento	Planejamento de cuidados	5	5	9	225
	Retirada de material na farmácia satélite da unidade (decorrente de falha ou não)	Lançamento de item errado, paciente errado ou quantidades erradas	• Erro na conta/ajuste • Atraso no cuidado • Deslocamento da enfermagem • Quebra/interrupção de processo (farmácia)	• Distração • Homônimos • Similaridade de nomenclatura • Alta demanda de trabalho • Erro na seleção do paciente/item do sistema	Seleção de paciente e item por código de barras	2	8	3	48
Utilização do material	Utilização do material e registro em prontuário	Utilização do material em quantidade e/ou tipo diferente do previsto	• Erro na conta/ajuste • Uso de material indevido (mais ou menos qualificado do que o paciente necessita)	• Imprevisibilidade • Material inadequado disponível para uso	Planejamento de cuidados	4	7	5	140

(continua)

Discussão de Casos Clínicos e Cirúrgicos

Tabela 58.1 – FMEA: cobrança de materiais básicos de enfermagem – UTI (*continuação*)

Fase	Ação	Falha potencial	Efeito da falha	Causa da falha	Controles atuais	P	S	D	RPN
Devolução de materiais	Separação e identificação (qual paciente) de materiais que não serão utilizados	Separação ou identificação incorreta (material ou paciente)	Erro de material: • Falta futura de material • Necessidade de buscar material no momento do uso	• Distração • Demanda de trabalho • Desconhecimento do material	Inexistente	5	7	7	245
			• Retrabalho de lançamento • Atraso no cuidado • Deslocamento da enfermagem • Quebra de processo (farmácia) Erro de paciente: • Devolução na conta errada Erro na conta: • Ajustes na conta do paciente (Os erros incidem para todos os pacientes)	• Distração • Homônimos • Similaridade de itens • Alta demanda de trabalho • Erro na seleção do paciente/item do sistema	Seleção de paciente e item por código de barras Limite para estorno (só é possível estornar o que foi lançado)	3	7	3	63
	Reincorporação contábil para o estoque da instituição	Item em quantidade ou tipo errado	Divergência contábil no estoque	• Distração • Erro no processo (digitação manual de códigos e/ou quantidades)	Bipar código de barras de cada item	2	4	2	16

- **Falha potencial:** possíveis tipos de falhas, ou seja, tudo o que pode dar errado, incluindo problemas raros e pequenos.
- **Efeito da falha:** consequências de cada tipo de falha.
- **Causa da falha:** causa(s) de cada falha.
- **Controles atuais:** recursos já existentes para que a falha seja detectada ou prevenida.
- **Pontuações:**
  - **(P) probabilidade:** qual a chance de a falha ocorrer? Pontuação: 1 – remota; 2 a 3 – pequena; 4, 5 e 6 – moderada; 7 e 8 – alta; 9 e 10 – muito alta.
  - **(S) severidade:** se a falha ocorrer, qual a gravidade do dano? Pontuação: 1 – mínima; 2 e 3 – pequena; 4, 5 e 6 – moderada; 7 e 8 – alta; 9 e 10 – muito alta.
  - **(D) detecção:** se a falha ocorrer, qual a chance de ser detectada? Pontuação: 1 e 2 – muito grande (certamente será detectada); 3 e 4 – grande (grande probabilidade de ser detectada); 5 e 6 – moderada (provavelmente será detectada); 7 e 8 – pequena (provavelmente não será detectada); 9 e 10 – muito pequena (certamente não será detectada).
  - **RPN (*risk priority number*):** coeficiente de prioridade do risco. É o produto: probabilidade × severidade × detecção para cada falha. Quanto maior o valor, maior o risco.

ELABORAÇÃO DO PLANO

As oportunidades encontradas pelo FMEA (Tabela 58.1) evidenciaram os principais pontos frágeis do processo (pontuações mais altas no RPN), e a equipe traçou requisitos para a construção de um novo processo visando corrigir a falha ou mitigar seus efeitos (Tabela 58.2).

Tabela 58.2 – FMEA: requisitos para a construção de um novo processo

Fase	Ação	Falha potencial	Causa da falha	RPN	Requisitos para a ação de correção/mitigação da falha
Abastecimento do estoque do paciente	Estimativa/previsão de consumo de materiais	Previsão incorreta (tipo e/ou quantidade e/ou paciente)	Desconhecimento ou troca do paciente Imprevisibilidade para alguns eventos	320	O novo processo deve reduzir a dependência da previsão de materiais (incerto demais)
Utilização do material	Utilização do material (momento do uso)	A data de lançamento/cobrança não corresponde à data da utilização	Imprevisibilidade de alguns eventos Falha de planejamento	225	O novo processo deve garantir que a cobrança da maior parte dos itens seja feita no mesmo dia do uso evidenciado no prontuário
	Utilização do material e registro em prontuário	Utilização do material em quantidade e/ou tipo diferente do previsto	Imprevisibilidade Material inadequado disponível para uso	140	O novo processo deve prever uma adequação da quantidade disponível para materiais básicos e um processo diferenciado para materiais especiais e de uso eventual
Devolução de materiais	Separação e identificação (qual paciente) dos materiais que não serão utilizados	Separação ou identificação incorreta (material ou paciente)	Distração Demanda de trabalho Desconhecimento do material	245	O novo processo deve reduzir ou abolir a frequência de devolução para esses materiais

Verificou-se também que as demais falhas (pontuações menores) estavam relacionadas aos processos que seriam alterados e poderiam também ser impactados positivamente após a implementação das mudanças.

PDCA – SEGUNDA ETAPA: D (*DO*/FAZER)

A equipe desenhou um novo processo (Figura 58.3), cujo foco estava na cobrança após a utilização do material, ressaltando as seguintes premissas:

- A cobrança não poderia ser realizada em data diferente da utilização, e por isso seriam definidas rotinas de abastecimento.
- Não poderia haver falta de material, e por isso a cobrança foi atrelada à reposição.
- Não poderia haver falta de material, e por isso as quantidades e os tipos foram revistos.

As principais ações (Figura 58.3) couberam à equipe de enfermagem e aos auxiliares administrativos (definir tipos, de materiais, quantidades e processos). Na operação, foi necessário orientar a equipe. A monitoração inicial foi feita pelas lideranças e mantida pela auditoria de contas por meio de *feedbacks*. Definiram-se os responsáveis pelas tarefas e os prazos para implementação e monitoração. O indicador de sucesso definido para essa ação seria a evidência de redução dos ajustes desses itens nas contas dos pacientes da UTI.

Foram acompanhadas as implementações que envolveram treinamento e orientações às equipes de enfermagem, farmácia, auxiliar administrativo e auditoria, conforme cronograma estabelecido e monitoração por reuniões da equipe. Os líderes foram responsáveis por dar cadência às implementações e resolver percalços quando existentes.

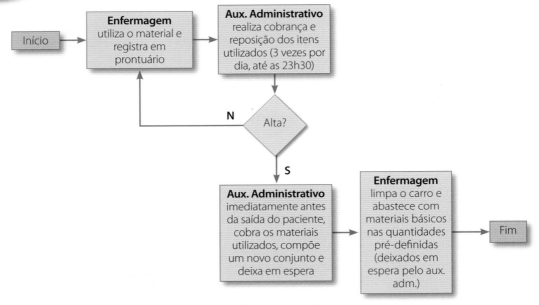

Figura 58.3 – Novo processo para materiais básicos de enfermagem.
Fonte: elaborada pelo autor.

PDCA – TERCEIRA ETAPA: C (*CHECK*/ VERIFICAR)

Finalizadas as implementações, foram feitas medições, conforme estabelecido no planejamento (avaliação dos ajustes em conta dos materiais básicos e taxas definidas, no 3º e no 6º meses após a implementação – Tabela 58.3).

Tabela 58.3 – Porcentagem de redução nos ajustes em conta após a implementação (com relação ao dado controle)		
Foco	3º mês	6º mês
Materiais básicos enfermagem	–46%	–35%
Taxas de oximetria e PAnI	–87%	–90%

Os resultados apresentados na Tabela 58.3 mostram que ocorreram avanços significativos em relação ao alvo 2 após o terceiro mês (redução de 46% nos ajustes em conta desses itens em comparação ao dado inicial). No entanto, o ganho obtido após seis meses foi menor (35% de redução em relação ao índice inicial). Esses resultados direcionaram a quarta etapa do PDCA.

PDCA – QUARTA ETAPA: A (*ACT/ADJUST*/AGIR/AJUSTAR)

Os controles realizados fundamentaram as ações subsequentes, o que poderia ser considerado o início de um novo ciclo/giro de PDCA:
- Taxas: extensão da solução bem-sucedida para a UTI pediátrica e unidades semi-intensivas (onde o problema também era presente).

Módulo XXI – Administração

- Materiais básicos de enfermagem: avaliação das causas da redução no ganho inicial, propostas e implementação.
- Avaliação de novas oportunidades de redução de ajustes em relação a outras taxas e materiais.

1º E 3º ALVOS

Essas implementações alteraram processos e reduziram a interação de diversos fatores com eles, principalmente da enfermagem. O potencial de "ganho" de tempo, embora aparentemente pequeno, quando observado isoladamente, pode tornar-se representativo, dada a frequência e a abrangência com que ocorre. Para o caso em questão, foi realizado um cálculo básico simulando empiricamente o ganho acumulado de tempo para a enfermagem.

Para o cálculo (Tabela 58.5), foram aplicados os critérios apresentados na Tabela 58.4.

Tabela 58.4 – Critérios utilizados como base para o cálculo de economia de tempo

Processo	Considerar
Apontamento de taxas (PA não invasiva e oximetria) pela enfermagem	• Taxa de ocupação média de 85% • 30 dias • 3 apontamentos por dia (no fim do plantão) • 40 segundos por apontamento (inclui 2 taxas, desde localizar o formulário até guardá-lo)
Abastecimento de materiais básicos (UTI)	• Taxa de ocupação média de 85% • 30 dias • 3 previsões + "compras" por dia • 300 segundos (5 minutos) por previsão + "compra" no carro • 1 retrabalho por dia por paciente (1 busca por dia na farmácia, por falha na previsão) • 480 segundos (8 minutos) por "compra" na farmácia (inclui deslocamentos)

Tabela 58.5 – Cálculo simulado de economia de tempo para a enfermagem

	Apontamento de taxas (PA não invasiva e oximetria)	Abastecimento de materiais básicos (UTI)
Vezes/mês	4.590	4.590
Tempo despendido por mês (segundos)	183.600	1.377.000
Tempo despendido em retrabalho por mês (segundos)	x	734.400
Equivalente em horas empregadas nesses processos/mês	51	586,5
Total de horas empregadas nesses processos/mês (somente enfermagem)	637,5	
Equivalente em colaboradores (considerando 150 horas ativas/mês: contrato de 180 horas, excluindo-se a média de 4 folgas + 1 feriado/mês)	4,3 colaboradores	

Constata-se (Tabela 58.5) que a mudança do processo teve um potencial de liberação de mão de obra de enfermagem equivalente a quatro colaboradores, ou um colaborador por turno, que pode ser considerado um aumento da disponibilidade de pessoal sem aumento efetivo de colaboradores.

O PDCA realizado focou a redução ou a abolição da intervenção da enfermagem como força motriz naqueles processos que, embora sejam relacionados à prestação da assistência, são, na essência, paralelos.

A criação de processos administrativos adjacentes à assistência ocorre com frequência. São mais fáceis de construir, porém, exigem energia constante para que não falhem e carregam um risco oculto de se tornarem mais importantes que a própria assistência em si. Processos administrativos integrados à assistência requerem negociação e conhecimento de ambas as naturezas (administrativa e assistencial); porém, tendem a "andar sozinhos", movidos pela própria assistência (e não por quem presta a assistência).

A simulação da Tabela 58.5 considerou somente o tempo da enfermagem, mas, com as mudanças instituídas, poderiam ser apurados ganhos ocultos também para a equipe de auxiliares administrativos, farmácia e auditores de conta.

Inspecionando as atividades e os processos do dia a dia assistencial, podem ser encontradas outras potencialidades de liberação de tempo, viabilizando a acomodação das melhorias assistenciais necessárias, sem necessidade de aumento do quadro de pessoal.

Essa melhoria, isoladamente, não garante os demais alvos, mas, a partir desse ganho, será possível rever os protocolos assistenciais da área, em especial as ações envolvendo a enfermagem, que também poderão ser sistematizadas por um PDCA. O alcance das metas nesses processos vão selar o ganho de eficiência global da área (no caso, aumento da eficiência assistencial e administrativa, ou seja, melhoria da qualidade sem aumento de custos).

BIBLIOGRAFIA CONSULTADA

Buzzi D, Plytiuk C. Pensamento enxuto e sistemas de saúde: um estudo da aplicabilidade de conceitos e ferramentas *Lean* em contexto hospitalar. Revista Qualidade Emergente. 2011;2(2):18-38.

Gurgel Junior GD, Vieira MMF. Qualidade total e administração hospitalar: explorando disjunções conceituais. Ciênc Saúde Colet. 2002;7(2):325-34.

Joosten T, Bongers I, Janssen R. Application of lean thinking to health care: issues and observations. Int J Quality in Health Care. 2009;21(5):341-7.

Kim CS, Spahlinger DA, Kin JM, Billi JE. Lean healthcare: what can hospitals learn from a world-class automaker. J Hosp Med. 2006 May;1(3):191-9.

Marshall Jr. I, Cierco AA, Rocha AV, Mota EB, Leusin S. Gestão da qualidade. 10.ed. Rio de Janeiro: FGV; 2010.

Palady P. FMEA: Análise de modos de falhas e efeitos: prevendo e prevenindo problemas antes que ocorram. São Paulo: IMAM; 2007.

ÍNDICE REMISSIVO

A

Abdome agudo, 201
Aborto, 491
Acesso venoso, 167
Aciclovir, 310
Acidente vascular
– cerebral
– – hemorrágico, 17, 18, 148
– – isquêmico, 24, 148
– encefálico por trauma, 381
Ácido(s)
– acetilsalicílico, 75, 100, 550, 559, 561
– graxos essenciais, 369
– mefenâmico, 550
– salicílico, 550
– ufenâmico, 550
– valproico, 309
Acupuntura, 524
Adrenalina, 54
Agentes
– alquilantes, 429, 438
– hipoglicemiantes orais, 343
– tópicos, 368
Agonistas dopaminérgicos, 309
Agressão, 158, 483
Albumina humana, 224
Alcaloides da vinca, 429, 438
Álcool no sangue, 215
Alcoolismo, 214
Alerta, avaliação da respiração e circulação simultaneamente, 80
Aloenxertos, 370
Alopurinol, 139
Alterações
– da frequência respiratória, 34
– da hemostasia, 175
Amantadina, 309
Aminoglicosídeos, 310
Amiodarona, 31, 310
Amitriptilina, 556
Amnésia pós-traumática, 44
Amniorrexe prematura, 258
Ampicilina + sulbactam, 127
Amputação, 473
Anafilaxia, 170, 172
Analgesia, 525
– multimodal, 545
Analgésicos, 138, 150, 160, 295, 301, 309, 449
– anti-inflamatórios (AINES), 548

Discussão de Casos Clínicos e Cirúrgicos

- Análise administrativa/gerencial, 567
- Anemia, 136, 158, 433
- – falciforme, 147
- Anestésicos, 554
- – halogenados, 310
- Aneurisma(s), 4, 148
- – cerebrais saculares, 7
- Anfotericina, 310
- Angina instável, 521
- Angiodisplasia de cólon, 194
- Anomalias uterinas ou placentárias, 259
- Anormalidades cromossômicas (citogenética), 439
- Ansiedade, 77, 185, 259, 272, 282, 294, 448, 450, 457, 460, 465, 468, 521
- Anti-helmíntico, 139, 151, 309
- Anti-inflamatório(s), 309
- – não esteroides, 309
- – não hormonal, 151, 160
- Antiarrítmicos, 31, 310
- Antibióticos, 119, 139, 151, 160, 295
- – antitumorais, 429, 438
- Anticolinérgicos, 309
- Anticonvulsivantes, 294, 309, 555
- Antidepressivos, 309, 556
- – tricíclicos, 556
- Antiemético, 295
- Antiespasmódicos, 310
- Antimetabólitos, 429, 438
- Antimicrobianos, 301, 310
- Antipsicóticos, 557
- Antitérmico, 295, 301
- Antitrombínicos, 75, 100
- Antropometria, 264
- Apendicite, 202
- Aquecedores, 168
- Área corpórea queimada, 365
- Armazenamento e estabilidade dos hemocomponentes, 166
- Arritmia, 87
- Ascite, 222
- Aspiração
- – de conteúdo gástrico, 464
- – traqueal, 34
- Aspirina®, 75, 100
- Assistolia, 83
- Atelectasia, 426, 464
- Ativador do plasminogênio tissular (RT-PA), 30
- Atividade
- – elétrica sem pulso, 83
- – física, 523
- Atonia uterina, 272
- Atropelamento, 373
- Atropina, 91, 309
- Avaliação
- – álgica, 526
- – da permeabilidade das vias aéreas, 356
- – da ventilação e da oxigenação, 356
- – do nível de consciência, 32
- – neurológica, 356

B

- Baciloscopia do escarro, 407
- Baclofeno, 557
- Baixa estima situacional, 212
- Balanço hídrico, 162

Índice Remissivo

Balão da gastrostomia estourado, 230
Banco de sangue, 166, 167
Barbitúricos, 310
BAV
– de primeiro grau, 89
– de segundo grau
– – tipo I, 90
– – tipo II, 90
– de terceiro grau ou total, 91
Benzodiazepínicos, 310, 558
Betabloqueadores, 75, 310
Biofeedback, 320
Biópsia
– de congelação, 422, 429
– de medula óssea, 439
Biópsia transtorácica e/ou de gânglio regional, 429
Bioquímica, 76, 100, 139, 151, 161, 513
Bloqueadores de canais de cálcio, 310
Bloqueadores H2, 310
Bloqueio atrioventricular, 89
Boa ventilação (boca-barreira, bolsa-válvula-máscara), 82
Bombas de infusão, 168, 236
Bradiarritmias, 68, 89
Bradicardia, 34, 89
Bromocriptina, 309
Broncodilatadores, 111, 301
– beta-2 agonistas, 112
Broncoscopia, 429
Bronquiolite, 299
– aguda, 300
Buprenorfina, 553, 561

C

Calor, 523
Câncer
– de pele, 419
– de pulmão, 425, 426
Cânula traqueal, 129
Capacidade adaptativa intracraniana diminuída, 7, 19, 27, 40, 374, 383
Capnógrafo, 43, 378, 386
Captopril, 250
Carbamazepina, 309, 556
Carboplatina, 429
Carcinoma
– basocelular, 419
– de não pequenas células, 426
– de pequenas células, 426
– epidermoide, 420
Carisoprodol, 557
Cefalosporinas, 310
Cefalotina, 449
Ceftriaxona, 127, 295
Celecoxibe, 550
Células-tronco hematopoiéticas, 180
Cetoacidose diabética, 339
Cetoprofeno, 550, 559, 561
Cetorolaco, 550, 559, 561
Checar pulso e carótida, 80
Choque, 187, 196, 456
– cardiogênico, 97, 102, 456
– – associado ao trauma, 456
– distributivo, 456
– hemorrágico, 354, 521

Discussão de Casos Clínicos e Cirúrgicos

- hipovolêmico, 353, 361 456
- – grau I, 366
- – hemorrágico, 456
- obstrutivo, 456
- neurogênico, 148
Ciclo do sangue, 165
Ciclobenzaprina, 557
Ciclofosfamida, 429, 438
Ciclosporina, 310
Circulação, 80, 356, 366
Cirrose, 220
- hepática, 222
Cisalhamento vertical, 362
Cisplatina, 429, 438
Citarabina, 438
Citogenética, 141
Citologia de escarro, 429
Clipagem de aneurisma cerebral, 7
Clomipramina, 556
Clonidina, 310
Clopidogrel, 75, 100
Clostridium difficile, 233
Coagulação intravascular disseminada, 175
Coagulograma, 76, 100
Coagulopatias, 221
Cocaína, 259, 552, 560, 561
Colecistite, 202
Coleta de escarro, 407
Coloides, 367, 458
Coluna cervical, 356
Coma, 51
Coma dépassé, 52
Complicações pulmonares, 448, 451
Compressão
- anteroposterior, 362
- bimanual
- – externa, 274
- – interna, 274
- lateral, 362
- torácica, 80
Comprometimento neurovascular, 448, 451
Comunicação verbal prejudicada, 8, 19, 28, 41, 376, 384
Concentrado de hemácias, 151, 160, 225
Concussão cerebral, 373
Conforto prejudicado, 66, 301, 320
Confusão
- aguda, 27, 41, 194, 223, 312, 341, 375, 448, 450
- crônica, 127, 327, 330
Confusion Assessment Method (CAM), 313
Conhecimento deficiente, 92, 93, 110, 113, 137, 141, 149, 153, 159, 162, 189, 203, 205
Constipação, 203, 205, 320
Contaminação bacteriana, 171, 173
Controle
- da coluna cervical, 356
- de glicemia, 33
- de impulso ineficaz, 327, 331
- dos períodos de heteroagressividade, 326
- dos sinais vitais, 33
- ineficaz
- – da saúde, 341
- – do regime terapêutico, 185, 189, 212, 250
Contusão cerebral, 374
Convulsão tônico-clônica, 292, 295, 296
Cordão curto, 259

Índice Remissivo

Correção eletrolítica, 139, 151, 161
Corticosteroides, 112, 309
Creatina
– cinase, 514
– fosfocinase (CPK), 514
Criança com quadro convulsivo, 291
Crises de sequestro esplênico, 150
Cuidados com ferimento, 326
Custo fixo, 568

D

Daunorrubicina, 438
Débito cardíaco diminuído, 66, 85, 92, 93, 99, 101
Déficit
– de autocuidado para banho/higiene, 28, 41, 159, 162, 376, 384
– de conhecimento, 194, 197, 251
– no autocuidado, 99, 102
– – para atividades diárias, 110, 113
Delirium, 307-309, 311
– hiperativo, 308
– hipoativo, 308
– misto, 308
Demência, 308, 311
Depressão, 534
Derivação ventricular externa (DVE), 6
Derivados
– coxibes, 550
– do ácido
– – acético, 550
– – enólico, 550
– – fenilantranílico, 550
– – propiônico, 550
– proteico purificado (PPD), 407
Derrames pleurais, 222, 426
Descolamento prematuro da placenta, 258, 257
– em gestação anterior, 259
Descontaminação do trato gastrointestinal e da cavidade oral, 129
Desfibrilação, 82
Desipramina, 556
Desobstrução ineficaz de vias aéreas, 301
Dexametasona, 9, 21, 42, 377, 385
Diabetes mellitus, 245, 335
– descompensado, 534
– DM1, 336
– DM2, 336
Diagnósticos de enfermagem, 148, 158, 184, 194
Diarreia, 232
– infecciosa, 230
– osmótica, 230, 232
– por *Clostridium difficile*, 233
Diazepam, 294
Diclofenaco, 550, 559, 561
Difenidramina, 309
Diflunisal, 550
Difosforoglicerato, 175
Digitálicos, 310
Dimenidrinato, 295
Dipirona, 295, 548, 559, 561
Dispositivos cardíacos, 94
Distúrbio
– de coagulação, 433
– eletrolítico, 171, 173
Diuréticos, 32, 67, 224, 310

Discussão de Casos Clínicos e Cirúrgicos

- Diverticulite, 202
- Divertículo jejunal, 194
- Dobutamina, 100, 458
- Doença(s)
- – diverticular dos cólons com sangramento, 194
- – do enxerto contra o hospedeiro associada à transfusão, 173
- – inflamatória pélvica, 202
- – pulmonar obstrutiva crônica, 107, 426
- – – descompensada, 108
- – renal crônica, 245
- – ulcerosa péptica, 184
- – transmissíveis, 173
- Dolantina, 466
- Donepezil, 310
- Dopamina, 9, 21, 31, 42, 54, 224, 377, 385, 458
- Dor(es), 185, 188, 194, 197, 212
- – aguda, 76, 92, 94, 137, 141, 148, 152, 159, 162, 203, 204, 259, 363, 371, 447, 450, 457, 460, 465, 468, 519, 521
- – – não aliviada, 521
- – crônica, 141, 533, 534, 539
- – disfuncionais, 536
- – mista, 535
- – neuropática, 535
- – nociceptiva, 535
- Drogas vasoativas, 9, 21, 31, 42, 54, 377, 385
- Duloxetina, 319, 557

E

- ECG, 55, 92
- – de 12 derivações, 76, 100
- Eclampsia, 280, 281, 285
- Ecocardiograma, 55, 92, 139, 151, 161
- – transtorácico, 76, 68, 100
- Edema
- – agudo de pulmão, 61, 70
- – cerebral, 10
- Elaboração do plano, 571, 574
- Eletroanalgesia, 524
- Eletrocardiograma, 68, 74
- Eletroforese de hemoglobina, 151
- Eliminação urinária prejudicada, 251, 320, 447, 448, 450
- Embolia gasosa, 171, 172
- Encefalopatia hepática, 221
- Enfrentamento
- – defensivo, 328, 330
- – familiar incapacitado, 328, 331
- – individual ineficaz, 20, 28, 41, 376, 384
- Ensino pré-operatório, 451
- Enzimas cardíacas, 514
- Epidofilotoxinas, 429, 438
- Equilíbrio ácido-básico, 175
- Equipo, 167
- Ergotamina, 273
- Eritropoetina, 250
- Escada
- – analgésica, 540, 546
- – de Aldrete Kroulik, 464
- – de Apgar, 262
- – de coma de Glasgow, 11, 32, 43, 378, 386
- – de sedação de Ramsay, 13
- – NIHSS, 28, 29, 30
- – numérica da dor, 526
- – visual analógica (EVA), 138
- Esplenomegalia, 221

Índice Remissivo

Esquizofrenia paranoide, 326
Estabilização do paciente grande queimado, 366
Estatinas, 76, 100
Estimulação cutânea, 524
Estreptoquinase, 30
Etodolaco, 550
Etoposido, 429, 438
Exacerbação da DPOC, 114
Exame(s)
– físico, 404
– pré-transfusionais, 165
Excesso de depósito de ferro, 173

F

Fadiga, 110, 113, 119, 127, 137, 159, 185, 341, 428, 436
Fatores de coagulação
– VIII ou IX, 160
– XIII e IX, 161
Febril não hemolítica, 170, 171
Fenitoína, 9, 21, 42, 294, 309, 377, 385
Fenobarbital, 295
Fenômeno de Weckenback, 90
Fenoterol, 112
Fenotiazina, 310
Fentanil, 9, 20, 42, 376, 385, 554, 560, 561
Ferro sérico, 151, 161
Fibrilação ventricular, 83
Fibrinogênio, 161
Fígado cirrosado, 221
Fitoterápicos, 310
Fluorquinolona, 127
Fosfatase ácida e alcalina, 151
Fraqueza da parede vascular, 4
Fratura
– de arcos costais, 361
– de colo do fêmur com substituição total de quadril, 445
– de fêmur direito, 446
– de patela direita, 446
– de pelve, 362
– de tornozelo, 363
Frio, 523
Furosemida, 32, 67

G

Gabapentina, 556
Gasometria arterial, 55, 68, 100, 151, 161, 429, 438, 513
Gastrite hemorrágica, 184
Gastrostomias, 235
– com pápula, 229
Gemcitabina, 429, 438
Gestação múltipla, 259
Glicemia, 513
Gluconato de cálcio, 283
Granuloma, 230, 232
Gravidez ectópica, 202

H

Haloperidol, 312
Hemartroses, 158
Hematologia, 179
Hemocitoblastos, 180
Hemocomponentes, 165, 166, 225

Discussão de Casos Clínicos e Cirúrgicos

- Hemoderivados, 166
- Hemodiálise, 243, 247, 248
- Hemodiluição, 175
- Hemofilia, 157, 158
- Hemograma, 55, 76 92, 100, 139, 151, 161, 422, 429, 438, 515
- Hemorragia(s), 382
- – digestiva
- – – alta, 183, 184
- – – baixa, 193, 194
- – epidural, 382
- – subdural, 382
- – intracerebral, 18, 382
- – maciças, 196
- – pós-parto, 269
- – puerperal, 267
- – subaracnóidea, 18, 148
- Hemoterapia, 139, 151, 160, 448
- Hepatocarcinoma, 220
- Hepatopatia grave, 219
- Hérnia discal lombar, 446
- Heteroagressividade, 326
- Hidralazina, 283
- Hidratação, 139, 151, 160
- Hidrocefalia, 6
- Higiene
- – das mãos, 234
- – oral e corporal, 34
- Hioscina, 309
- Hipercapnia com narcose, 108
- Hipercarbia, 465
- Hiperextensão da cabeça, 81
- Hiperglicemia, 338, 339
- Hiperpotassemia, 175
- Hipertensão, 34
- – arterial, 258
- – gestacional, 280
- – intracraniana, 3
- – portal, 221
- Hipertermia, 294, 300
- Hipocalcemia, 175, 338, 339
- Hipotensão arterial, 53, 54
- – associada ao medo, 456
- Hipotermia, 54, 171, 173, 175, 223, 465, 468
- Hipoventilação, 464, 465
- Hipoventilação – toracotomia, 463

I

- Ibuprofeno, 550, 560, 561
- Idaunorrubicina, 438
- Ideias delirantes, 326
- Identidade pessoal perturbada, 327, 330
- Imipramina, 319, 556
- Imunofenotipagem de medula óssea, 141
- Imunológica, 171
- Inalação de fumaça, 366
- Incompatibilidade sanguínea materno-fetal, 264
- Incontinência urinária, 317
- – de esforço, 318, 320
- – mista, 318
- – por urgência, 318
- Índice de normalização internacional (INR), 161
- Indometacina, 550, 559, 561
- Infarto agudo do miocárdio, 521

Índice Remissivo

Infecção
– de via aérea inferior, 299
– urinária, 202
Infusão de hemocomponentes, 167
Infusão de volume, 55
Inibidores
– balanceados da recaptação da serotonina, 557
– de recaptação de serotonina, 309
Insuficiência
– renal
– – aguda, 247
– – crônica, 243, 245
– – – agudizada, 245
– respiratória, 121
Insulina, 344
– NPH, 250, 344
Integridade da pele prejudicada, 137, 141, 149, 153, 162, 250, 328, 331, 355, 371, 383, 421, 457, 460, 465, 468
Interação social prejudicada, 328, 331
Interferon, 310
Intervenções de enfermagem, 152, 162, 188, 197
Intolerância a atividade, 92, 93, 137, 141, 149, 153, 158, 162, 185, 188, 194, 197, 212, 223, 251
Intra-hospitalar, 359
Intravascular, 171
Isoenzimas CPK e CK, 514
Isquemia cerebral, 26, 27

L

Lactulose, 225
Lamotrigina, 556
Laparotomia exploradora com esplenorrafia, 455
Laqueadura do cordão umbilical, 264
Laxante, 151, 195
LDH (desidrogenase láctica), 151
Leiomioma uterino, 259
Lesão(ões)
– axonal difusa, 39
– de estoque, 175
– pulmonar aguda associada à transfusão (TRALI), 170, 171
– renal, 246
Leucemia, 135, 136, 433
– mieloide
– – aguda, 136
– – crônica, 433
Leucograma, 92
Levodopa, 309
Lidocaína, 555
Linfoblastos, 180
Linfoma, 136
Lítio, 310
Lomustina-nitrosureia, 429
Loperamida, 310
Lorazepam, 294

M

Macrolídeos, 310
Manitol, 9, 20, 42, 376, 385
Mapeamento ósseo, 429
Marca-passo provisório, 91
Marcadores de necrose miocárdica, 76, 100
Massagem de conforto, 523
Medicações analgésicas, 545
Medo, 153, 185, 189, 260, 273, 428
Medula óssea, 180

Megacarioblastos, 180
Melanoma, 420
Meloxicam, 550, 559, 561
Membrana amniótica, 370
Meningite bacteriana, 292
Meperidina, 553, 560, 561
Metadona, 553, 560a, 561
Metildopa, 310
Metilxantinas, 112
Metoclopramida, 310
Método
– de Mathews Duncan, 271
– de Schultze, 271
Metrotrexato, 438
Microalbuminúria, 246
Midazolam, 9, 20, 42, 295, 376, 385
Mieloblastos, 180
Mielograma de medula óssea, 141, 439
Miorrelaxantes musculares, 557
Mirtazapina, 309
Mitomicina, 429
Mitoxantrone, 438
Mobilidade
– física
– – comprometida, 450
– – prejudicada, 447, 465, 468
– no leito prejudicada, 8, 19, 27, 41, 101, 375, 383
Modulação, 529
Monitoração
– cardíaca, 33
– da capacidade de autocuidado, 326
– da expressão das ideias delirantes, 326
– das alterações de sensopercepção, 326
Monoblastos, 180
Monocordil, 250
Morfina, 466, 552, 560, 561
Morte
– encefálica, 51, 52, 56, 487
– materna, 269
Mucosa oral prejudicada, 137, 153, 159, 162, 185, 189
Multiparidade, 259

N

Nalbufina, 560, 561
Naloxona, 466, 554, 560, 561
Naproxeno, 550
National Institute of Health Stroke Scale (NIHSS), 28
Náusea, 436
Nefropatia do contraste, 247
Neisseria meningitidis, 292
Neoplasia colorretal, 194
Neostigmine, 466
Neurofisiologia da dor aguda, 529
Nifedipina, 283
Nimodipina, 9, 20, 42
Nitrato, 67
Nitroprussiato sódico, 67
Noradrenalina, 9, 21, 31, 42, 54, 224, 377, 385, 458
Norepinefrina, 100
Nortriptilina, 556
Nutrição, 188
– desequilibrada, 8, 19, 27, 41, 110, 113, 119, 127, 137, 149, 152, 159, 162, 185, 203, 205, 211, 223, 327, 330, 341, 371, 375, 384
– – e mucosa oral prejudicada, 141

Índice Remissivo

O

Obstrução
– intestinal, 202
– intraluminal, 203
Ocitocina, 273
Oftalmia gonocócica pelo método de Credé, 264
Olanzapina, 313
Omeprazol, 250
Ondas
– A ou em platô, 13
– B, 13
– C, 13
– patológicas, 98
Opioides, 309, 367, 466s, 551
Osmolalidade, 232
Osmolaridade, 232
Oxicodona, 553, 560, 561
Oxigenação por membrana extracorpórea (ECMO), 119
Oxigenoterapia, 301

P

Paclitaxel, 429
Padrão
– de sono perturbado, 250
– respiratório ineficaz, 8, 19, 27, 41, 54, 66, 109, 113, 119, 127, 223, 301, 371, 375, 384, 465
Pâncreas, 211
Pancreatite, 209
– aguda, 210
– – grave, 213
– – não grave, 213
– crônica, 210, 214
Paracentese, 224
Paracetamol, 548, 559, 561
Parada cardiorrespiratória, 79
PDCA (*Plan-Do-Check-Act/Adjust* – Planejar-Fazer-Verificar-Agir/Ajustar), 570
Penicilina cristalina, 295
Pentobarbital sódico, 9, 21, 42, 377, 385
Percepção, 529
– sensorial perturbada (visual, auditiva, cinestésica, gustativa, tátil e olfativa), 27, 294
Perda de sangue estimada em fraturas de ossos longos, 355
Perfusão tissular
– cardíaca alterada, 101
– ineficaz, 113, 149, 185, 188, 194, 197
– – cardiopulmonar, 110, 119, 127, 457
– – do tipo cerebral, 223
– – periférica, 457
– – renal, 223, 250, 457
– – – alterada, 371
Permeabilidade das vias aéreas, 356
Pesar, 137, 141, 153
Piroxicam, 550
Placenta normal, 258
Plasma, 139, 160, 225
Pneumonia, 108, 118, 125
– associada a ventilação mecânica, 126
Posicionamento e alinhamento no leito, 34
Pramipexol, 309
Pré-eclampsia, 283, 285
– grave, 279, 284
– leve e grave, 280
Pré-hospitalar, 353
Precaução de contato, 234
Pregabalina, 556

Preparo cirúrgico, 451
Pressão
– arterial, 34
– intracraniana, 3
Pressurizadores, 168
Probióticos, 234
Processos familiares interrompidos, 8, 20, 28, 41, 54, 212, 224, 376, 384
Proeritroblastos, 180
Programas de certificação de qualidade, 569
Propofol, 9, 21, 42, 377, 385
Prostaglandina, 273
Proteção ineficaz, 41, 294, 327, 375
– hematomas/queda, 211
– sangramento/queda, 224
Proteínas C e S, 161
Prova da apneia, 53
Psicose não orgânica e não especificada, 326
Psiquiatria, 325

Q

Queda, 158
Queimadura(s), 365
– de segundo e terceiro graus, 366
– de vias aéreas, 366
Quetiapina, 313
Quimioterapia, 139
Quimioterápicos, 310
Quinidina, 310
Quinolonas, 310

R

Radiografia
– de tórax, 68, 76, 92, 100, 141, 151, 161, 407
– – evidenciando bronquiolite aguda, 300
– de ossos, 151, 161
Radioterapia, 139
Rápida descompressão uterina, 259
Reações
– adversas tardias, 173
– agudas, 169
– imunológicas, 169, 173
– – hemolítica aguda, 170, 171
– – – extravascular, 170
– – – intravascular, 170
– – hemolítica tardia, 173
– não imunológicas, 170, 173
– transfusionais, 169, 171
Reanimação, 359
Recém-nascido (RN), 262
Receptores opioides, 551
Recuperação anestésica, 463
Redução
– aberta da fratura com fixação interna, 448
– da aspiração da secreção subglótica, 129
Reflexo(s)
– de Cushing, 4
– oculocefálicos, 53
Refluxo, 230
Respiração, 366
Ressonância magnética, 422, 429, 439
Ressuscitação cardiopulmonar, 79
Ringer lactato, 356, 367, 458

Índice Remissivo

Risco
– de aspiração, 294
– de atraso no desenvolvimento, 149, 153, 159
– de baixa autoestima situacional, 320
– de binômio mãe-feto perturbado, 259, 273, 282
– de choque, 185, 188, 272
– de comportamento infantil desorganizado, 294
– de comprometimento das trocas gasosas, 282
– de confusão aguda, 197
– de constipação, 224, 327, 330
– de débito cardíaco diminuído, 66
– de desequilíbrio
– – do volume de líquidos, 223, 260, 273
– – hidroeletrolítico, 250
– de dignidade humana comprometida, 54
– de disfunção neurovascular periférica, 8, 19, 27, 41, 341, 375, 384
– de glicemia instável, 211, 223, 340
– de infecção, 40, 54, 76, 203, 211, 224, 250, 260, 272, 436
– de integridade da pele prejudicada, 54, 212, 224, 320, 341, 355
– de intolerância à atividade, 110, 119, 127
– de lesão, 294, 312, 328, 331, 341
– de perfusão tissular
– – cardíaca ineficaz, 77
– – cerebral ineficaz, 282, 294
– – cerebral, renal, cardiopulmonar e periférica ineficaz, 85
– – periférica ineficaz, 77
– – renal ineficaz, 77, 282
– de queda, 99, 137, 223, 312
– de redução do débito cardíaco, 282
– de sangramento, 77, 159, 223, 260, 273, 282
– de sobrepeso, 341
– de vínculo prejudicado, 272
– de violência direcionada aos outros, 328, 331
– de volume de líquido
– – deficiente, 137, 141, 152, 159, 203, 205, 301, 327
– – deficiente/sangramento, 162
– – excessivo, 76
– – insuficiente, 188, 197
– desequilíbrio eletrolítico, 340
– para ansiedade, 421
– – e medo, 250
– para constipação, 153, 448, 450
– para controle ineficaz do regime terapêutico, 92, 93
– para déficit de volume de líquidos, 371
– para hipotermia, 371
– para infecção, 8, 19, 27, 92, 93, 99, 101, 110, 113, 119, 127, 137, 141, 149, 152, 159, 162, 185, 188, 204, 355, 371, 375, 383, 448, 450, 457, 460, 465, 468
– para integridade de pele prejudicada, 8, 19, 27, 40, 101, 375
– para intolerância a atividade, 77
– para medo, 436
– para perfusão
– – renal ineficaz, 99
– – tissular periférica
– – – alterada, 102
– – – ineficaz, 99
– – tissular renal alterada, 101
– para sangramentos, 99, 102
– para troca de gases prejudicada, 436
Risperidona, 313
Ritmo
– de fibrilação ventricular, 83
– de taquicardia ventricular, 83
Rofecoxibe, 550
rTTPA, 161
Ruptura de víscera com sangramento interno, 456

Discussão de Casos Clínicos e Cirúrgicos

S

Salbutamol, 112
Salicilatos, 550
Sangramento por deficiência de vitamina K, 264
Saturação de oxigênio, 34
Sedação, 525
Sedestação, 67
Seleção do doador, 166
Sengstaken-Blakemore (balão esofágico), 225
Simpaticomiméticos, 458
Sinal(is)
– de Brudzinski, 293
– de Kerning, 293
– de reatividade infraespinal, 53
Síndrome
– coronariana aguda, 67, 73
– – com supradesnivelamento do segmento ST, 74, 98
– da veia cava superior, 426
– do desconforto respiratório agudo, 117, 118
– HELLP, 280, 281
– hepatorrenal, 221
– hiperglicêmica hiperosmolar, 339
– hipertensivas gestacionais, 279
Sintometrina, 273
Sobrecarga circulatória, 170, 172
Soluções, 369
Sonda de gastrostomia, 235
– mal posicionada, 230
Soro fisiológico, 356, 367
Sorologia para sífilis e HIV, 264
Sorologias, 139, 151, 161
Subjetividade da dor, 520
Substituição
– da cabeça do fêmur por prótese, 448
– total de quadril, 449
Substitutos
– biológicos, 370
– biossintéticos, 370
– sintéticos, 370
– temporários de pele, 370
Sulfato
– de magnésio, 283
– de morfina, 67
– de neomicina, 225
Sulfonamidas, 310
Sulindaco, 550
Suplementação de oxigênio, 110
– durante a VNI, 111
Suporte
– básico de vida, 80
– de oxigênio, 67
– ventilatório, 110, 119

T

Tabagismo, 259
Taquiarritmias, 68
Taquicardia ventricular, 83
Taxanes, 429
Temperatura, 34
– do hemocomponente, 167
Tempo de protrombina, de trombina e de sangramento, 141, 152, 161
Tenoxicam, 559, 561

Índice Remissivo

TENS, 524
Terapia
– nutricional enteral, 229
– transfusional, 165
Termo de declaração de morte encefálica, 58
Teste(s)
– de amnésia e orientação de Galveston, 46, 47
– imunológicos, 55
– pré-transfusionais, 167
Tipagem ABO/Rh, 168
Tipagem sanguínea e fator Rh, 139, 151, 161
TIPS (*transjugular intrahepatic portasystemic shunt*), 224
Tizanidina, 557
Tomografia computadorizada, 422, 429, 438
Tonturas, 4
Tônus, 272
Toxicidade ao citrato, 171, 172
Tração
– cutânea temporária, 448
– da mandíbula, 81
Tramadol, 553, 560, 561
Tramal, 466
Transaminases, 515
Transdução, 529
Transfusão de sangue, 479
– maciça, 173
Transmissão, 529
Transplante de medula óssea, 437
Trauma, 259, 272
– abdominal com ruptura de baço, 455
– craniencefálico, 353, 363, 382
– – contuso, 44
– no abdome/esplenorrafia, 458
Tricíclicos, 309
Triplo alvo (desafio), 568
Troca de gases prejudicada, 66, 85, 110, 113, 119, 127, 149, 355, 428, 465
– e perfusão tissular ineficaz, 152, 159
– padrão respiratório ineficaz/ventilação espontânea prejudicada, 468
Trombina, 272
Trombofilias hereditárias, 259
Trombocitopenia, 158
Trombólise, 30
Trombolíticos, 30
Trombose venosa profunda, 448, 451
Tuberculose, 403, 404, 426
Tumor, 220

U

Úlcera(s)
– de decúbito, 448, 451
– péptica, 184
Ultrassonografia abdominal, 151, 161
Urina, 152, 161
Urticariforme, 170, 172

V

Varizes de esôfago, 184
Vasodilatadores, 67, 458
– coronarianos, 76
Vasos hepáticos, 225
Velocidade de infusão, 168
Venlafaxina, 557

Ventilação
– com pressão positiva, 263
– espontânea prejudicada, 85, 99, 118, 127, 465
– mecânica invasiva, 112
– não invasiva, 67, 110, 111
Vias aéreas, 366
Vimblastina, 429, 438
Vindesina, 429, 438
Vítimas de trauma, 389
Volume de líquido
– deficiente, 184, 194, 341, 457
– – isotônico, 355
– excessivo, 66, 99, 102, 223

X

Xenoenxertos, 370